根分叉病变的诊断和治疗

Diagnosis and Treatment of Furcation-Involved Teeth

WILEY

Diagnosis and Treatment of Furcation-Involved Teeth

根分叉病变的诊断和治疗

（英）路易吉·尼巴利　主　编
（Luigi Nibali）

赵　蕾　主　译
段丁瑜　杨靖梅　副主译

北方联合出版传媒（集团）股份有限公司
辽宁科学技术出版社
沈　阳

图文编辑

肖 艳 刘 娜 刘 菲 曹 勇 康 鹤 赵 森 李 雪 刘玉卿 张 浩 杨 洋

图书在版编目（CIP）数据

根分叉病变的诊断和治疗 /（英）路易吉 · 尼巴利（Luigi Nibali）主编；赵蕾主译. —沈阳：辽宁科学技术出版社，2021.3

ISBN 978-7-5591-1947-6

Ⅰ.①根… Ⅱ.①路… ②赵… Ⅲ.①牙周病—诊疗 Ⅳ.①R781.4

中国版本图书馆CIP数据核字（2020）第265411号

出版发行：辽宁科学技术出版社
（地址：沈阳市和平区十一纬路25号 邮编：110003）
印 刷 者：上海利丰雅高印刷有限公司
经 销 者：各地新华书店
幅面尺寸：210mm × 285mm
印 张：18
插 页：5
字 数：350千字
出版时间：2021 年 3 月第 1 版
印刷时间：2021 年 3 月第 1 次印刷
策划编辑：陈 刚
责任编辑：苏 阳
封面设计：袁 舒
版式设计：袁 舒
责任校对：李 霞

书 号：ISBN 978-7-5591-1947-6
定 价：298.00 元

投稿热线：024-23280336
邮购热线：024-23280336
E-mail:cyclonechen@126.com
http://www.lnkj.com.cn

作者名单

List of Contributors

Dr Stephen Barter
Private practice, Eastbourne, UK

Dr Elena Calciolari
Centre for Immunobiology and Regenerative Medicine
Centre for Oral Clinical Research
Institute of Dentistry
Barts and the London School of Medicine and Dentistry
Queen Mary University of London (QMUL)
London, UK

Prof. Nikolaos Donos
Centre for Immunobiology and Regenerative Medicine
Centre for Oral Clinical Research
Institute of Dentistry
Barts and the London School of Medicine and Dentistry
Queen Mary University of London (QMUL)
London, UK

Prof. Peter Eickholz
Poliklinik für Parodontologie
Zentrum der Zahn- Mund- und Kieferheilkunde (Carolinum)
Johann Wolfgang Goethe-Universität Frankfurt
Frankfurt am Main
Germany

Dr Federica Fonzar
Private practice
Udine
Italy

Dr Alberto Fonzar
Private practice
Udine
Italy

Dr Riccardo Fabian Fonzar
Private practice
Udine
Italy

Dr Jia-Hui Fu
Discipline of Periodontics
Faculty of Dentistry
National University of Singapore
Singapore

Dr Christian Graetz
Clinic for Conservative Dentistry and Periodontology
Christian-Albrechts-University
Kiel
Germany

Dr Karin Jepsen
Department of Periodontology
Operative and Preventive Dentistry
University of Bonn
Germany

Prof. Søren Jepsen
Department of Periodontology
Operative and Preventive Dentistry
University of Bonn
Germany

Dr Nikos Mardas
Centre for Immunobiology and Regenerative Medicine
Centre for Oral Clinical Research
Institute of Dentistry
Barts and the London School of Medicine and Dentistry
Queen Mary University of London (QMUL)
London
UK

Dr Luigi Nibali
Centre for Immunobiology and Regenerative Medicine
Centre for Oral Clinical Research
Institute of Dentistry
Barts and the London School of Medicine and Dentistry
Queen Mary University of London (QMUL)
London
UK

Dr Iro Palaska
Centre for Immunobiology and Regenerative Medicine
Centre for Oral Clinical Research
Institute of Dentistry
Barts and the London School of Medicine and Dentistry
Queen Mary University of London (QMUL)
London
UK

Dr Bernadette Pretzl
Section of Periodontology
Department of Operative Dentistry
University Clinic Heidelberg
Heidelberg
Germany

Dr Roberto Rotundo
Periodontology Unit
UCL Eastman Dental Institute
London
UK

Dr Stefan G. Rüdiger
Department of Periodontology
Public Dental Service/Malmö University
Malmö
Sweden

Dr Falk Schwendicke
Department of Operative and Preventive Dentistry Charité-Universitätsmedizin Berlin
Berlin
Germany

Prof. Anton Sculean
Department of Periodontology
School of Dental Medicine
University of Bern
Bern
Switzerland

Dr Yoshinori Shirakata
Department of Periodontology
Kagoshima
University Graduate School of Medical and Dental Sciences
Kagoshima
Japan

Prof. Clemens Walter
Klinik für Parodontologie
Endodontologie und Kariologie
Universitätszahnkliniken,
Universitäres Zentrum für Zahnmedizin Basel
Basel
Switzerland

Prof. Hom-Lay Wang
Department of Periodontics and Oral Medicine
School of Dentistry
University of Michigan
Ann Arbor
MI
USA

译者名单

Translators

主　译

赵　蕾　四川大学华西口腔医院牙周病科

副主译

段丁瑜　四川大学华西口腔医院牙周病科

杨靖梅　四川大学华西口腔医院牙周病科

参　译

周婕妤　四川大学华西口腔医院牙周病科

许春梅　四川大学华西口腔医院牙周病科

王晓宇　四川大学华西口腔医院牙周病科

配套网站

About the Companion Website

在网页上打开以下网址，输入密码interventions，可浏览本书配套视频：

www.wiley.com/go/nibali/diagnosis

您可以通过该网站获得更多珍贵且有助于您提升的学习资料，包括：

· 视频片段

· 其他治疗病例方案

序言

Preface

保守牙科治疗的主要目标是在患者利益最大化的前提下保存支持牙列的组织和结构。作为口腔医生，经过专业培训后我们已经能够维护与恢复患者生理、美学和语音功能，以促进口腔健康。Luigi Nibali及其合作者共同撰写了《根分叉病变的诊断和治疗》这本优秀的书籍，本书系统介绍了口腔中最具挑战性的磨牙及前磨牙根分叉病变的治疗方法。临床医生一直在不断尝试明确包括根分叉牙齿在内的临床情况的最佳处理方法。后牙的解剖结构、位置和功能性生物力学咬合力等因素使得其临床决策复杂化，因此对根分叉病变治疗的技能教育及培训非常重要。

本书中Nibali博士联合国际专家编写了从疾病诊断到临床结果的各个章节，内容涵盖了卫生政策专家、龋病专家、牙周病专家和牙髓病专家对患者护理中牙髓-牙周联合修复难题的观点。“牙种植前时代”的大量证据已经让我们意识到，过度的修复治疗、牙周受累以及牙髓病理已经对受累牙长期的成功维持造成了影响。本书不仅着眼于诊断和治疗，还从健康经济学和治疗算法的视角提供了有关长期保存患牙的宝贵信息。

本书最初介绍了多根牙的解剖结构以及多根牙诊断、预后和治疗复杂性的详尽背景。接下来从修复、牙周和牙髓的角度提供了有关牙齿保存概念的有力理论论据，强调了成功治疗根分叉牙齿的有力证据。该背景提示对多根牙进行严格的牙周检查非常重要，因为口腔种植领域的部分专家在抉择是否拔除患牙或可预见性地保存患牙，从而确保患者的长期治疗成功这一点上并不熟练。在临床实践的过程中，未经充分培训者有时误以为拔牙很方便，却忘记应对根分叉病变患牙系统评估其综合治疗的优缺点。如果医生从未了解本书涉及的可用于延长磨牙和前磨牙寿命的方法，可能无法为复杂的牙科患者制订适合的治疗计划，以全面评估其修复、牙周、牙髓、功能和美学需求。随着临床上拔除牙周病和牙髓病患牙的趋势日渐明显，现在是时候需要强调正确评估和治疗根分叉牙齿的潜在重要性。还着重介绍了能够长期成功保存根分叉病变患牙的适当治疗方法。

本书还重点介绍了可用于治疗多根牙的多种临床治疗方法，包括非手术维护治疗、切除性手术（包括隧道手术、截根术和分牙术）以及使用生物制品或生物材料进行重建性再生治疗。本书以我们现有的证据为基础，对可真正保留患牙病例以及无望患牙病例进行了比较，那些无望患牙拔除后将更有益于植入部位的改建（植骨和牙槽嵴保存）和种植体重建。的确，种植体治疗彻底改变了晚期重建程序的口腔护理和临床治疗决策。对于高级临床医生而言，理解尝试保留晚期病例的时机也至关重要。大型流行病学研究表明，种植牙治疗并非

“万灵药”。磨牙区种植体周围并发症的发生率和患病率均很高，因此，我们应该更努力、更充分地重新研究维护和治疗根分叉病变患牙的时机。最后，本书从卫生经济学的患者和临床医生层面上，指明了根分叉病变患牙保存的时机以及针对这种晚期的临床情况在哪种类型的病例中应该采用哪些治疗方案。

受本书中采用综合疗法所启发，当今可能是重建再生牙科的“复兴时代”。作为临床医生，我们应当考虑更多可能的方法，以更好地保护牙列中根分叉病变的牙齿。本书为当代临床医生有机会为患者提供更先进的疗法以改善口腔健康提供了良好的契机！

William V. Giannobile，DDS, MS, DMedSc

Najjar Endowed牙科与生物医学工程教授

美国，密歇根州，安娜堡市，密歇根大学牙科学院和工程学院，牙周病学和口腔医学与生物医学工程系

前言

Foreword

Declare the past, diagnose the present, foretell the future.

——Hippocrates

Doubt is not a pleasant condition, but certainty is an absurd one.

——Voltaire

我仍记得年轻时刚开始牙周临床工作，见到数例存在严重牙周骨丧失的多根牙病损，当时便想，该如何解决这个难题，保牙是否可行，若可行又该如何保留这些患牙。我对根分叉病变，即由根间牙槽骨丧失形成的这个区域很感兴趣，所以一直致力于如何在临床中治疗这类病损，同时也推动我来撰写本书。在几位专家同仁的帮助下，我尝试在本书中：

- 严格评价科学证据
- 提出专家观点
- 展示治疗完成的病例
- 介绍实用的临床指南、步骤流程和治疗方法

本书重点着眼于尽力保留伴根分叉病变的磨牙，并促进牙周支持组织的再生。我们需要认识到，从远期来看，这个方案并不总是可行。当然毋庸置疑，牙周炎的一级预防是避免失牙的最佳方法。我希望本书能对牙周专科医生、牙学院学生/研究生、洁牙士及全科医生对治疗罹患牙周炎和根分叉病变的磨牙有所帮助。

非常感谢所有专家合作者以及朋友们，他们是Will Giannobile、Bernadette Pretzl、Peter Eickholz、Clemens Walter、Jia-Hui Fu、Hom-Lay Wang、Federica、Riccardo、Alberto Fonzar、Roberto Rotundo、Stefan Rüdiger、Nikos Donos、Toni Sculean、Elena Calciolari、Iro Palaska、Yoshinori Shirakata、Søen、Karin Jepsen、Nikos Mardas、Steve Barter、Christian Graetz、Falk Schwendicke以及其他对此书有贡献的人，并且感谢Paul Kletz热心地帮忙校对部分章节，感谢他在我的职业生涯中提供的支持。特别感谢我的患者，多年以来他们对我的关注和委托一直是鼓舞我前进的主要动力，也让我每天都希望成为一位更好的牙周医生。另外，我还要感谢我在卡塔尼亚大学（the University of Catania）和英国伦敦UCL伊斯特曼牙科学院（the UCL Eastman Dental Institute）的老师们，他们每一位或多或少都参与了我牙周知识体系的构建，基于此，我才能策划并编辑本书。同时向英国伦敦玛丽女王大学（QMUL）巴茨和伦敦医学与牙学院的学生和工作人员表示感谢。而最重要的，我要感谢我的家人——Daniela、Domenico、Lorenzo、Delia以及我的父母和岳父母，感谢他们一直以来对我工作的支持。

Luigi Nibali

目录

Contents

第1章 多根牙的解剖结构和根分叉病变的发病机制

Anatomy of Multi-rooted Teeth and Aetiopathogenesis of the Furcation Defect

Bernadette Pretzl

德国海德堡大学附属医院，口腔内科学系牙周科

1.1 引言：我们为什么关注磨牙？

关于磨牙，口腔医生通常有以下3点共识：

- 磨牙在牙列中发挥着重要作用
- 磨牙位于口腔内偏后的位置，以致难以进行个人牙菌斑维护以及专业的清洁
- 它们独特的解剖结构带来了一些挑战

磨牙承载了相当大的一部分咬合力，它们在牙列中的重要性主要体现在行使咀嚼功能上。Hiiemäe（1967）研究了哺乳动物的磨牙研磨食物时的咀嚼功能。1975年，Bates等回顾了男性的天然牙和人工牙咀嚼周期的相关文献，认为后牙在营养摄入和制备方面起着重要作用。因此，我们有理由关注磨牙并努力将后牙维持在健康的功能状态。

本章将阐述为何不论对于患者个人还是牙科专业人士，磨牙所处的口内后方位置都使它们不易被清洁。难以清洁的位置再加上磨牙特殊的解剖结构，对所有致力于保留磨牙的口腔医生而言都是一个巨大的挑战。

1.2 磨牙的“特殊”解剖结构

Al-Shammari等（2001）在他们的综述中着重强调了每位牙周专科医生都应掌握的磨牙牙根的基本解剖知识。由于伴根分叉病变的磨牙有更高的丧失率且诊断困难，同时多根牙的牙周治疗效果也更差，作者建议应该对可能的决定性牙体因素进行全面彻底的了解，例如根分叉入口区、（双）根分叉嵴、牙根表面积、根分离度和根柱长度，因为它们可能会严重影响多根牙的诊断和治疗（Leknes 1997; Al-Shammari et al. 2001）。

Diagnosis and Treatment of Furcation-Involved Teeth, First Edition. Edited by Luigi Nibali.

Companion website: www.wiley.com/go/nibali/diagnosis

几个世纪以来，科学家们一直在关注人类的牙齿，包括它们的解剖、进化、功能、组织学和组织发生来源。Loevy和Kowitz（1997）发现大约3000年前（公元前900—公元前100年），居住在如今意大利北部和中部地区的伊特鲁里亚人已经意识到牙齿的重要性，并且制作的假牙已经可以与20世纪中叶的相媲美。

在过去的3个半世纪，人们对牙齿的形成和起源进行了更为详细的研究。被誉为"显微解剖和组织学之父"的意大利人Marcello Malpighi（1628—1694）首次使用"外层包膜"来描述牙齿的外部结构（Rifkin and Ackerman 2011），即如今所说的牙釉质。1个多世纪后人们相继描述了牙骨质（1798—1801）和牙本质（1835—1839）的形成（Blake 1801；Bell 1835）。1935年出版的《Meyer's人类牙齿及相关结构的正常组织学和组织发生》一书（Churchill 1935）为我们认识牙齿解剖结构奠定了基础。Orban和Mueller早在1929年就通过图形重建的方法研究了多根牙根分叉的发育并重点关注了磨牙的发育。他们的三维插图与Svärdström和Wennström（1988）所做的记录相比对牙根区域的描述更加详细。近年来，科学家更加关注牙齿的显微解剖和组织学研究。

根据现有的知识，磨牙的发育过程与其他所有牙齿相似，可以分为以下3个阶段（Thesleff and Hurmerinta 1981）：组织发生、形态发育和细胞分化。多根牙与其他牙齿发育的不同处在于：在多根牙中，成釉器在Hertwig's上皮根鞘（一种上皮隔）的突起处被分开，也可视为分叶状生长，根据生长叶的数量，形成相应2个或者3个牙根（极少数情况下4个）（Bhussry 1980）。Bower（1983）的一项研究对妊娠17～38周的13个胎儿发育中的下颌磨牙进行固定、切片和染色，为根分叉的发育提供了一个独特且详细的观察视角。作者检测了牙乳头的基底部和颊舌侧的上皮成分，对发育过程描述如下：演变成双根分叉的最初的上皮成分在胎龄24周时出现。此时磨牙的牙冠还未完全形成、Hertwig's上皮根鞘还未发育（Bhussry 1980；Bower 1983）。因此，作者认为该上皮成分形成了发育中的牙冠而非牙根的上皮延伸（Bower 1983）。此外，作者还在根分叉区检测到了星网状层（这对于成釉细胞的形成至关重要），推测根分叉区的星网状层发育为成釉细胞可能是该处牙釉质形成的机制，例如导致颈部牙釉质突起。

1.3 磨牙的解剖因素

1988年，Svärdström和Wennström绘制了三维轮廓图来描述根分叉区的形态，并将上颌和下颌磨牙进行了比较。此图像描绘出了一个复杂的区域，包括小的嵴、突起和凹陷。作者总结认为，一旦牙周袋到达根分叉入口并侵犯入根分叉区时，根分叉形态的复杂性将显著增加有效清创的难度。因此，除上述潜在的决定性因素——根分叉入口区、（双）根分叉嵴、牙根表面积和根柱长度外，还必须注意的是根分叉区本身的复杂性也对牙科医生带来了挑战（Svärdström and Wennström 1988）。图1.1为下颌磨牙的示意图，展示了其主要的解剖特征。

1.3.1 根分叉入口区

Bower（1979a）测量了114颗上颌和103颗下颌第一磨牙的根分叉入口区。超过50%被检测的根分叉入口的直径小于刮治器的工作刃，上下颌第一磨牙颊侧（B）的平均直径最小。

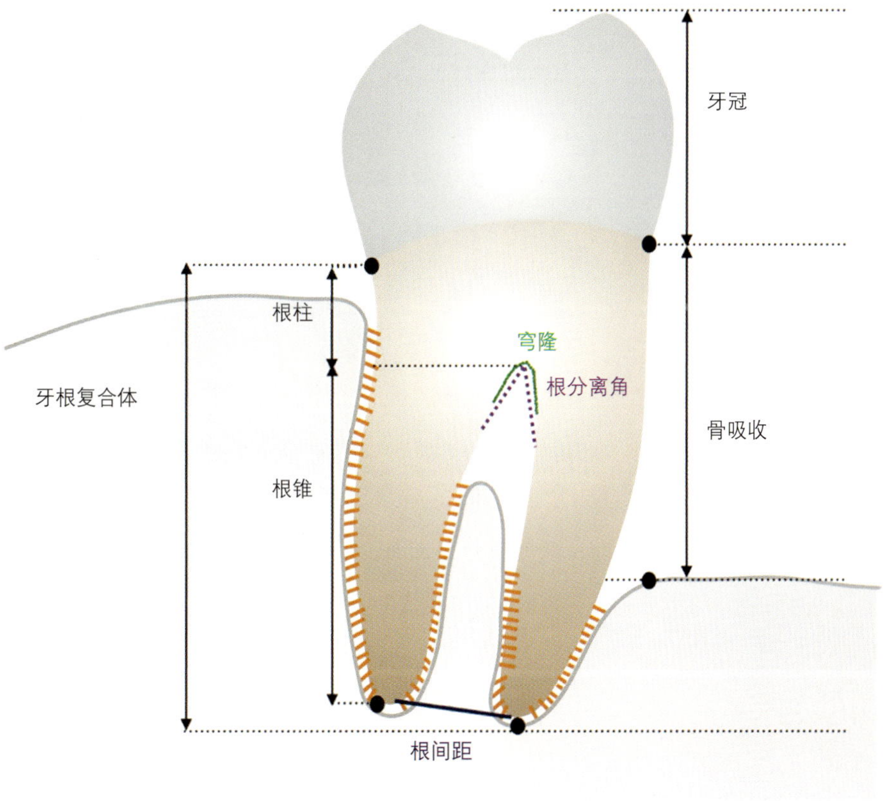

图1.1 下颌磨牙根分叉病变示意图，显示了主要的解剖特征。包括根柱（牙根从釉牙骨质界CEJ到根分叉入口的部分）、根锥、根间距的定点以及两根间的根分离角。“骨吸收”如图所示：CEJ到骨最根尖部的距离。资料来源：感谢Aliye Akcali博士提供。

未发现牙齿大小与其根分叉入口宽度的相关性（Bower 1979a）。Hou等（1994）在显微镜下对已拔除的89颗上颌和93颗下颌第一磨牙和第二磨牙进行观察。在中国人的样本中，他们的发现与Bower（1979a）在上颌磨牙所发现的结果一致，第一磨牙和第二磨牙近中腭侧（mesio-palatal; mp）和远中腭侧（disro-palatal; dp）的根分叉入口直径更大（分别为mp：1.04mm和0.90mm；dp：0.99mm和0.67mm；b：0.74mm和0.63mm），这一发现同时也被Svärdström和Wennström（1988）及dos Santos（2009）的研究所证实。

不同于上颌磨牙，下颌第一磨牙和第二磨牙颊侧的根分叉入口更宽（分别为b：0.88mm和0.73mm；l：0.81mm和0.71mm）。尽管如此，大多数磨牙的根分叉入口直径<1mm，不同的研究分别报道有58%、49%和52%的磨牙根分叉入口直径<0.75mm（Bower 1979a; Chiu et al. 1991; Hou et al. 1994）。因此，标准型号的刮治器（0.75～1.0mm）会因为太大而无法进入根分叉，更不用说有效地清洁根分叉了。Hou等（1994）得出的结论是，为了彻底清洁根分叉区的根面，应考虑选择合适的器械，并联合使用超声工作尖（直径0.56mm）和牙周匙形刮治器。dos Santos等（2009）最近的一项研究分析了50颗上颌和50颗下颌磨牙，证实了上述发

现，并得出结论：一些磨牙根分叉区使用刮治器无法得到充分的清洁，建议使用其他类型的手用器械。Matthews和Tabesh（2004）在一篇综述中强调了根分叉入口直径的重要性，并以此判断专业清洁的效率以及牙周治疗成功的可能性。清洁根分叉区所面临的挑战将在第3章由Fu和Wang进行论述。

1.3.2 （双）根分叉嵴

对拔除的第一磨牙进行的早期形态学研究发现，牙骨质在根分叉区形成了一个嵴，构成下颌磨牙根分叉区的一部分，被称为中间双根分叉嵴（intermediate bifurcation ridge, IBR），伴有根分叉入口附近大量的牙骨质（Everett et al.1958; Bower 1979a, b; 图1.2）。一项研究观察了不同胎龄下颌第一磨牙发育的切片发现舌侧的近远中向尺寸更宽，与在拔除磨牙时观察到的结果相似（Bower 1983, 1979b）。其次，Bhussry（1980）发现生长叶之间不存在外胚间充质，也许能解释为什么对应的成熟牙齿根分叉区双根分叉嵴有大量牙骨质（Bower 1983）。一般来说，有两种类型的双根分叉嵴：一种为颊舌方向，另一种为近远中方向（中间的=IBR）。Everett等（1958）发现颊舌向嵴在63%的下颌第一磨牙中检出，主要由牙本质构成。而IBR的检出率为73%，主要由牙骨质构成，这与Burch和Hulen（1974）、Dunlap和Gher（1985）、Hou和Tsai（1997a）的研究结果一致，他们分别报道了双根分叉嵴在下颌第一磨牙中的发生率为76.3%、70%和67.9%。

Gher和Vernino（1980）认为：由于IBR的形态和位置，IBR的存在与根分叉病变的进展之间可能存在相关性。Hou和Tsai（1997a）也证实了这一相关性。此外，他们还指出，同时存在IBR和釉牙骨质突起与该牙发生根分叉病变之间存在更显著的相关性。

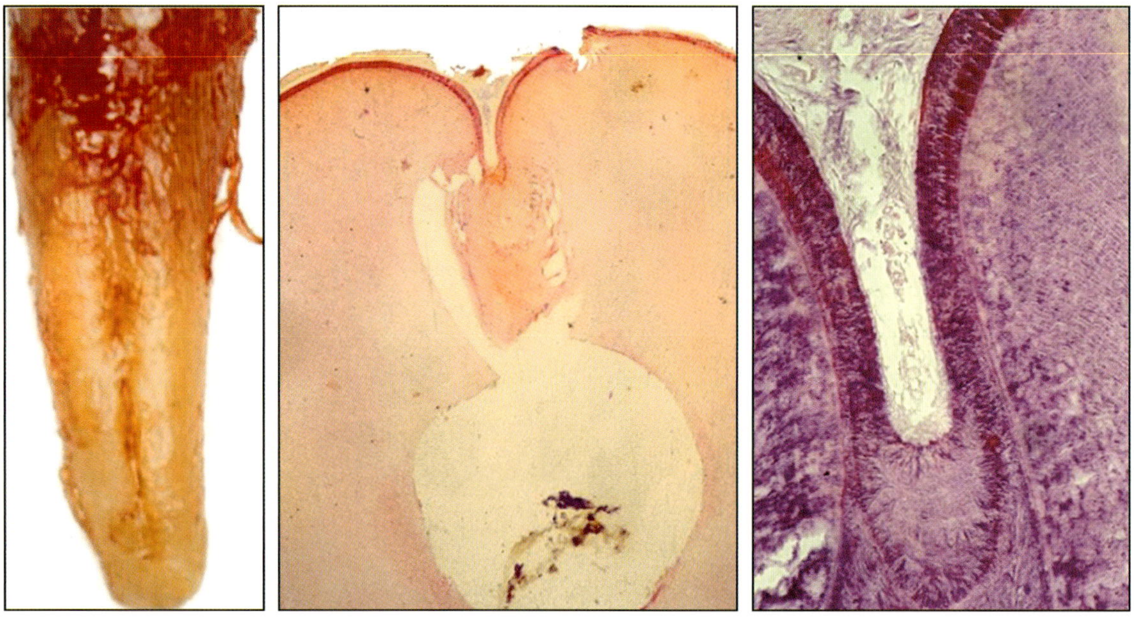

图1.2 根分叉嵴。资料来源：感谢Nicola Perrini博士提供。

1.3.3 牙根表面积

一组研究人员（Hermann et al. 1983; Dunlap and Gher 1985; Gher and Dunlap 1985）致力于上颌和下颌第一磨牙牙根表面积（RSA）的研究。Hujoel（1994）对22篇原始文章中的数据进行了Meta分析，计算出了完整牙列（不包括第三磨牙）的总RSA为65～86cm^2（对应于牙周表面积）。上颌第一磨牙的平均值为4.5cm^2（第二磨牙：4.0cm^2），下颌第一磨牙的平均值为4.2cm^2（第二磨牙：3.4cm^2）。临床上通常很难判断磨牙根分叉病变的程度（Bower 1979b），因此很难计算确切的RSA。

1.3.3.1 上颌RSA

Hermann等（1983）以及Gher和Dunlap（1985）解剖了20颗被拔除的上颌第一磨牙（不包括有融合根的磨牙），以1mm的厚度对其进行切片。他们观察到，远颊根RSA明显比近颊根和腭根更小，这证实了Bower（1979b）的结果。上颌第一磨牙根柱的表面积平均占总RSA的32%，显著大于3个牙根任何一个的表面积（Hermann et al. 1983）。Gher和Dunlap（1985）测量的上颌第一磨牙平均根长为13.6mm（10.5～16mm），总RSA为4.77cm^2（3.36～5.84cm^2）。此外，他们还描述了上颌磨牙的RSA百分比在根分叉区出现“激增”，但在其他牙齿上没有此现象。因此，这反映了上颌磨牙根分叉区牙周支持组织的重要性，并认为该处相对较小的附着获得或丧失都可能对上颌第一磨牙的稳定性产生明显的影响（Gher and Dunlap 1985）。

1.3.3.2 下颌RSA

Anderson等（1983）对10颗下颌第一磨牙进行了半切和测量。他们发现近中根的RSA比远中根更大，且差异具有统计学意义。在制订治疗计划时，尤其涉及切除方案时，应考虑到这一点。Dunlap和Gher（1985）解剖了20颗被拔除的下颌第一磨牙，并以1mm的厚度对其进行切片。他们也观察到远中根的RSA明显小于近中根，但他们同时强调还需考虑到牙根的形状（远中根呈圆锥形，近中根呈沙漏状）。不同于上颌，下颌第一磨牙根柱表面积不大于单个根的表面积，平均总RSA为30.5%。下颌第一磨牙平均根长为（14.4 ± 1.1）mm，总RSA为（4.37 ± 0.64）cm^2。在其他研究中（Jepsen 1963; Anderson et al. 1983），总RSA从4.31cm^{2}到4.7cm^{2}不等。

1.3.4 根柱长度

多根牙的根尖到釉牙骨质界（CEJ）的部分称为“牙根复合体”，分为根柱和根锥。根柱通常被定义为从CEJ到根分叉穹隆的部分。在Gher和Dunlap（1985）的一项研究中，上颌磨牙的CEJ到近中［（3.6 ± 0.8）mm］和远中［（4.8 ± 0.8）mm］根分叉入口之间的距离差异较大，颊侧入口在CEJ根方（4.2 ± 1.0）mm处。通过这些研究可以发现：在上颌磨牙中，一旦发生6mm的垂直附着丧失，临床医生应该怀疑是否存在贯通性根分叉病变（Ⅲ度根分叉病变；Hamp et al. 1975）。至少50%以上被解剖的上颌磨牙的根分叉顶部位于牙根分离处的冠方，在3个牙根之间形成凹形穹顶。

穹隆状解剖结构使上颌第一磨牙的治疗和

维护进一步复杂化（Gher and Dunlap 1985）。Hou和Tsai（1997b）在中国台湾地区测定了166颗被拔除的上颌第一和第二磨牙及200颗被拔除的下颌第一和第二磨牙的根柱。在上颌，短根柱更常见于颊侧，而长根柱更常见于近中（Hou and Tsai 1997b）。作者还发现上下颌第二磨牙的根柱通常比第一磨牙长。另外，长根柱常与短根锥相关（Hou and Tsai 1997b）。

Mandelaris等（1998）发现在134颗被拔除的下颌第一和第二磨牙中舌侧的根柱较颊侧更长（平均值分别为4.17mm和3.14mm），这验证了Hou和Tsai（1997b）的结果。在下颌磨牙中，CEJ到根分叉入口的平均距离为（4.0±0.7）mm［上颌第一磨牙为（4.6±0.6）mm；Dunlap and Gher 1985；Gher and Dunlap 1985］，未发现根柱长度超过6mm者（Dunlap and Gher 1985; Mandelaris et al. 1998）。与上颌磨牙一样，可以得出结论：当两侧（颊侧和舌侧）垂直附着丧失均达到6mm时，可以推测下颌存在贯通性的根分叉病变（Hamp et al. 1975）。另外，必须牢记，根分叉病变还存在水平向的破坏。Santana等（2004）测量了100颗被拔除的下颌第一和第二磨牙，发现要使颊侧和舌侧根分叉入口之间完全贯通，需要4.3～6.9mm的水平向附着丧失。牙根完全或部分融合在多根牙中不常见。上颌前磨牙约40%为双根，根分叉入口距CEJ平均8mm，深达牙根复合体的中1/3（Bower 1979a）。

根分叉病变与根柱的长度和类型相关（Carnevale 1995; Hou and Tsai 1997b; Al-Shammari et al. 2001），因此Al-Shammari等（2001）认为根柱长度与磨牙的预后和治疗也显著相关。短根柱的牙齿更可能发生根分叉病变，然而一旦已经发生了牙周破坏，短根柱患牙的治疗成功率却会更高（Horwitz et al. 2004）。

1.4 解剖病因

1.4.1 颈部釉突

牙釉质表面不允许结缔组织附着，如果釉质存在于根部则是一种解剖异常。因此，颈部釉突（CEP）可能会促进根分叉病变的发生（Al-Shammari et al. 2001）。Atkinson于1949年首次报道了颈部釉突与磨牙牙周破坏之间存在相关性。根据Masters和Hoskins（1964）的分类，颈部釉突可分为3种类型（表1.1）。

到目前为止，颈部釉突报道的发生率各不相同。Masters和Hoskins（1964）在29%的下颌磨牙和17%的上颌磨牙中发现了CEP。在埃及人头骨中，Bissada和Abdelmalek（1973）检测到CEP的发生率为8.6%。在对1138颗磨牙的研究中，下颌CEP的发生率较高。一项对200个东印度人头骨的2000颗磨牙的研究报道，CEP的发生率为32.6%（Swan and Hurt 1976）。CEP最常见于下颌第二磨牙（51.0%），其次是上颌第二磨牙（45.6%）、下颌第一磨牙和上颌第一磨牙（13.6%）。Ⅰ类CEP最为常见（Masters and Hoskins 1964），与根分叉病变无显著相关性；而Ⅱ类和Ⅲ类CEP可能与根分叉病变相关（Swan and Hurt 1976）。一项对中国台湾地区78名研

表1.1 颈部釉突的分类

Ⅰ类	釉突从牙齿的釉牙骨质界向根分叉入口延伸（<1/3根柱）
Ⅱ类	釉突接近根分叉入口，但不进入根分叉。没有水平向的延伸（>1/3根柱）。见图1.3a
Ⅲ类	釉突水平向延伸进入根分叉。比较图1.3b和图1.3c

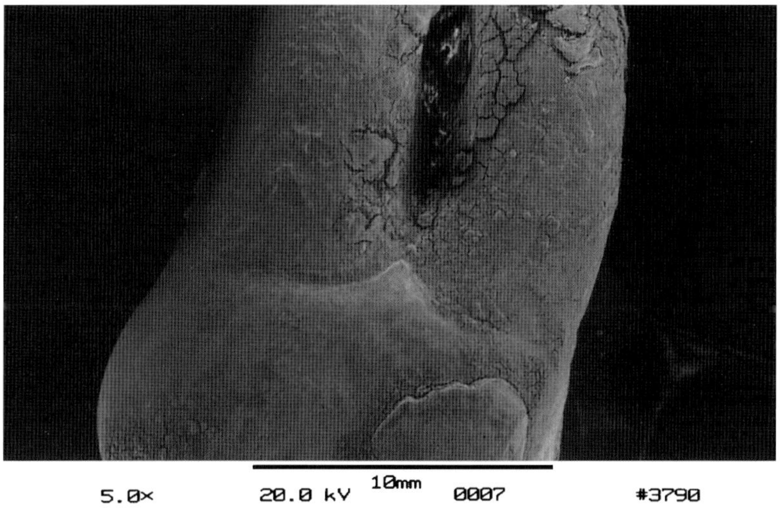

图1.3a　右上颌第一磨牙Ⅱ类颈部釉突（>1/3根柱；Masters and Hoskins 1964）（REM显微镜）。资料来源：Eickholz and Hausmann 1998。

究对象的观察发现，CEP检出率分别为上颌第二磨牙49.3%、上颌第一磨牙62.3%、下颌第二磨牙51.2%、下颌第一磨牙73.9%（Hou and Tsai 1987）。同一作者的研究还显示，伴根分叉病变的下颌磨牙CEP发生率更高：71%的下颌第二磨牙和92.9%的下颌第一磨牙存在CEP（Hou and Tsai 1997b）。Mandelaris等（1998）发现66.4%的下颌磨牙（61.9%的颊面和50.8%的舌面）存在CEP，直径从0.98mm到1.33mm不等。关于CEP的最新研究发表于2013年和2016年。Bhusari等（2013）调查了89个印度人头骨的944颗上下颌第一、第二和第三恒磨牙颊面CEP的发生率，同时检测了它们的根分叉病变。该研究再次证实了CEP在下颌的发生率更高，且与根分叉病变的发生显著相关。CEP的发生率从下颌第二磨牙的14.7%到智齿的5.5%不等。最近的研究使用锥形束计算机断层扫描对韩国人的982颗下颌磨牙进行了分析（Lim et al. 2016），并报道CEP的总体发生率为76%，其中Ⅰ类CEP最常见，其次是Ⅱ类和Ⅲ类CEP（Lim et al. 2016）。

研究对象不同可以部分解释这些结果之间差异较大的现象：在人类头骨中的牙齿可以假定为较健康的牙周状况，而拔除的磨牙很可能牙周状况更差，而Hou和Tsai（1987, 1997a）以及Mandelaris等（1998）的研究对象是牙周病患者中伴根分叉病变的磨牙。此外，东方受试者中CEP的发生率可能比白种人更高（Hou and Tsai 1987; Lim et al. 2016）

尽管如此，我们仍可以得出结论：CEP是临床医生在治疗磨牙时必须解决的一个常见问题。它们比釉珠更为普遍，可以阻碍结缔组织附着，是导致根分叉病变的病因，可能导致局部慢性牙周炎和磨牙根分叉病变（Leknes 1997; Al-Shammari et al. 2001; Bhusari et al. 2013）。此外，有学者报道，当CEP存在时牙菌斑指数和龈炎指数显著升高（Carnevale et al. 1995）。

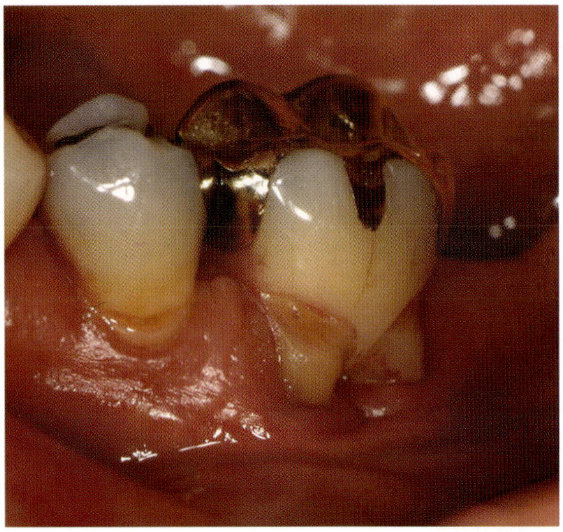

图1.3b 左下颌第一磨牙Ⅲ类颈部釉突（到达根分叉入口区；Masters and Hoskins 1964）。资料来源：Eickholz 2005。

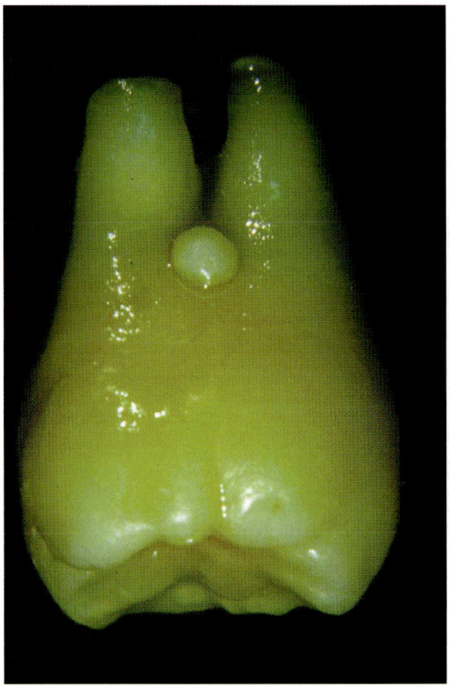

图1.4a 被拔除磨牙的釉珠的宏观图。资料来源：H.-K. Albers教授。

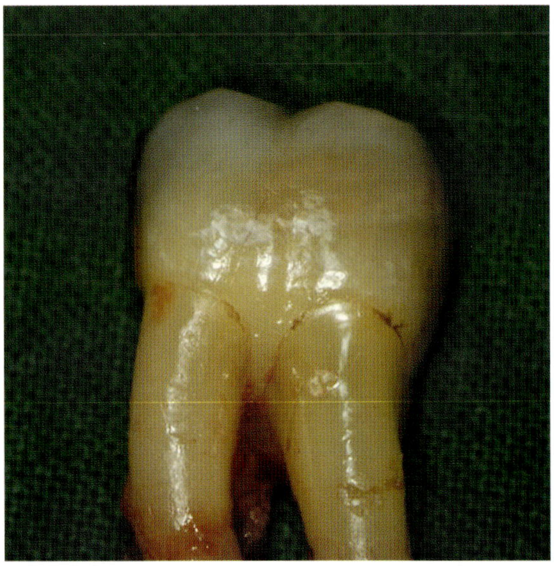

图1.3c 被拔除的右下颌第一磨牙Ⅲ类颈部釉质轴突（到达根分叉入口区；Masters and Hoskins 1964）。资料来源：Eickholz and Hausmann 1998。

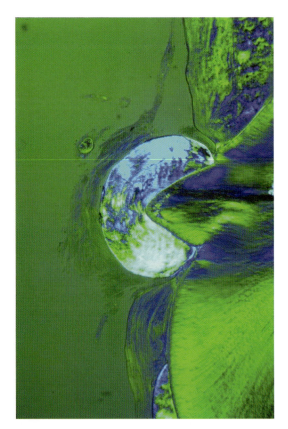

图1.4b 被拔除磨牙的釉珠的微观图。资料来源：H.-K. Albers教授。

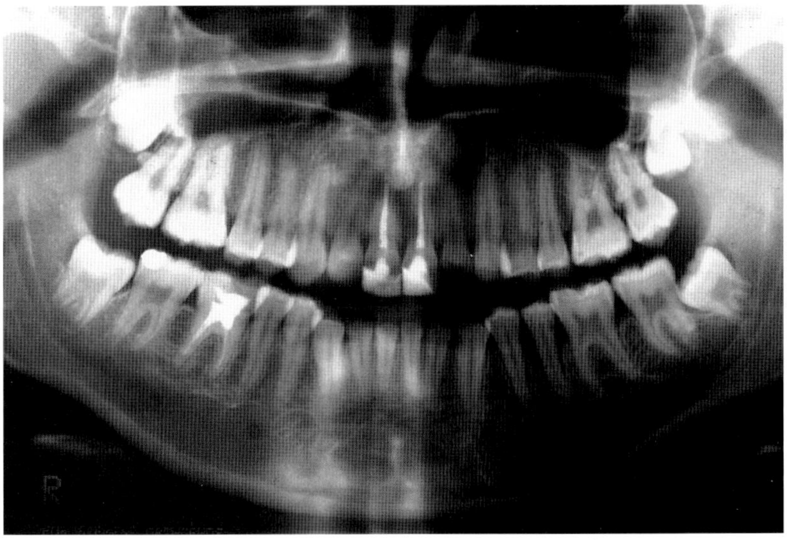

图1.4c　全口曲面体层片显示上颌左右侧第二磨牙的釉珠。资料来源：Eickholz and Hausmann 1998。

1.4.2　釉珠

最早在1841年，《美国牙科科学杂志》的一篇文章中描述了釉珠（图1.4）（Moskow and Canut 1990）。它们主要是由牙釉质构成的异常球状沉积，其核心通常含有牙本质，并附着在牙根表面，常位于磨牙根分叉区，尤其是上颌第三和第二磨牙。1990年的一篇文献回顾报告釉珠的平均发生率为2.6%（1.1%～9.7%），且在种族间存在差异。在组织学研究中釉珠发生率更高（Moskow and Canut 1990）。与CEP一样，釉珠可以妨碍结缔组织附着，从而促进牙周破坏的发生。它们通常单独发生，但在同一颗牙齿上也可存在多达4个釉珠（Moskow and Canut 1990）。

最近的研究表明，釉珠的发生率在Moskow和Canut（1990）所记录的范围内。Darwazeh和Hamasha（2000）研究了1032张根尖片，评估了约旦患者样本中釉珠的存在。其中磨牙釉珠的发生率为1.6%，每个受试者发生率为4.76%，受试者间没有性别差异。Chrcanovic等（2010）评估了一个巴西人类牙齿库中的45539颗恒牙（20218颗磨牙）上釉珠的发生率。他们证实了釉珠主要存在于上颌，在磨牙中的发生率为1.71%。Akgül等（2012）利用锥形束计算机断层扫描评估了15185颗牙齿（4334颗磨牙）中釉珠的存在情况，釉珠在磨牙中的发生率为0.83%，每个受试者的发生率为4.69%，没有性别差异。同样，釉珠在上颌的发生率也明显更高。Colak等（2014）研究了土耳其牙科患者釉珠的发生率，在0.85%的牙齿和5.1%的受试者中检测到釉珠，不同的是，釉珠在下颌和男性患者中的发生率更高。

虽然釉珠的发生率低于釉突，但釉珠在根分叉病变的病因中起着重要作用。对釉珠的早期诊断有助于判断该磨牙的预后，并且可能会改变治疗方法，因此早期诊断是十分必要的。

1.5 磨牙的牙周致病因素

牙周病的致病因素与先前描述的解剖因素相互作用，可能导致磨牙的牙周破坏和附着丧失，从而导致根分叉病变。Al-Shammari等（2001）认为牙菌斑性炎症、咬合创伤、牙根纵折、牙髓病理学、医源性因素都需要被考虑在内。

1.5.1 牙菌斑性炎症

大家一定很熟悉牙菌斑的形成以及牙龈炎和牙周炎的炎性成分。在这种情况下磨牙有什么特别之处呢？总的来说，根分叉区更易于牙菌斑黏附，不太可能保持无牙菌斑状态。根分叉的解剖结构有利于细菌沉积，并使卫生维护变得更困难（Matthews and Tabesh 2004）。1987年，Nordland等在牙周治疗后的24个月内对19名牙周病患者的2472个位点进行了监测，发现根分叉部位对治疗的反应更差，更可能有较高的牙菌斑和牙龈炎症指数。除此之外，由于缺乏独特的组织学特征（Glickman 1950: Al-Shammari et al. 2001），只能假定根分叉病变区域是牙周袋的延伸部分。因此，磨牙及其根分叉的牙菌斑形成过程和其余牙齿相同（Leknes 1997）。

1.5.2 咬合创伤

咬合造成的创伤是导致磨牙牙周破坏的另一个可疑病因。Glickman课题组和Lindhe课题组都致力于研究动物过大的咬合力对它们磨牙的作用。在Lindhe和Svanberg（1974）以及Nyman等（1978）对比格犬的经典研究中发现，与有炎症但无额外咬合负荷的牙齿相比，有实验性牙龈炎且戴有夹板的多根牙的牙齿松动度、角形骨吸收和牙周支持组织丧失发生了显著的改变。在这之前，Glickman等（1961）比较了恒河猴中咬合力对戴有夹板和未戴夹板的牙齿的影响，认为根分叉区的纤维方向使多根牙更容易受到额外功能力的影响。最近，Nakatsu等（2014）在对大鼠的观察中证实了上述发现。另外，Waerhaug（1980）对46颗人类磨牙（由于重度牙周破坏而拔除）进行了观察，认为松动度增加和咬合创伤并非根分叉病变的病因，而是牙周疾病的晚期症状。因此，关于咬合力对牙周炎病因的影响，尤其是对根分叉病变的影响仍然存在争议（Al-Shammari et al. 2001; Reinhardt and Killeen 2015）。Harrel（2003）在一篇综述中指出，咬合干扰应被视为与吸烟相当的潜在危险因素，而不是病因或致病因素。

1.5.3 牙根纵折

一般认为，牙根纵折可能纵向发生在牙根的任何表面上，由于它们与其他牙齿疾病有相似的症状，所以难以诊断（Matthews and Tabesh 2004）。此外，在大多数情况下，轻微疼痛或隐隐（迟钝）不适是牙根纵折唯一的临床症状（Meister et al. 1980）。它们导致局部附着和牙槽骨快速丧失（Walton et al. 1984），根据它们发生的位置，也可能会导致根分叉病变。大多数情况下，存在牙根纵折的牙齿预后较差（Al-Shammari et al. 2001; Matthews and Tabesh 2004）。

1.5.4 牙髓来源和牙髓病理学

侧副根管在磨牙中很常见。一项研究对46颗拔除的上下颌磨牙进行了统计，59%的牙齿中发现了侧副根管（Lowman et al. 1973）。Burch和Hulen（1974）报道了76%的上颌、下颌磨牙根分叉处有“开口”。牙髓坏死产物可能通过这些根管进入根分叉区并引起炎症（Carnevale et al. 1995）。因此，牙髓病变可能导致根分叉病变。Carnevale等（1995）认为牙髓源性感染导致的邻面和根间的骨丧失在根管治疗后是可逆的。只有在牙髓治疗后病变仍持续的情况下才需要牙周治疗。第4章将会对根分叉病变与牙髓病理学之间的联系进行更详细的阐述。

1.5.5　医源性因素

通常来说，任何类型的充填修复体甚至是正畸带环的边缘悬突或龈下边缘不合适都会导致牙菌斑黏附，并对邻近的牙龈组织产生不利影响。此外，义齿修复体的适合性大多不够完美（Leknes 1997），会在局部形成一个微生境（niche），促进牙菌斑形成并导致清洁困难。Lang等（1983）的一项研究显示，拥有健康牙龈的牙学院学生在接受了邻间带有1mm悬突的镶嵌物后，龈下生物膜的微生物组成从健康转变为了牙周炎特征性的组成。因此，作者认为在龈下微生物群中观察到的变化可能是医源性因素相关的牙周病的潜在发病机制之一。Wang等（1993）评估了在维持治疗期间的134例牙周患者，分析他们的根分叉病变与牙冠或邻面修复体之间的相关性。结果显示，根分叉病变、牙周附着丧失与牙冠或修复体之间存在显著的相关性。

此外，Matthews和Tabesh（2004）认为，悬突不仅会形成一个牙菌斑滞留的微生境，还会影响生物学宽度（健康龈沟底到牙槽嵴之间的距离），从而造成牙周损害。他们发现，在充填修复治疗后18%～87%的牙齿存在悬突（Matthews and Tabesh 2004）。总的来说，修复体边缘置于龈下会导致更多的牙菌斑、更严重的牙龈炎症和更深的牙周袋。

因此，在放置修复体时需要特别小心，并且需要尽早发现和去除悬突。如果需要将修复体边缘置于龈下，必须牢记生物学宽度并考虑行牙冠延长术以实现龈牙附着（Herrero et al. 1995）。

证据小结

- 在对磨牙进行诊断和牙周治疗时，需要考虑诸多解剖因素，如根分叉入口区、（双）根分叉嵴、牙根表面积、根柱长度。牙周专科医生应充分了解这些因素，因为它们可能会对多根牙的预后和治疗结果产生显著的影响
- 医源性因素应尽早处理（在牙周治疗的开始阶段）以改善牙龈和牙周状况

参考文献

[1] Akgül, N., Caglayan, F., Durna, N. et al. (2012). Evaluation of enamel pearls by cone-beam computed tomography (CBCT). *Medicina Oral Patologica Oral y Cirurgia Bucal* 17, e218–e222.

[2] Al-Shammari, K.F., Kazor, C.E., and Wang, H.-L. (2001). Molar root anatomy and management of furcation defects. *Journal of Clinical Periodontology* 28, 730–740.

[3] Anderson, R.W., McGarrah, H.E., Lamb, R.D., and Eick, J.D. (1983). Root surface measurements of mandibular molars using stereophotogrammetry. *Journal of the American Dental Association* 107, 613–615.

[4] Atkinson, S.R. (1949). Changing dynamics of the growing face. *American Journal of Orthodontics* 35, 815–836.

[5] Bates, J.F., Stafford, G.D., and Harrison, A. (1975). Masticatory function – a review of the literature: 1. The form of the masticatory cycle. *Journal of Oral Rehabilitation* 2 (3), 281–301.

[6] Bell, T. (1835). *The Anatomy, Physiology, and Diseases of the Teeth*. London: S. Highley.

[7] Bhusari, P., Sugandhi, A., Belludi, S.A., and Shoyab Khan, S. (2013). Prevalence of enamel projections and its co-relation with furcation involvement in maxillary and mandibular molars: A study on dry skull. *Journal of the Indian Society of Periodontology* 17, 601–604.

[8] Bhussry, B.R. (1980). Development and growth of teeth. In: *Orban's Oral Histology and Embryology* (ed. G.S. Kumar), 23–44. St Louis, MO: C.V. Mosby.

[9] Bissada, N.F., and Abdelmalek, R.G. (1973). Incidence of cervical enamel projections and its relationship to furcation involvement in Egyptian skulls. *Journal of Periodontology* 44, 583–585.

[10] Blake, R. (1801). *An Essay on the Structure and Formation of the Teeth in Man and Various Animals*. Dublin: Porter.

[11] Bower, R.C. (1979a). Furcation morphology relative to periodontal treatment: Furcation entrance architecture. *Journal of Periodontology* 50, 23–27.

[12] Bower, R.C. (1979b). Furcation morphology relative to periodontal treatment: Furcation root surface anatomy. *Journal of Periodontology* 50, 366–374.

[13] Bower, R.C. (1983). Furcation development of human mandibular first molar teeth: A histologic graphic reconstructional study. *Journal of Periodontal Research* 18, 412–419.

[14] Burch, J.G., and Hulen, S. (1974). A study of the presence of accessory foramina and the topography of molar furcations. *Oral Surgery, Oral Medicine, Oral Pathology* 38, 451–455.

[15] Carnevale, G., Pontoriero, R., and Hürzeler, M.B. (1995). Management of furcation involvement. *Periodontology 2000* 9, 69–89.

[16] Chiu, B.M., Zee, K.Y., Corbet, E.F., and Holmgren, C.J. (1991). Periodontal implications of furcation entrance dimensions in Chinese first permanent molars. *Journal of Periodontology* 62, 308–311.

[17] Chrcanovic, B.R., Abreu, M.H.N.G., and Custódio A.L.N. (2010). Prevalence of enamel pearls in teeth from a human teeth bank. *Journal of Oral Science* 52, 257–260.

[18] Churchill, H.R. (1935). *Meyer's Normal Histology and Histogenesis of the Human Teeth and Associated Parts* (trans. and ed. H.R. Churchill). Philadelphia, PA: J.B. Lippincott.

[19] Çolak, H., Hamidi, M.M., Uzgur, R. et al. (2014). Radiographic evaluation of the prevalence of enamel pearls in a sample adult dental population. *European Review for Medical and Pharmacological Sciences* 18, 440–444.

[20] Darwazeh, A., and Hamasha, A.A. (2002). Radiographic evidence of enamel pearls in Jordanian dental patients. *Oral Surgery, Oral Medicine, Oral Pathology, Oral Radiology Endodontology* 89, 255–258.

[21] dos Santos, K.M., Pinto, S.C., Pochapski, M.T. et al. (2009). Molar furcation entrance and its relation to the width of curette blades used in periodontal mechanical therapy. *International Journal of Dental Hygiene* 7, 263–269.

[22] Dunlap, R.M., and Gher, M.E. (1985). Root surface

measurements of the mandibular first molar. *Journal of Periodontology* 56 (4), 234–248.

[23] Eickholz, P. (2005). Clinical and radiographic diagnosis and epidemiology of furcation involvement. In: *Parodontologie: Praxis der Zahnheilkunde Band 4* (ed. D. Heidemann), Chapter 2. Munich: Urban & Fischer/Elsevier.

[24] Eickholz, P., and Hausmann, E. (1998). Diagnostik der Furkationsbeteiligung: Eine Übersicht. *Quintessenz* 49 (1), 59–67.

[25] Everett, F.G., Jump, E.B., Holder, T.D., and Williams, G.C. (1958). The intermediate bifurcational ridge: A study of the morphology of the bifurcation of the lower first molar. *Journal of Dental Research* 37, 162–169.

[26] Gher, M.W. Jr, and Dunlap, R.M. (1985). Linear variation of the root surface area of the maxillary first molar. *Journal of Periodontology* 56, 39–43.

[27] Gher, M.E., and Vernino, A.R. (1980). Root morphology: Clinical significance in pathogenesis and treatment of periodontal disease. *Journal of the American Dental Association* 101, 627–633.

[28] Glickman, I. (1950). Bifurcation involvement in periodontal disease. *Journal of the American Dental Association* 40, 528–538.

[29] Glickman, I., Stein, R.S., and Smulow, J.B. (1961). The effect of increased functional forces upon the periodontium of splinted and non-splinted teeth. *Journal of Periodontology* 32, 290–300.

[30] Hamp, S.-E., Nyman, S., and Lindhe, J. (1975). Periodontal treatment of multirooted teeth: Results after 5 years. *Journal of Clinical Periodontology* 2, 126–135.

[31] Harrel, S.K. (2003). Occlusal forces as a risk factor for periodontal disease. *Periodontology* 2000 32, 111–117.

[32] Hermann, D.W., Gher, M.E., Jr, Dunlap, R.M., and Pelleu, G.B., Jr (1983). The potential attachment area of the maxillary first molar. *Journal of Periodontology* 54, 431–434.

[33] Herrero, F., Scott, J.B., Maropis, P.S., and Yukna R.A. (1995). Clinical comparison of desired versus actual amount of surgical crown lengthening. *Journal of Periodontology* 66, 568–571.

[34] Hiiemäe, K.M. (1967). Masticatory function in the mammals. *Journal of Dental Research* 46, 883–893.

[35] Horwitz, J., Machtei, E.E., Reitmeir, P. et al. (2004). Radiographic parameters as prognostic indicators for healing of class II furcation defects. *Journal of Clinical Periodontology* 31, 105–111.

[36] Hou, G.L., and Tsai, C.C. (1987). Relationship between periodontal furcation involvement and molar cervical enamel projections. *Journal of Periodontology* 58, 715–721.

[37] Hou, G.L., and Tsai, C.C. (1997a). Cervical enamel projections and intermediate bifurcational ridge correlated with molar furcation involvements. *Journal of Periodontology* 68, 687–693.

[38] Hou, G.L., and Tsai, C.C. (1997b). Types and dimensions of root trunk correlating with diagnosis of molar furcation involvements. *Journal of Clinical Periodontology* 24, 129–135.

[39] Hou, G.L., Chen, S.F., Wu, Y.M., and Tsai, C.C. (1994). The topography of the furcation entrance in Chinese molars: Furcation entrance dimensions. *Journal of Clinical Periodontology* 21, 451–456.

[40] Hujoel, P.P. (1994). A meta-analysis of normal ranges for root surface areas of the permanent dentition. *Journal of Clinical Periodontology* 21, 225–229.

[41] Jepsen, A. (1963). Root surface measurement and a method for x-ray determination of root surface area. *Acta Odontologica Scandinavica* 21, 35–46.

[42] Lang, N.P., Kiel, R.A., and Anderhalden, K. (1983). Clinical and microbiological effects of subgingival restorations with overhanging or clinically perfect margins. *Journal of Clinical Periodontology* 10, 563–578.

[43] Leknes, K.N. (1997). The influence of anatomic and iatrogenic root surface characteristics on bacterial colonization and periodontal destruction: A review. *Journal of Periodontology* 68, 507–516.

[44] Lim, H.-C., Jeon, S.-K., Cha, J.-K. et al. (2016). Prevalence of cervical enamel projection and its impact on furcation involvement in mandibular molars: A cone-beam computed tomography study in Koreans. *The Anatomical Record* 299, 379–384.

[45] Lindhe, J., and Svanberg, G. (1974). Influence of

trauma from occlusion on progression of experimental periodontitis in the beagle dog. *Journal of Clinical Periodontology* 1, 3–14.

[46] Loevy, H.T., and Kowitz, A.A. (1997). The dawn of dentistry: Dentistry among the Etruscans. *International Dental Journal* 47, 279–284.

[47] Lowman, J.V., Burke, R.S., and Pelleu, G.B. (1973). Patent accessory canals: Incidence in molar furcation region. *Oral Surgery Oral Medicine Oral Pathology* 38, 451–455.

[48] Mandelaris, G.A., Wang, H.L., and MacNeil, R.L. (1998). A morphometric analysis of the furcation region of mandibular molars. *Compendium of Continuing Education in Dentistry* 19, 113–120.

[49] Masters, D.H., and Hoskins, S.W. (1964). Projection of cervical enamel into molar furcations. *Journal of Periodontology* 35, 49–53.

[50] Matthews, D., and Tabesh, M. (2004). Detection of localized tooth-related factors that predispose to periodontal infections. *Periodontology* 2000 34, 136–150.

[51] Meister, F., Lommel, T.J., and Gerstein, H. (1980). Diagnosis and possible causes of vertical root fractures. *Oral Surgery, Oral Medicine, Oral Pathology* 49, 243–253.

[52] Moskow, B.S., and Canut, P.M. (1990). Studies on root enamel. *Journal of Clinical Periodontology* 17, 275–281.

[53] Nakatsu, S., Yoshinaga, Y., Kuramoto, A. et al. (2014). Occlusal trauma accelerates attachment loss at the onset of experimental periodontitis in rats. *Journal of Periodontal Research* 49, 314–322.

[54] Nordland, P., Garrett, S., Kiger, R.D. et al. (1987). The effect of plaque control and root debridement in molar teeth. *Journal of Clinical Periodontology* 14, 231–236.

[55] Nyman, S., Lindhe, J., and Ericsson, I. (1978). The effect of progressive tooth mobility on destructive periodontitis in the dog. *Journal of Clinical Periodontology* 5, 213–225.

[56] Orban, B., and Mueller, E. (1929). The development of the bifurcation of multirooted teeth. *Journal of the American Dental Association* 16, 297–319.

[57] Reinhardt, R.A., and Killeen, A.C. (2015). Do mobility and occlusal trauma impact periodontal longevity? *Dental Clinics of North America* 59, 873–883.

[58] Rifkin, B.A., and Ackerman, M.J. (2011). *Human Anatomy: A Visual History from the Renaissance to the Digital Age*. New York, NY: Abrams Books.

[59] Santana, R.B., Uzel, I.M., Gusman, H. et al. (2004). Morphometric analysis of the furcation anatomy of mandibular molars. *Journal of Periodontology* 75, 824–829.

[60] Svärdström, G., and Wennström, J.L. (1988). Furcation topography of the maxillary and mandibular first molars. *Journal of Clinical Periodontology* 15, 271–275.

[61] Swan, R.H., and Hurt, W.C. (1976). Cervical enamel projections as an etiologic factor in furcation involvement. *Journal of the American Dental Association* 93, 342–345.

[62] Thesleff, I., and Hurmerinta, K. (1981). Tissue interactions in tooth development. *Differentiation* 18, 75–88.

[63] Waerhaug, J. (1980). The furcation problem: Etiology, pathogenesis, diagnosis, therapy and prognosis. *Journal of Clinical Periodontology* 7, 73–95.

[64] Walton, R.E., Michelich, R.J., and Smith, G.N. (1984). The histopathogenesis of vertical root fractures. *Journal of Endodontics* 10, 48–56.

[65] Wang, H.L., Burgett, F.G., and Shyr, Y. (1993). The relationship between restoration and furcation involvement on molar teeth. *Journal of Periodontology* 64, 302–305.

第2章
根分叉病变的临床和影像学诊断及流行病学
Clinical and Radiographic Diagnosis and Epidemiology of Furcation Involvement

Peter Eickholz [1], *Clemens Walter* [2]

[1]德国法兰克福大学，口腔与颌面外科中心（Carolinum），牙周病综合诊所
[2]瑞士巴塞尔大学牙科中心，牙周病学、牙髓病学和龋病学系

2.1 引言

在单根牙中，牙周破坏从釉牙骨质界（CEJ）向根方发展，主要发生在垂直向。垂直向附着丧失通过测量自CEJ的垂直向探诊附着丧失（PAL-V）来评估，如果CEJ被修复体破坏，则是从修复体边缘（restoration margin, RM）到牙周袋底。垂直向骨吸收通过影像学或测量从CEJ或RM到牙槽嵴的垂直向探诊骨水平（PBL-V）来进行评估。如果牙周炎影响多根牙，牙周组织不仅在垂直向会发生破坏，而且在牙根之间还会发生水平向的破坏，造成根分叉病变。这种牙周破坏的程度（水平向附着和骨吸收）可由水平向探诊附着丧失（PAL-H）或水平向探诊骨水平（PBL-H）来评估。

根分叉区的水平探诊附着丧失和骨吸收形成了一个微生境（根分叉病变），使得磨牙区的个人口腔卫生维护（Lang et al. 1973）和专业根面清创变得困难（Fleischer et al. 1989）。这又增加了导致根分叉病变磨牙快速进展、牙周感染复发的因素，结果则是导致这些牙齿的长期预后不良（McGuire and Nunn 1996: Dannewitz et al. 2006, 2016; Pretzl et al. 2008; Salvi et al. 2014; Graetz et al. 2015）。与无根分叉病变的磨牙或单根牙相比，伴根分叉病变的磨牙对牙周治疗的反应较差，并且较其他牙齿附着丧失的风险更大（Nordland et al. 1987; Loos et al. 1989; Wang et al. 1994）。在解决这个问题时，Kalkwarf等（1988）报道了158颗磨牙通过不同方式的手术治疗和非手术治疗的成功率。无论进行何种治疗，在2年的随访中，根分叉区的水平向缺损都有所扩大。因此，对根分叉病变的发生率和病变程度进行可靠的诊断，其预后和治疗计划的制订具有决定性作用。

Diagnosis and Treatment of Furcation-Involved Teeth, First Edition. Edited by Luigi Nibali.

Companion website: www.wiley.com/go/nibali/diagnosis

表2.1 通常情况下多根牙的牙根位置和根分叉入口位置

牙齿类型	牙根的位置	根分叉入口的位置
上颌磨牙	近颊根	颊侧
	远颊根	近中腭侧
	腭根	远中腭侧
上颌前磨牙	颊根	近中
	腭根	远中
下颌磨牙	近中根	颊侧
	远中根	舌侧

2.2 根分叉病变的临床诊断

根分叉病变仅发生于多根牙（表2.1）。

上下颌磨牙以及上颌第一前磨牙通常有不止1个牙根（见第1章）。另外，上颌第二前磨牙和下颌前牙有时也可能存在双根变异。在下颌磨牙和上颌前磨牙中也可能罕见地发现三根变异（Mohammadi et al. 2013）。在牙周检查过程中，必须定期检查这些根分叉入口是否有根分叉病变。探查根分叉病变和对其进行评分是牙周检查的基本内容。

尤其是未经治疗的牙周病患者，根分叉入口在大多数情况下未暴露出来，而是被牙龈覆盖。因此，根分叉病变不能简单地用肉眼观察，而必须进行龈下探诊。由于根分叉区独特的解剖结构（Schroeder and Scherle 1987）、弯曲弧度，以及上颌前磨牙和磨牙根分叉入口存在于邻面的现实，这些因素导致在对根分叉病变进行诊断时需要使用特殊弯曲的根分叉探针（例如Nabers探针；图2.1）。

探针放置在根分叉入口龈缘冠方的牙面上（如下颌磨牙的舌侧）。然后将探针向根方推动，轻轻推开牙龈，以Z形移动，直至到达沟底或袋底。如果探针水平向地进入了凹陷处，大多数情况下都是检测到了根分叉病变。

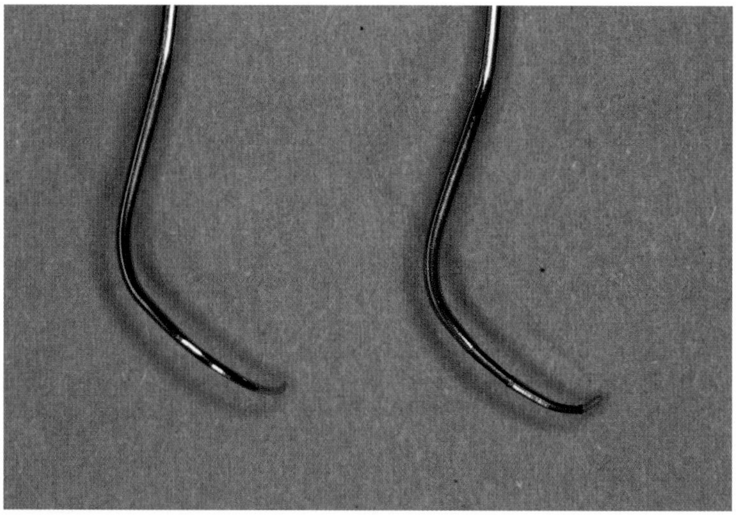

图2.1 弯曲的根分叉探针：Nabers探针（左侧：无标记；右侧：以3mm距离标记直到12mm）。

笔直而坚硬的牙周探针（如PCPUNC 15）不适用于根分叉的诊断，因为它们无法沿着大多数根分叉弯曲的外形进行探诊。它们的使用有较高风险会导致低估根分叉病变的程度（Eickholz and Kim 1998）。

2.2.1　根分叉病变的分类

除了要知道根分叉病变是否存在及其存在的位置外，了解根分叉病变的严重程度也具有重要的意义。通过使用刚性的弯曲探针（例如Nabers探针）在水平方向上对根分叉进行探诊，并测量从探针尖端到与根分叉附近牙根凸面的切线之间的距离来评估根分叉病变的严重程度（图2.2）。测量该距离可以评估不同程度的根分叉病变并以毫米级评估水平向附着丧失量（水平向探诊/水平向临床附着水平：PAL-H / CAL-H：图2.2～图2.4）。评估水平附着丧失的连续数值变量可提供关于根间组织细微变化的信息（它们在再生治疗后具有重要意义），而将根间的组织破坏按病变程度进行根分叉病变

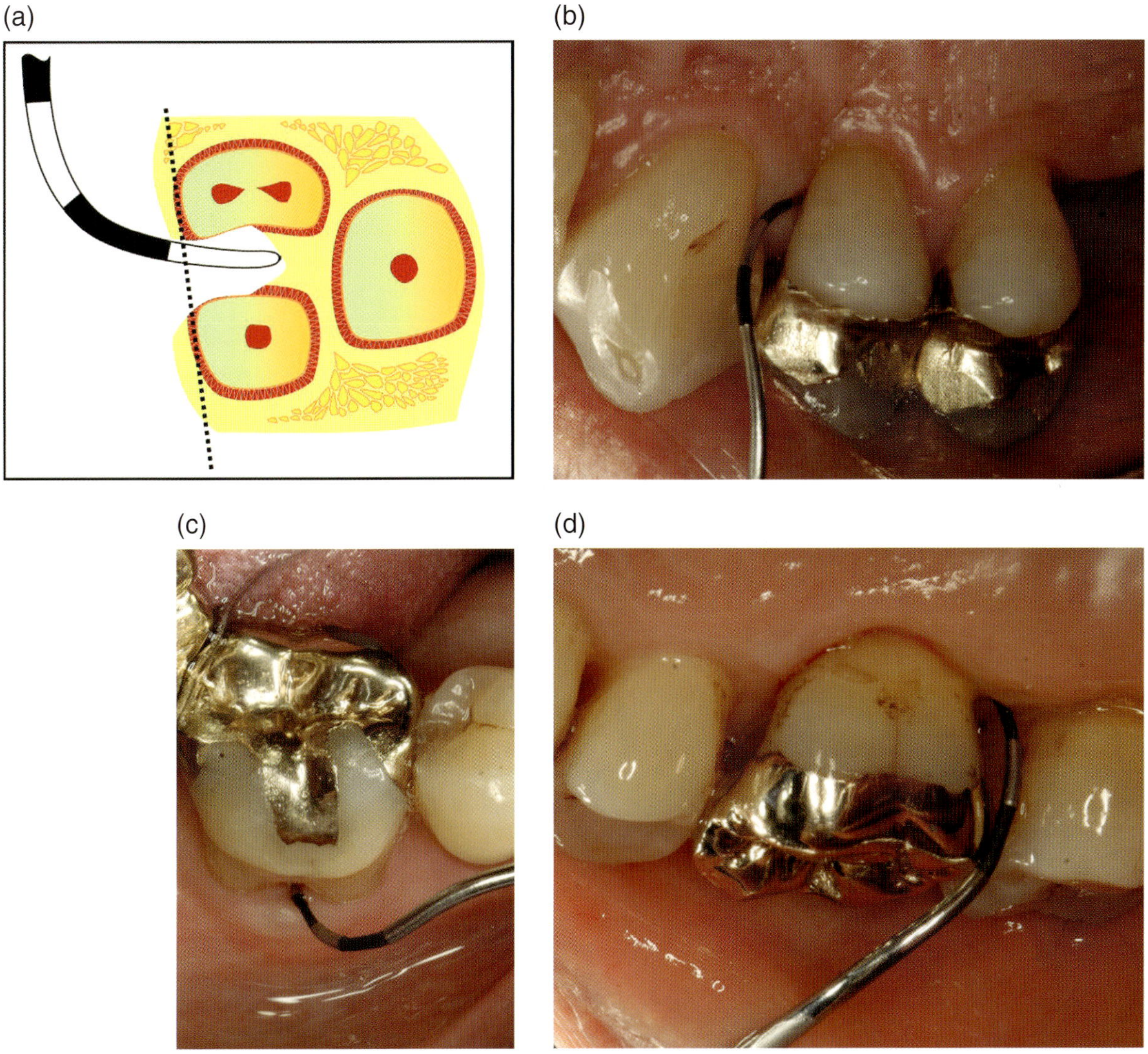

图2.2　Ⅰ度根分叉病变（Eickholz and Staehle 1994；表2.4）：牙周支持组织水平向丧失不超过3mm。（a）示意图（上颌磨牙，颊侧根分叉入口）：水平向探诊/临床附着水平2.5mm；（b）24牙近中与邻牙；（c）46牙颊侧：探针在两个颊根之间探入深度不超过3mm；（d）16牙远中-腭侧与邻牙。

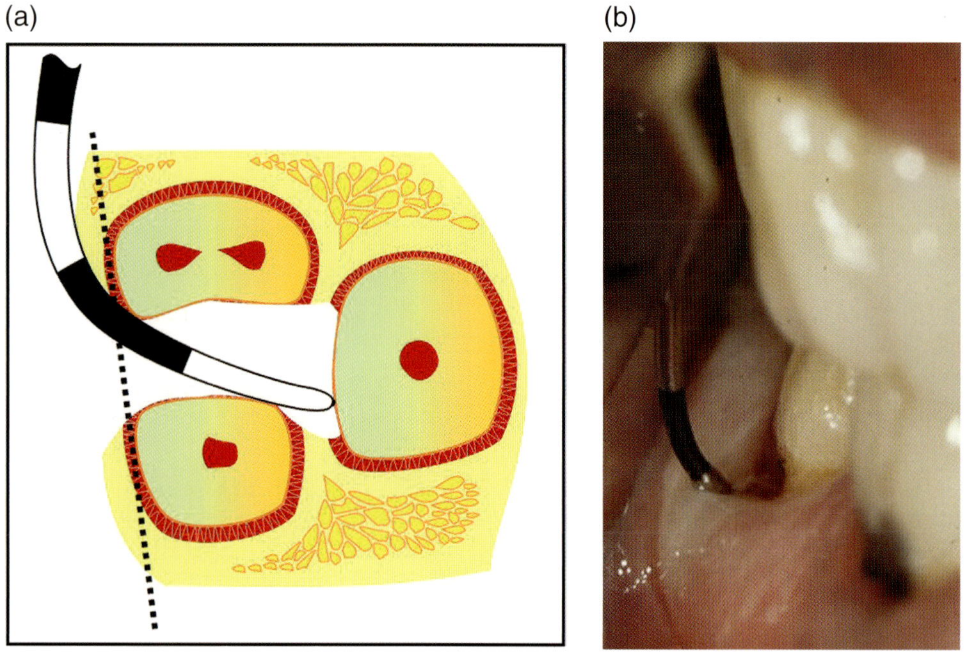

图2.3 Ⅱ度根分叉病变（Hamp et al. 1975；表2.3和表2.4）：牙周支持组织水平向丧失超过3mm，但未达到根分叉的总宽度。（a）示意图（上颌磨牙，颊侧根分叉入口）：水平向探诊/临床附着水平5mm；（b）47牙：牙龈边缘在9mm标记处。但是，靠近根分叉的牙根切线的高度在6mm标记处。资料来源：Eickholz（2010）。

的分类，则为多根牙的预后和治疗计划提供了充足的相关信息。

不同的根分叉病变分类标准基本上只在细节上存在一些差异（表2.2和表2.3）。Glickman（1953）的分类为区分根分叉病变的类型提供了有些模糊的标准，同时参照了可靠性较低的影像学信息（表2.2；Ammons and Harrington 2006）。Hamp等（1975）的分类标准基于测量信息（阈值：PAL-H=3mm）。根据Hamp等的研究，Nabers探针的颜色刻度版本以3mm间距进行了标记（PQ2N；图2.1），特别适用于评估根分叉病变程度（1975; Eickholz and Kim 1998）。此外，还存在以2mm间距进行标记的根分叉探针（Zappa探针ZA2）。

Glickman分类中Ⅰ度和Ⅱ度间的区别并不像Hamp（1975）分类的Ⅰ度和Ⅱ度之间的区别那样清楚明确：即牙周支持组织的水平向丧失量小于3mm（Ⅰ度）或超过3mm（Ⅱ度）。Glickman分类的Ⅲ度和Ⅳ度描述了两种严重的情况，即整个牙齿周围的牙周纤维（desmodontal fibres）均从根分叉穹隆（fornix）/穹顶（dome）处分离；也就是说，根分叉牙周组织发生了水平向贯通性破坏（根据Hamp et al. 1975的分类则为Ⅲ度）。

定义Ⅲ度根分叉病变的标准（Hamp et al. 1975）也进行了一些改良。Graetz等（2014）认为需要在对侧的根分叉入口处看到根分叉探针（Nabers）的尖端以确定是Ⅲ度。对于其他所有水平探诊深度深但不能完全水平向贯通性的情况，均归为Ⅱ度（Graetz et al. 2014）。Walter等（2009）将水平探诊超过6mm但没有完全贯通到对侧根分叉入口的情况定义为Ⅱ~Ⅲ度（表2.3）。这至少部分地说明了与锥形束计算机断层扫描技术（CBCT; Walter et al. 2009）和术中检

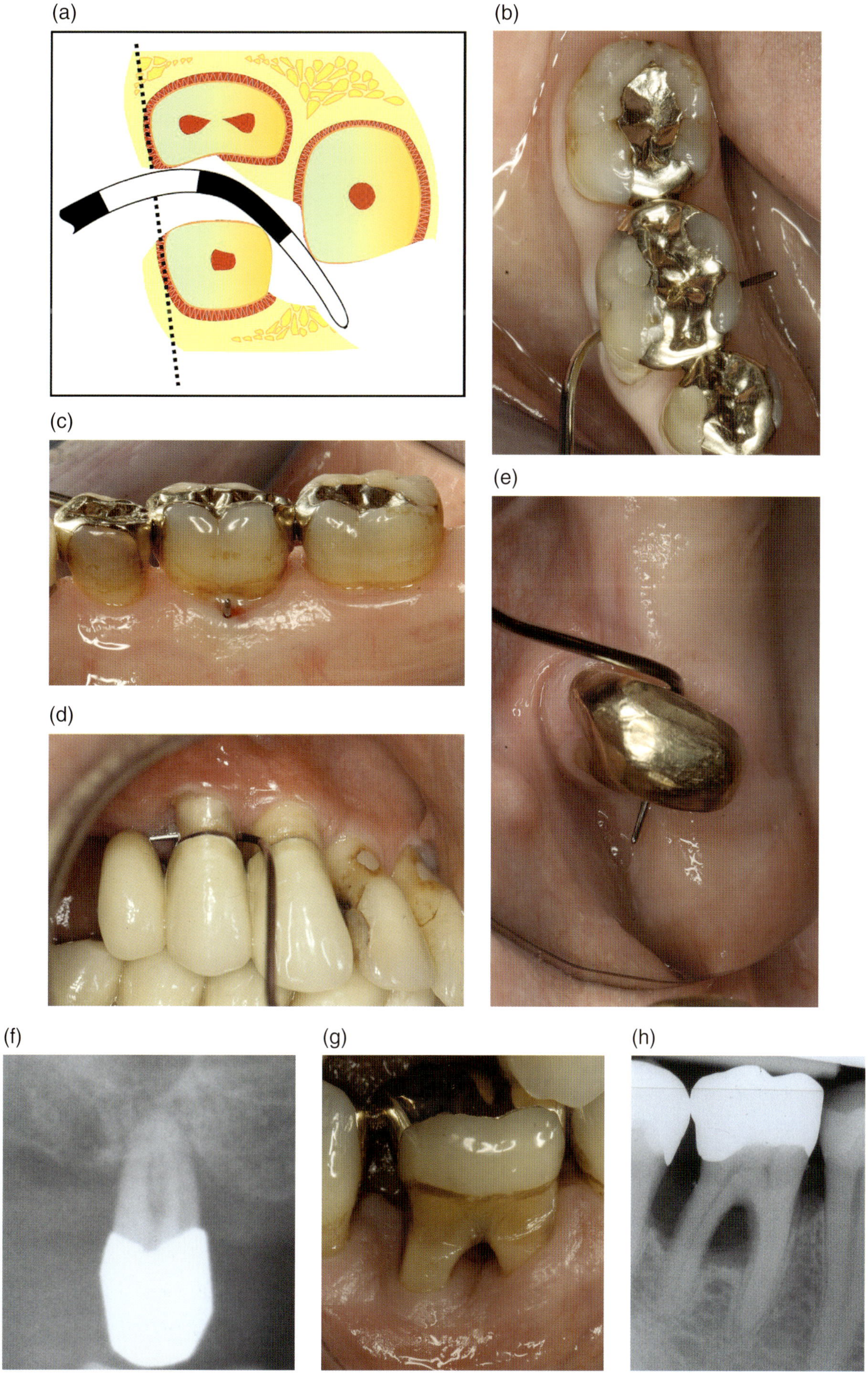

图2.4　Ⅲ度根分叉病变（Ammons and Harrington 2006）：牙周组织在根分叉的水平向贯通性破坏。（a）示意图（上颌磨牙，颊侧至邻面根分叉入口）；（b）46牙（咬合面观）；（c）舌面观；（d）14牙；（e）16牙（无邻牙）近中–腭侧到远中–腭侧；（f）相应的X线片；（g）46牙：邻间骨被破坏，软组织向根尖方向退缩，临床可见根分叉入口。因此，受累牙的两牙根之间存在隧道（Glickman Ⅳ度）；（h）相应的X线片。资料来源：d图和e图，Eickholz（2010）。

表2.2 Glickman（1953）的根分叉病变分类

0度	无根分叉病变
Ⅰ度	根分叉病变早期/初期 骨上袋，主要影响软组织 随着探诊深度的增加可能发生早期骨吸收 通常不能发现影像学改变
Ⅱ度	可影响同一颗牙的1个或多个根分叉 根分叉病变本质上是具有一定量水平向破坏的“死路” 如果存在多个根分叉病变，它们尚未相互贯通，因为仍有一部分牙槽骨附着在牙齿上 根分叉水平探诊的深度决定了病变是早期还是晚期 根分叉处可能存在垂直向骨吸收，并且使治疗复杂化 因为牙根的影像重叠，X线片可能会或未必会呈现出根分叉病变，尤其是在上颌磨牙。然而，某些观点认为，根分叉“箭头”的存在表明可能存在根分叉病变
Ⅲ度	牙槽骨未附着在根分叉的穹顶上 早期Ⅲ度病变时，根分叉入口处可能充满软组织，肉眼不能发现。由于根分叉嵴或颊/舌侧骨缘的干扰，临床医生甚至可能无法将牙周探针完全通过根分叉。但是，如果将颊侧和舌侧的探诊深度相加，所获得的累计探诊深度值等于或大于根分叉入口到牙齿颊侧/舌侧的距离时，临床医生就能得出Ⅲ度根分叉病变的结论（图2.5） 适当的曝光时间和适当角度的X线片可使早期Ⅲ度根分叉缺损呈现出在根分叉处的透射区域
Ⅳ度	根间骨破坏、软组织向根方退缩，因此临床检查可见根分叉入口 受累及牙的两牙根之间存在一条隧道 牙周探针很容易从牙齿的一侧贯通到另一侧

资料来源：Ammons and Harrington（2006）。

表2.3 Hamp等（1975）的根分叉病变分类

0度	无根分叉病变
Ⅰ度	牙周支持组织水平向丧失小于3mm（图2.2） 改良版本： • Eickholz和Staehle（1994）：牙周支持组织水平向丧失不超过3mm • Carnevale等（1995）：牙周支持组织水平向丧失不超过牙齿宽度的1/3
Ⅱ度	牙周支持组织水平向丧失超过3mm，但不超过根分叉的总宽度（图2.3） 改良版本： • Carnevale等（1995）：牙周支持组织水平向丧失超过牙齿宽度的1/3，但不超过根分叉的总宽度 • Walter等（2009）：支持组织水平向丧失超过3mm，但不超过6mm
Ⅱ～Ⅲ度	• Walter等（2009）：支持组织水平向丧失超过6mm，但未检测到贯通性破坏
Ⅲ度	根分叉处的牙周组织水平向贯通性破坏（图2.4） 改良版本： • Walter等（2014）：贯通性根分叉病变（需要在对侧根分叉入口处看到Nabers探针的尖端）

资料来源：Hamp et al.（1975）。

查（Graetz et al. 2014）相比，临床探诊在对Ⅲ度根分叉病变进行准确的检测方面的可靠性较低。

Svärdström和Wennström（1996）提出了另一种分类，它不计算毫米数，而是对水平探诊进行估计：0度=根分叉不可探及；1度=可探及根分叉入口冠方的根柱；2度=探针的尖端水平进入根分叉，但未到达根分叉区的中心；3度=探针尖端达到或超过根分叉区的中心（Svärdström & Wennström 1996）。3度的定义非常类似于Walter等（2009）定义的Ⅱ~Ⅲ度。但是，这种分类并未涉及明确探诊到贯通式根分叉的情况。

2.2.2　Ⅱ度和Ⅲ度根分叉病变的区别

Ⅱ度（Hamp et al. 1975；图2.3）和贯通的根分叉病变（Ⅲ度；图2.4）之间的区别对预后及治疗选择具有决定性的意义：

- Ⅲ度根分叉病变磨牙的远期预后比Ⅱ度根分叉病变更差（McGuire and Nunn 1996; Dannewitz et al. 2006, 2016; Salvi et al. 2014; Graetz et al. 2015）
- 颊侧和舌侧Ⅱ度病变可以通过再生治疗至少得到改善，然而没有临床证据表明再生治疗对贯通的根分叉有任何益处（Sanz et al. 2015；见第6章和第7章）

尤其是在邻牙存在的情况下，根分叉探针无法从邻间的根分叉入口完全穿过整个根分叉病变区域，但硬组织和软组织可能已经从根分叉穹隆处分离，即形成了Ⅲ度根分叉病变。在Graetz等（2014）的定义中，该情况将被评为Ⅱ度。Walter等（2009）会将这种情况评为Ⅱ~Ⅲ度。在这种情况下，建议遵循Ammons和Harrington（2006）的分类：如果受分叉嵴或颊侧/舌侧骨缘的干扰，临床医生不能将牙周探针完全通过根分叉，他们可以将颊侧和舌侧的探诊深度相加。如果获得的累计探诊深度等于或大于根分叉入口处牙齿的颊/舌径，则根分叉的分类为Ⅲ度（表2.2和表2.4）。因此，这可以避免像Walter等（2009）和Graetz等（2014）观察到的对根分叉病变发生低估的情况。

表2.4　根分叉病变的推荐分类

0度	无根分叉病变
Ⅰ度	牙周支持组织水平向丧失不超过3mm（Eickholz and Staehle 1994）
Ⅱ度	牙周支持组织水平向丧失超过3mm，但不超过根分叉的总宽度（Hamp et al. 1975）
Ⅲ度	在根分叉处存在水平向贯通性的牙周组织破坏 早期Ⅲ度病变时，根分叉入口可能充满软组织，肉眼可能无法发现。由于根分叉嵴或颊/舌侧骨缘的干扰，临床医生甚至可能无法将牙周探针完全通过根分叉。但是，如果将颊侧和舌侧探诊深度相加，所获得的累计探诊测量值等于或大于根分叉入口到牙齿颊侧/舌侧距离时，临床医生可以得出Ⅲ度根分叉病变的结论（Ammons and Harrington 2006）

资料来源：Hamp et al.（1975）；Eickholz and Staehle（1994）；Ammons and Harrington（2006）。

2.2.3 根分叉病变的垂直深度

根分叉病变的核心问题是多根牙牙根之间的水平微生态难以进入和到达。因此，以上提及的分类主要考虑的是附着/骨吸收的水平分量。然而，除了水平向附着/骨吸收外，根分叉区域的垂直附着/骨吸收对磨牙的存留也存在一定影响。研究表明，根分叉治疗后磨牙的存留率不仅取决于基线时根分叉的病变程度，还取决于基线时的骨吸收情况（Dannewitz et al. 2006; Park et al. 2009）。因此，我们提出了一个亚分类，以测量从根分叉顶部向根方的可探诊垂直深度。亚类A表示从根分叉顶部至根方的可探测的垂直深度为1～3mm，B为4～6mm，C为7mm或更深。因此，根分叉病变可进一步分为ⅠA、ⅠB、ⅠC、ⅡA、ⅡB、ⅡC和ⅢA、ⅢB、ⅢC度（Tarnow and Fletcher 1984）。垂直分量越严重，Ⅱ度根分叉病变磨牙的远期预后越差（Tonetti et al. 2017）。预后还取决于每个牙根剩余的环形附着（Walter et al. 2009）。

2.2.4 根分叉病变测量的可重复性和可靠性

根分叉病变区因难以进入，导致无法进行彻底的清创。对根分叉病变的诊断的可靠性如何？即得分如何？据报道，颊侧、舌侧和近中舌侧的根分叉分度的评分在测量者之间有极高的重复性，但远中舌侧根分叉病变仅有中等程度的重复性。PAL-H测量也报告了类似的结果（不包括Ⅲ度根分叉病变）。远中舌侧根分叉的测量者间可重复性明显低于其他所有位点。在近中-颊侧根分叉的测量中，邻牙的存在与更高的变异性相关（Eickholz and Staehle 1994; Eickholz and Kim 1998）。邻面的根分叉比起其他位置更难进入和进行测量，特别是远中-舌侧位点以及存在邻牙的情况下。当临床检查者对上颌磨牙进行评分时，必须牢记这一事实。

相对术中测量的根分叉病变，临床测量有多准确？远中舌侧位点和存在邻牙依然与较低的准确性相关。此外，弯曲的刚性根分叉探针（Nabers探针）比笔直的刚性（PCPUNC 15）和柔性塑料（TPS）探针（Eickholz and Kim 1998）的准确性更高。同时，从均值来看，临床测量的PAL-H高估了手术测量的PBL-H，但仅在对Ⅰ度根分叉病变使用Nabers探针进行测量时差异具有统计学意义（Eickholz 1995; Eickholz and Kim 1998）。

2.2.5 根分叉病变的记录

如第5章所述，根据范围（分度）和位置对根分叉病变进行分类记录是正确判断预后和制订治疗计划的先决条件（图2.5）。同时，许多计算机的口腔图表程序为根分叉病变提供了必要的、有差别的数字记录方法（佛罗里达探诊图；图2.6）。

2.3 根分叉病变的影像学诊断

一般来说，影像学检查提供了不同组织对X射线透射性的信息。组织（例如密质骨）的密度越大，X射线的透射性越小。因此，二维和三维影像主要提供了与软组织相对比的骨信息。但是，根分叉病变不仅有骨的问题，也有结缔组织附着的问题。因此，X线片可以反映关于根分叉病变的大部分情况，但却并非整个情况。再生治疗后尤其如此，可能出现新的结缔组织附着而在根分叉中却没有看到新骨的形成。

使用二维影像学技术（投射影像：根尖片和全景片）不能为根分叉病变的诊断提供可靠

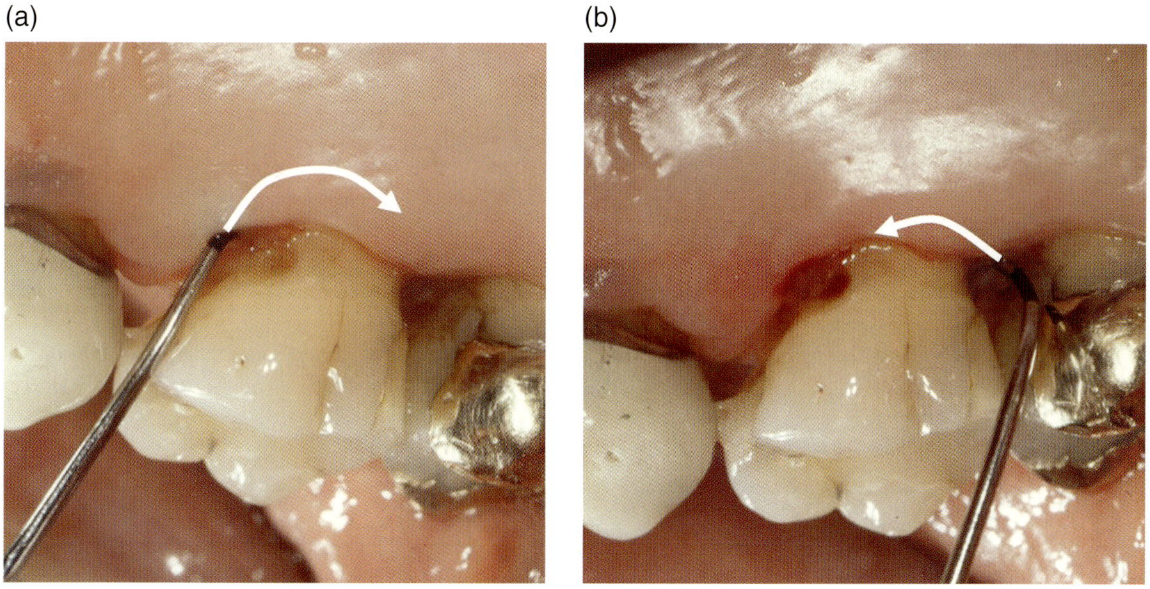

图2.5 16牙的根分叉探诊：（a）从近中腭侧探诊（PAL–H）/临床水平向附着丧失（CAL–H）=9mm；（b）从远中腭侧探诊（PAL–H）/临床水平向附着丧失（CAL–H）=6mm。16牙PAL–H/CAL–H测量值加起来为15mm。16牙根分叉入口间的宽度<15mm。因此根分叉是贯通的（Ⅲ度；表2.4）。资料来源：Eickholz（2010）。

的信息（Topoll et al. 1988）。对于上颌前磨牙，根分叉隧道垂直于中心束。因此，使用投射影像无法检测上颌前磨牙的根分叉病变。在有3个牙根的上颌磨牙，近中与远腭根分叉入口之间的隧道也平行于投影胶片或传感器的平面且垂直于中心束。并且在大多数情况下，颊侧根分叉入口与腭根的影像重叠。因此，该方法只能有限地评估上颌磨牙的根间骨。只有在下颌磨牙，根分叉隧道垂直于胶片/传感器的平面并且平行于中心束。因此，在正射投影的条件下可以评估下颌磨牙的根间骨。然而，影像片仅提供了关于骨吸收或骨密度的信息。骨密度降低可能是由于牙周破坏导致，或疏松的骨小梁结构导致。因此，传统的X线片只能提示根分叉病变可能存在，必须使用弯曲探针进行根分叉探诊来确认或排除根分叉病变。

除了判断根分叉病变程度之外，X线片还可以为颊侧或舌侧的Ⅱ度根分叉病变是否可以使用再生性治疗提供信息。在伴Ⅱ度根分叉的磨牙中，长根柱、根分叉穹隆位于邻面牙槽嵴的冠方，以及较宽的根分叉不利于再生治疗后获得水平向附着（Horwitz et al. 2004）。

2.3.1 数字减影技术

数字减影技术（Digital Subtraction Radiography, DSR; Eickholz and Hausmann 1997）是一种高度专业和技术敏感性强的放射学方法，可用于随访磨牙根分叉根间骨量的变化。将同一牙齿连续的两张放射影像（如治疗前和治疗后12个月）重叠，使相应的结构彼此精确

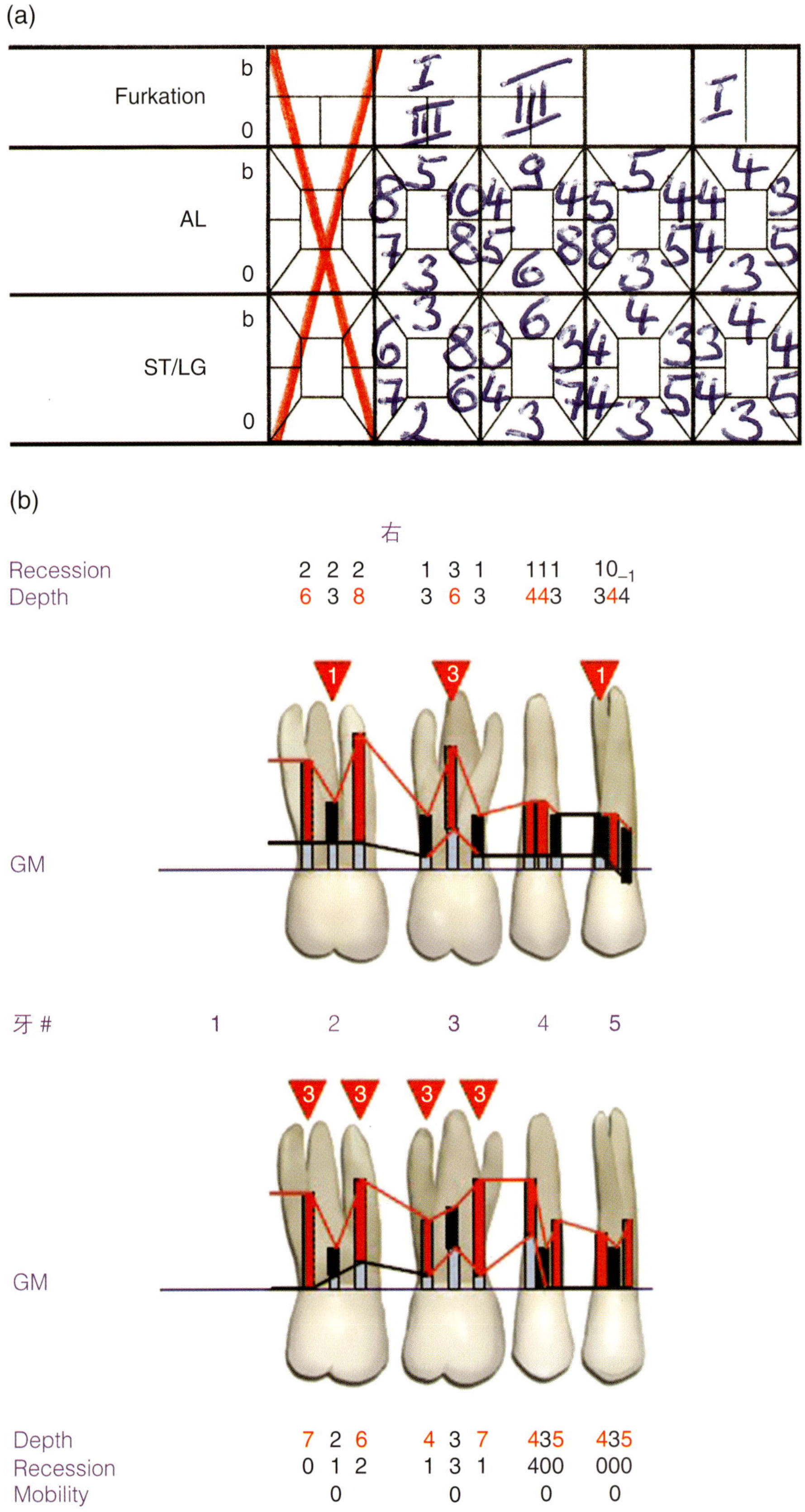

图2.6 根分叉分度的不同记录形式：（a）来自法兰克福大学约翰沃尔夫冈-歌德大学牙周病学系的牙周记录表：17牙颊侧Ⅰ度根分叉病变、从近中腭侧到远中腭侧贯通的根分叉病变（Ⅲ度）、16牙所有根分叉均为贯通的根分叉病变、14牙远中Ⅰ度根分叉病变；（b）佛罗里达探诊：17牙颊侧Ⅰ度根分叉病变、近中腭侧至远端腭侧贯通的根分叉病变（Ⅲ度）、16牙所有根分叉均为贯通的根分叉病变、14牙远中Ⅰ度根分叉病变。

对位。将基线影像的灰度值反转（白色对应黑色，黑色对应白色），并添加到后续影像的灰度值中。在完全相同的两张完全重叠的射线片中，将产生一个中间灰度值。骨密度的增加（骨填充）导致较浅的灰度值，较深的灰度值提示骨密度的降低（骨吸收）（Eickholz and Hausmann 1997；图2.7）。然而，DSR要求投影几何学严格标准化，并且对角度误差高度敏感。因此，这一技术很少应用于临床实践中。

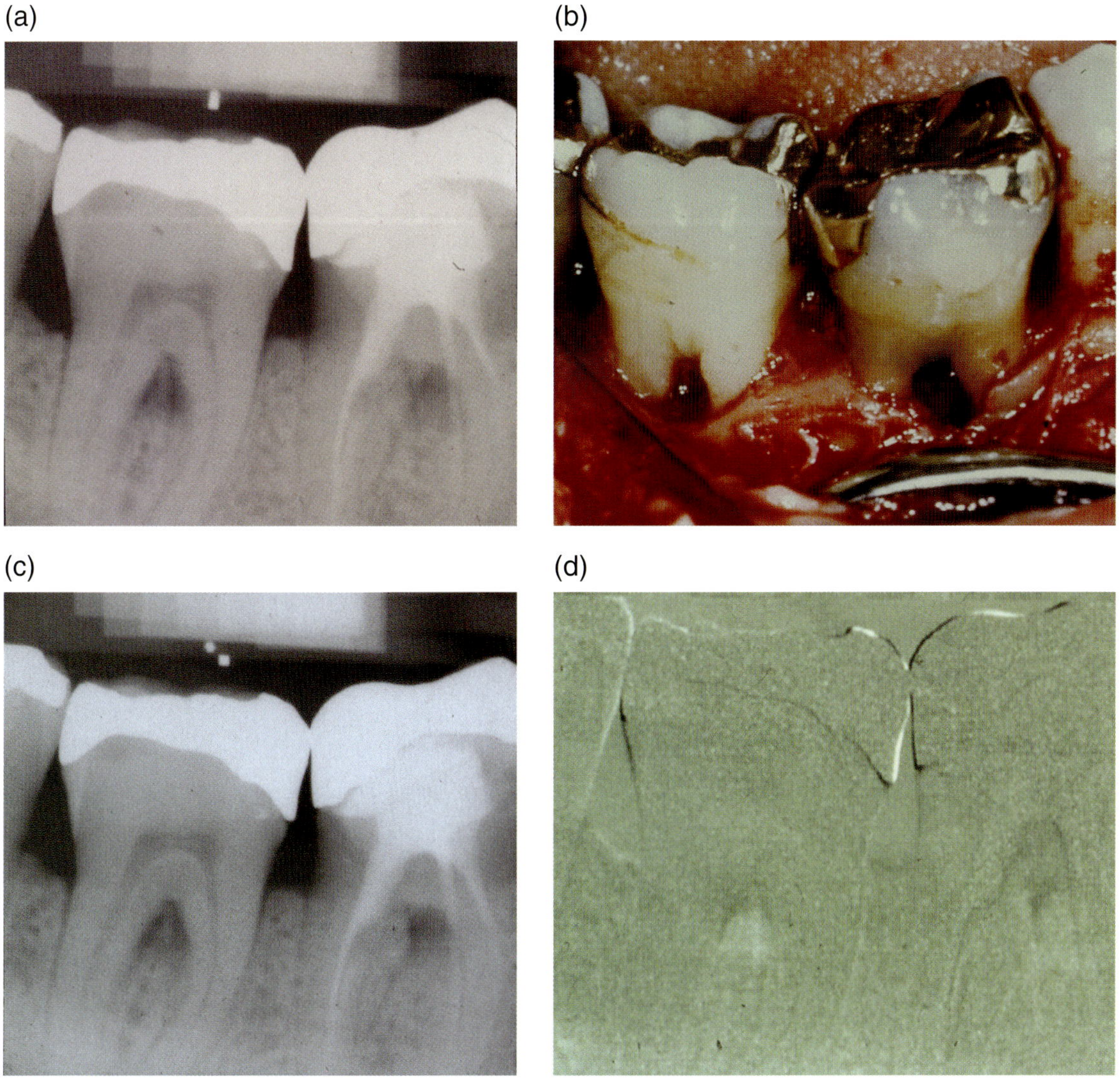

图2.7 使用数字减影技术（DSR）对46牙和47牙的根间牙槽骨进行随访：（a）46牙和47牙再生治疗前的标准化影像学照片；（b）术中照——两牙颊侧Ⅱ度根分叉病变；（c）再生治疗后6个月的标准化影像学照片；（d）减影图像——46牙和47牙根分叉处骨密度增加。资料来源：Eickholz（2010）。

2.3.2 三维影像学

由于传统的二维影像学在临床工作中存在一些缺点，因此在不同的临床情况下，特别是上颌磨牙，在适当的辐射剂量下可以采用合适的三维诊断方法（Laky et al. 2013; Walter et al. 2016）。锥形束计算机断层扫描技术（CBCT）已由体内实验证实可用于评估上颌磨牙的根分叉病变（Walter et al. 2016）。CBCT数据在评估牙周组织丧失量和上颌磨牙根分叉病变分度方面相当准确（Walter et al. 2009, 2010, 2016）。此外，三维图像还能揭示几个问题，例如每个上颌磨牙牙根周围的骨支持、牙根的融合或接近程度、根尖周病变、牙根穿孔和/或骨壁缺失（Walter et al. 2009）。分析这些影像学数据关系到切除性或非切除性治疗的决策过程（图2.8和图2.9）。根据侵入性分度（GoI）对这些治疗方案进行如下分类，范围从微创SPT到最大侵入性的拔除和种植体修复：GoI 0=牙周支持治疗（SPT）；GoI 1=翻瓣清创术，伴/不伴牙龈切除术、根向复位瓣和/或隧道成形术；GoI 2=分根术； GoI 3=截根术/三等分截1个根（伴/不伴分

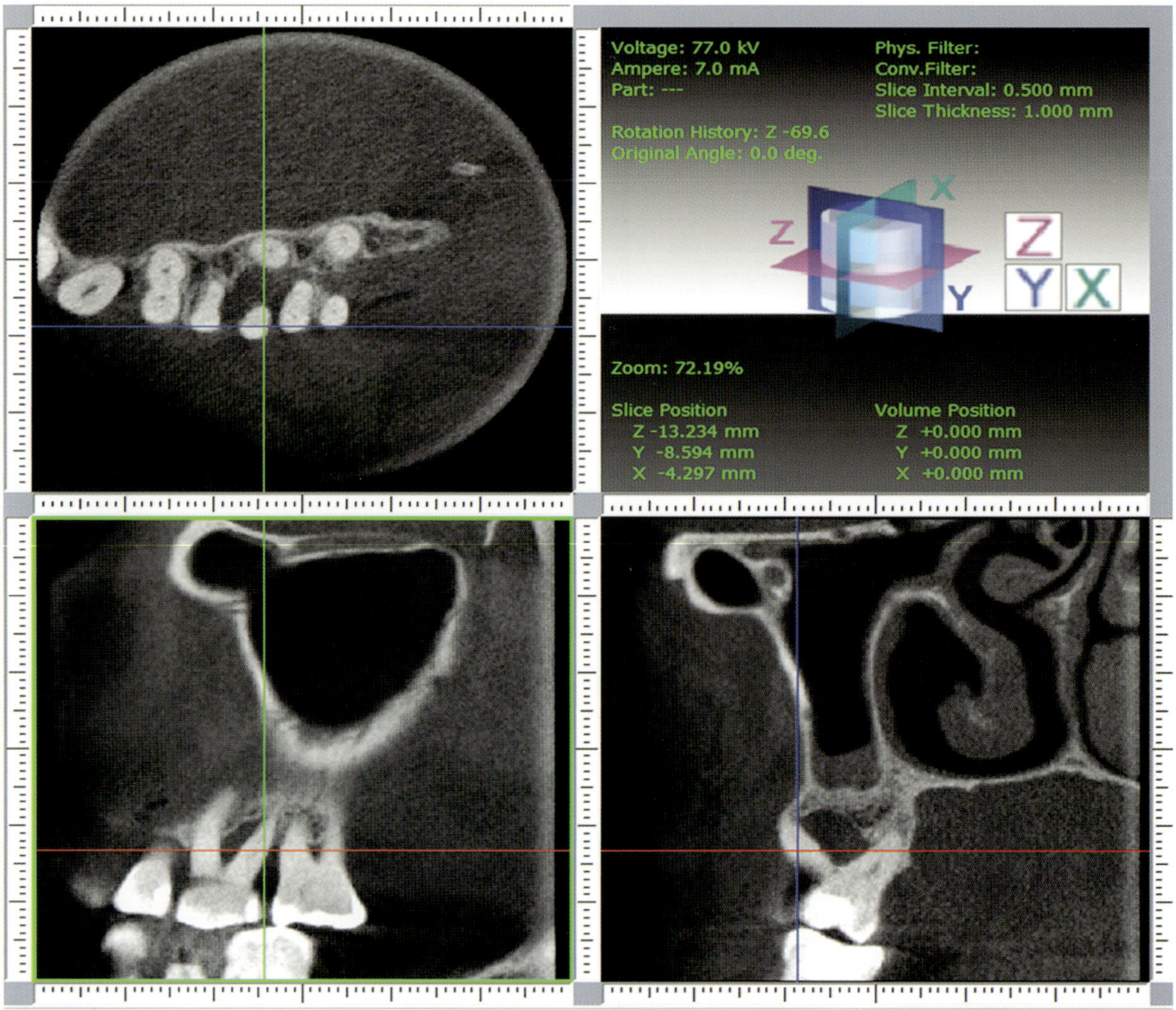

图2.8 应用锥形束计算机断层扫描技术（CBCT）辅助诊断和治疗计划。左上颌第一和第二磨牙的水平、矢状和横断面的CBCT图像。根据远颊根周围骨吸收和近颊、腭根周围剩余牙周附着的情况，决定拔除远颊根。资料来源：Walter et al.（2010）。

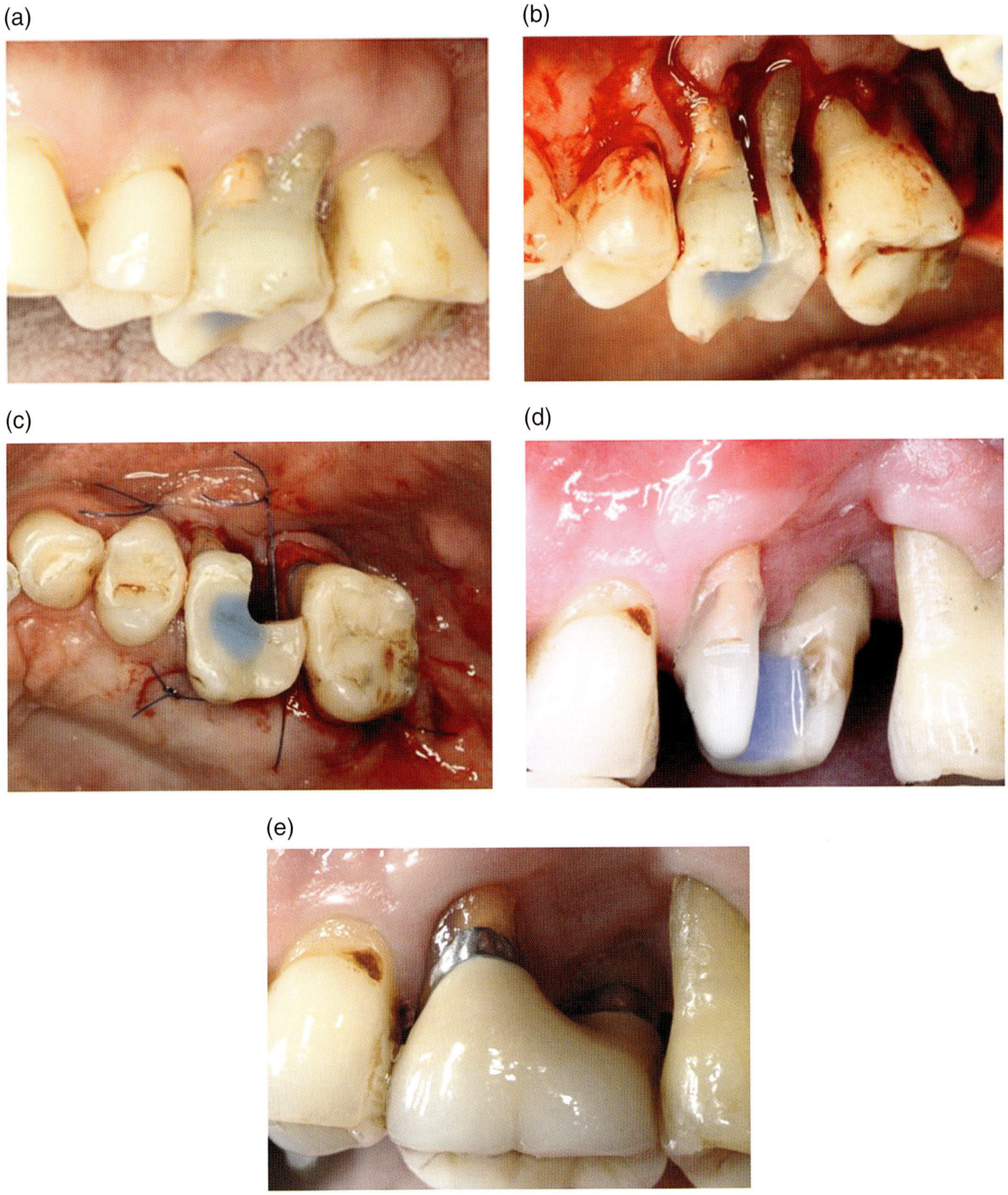

图2.9　上颌第一磨牙去除部分牙冠的截根术：（a）术前照；（b）三切术去除远颊根；（c）组织瓣用5×0单丝合成缝合线固定；（d）术后4个月，伤口愈合良好；（e）放置一个金属边缘延伸的牙冠，并对患者进行细致的口腔卫生宣教。

根术或隧道成形术）；GoI 4=截根术/三等分截2个根；GoI 5=拔除整颗牙。在大多数情况下，传统和基于CBCT的治疗方法之间存在显著性差异，应用CBCT可在术前拟订精准的治疗计划，而非以往在术中才能确定治疗计划（Walter et al. 2009）。

然而，成本-效益分析的结果表明，需要对上颌磨牙的CBCT应用进行严格的评估（Walter et al. 2012）。在大多数GoI≤1的临床病例中，CBCT似乎对经济效益没有或仅有轻微的影响，即便有，也只是稍微缩短了治疗时间。然而，对于更具侵入性的临床治疗决策（GoI>1），使用CBCT的好处更多，可能是因为它明确了拔牙的指征。一方面，直接拔牙，接着进行种植和修复，从而避免了在牙齿不可维护的情况下进行探索性的牙周手术；另一方面，可以避免不必要的拔牙和在可保留牙齿的位置进行种植治疗。此外，当CBCT显示牙体形态变异时，如牙根过近或牙根融合，可以排除基于临床的切除手术治疗计划，从而防止为Ⅱ度、Ⅲ度或Ⅳ度GoI治疗计划而做的预防性根管治疗。

放射诊断学的主要目标是尽可能降低必要的辐射剂量（ALARA），这也是在牙科诊所应用CBCT的先决条件，因为牙科诊所增加的辐射可能导致恶性肿瘤，包括甲状腺癌或颅内脑膜瘤（Hallquist and Näsman 2001; Longstreth et al. 2004; Hujoel et al. 2006）。额外辐射相关的潜在风险仅在某些情况下可能合理，必须对每个个体的情况进行评估。

2.4 根分叉病变的流行病学

根分叉病变的发生率如何？只有一项在美国开展的人口抽样调查报告了根分叉病变的患病率。即使在牙周炎患者中，根据分度区分的根分叉病变患病率的相关研究很少，且研究规模相对较小。

第三次美国全国健康和营养调查（NHANES Ⅲ）显示，9689名美国抽样人群接受了牙周检查，包括根分叉评分。部分的根分叉病变是探针确切进入根分叉但没有穿通，这代表Hamp等（1975）的Ⅰ度和Ⅱ度分类（表2.3）。当探针可以贯通整个分叉时，则认为是完全性的根分叉病变，这代表了Hamp等（1975）的Ⅲ度分类（表2.3）。全部年龄组根分叉病变的患病率为13.7%，平均每人后牙的患病率为6.8%，其中贯通性根分叉病变的患病率为0.9%（后牙：0.5%）。根分叉病变（全部/贯通性）的患病率随着年龄的增长而增加(60~69岁: 27.6%/2.1%; 70~79岁: 31.7%/3.2%; 80~89岁: 37.9%/3.4%)，并且男性(17.8%/1.2%)高于女性(11.3%/0.7%; Albandar et al. 1999)。

Dannewitz等（2006）报道了71名德国牙周病患者基于牙齿的根分叉病变，即他们观察了每颗特定磨牙中最严重的根分叉病变。使用这个模型为每颗磨牙提供了与预后相关的信息。然而，低估了不太严重的根分叉病变分度的患病率。他们观察到23%的磨牙有Ⅰ度根分叉病变，Ⅱ度和Ⅲ度根分叉病变则分别为24%和13%。40%的磨牙没有根分叉病变，但未对前磨牙进行评分（Dannewitz et al. 2006）。

Eickholz报道了345例牙周炎患者的样本中所有位点的根分叉病变程度（基于位点）（Eickholz et al. 2016）。与基于牙齿为单位的根分叉病变报道相比，增加了不太严重的根分叉病变的比例。45%的根分叉位点未发生根分叉病变，大致证实了磨牙根分叉病变的患病率（Dannewitz et al. 2006）。该研究观察到在所有磨牙和上颌第一前磨牙中，Ⅰ度根分叉病变的患病率为36%，Ⅱ度和Ⅲ度根分叉病变的患病率分别为13.5%和5.5%。基于这些且Dannewitz等（2006）没有纳入前磨牙，该根分叉病变患病率的数据大致证实了早期在一项更大样本试验中的发现（Eickholz et al. 2016）。

在40岁或40岁以上的个体中，每颗第二磨牙都会有至少1个根分叉位点受到进行性牙周破坏（评分2～3）的影响（Svärdström & Wennström 1996）。上颌比下颌更容易发生根分叉病变（Svärdström & Wennström 1996; Dannewitz et al. 2006）。然而，这可能仅因为上颌磨牙比下颌磨牙有更多潜在危险的位点（上颌磨牙有3个，下颌有2个根分叉入口）。

至少在牙周炎患者中，根分叉病变很常见。在牙周病患者中，大约1/3的磨牙和近1/5的根分叉位点存在Ⅱ度、Ⅲ度根分叉病变，这影响着多根牙的预后和治疗方式的选择。

证据小结

- 要获得根分叉病变可靠的临床诊断，需要一根刚性的弯曲的根分叉探针（如颜色标记的Nabers探针）
- 对Ⅱ度根分叉病变（Hamp et al. 1975）与贯通性根分叉病变（Ⅲ度）的鉴别很困难，但同时也很重要，因为它对预后和治疗的选择具有决定性意义
- 推荐使用改良根分叉病变分类方案
- 传统的影像学检查只能提供一些诊断根分叉病变的依据，必须通过使用弯曲探针进行根分叉探诊来进行确认或排除。CBCT可为治疗决策提供额外信息，尤其当需要对上颌磨牙进行牙周手术时
- 在牙周病患者中，大约1/3的磨牙和近1/5的根分叉位点存在Ⅱ度、Ⅲ度根分叉病变

参考文献

[1] Albandar, J.M., Brunelle, J.A., and Kingman, A. (1999). Destructive periodontal disease in adults 30 years of age and older in the United States, 1988–1994. *Journal of Periodontology* 70, 13–29.

[2] Ammons, W.F., and Harrington G.W. (2006). Furcation: Involvement and treatment. In: *Carranza's Clinical Periodontology* (ed. M.G. Newman, H.H. Takei, P.R. Klokkevold, and F.A. Carranza), 991–1004. St. Louis, MO: Saunders Elsevier.

[3] Carnevale, G., Pontoriero, R., and Hürzeler, M.B. (1995) Management of furcation involvement. *Periodontology* 2000 9, 69–89.

[4] Dannewitz, B., Krieger, J.K., Hüsing, J., and Eickholz, P. (2006). Loss of molars in periodontally treated patients: A retrospective analysis five years or more after active periodontal treatment. *Journal of Clinical Periodontology* 33, 53–61.

[5] Dannewitz, B., Zeidler, A., Hüsing, J. et al. (2016).

Loss of molars in periodontally treated patients: Results ten years and more after active periodontal therapy. *Journal of Clinical Periodontology* 43, 53–62.

[6] Eickholz, P. (1995). Reproducibility and validity of furcation measurements as related to class of furcation invasion. *Journal of Periodontology* 66, 984–989.

[7] Eickholz, P. (2010). Glossar der Grundbegriffe für die Praxis: Parodontologische Diagnostik 6: Furkationsdiagnostik. *Parodontologie* 21, 261–266.

[8] Eickholz, P., and Hausmann, E. (1997). Evidence for healing of class II and III furcations after GTR-therapy: Digital subtraction and clinical measurements. *Journal of Periodontology* 68, 636–644.

[9] Eickholz, P., and Kim, T.-S. (1998). Reproducibility and validity of the assessment of clinical furcation parameters as related to different probes. *Journal of Periodontology* 69, 328–336.

[10] Eickholz, P., and Staehle, H.J. (1994). The reliability of furcation measurements. *Journal of Clinical Periodontology* 21, 611–614.

[11] Eickholz, P., Nickles, K., Koch, R. et al. (2016). Is furcation class involvement affected by adjunctive systemic amoxicillin plus metronidazole? A clinical trial's exploratory subanalysis. *Journal of Clinical Periodontology* 43 (10), 839–848.

[12] Fleischer, H.C., Mellonig, J.T., Brayer, W.K. et al. (1989). Scaling and root planing efficacy in multirooted teeth. *Journal of Periodontology* 60, 402–409.

[13] Glickman, I. (1953). *Clinical Periodontology*. Philadelphia, PA: Saunders.

[14] Graetz, C., Plaumann, A., Wiebe, J.F. et al. (2014). Periodontal probing versus radiographs for the diagnosis of furcation involvement. *Journal of Periodontology* 85, 1371–1379.

[15] Graetz, C., Schützhold, S., Plaumann, A. et al. (2015). Prognostic factors for the loss of molars – an 18-years retrospective cohort study. *Journal of Clinical Periodontology* 42, 943–950.

[16] Hallquist, A., and Näsman, A. (2001). Medical diagnostic X-ray radiation: An evaluation from medical records and dentist cards in a case-control study of thyroid cancer in the northern medical region of Sweden. *European Journal of Cancer Prevention* 10, 147–152.

[17] Hamp, S.-E., Nyman, S., and Lindhe, J. (1975). Periodontal treatment of multirooted teeth: Results after 5 years. *Journal of Clinical Periodontology* 2, 126–135.

[18] Horwitz, J., Machtei, E.E., Reitmeir, P. et al. (2004). Radiographic parameters as prognostic indicators for healing of class II furcation defects. *Journal of Clinical Periodontology* 31, 105–111.

[19] Hujoel, P., Hollender, L., Bollen, A.M. et al. (2006). Radiographs associated with one episode of orthodontic therapy. *Journal of Dental Education* 70, 1061–1065.

[20] Kalkwarf, K.L., Kaldahl, W.B., and Patil, K.D. (1988). Evaluation of furcation region response to periodontal therapy. *Journal of Periodontology* 59, 794–804.

[21] Laky, M., Majdalani, S., Kapferer, I., et al. (2013). Periodontal probing of dental furcations compared with diagnosis by low-dose computed tomography: A case series. *Journal of Periodontology* 84, 1740–1746.

[22] Lang, N.P., Cumming, B., and Löe, H. (1973). Toothbrushing frequency as it relates to plaque development and gingival health. *Journal of Periodontology* 44, 396–405.

[23] Longstreth, W.T., Jr, Phillips, L.E., Drangsholt, M. et al. (2004). Dental X-rays and the risk of intracranial meningioma: A population-based case-control study. *Cancer* 100, 1026–1034.

[24] Loos, B., Nylund, K., Claffey, N., and Egelberg, J. (1989). Clinical effects of root debridement in molar and non-molar teeth: A 2-year follow-up. *Journal of Clinical Periodontology* 16, 498–504.

[25] McGuire, M.K., and Nunn, M.E. (1996). Prognosis versus actual outcome. III: The effectiveness of clinical parameters in developing an accurate prognosis. *Journal of Periodontology* 67, 666–674.

[26] Mohammadi, Z., Shalavi, S., and Jafarzadeh, H. (2013). Extra roots and root canals in premolar and molar teeth: Review of an endodontic challenge. *Journal of Contemporary Dental Practice* 14, 980–986.

[27] Nordland, P., Garrett, S., Kriger, R. et al. (1987). The

effect of plaque control and root debridement in molar teeth. *Journal of Clinical Periodontology* 14, 231–236.

[28] Park, S.Y., Shin, S.Y., Yang, S.M., and Kye, S.B. (2009). Factors influencing the outcome of root-resection therapy in molars: A 10-year retrospective study. *Journal of Periodontology* 80, 32–40.

[29] Pretzl, B., Kaltschmitt, J., Kim, T.-S. et al. (2008). Tooth loss after active periodontal therapy. 2: Tooth-related factors. *Journal of Clinical Periodontology* 35, 175–182.

[30] Salvi, G.E., Mischler, D.C., Schmidlin, K. et al. (2014). Risk factors associated with the longevity of multi-rooted teeth: Long-term outcomes after active and supportive periodontal therapy. *Journal of Clinical Periodontology* 41, 701–707.

[31] Sanz, M., Jepsen, K., Eickholz, P., and Jepsen, S. (2015). Clinical concepts for regenerative therapy in furcations. *Periodontology* 2000 68, 308–332.

[32] Schroeder, H.E., and Scherle, W.F. (1987). Warum die Furkation menschlicher Zähne so unvorhersehbar bizarr gestaltet ist. *Schweizerische Monatsschrift für Zahnmedizin* 97, 1495–1508.

[33] Svärdström, G., and Wennström, J.L. (1996). Prevalence of furcation involvements in patients referred for periodontal treatment. *Journal of Clinical Periodontology* 23, 1093–1099.

[34] Tarnow, D., and Fletcher, P. (1984). Classification of the vertical component of furcation involvement. *Journal of Periodontology* 55, 283–284.

[35] Tonetti, M.S., Christiansen A.L., and Cortellini, P. (2017). Vertical subclassification predicts survival of molars with class II furcation involvement during supportive periodontal care. *J Clin Periodontol* 44, 1140–1144.

[36] Topoll, H.H., Streletz, E., Hucke, H.P., and Lange, D.E. (1988). Furkationsdiagnostik: Ein Vergleich der Aussagekraft von OPG, Röntgenstatus und intraoperativem Befund. *Deutsche Zahnärztliche Zeitschrift* 43, 705–708.

[37] Walter, C., Kaner, D., Berndt, D.C. et al. (2009). Three-dimensional imaging as a pre-operative tool in decision making for furcation surgery. *Journal of Clinical Periodontology* 36, 250–257.

[38] Walter, C., Schmidt, J.C., Dula, K. et al. (2016). Cone beam computed tomography (CBCT) for diagnosis and treatment planning in periodontology: A systematic review. *Quintessence International* 47, 25–37.

[39] Walter, C., Weiger, R., Dietrich, T. et al. (2012). Does three-dimensional imaging offer a financial benefit for the treatment of maxillary molars with furcation involvement? A pilot clinical case series. *Clinical Oral Implants Research* 23, 351–358.

[40] Walter, C., Weiger, R., and Zitzmann, N.U. (2010). Accuracy of three-dimensional imaging in assessing maxillary molar furcation involvement. *Journal of Clinical Periodontology* 37, 436–441.

[41] Wang, H.L., Burgett, F.G., Shyr, Y., and Ramfjord, S. (1994). The influence of molar furcation involvement and mobility on future clinical periodontal attachment loss. *Journal of Periodontology* 65, 25–29.

第3章
我们在清理根分叉方面做得如何？对非手术和手术治疗的研究
How Good are We at Cleaning Furcations? Non-surgical and Surgical Studies

Jia-Hui Fu [1], *Hom-Lay Wang* [2]

[1] 新加坡国立大学，牙学院，牙周病科
[2] 美国密歇根大学，牙学院，牙周和口腔医学系

3.1 引言

人体实验性牙龈炎模型明确了牙菌斑微生物是牙龈炎的致病因素（Loe et al. 1965）。一项对口腔卫生维护良好的挪威男性进行的26年纵向研究发现，持续存在牙菌斑所导致的牙龈炎症的位点比始终健康的位点临床附着丧失多70%［比值比（OR）=3.22］，从而支持牙龈炎是牙周炎发病的先决条件这一观点（Schatzle et al. 2003）。牙菌斑微生物以生物膜的形式存在于口腔中，生物膜是以动态方式与周围环境相互作用的微生物群。588例慢性牙周炎患者的龈下牙菌斑样本表明，随着探诊深度的增加，橙色和红色复合体微生物显著增加（Socransky and Haffajee 2005）。这些革兰阴性菌释放的分子，例如脂多糖和细胞外蛋白水解酶，与宿主固有的炎症监测系统相互作用，产生针对入侵细菌的免疫应答（Darveau et al. 1997）。炎症反应导致结缔组织附着和骨支持组织的破坏，导致牙周炎病变的确立（Page and Kornman 1997）。牙周炎的微生物类型非常复杂；据报道，龈下生物膜成分的改变（生态失调），包括“辅助”病原体和“关键”病原体的改变，是导致易感宿主患牙周炎的机制之一（Hajishengallis and Lamont 2012）。

为了阻止牙周炎的发生和进展，重点在于从牙根表面和龈沟中去除微生物菌斑及其滞留因素。这主要通过专业的龈上和龈下机械清创来实现，目的是破坏在根面上生长的细菌生物膜。龈下清创术传统上被称为“刮治和根面平整”，但根面必须达到平整和光滑的重要性受到质疑（Checchi and Pelliccioni 1988; Smart et al. 1990）。破坏细菌生物膜可以减少宿主级联

Diagnosis and Treatment of Furcation-Involved Teeth, First Edition. Edited by Luigi Nibali.

Companion website: www.wiley.com/go/nibali/diagnosis

反应，从而阻止牙周破坏，改善疾病的临床症状。在刮治和根面平整后，裸露的根面被纤维蛋白和多形核白细胞部分覆盖，结合上皮开始向牙周韧带的根方迁移，在越隔纤维区中将形成肉芽组织。到第3周时，结合上皮的根方迁移将终止于刮治区的根方边缘，牙周膜纤维平行于牙根表面走行。牙根表面未被长结合上皮覆盖的区域，可能发生牙根吸收甚至牙槽骨丧失。因此，刮治和根面平整后的愈合方式主要是牙周组织的修复，伴随长结合上皮形成和牙龈退缩（Tagge et al. 1975; Biagini et al. 1988）。

单根牙的清创相对简单，然而多根牙的解剖结构使器械进入根分叉区变得困难。正如Pretzl在第1章中提到的，与根分叉和牙根相关的一些解剖学因素可能导致根分叉病变的形成和预后不良。这些因素包括根分叉入口的宽度、根柱长度以及根部凹陷、颈部釉突、根分叉嵴和釉珠。一项研究对50颗下颌磨牙根分叉解剖结构的变异进行了评估，发现48%、34%和18%的根分叉分别具有平坦、凸起和凹陷的穹隆（Matia et al. 1986）。因此，想完全去除根分叉处的牙菌斑和牙结石几乎不可能（Matia et al. 1986; Parashis et al. 1993a, b; Kocher et al. 1998a, b）。根分叉区难以清创的原因之一是由于根分叉区的根面凹陷器械难以到达。而其在上颌前磨牙的发生率为100%，上颌磨牙为17%～94%，下颌磨牙为99%～100%（Bower 1979a, b; Booker and Loughlin 1985）。此外，根分叉入口（<0.75mm）通常比传统刮治器的工作刃（0.75～1.10mm）更窄（Bower 1979a, b; Chiu et al. 1991; dos Santos et al. 2009）。因此，本章将总结在根分叉区进行的非手术和手术清创的效果，如使用刮治器、超声工作尖、激光、光动力疗法和牙间隙刷。

3.2 根分叉病变患牙管理的纵向研究

Ramfjord及其同事于1968年首次提出了纵向研究的概念，他们采用半口对照设计对大量受试者的不同治疗方式进行了比较。这种方法使临床医生能够更好地了解治疗结果随着时间的推移可能出现的变化，同时最大限度地减少了宿主差异。随后，几个研究小组采用这种方法来评估单根和多根牙的非手术与手术清创的治疗效果。这些研究通常根据位点和治疗方式进行描述，包括刮治和根面平整、袋壁刮治术、改良Widman翻瓣术、改良Kirkland翻瓣术、牙周袋消除术以及伴/不伴骨切除的根向复位瓣术。临床参数如临床附着水平获得、探诊深度减少、探诊出血和牙菌斑指数用于确定治疗结果。表3.1介绍了多根牙的纵向研究，总结了多根牙的治疗结果。

来自密歇根州的纵向研究结果显示，尽管进行了手术干预，但基线时存在根分叉病变的牙更容易丧失，这意味着就远期效果而言，手术清创或术后家庭或专业护理的质量并不能阻止疾病的进展（Ramfjord et al. 1968, 1987; Wang et al. 1994）。作者认为，尽管翻瓣术可以改善进入根分叉区的入路，但是由于根分叉区结构复杂，很难实现完全清创和术后维护，因此伴根分叉病变的牙齿远期预后较差。此外，伴根分叉病变的磨牙难以进行维护，所以在牙周维护阶段牙齿丧失的可能性要高出2.54倍（Wang et al. 1994）。在明尼苏达州进行的一项纵向研究表明，在基线牙周袋深度为4～6mm的位点，无论使用何种治疗方法，治疗后磨牙的牙周袋探诊深度和附着水平的变化较非磨牙更大。但长期来看，磨牙和非磨牙在较深位点（牙周袋深

表3.1　关于多根牙的纵向研究

国家/地区	作者/年份	样本数	牙齿数量	治疗方式	随访年数	SPT间隔期	结果
密歇根州	Ramfjord et al. 1968	32	729	采用匙形刮治器行基础SRP；袋壁刮治术 vs 牙龈切除术/根向复位瓣手术（APF），必要时行骨切除术	2	3个月	短期内基线FI对磨牙区CAL无明显影响
	Ramfjord et al. 1987	72	1881	采用匙形刮治器行基础SRP；牙周袋消除术 vs 改良翻瓣术（MWF）vs 袋壁刮治术 vs SRP	5	3个月	17颗牙齿由于牙周原因丧失： • 16颗基线时具有FI • 15颗采用手术干预，2颗采用SRP治疗
	Wang et al. 1994	24	165	采用匙形刮治器行基础SRP；牙周袋消除术 vs 改良翻瓣术（MWF）vs 袋壁刮治术 vs SRP	8	3个月	FI磨牙丧失风险高2.54倍
明尼苏达州	Pihlstrom et al. 1984	10	266	仅行SRP vs SRP+MWF vs 袋壁刮治术 vs SRP	6.5	3～4个月	与非磨牙区相比较： • 基线PPD 4～6mm的磨牙：仅行SRP后，残留PPD明显更深（1.05mm），根方CAL明显更多（0.54mm） • 基线PPD 4～6mm的磨牙：SRP+MWF，残留PPD明显更深（1.02mm）和根尖CAL明显更多（1.27mm） • 基线PPD≥7mm的磨牙：两种治疗方式的PPD和CAL无明显差异 治疗完成后仍丧失的牙齿中磨牙占：9/11
罗马琳达	Nordland et al. 1987	19		使用匙形刮治器和超声洁牙尖行基础SRP	2	3个月	与非磨牙区和非根分叉区相比较，磨牙FI位点： • 探诊出血更多 • 当PPD≥7mm时，探诊出血指数（60%～70%）和附着丧失（超过1/5磨牙）更高 • 治疗后PPD减少最小（1.0mm） • 存在0.5mm CAL丧失而不是附着获得

续表

国家/地区	作者/年份	样本数	牙齿数量	治疗方式	随访年数	SPT间隔期	结果
罗马琳达	Loos et al. 1988	11	43	使用超声洁牙尖行基础SRP	1.1	3个月	与非磨牙区和非根分叉区相比较，磨牙FI位点： • 治疗后复发的趋势增加 • 平均探诊附着水平增加0.1mm（非磨牙区：0.7mm） • 明显更多的微生物数量
	Loos et al. 1989	12	1682	使用超声洁牙尖或声波洁牙尖行基础SRP	2	3个月	磨牙FI位点： • 治疗前后的PPD和CAL相似 • PPD≥7.0mm的位点治疗后PPD降低更少 • CAL无明显改善 • 随着时间的推移，更多的位点恶化（38.5%）
内布拉斯加州	Kalkwarf et al. 1988	82	1394	采用匙形刮治器和超声洁牙尖行基础SRP 仅行龈上洁治 vs SRP vs SRP+MWF vs 翻瓣下SRP+骨切除术	2	3个月	• 无论治疗方式如何，FI位点水平探诊附着丧失倾向于继续进展 • 不同位点牙周破坏速度：骨切除术为2.6%，MWF为5.9%，SRP为8.4%，仅龈上洁治为8.3%
北卡罗来纳州	Hischfeld and Wasserman 1978	600	15666	SRP，牙龈切除术，牙龈成形术和APF+骨手术	15	4~6个月	• 在牙周维护良好的人群中，19.3%的伴FI的磨牙丧失而切牙为1.7%
	McFall 1982	100	2627	SRP，匙形刮治器，牙龈切除术，牙龈成形术和APF+骨手术	15	3~6个月	• 在牙周维护良好的人群中，27.3%的伴FI的磨牙丧失而切牙为0.6%
	Wood et al. 1989	63	1607	SRP	13.6	6~9个月	• 在牙周维护良好的人群中，23.2%的伴FI的磨牙丧失而切牙为0.8%

续表

国家/地区	作者/年份	样本数	牙齿数量	治疗方式	随访年数	SPT间隔期	结果
新泽西州	Ross and Thompson 1978	100	387	刮治，匙形刮治器，牙龈切除术，牙龈成形术和APF	5～24	—	• 12%的伴FI的上颌磨牙被拔除，而其中22%保留超过6年，33%保留11～18年 • 治疗后5～24年伴FI的上颌磨牙骨支持的变化情况： –75%无明显变化 –11%有骨吸收 –2%轻微改善 –12%被拔除
瑞典	Lindhe et al. 1982	15	—	SRP vs MWF	2	前6个月2周1次，之后每3个月1次	• 非磨牙区的牙菌斑指数减少量更多 • 在手术治疗位点，非磨牙区的PPD减少量更多，但是在非手术位点，非磨牙和磨牙相差无几
德国	Dannewitz et al. 2006	71	505	基础SRP，随后行OFD，GTR，去除部分牙冠的截根术，分根术或隧道技术	>5年	—	• 3.8%的伴FI的磨牙在积极治疗期间丧失 • 31.8%的伴FI的磨牙在SRP后随时间推移而丧失 • 34.6%的伴FI的磨牙在SRP和翻瓣术后随时间推移而丧失
	Dannewitz et al. 2016	136	—	基础SRP	13.2	—	• Ⅲ度FI磨牙随时间恶化趋势明显 • Ⅲ度根分叉病变磨牙丧失风险是非FI磨牙的4.68倍

APF=根向复位瓣术；CAL=临床附着水平；FI=根分叉病变；GTR：引导性组织再生术；MWF=改良 Widman翻瓣术；OFD=翻瓣清创术；PPD=牙周袋探诊深度；SRP：龈下刮治和根面平整；SPT=牙周支持治疗。

度≥7mm）的附着水平变化无明显差异。尽管作者没有在他们的研究中报告磨牙根分叉病变的严重程度，但在治疗结束时所拔除的11颗牙齿中有9颗是磨牙（Pihlstrom et al. 1984）。

罗马琳达课题组对非磨牙、磨牙的非根分叉位点和磨牙根分叉位点的牙菌斑控制与龈下根面清创的有效性进行了两年的追踪，发现磨牙根分叉位点存在持续性炎症，对治疗反应最差，牙周袋深度减少、临床附着获得不明显，且治疗后有回复到基线状态的趋势（Nordland et al. 1987; Loos et al. 1988, 1989）。内布拉斯加州的一个课题组比较了对磨牙根分叉病变仅进行牙冠部的洁治术、仅进行刮治和根平整术以及接着进行改良Widman翻瓣术或骨切除术（osseous-respective surgery）的治疗效果，发现进行骨切除术后的探诊深度降低最多，进一步破坏的可能性最小（Kalkwarf et al. 1988）。北卡罗来纳州的一个研究组对患者进行了超过13～15年的随访，发现尽管进行了牙周非手术和手术治疗及定期维护治疗，伴根分叉病变的磨牙的丧失率仍是切牙的10～27倍（Hirschfeld and Wasserman 1978; McFall 1982; Wood et al. 1989）。

新泽西州的一个研究小组对384颗上颌磨牙不同程度的根分叉病变进行了5～24年的追踪随访。他们联合使用了洁治、刮治、牙龈切除术和/或牙龈成形术，以及根向复位瓣术来处理上颌磨牙的根分叉病变。研究结果表明，在这段时间内，这些治疗方法能够有效保留伴根分叉病变的上颌磨牙，随着时间的推移，只有12%的磨牙会丧失。但这些治疗对支持骨没有任何有利影响，因为75%的磨牙在骨水平上没有显著的变化。而11%的患牙可检测到骨吸收，12%的患牙被拔除（Ross and Thompson 1978）。德国一个研究组在平均13年的随访期内对136名患者的磨牙进行了评估。他们发现采用闭合或开放式刮治及根面平整进行治疗，磨牙丧失的比例相似（Dannewitz et al. 2006, 2016）。瑞典的一个课题组也发现，非磨牙的平均牙菌斑指数减少较磨牙更明显（Lindhe et al. 1982）。

一项回顾性纵向研究表明，通过根面平整或牙周手术（如伴骨切除手术的根向复位瓣术）对根分叉区进行清创并不能显著改善这些牙齿的远期预后。虽然伴根分叉病变的牙齿可能长期存留，但其存留率明显低于单根牙（如切牙）。作者提到，根分叉区的解剖结构增加了专业机械清创和自我牙菌斑控制的难度，清创效果不佳，随着时间的推移，磨牙很难成功保留。第5章中总结了伴根分叉病变磨牙的长期存留率。

3.3 专业清创

通常情况下，医生使用手用器械［如匙形刮治器、镰形洁（刮）治器、根面凿、锄形洁（刮）治器和根面锉］或刮治机器（如声波或超声刮治器）进行刮治和根面平整。这些器械可用于牙周治疗的非手术和手术治疗阶段。例如，匙形刮治器分为通用型和Gracey型，是一种双端工具，具有定制的刀刃、刀柄长度、刀刃长度和角度。因此，9根标准Gracey刮治器中的每一根都针对口腔中的某些特定区域进行刮治和根面平整。这些刮治器工作刃的宽度至少为0.76mm，长度为5mm（Oda et al. 2004）。

电动洁牙机可以是声波型，也可以是超声波型。压缩空气使声波洁牙机的工作尖在水雾下以2000～6000Hz的频率呈椭圆形轨迹振动。超声波洁牙机又分为磁伸缩式和压电陶瓷式。磁伸缩式洁牙机，如Cavitron®（Dentsply, USA），在交流电的作用下，线圈产生磁场从而带动工作尖产生振动。工作尖以椭圆形运动，因此尖端的所有面都处于活动状态。在压电陶瓷式洁牙机中，如Piezon Master®（EMS, Switzerland），活性陶瓷晶体在交流电作用下会发生尺寸变化，膨胀和收缩导致振动传递到工作尖。工作尖以直线方式移动，因此只有工作尖的侧边作为工作边。超声洁牙机工作尖的平均宽度为0.55mm（Oda et al. 2004）。

将手用器械和超声波洁牙机进行比较，结果显示后者更适用于狭窄根分叉区的清创，因为它们的尖端比匙形刮治器更窄，因此可以清除难以触及的区域（Matia et al. 1986; Sugaya et al. 2002）。此外，和匙形刮治器相比，超声波洁牙机能够显著减少各种程度根分叉病变处的细菌数量，且对Ⅱ度和Ⅲ度根分叉病变的清创更有效（Leon and Vogel 1987）。一项研究评价了4种超声工作尖的效率［Cavitron TFI 10工作尖，Cavitron EWPP（探针）工作尖。Titan-S通用型工作尖，以及Titan-S镰形工作尖］，结果发现不同的工作尖对牙结石的清除效果无显著性差异（Patterson et al. 1989）。将尖头工作尖与球状工作尖进行比较，发现Titan声波通用型工作尖和Cavitron的球状工作尖对上下颌磨牙的清创最有效，尤其是根分叉的穹顶部（Takacs et al. 1993）。其他类似的研究比较了具有不同角度的改良声波尖端，发现有角度的工作尖能更彻底地进行清创，因为可以更好地进入根分叉区（Kocher et al. 1996, 1998a, b）。此外，一些声波工作尖的直径为0.8mm，且末端为椭圆形，可更紧密地与根面凹陷和根分叉穹顶接触，提高了器械清洁的效果。金刚砂涂层的超声波和声波洁牙机工作尖比手用匙形刮治器清除牙结石的速度快2～3.3倍，但在清创过程中，它们也容易刮除牙骨质和牙本质（Kocher and Plagmann 1999; Scott et al. 1999）。

一项研究收集了90颗因牙周问题拔除的患牙，分别对其牙根表面进行机械和化学清创，结果发现，当不受任何阻碍即可接触到牙根表面时，所有的机械清创方法——匙形刮治器和常规或金刚砂涂层P-10尖端的超声工作尖同样有效。因此，这项研究表明，根分叉区入路是影响根面清创质量的主要决定性因素（Eschler and Rapley 1991）。此外，报道称可能由于邻面根分叉的清洁难度较大，邻面根分叉病变对机械清创的反应不如颊侧和舌侧好（Del Peloso Ribeiro et al. 2007）。

除了对刮治器进行改良，根面清创可以通过非手术（闭合式）或手术（开放式）进行。据报道，闭合式组（34.1%～37.0%）较开放式组（1.0%～2.7%）的剩余牙结石量明显更多。此外，临床经验和熟练程度对根分叉清创的质量也有显著影响（Matia et al. 1986）。经验不足的医生使用开放式方法（43%）后根面无牙结石的概率明显高于使用闭合式方法（8%）。特别惊人的是，对于经验不足的操作者来说，使用闭合式方法仅有8%的根分叉表面无牙结石残留。另一方面，对于经验丰富的牙周专科医生，开放式和闭合式方法之间没有显著性差异（Fleischer et al. 1989）。对于经验丰富的牙周专科医生，使用开放式方法后有68%的根分叉表面无牙结石残留；而采用闭合式方法时该比例为44%。尽管两种方法的百分比无显著的统计学意义，但却具有临床意义，因为当采用闭合式方法时，大约要多出1/4的根面有牙结石残留。尽管采用开放式方法提高了可视性，但在根分叉区使用手用器械的效果还是不理想（Fleischer et al. 1989; Wylam et al. 1993）。

图3.1展示了一颗已拔除的上颌第一磨牙，它接受了口腔全科医生的“深度清洁”。由于骨吸收至根尖、松动Ⅲ度，这颗牙被认定为预后“无望”，因此被拔除。这些图像显示了根分叉区有大量的牙结石沉积。

表3.2比较了多根牙机械和化学清创的效果。仅有少量评价根分叉区机械清创有效性的文献。一项系统回顾纳入了13项随机对照临床试验，结果显示没有证据表明洁牙机对多根牙的清创更有效。但这一结果需要谨慎解释，因为在13项研究中，有7项仅评估了单根牙，其余6项研究则侧重于患者的愈合结果。此外，研究中使用的仪器是传统的Gracey匙形刮治器和Columbia匙形刮治器以及Cavitron超声波工作尖，它们的工作刃宽度大于现在使用的器械。然而该研究发现，电动洁牙机的清创速度的确比手用匙形刮治器更快（Tunkel et al. 2002）。

近年来，材料科学的进步使得匙形刮治器和超声波工作尖变得比过去几十年更坚固、更薄。Gracey刮治器有不同角度，例如Gracey刮治器#17/18，或不同的工作刃宽度，例如Micro Mini Five® Gracey 刮治器。与工作刃长度和宽度分别为5mm和0.9mm的普通Gracey刮治器相比，新的Micro Mini Five®型刮治器工作刃长度（2mm）更短，宽度（0.6mm）更薄。一项研究使用Vision刮治器来清洁100颗人工下颌磨牙，该刮治器的工作刃短50%，并增加了工作刃的曲度。作者报道改良后的工作刃比超声波洁牙机对根分叉区的清创更有效（Otero-Cagide and Long 1997）。不仅匙形刮治器，超声波工作尖现在也变得更纤细，角度也得到了改善。

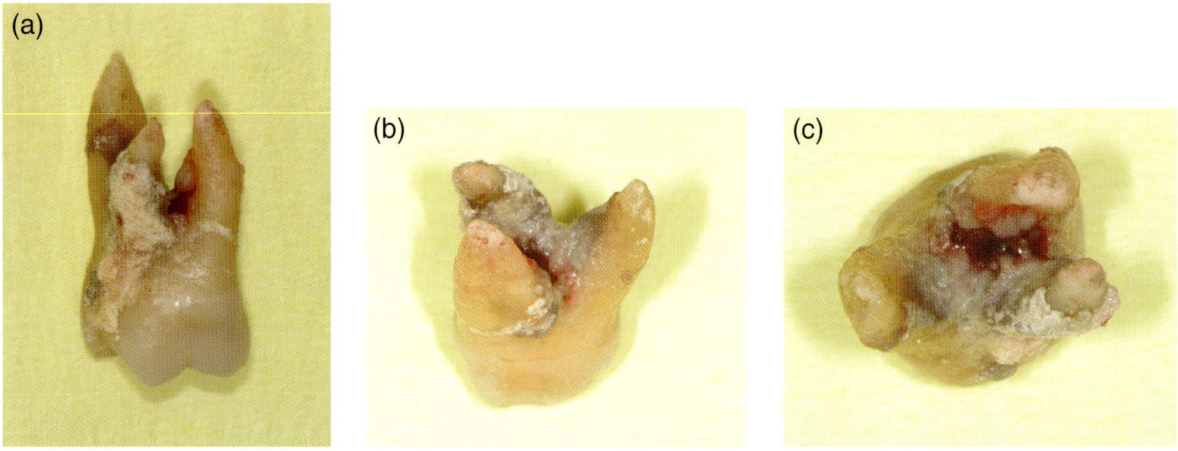

图3.1 （a～c）一名53岁女性患者，患有广泛型晚期慢性牙周炎，其右上颌磨牙（UR6）因骨吸收至根尖及松动Ⅲ度被视为“无望”而拔除。这颗牙齿接受了全科口腔医生的“深度清洁”。然而，图片显示在根分叉区有非常广泛的牙结石沉积，这证明了在根分叉区实现彻底的龈下清创是很困难的。

表3.2　评估机械清创效果的研究

作者/年份	样本数	牙齿数	研究设计	结果
Matia et al. 1986	48	50颗下颌Ⅱ度或Ⅲ度FI磨牙	匙形刮治器（闭合式）vs 匙形刮治器（开放式）vs 超声（闭合式）vs 超声（开放式）	• 闭合式：使用超声洁牙机和匙形刮治器后，分别有37.7%和34.1%牙结石剩余 • 开放式：使用超声洁牙机和匙形刮治器后，分别有1.0%和2.7%牙结石剩余 • 开放式可以去除更多的牙结石 • 在窄的根分叉区（<2.3mm），超声洁牙机较匙形刮治器可去除更多的牙结石
Leon and Vogel 1987	6	33颗上颌和下颌磨牙（Ⅰ度、Ⅱ度或Ⅲ度FI）	Gracey刮治器 vs 超声洁牙机，（Cavitron®, P-10工作尖）vs 未行治疗	• 在所有程度的FI中，超声洁牙机较刮治器在减少细菌数量方面的有效性更显著 • 在Ⅱ度和Ⅲ度FI中，超声刮治更有效
Oda and Ishikawa 1989	—	120颗被拔除的上颌和下颌磨牙	#11/12和#13/14 Gracey刮治器 vs 超声洁牙机的标准工作尖（ST-08）vs 新型的球状工作尖（直径0.8mm）	• 平均剩余牙结石百分比：在上颌磨牙中，新型工作尖，传统超声洁牙尖和Gracey刮治器分别为15.1%、50.3%和61.1%（下颌磨牙分别为16.7%、44.1%和39.5%） • 新型工作尖治疗后的根面与Gracey刮治器相比同样光滑 • 新型工作尖在根分叉区清创效率更高
Patterson et al. 1989	—	安装在殆架上的24颗被拔除的下颌磨牙	Cavitron TFI 10工作尖 vs Cavitron EWPP（探针）工作尖 vs Titan-S通用型工作尖 vs Titan-S镰形工作尖	• 平均剩余牙结石百分比：Cavitron TFI 10工作尖、Cavitron EWPP（探诊）工作尖、Titan-S通用型工作尖，Titan-S镰形工作尖分别为$13mm^2$、$11mm^2$、$9mm^2$和$8mm^2$ • 清创后仍有25%～30%牙结石残留 • 4种超声洁牙尖的效率无显著性差异
Scott et al. 1999	—	60颗被拔除的下颌磨牙	Cavitron TFI 10工作尖 vs Gracey刮治器 vs 中等硬度的金刚砂涂层超声工作尖	• 超声刮治较手用器械去除牙结石更快
Parashis et al. 1993b	23	30颗下颌磨牙（60个根分叉区域）	闭合式SRP vs 开放式SRP vs 开放式SRP+旋转金刚砂钻	• 在根分叉区使用旋转金刚砂工作尖可以去除更多牙结石

续表

作者/年份	样本数	牙齿数	研究设计	结果
Kocher et al. 1996	—	24颗丙烯酸树脂磨牙	通用型匙形刮治器 vs 声波洁牙机 vs 使用不同角度芽形工作尖的改良声波洁牙机 vs 塑料涂层工作尖的改良声波洁牙机	• 超声洁牙机较手用器械更有效 • 特殊角度的声波洁牙尖更适用于远中根分叉区或根分叉区的根方 • 塑料涂层的声波洁牙尖仅能去除牙菌斑，因此不适用于根分叉的清创
Kocher et al. 1998a	—	放置在假模上的15颗被拔除的上颌和下颌磨牙	匙形刮治器 vs 金刚砂钻和匙形刮治器vs超声洁牙机 vs 金刚砂涂层的声波工作尖（角度与1.5mm直径的#13/14 Gracey刮治器相似；金刚砂粒度为45μm）	• 与其他组（85%）相比，超声和声波洁牙机仅能清洁70%的根面 • 只有金刚砂涂层的声波洁牙机能够有效地清洁上颌磨牙（清洁率为85%，刮治器根面清洁率为75%）
Kocher et al. 1998b	—	放置在假模上的15颗被拔除的上颌和下颌磨牙	匙形刮治器 vs 金刚砂涂层的声波工作尖（角度与直径1mm的#13/14 Gracey刮治器相似；金刚砂粒度为15μm）	• 上颌磨牙较下颌更易被彻底地清洁 • 金刚砂涂层的声波洁牙机与手用刮治器对根面的损害程度相同（可以在腭根看到更明显的刮痕） • 不同角度的金刚砂涂层的声波洁牙尖能改善根面清创的效果
Kocher and Plagmann 1999	15	45颗上颌和下颌磨牙	采用手用刮治器的OFD（#5/6 Barnhart刮治器和#7/8、#11/12、#13/14 Gracey刮治器）vs 金刚砂涂层的声波洁牙机	• 金刚砂涂层的声波洁牙机清洁效率比手用刮治器快2倍 • 两组根分叉区最初探诊深度的减少量不能长期保持
Auplish et al. 2000	—	仿头模上的丙烯酸磨牙	刮治器（Gracey #11/12、#13/14）vs 金刚砂涂层的声波洁牙机 vs 声波洁牙机	• 金刚砂涂层的声波洁牙机完成清创花费的时间最少 • 金刚砂涂层的声波洁牙机较声波洁牙机和刮治器明显去除更多的牙结石

续表

作者/年份	样本数	牙齿数	研究设计	结果
Fleischer et al. 1989	36	61	经验丰富的牙周医生使用匙形刮治器（闭合式）vs 经验丰富的牙周医生使用匙形刮治器（开放式）vs 经验不足的住院医师使用超声（闭合式）vs 经验不足的住院医师使用超声（开放式）vs 未进行治疗	• 经验丰富的牙周医生：开放式（78%）较闭合式（36%）治疗后无牙结石区域更多 • 经验不足的住院医师：开放式（45%）较闭合式（18%）治疗后无牙结石区域更多 • 在根分叉区，经验不足的住院医师：开放式（43%）较闭合式（8%）治疗后无牙结石区域更多 • 在根分叉区，经验丰富的牙周医生：开放式（68%）与闭合式（44%）治疗后无牙结石区无显著性差异
Eschler and Rapley 1991	—	90颗被拔除的牙齿	（1）匙形刮治器（Columbia #13/14）vs（2）匙形刮治器（Columbia #13/14），抗二甲双胍柠檬酸 vs（3）P-10超声工作尖 vs（4）金刚砂涂层P-10超声工作尖vs（5）金刚砂涂层P-10超声工作尖+抗二甲双胍柠檬酸 vs（6）金刚砂涂层P-10超声工作尖和匙形刮治器（Columbia #13/14 ）vs（7）金刚砂涂层P-10超声工作尖和匙形刮治器（Columbia #13/14）+抗二甲双胍柠檬酸 vs（8）抗二甲双胍柠檬酸 vs（9）未进行治疗	• 所有机械清创组与无治疗组和抗二甲双胍柠檬酸组相比，残留的玷污更少（对根面进行化学处理不能改善玷污清除的效果） • 使用P-10超声工作尖的清创术：比起使用金刚砂涂层P-10超声工作尖和匙形刮治器的清创术残留的玷污更多 • 无论入路如何，所有的机械清创方法同等有效
Takacs et al. 1993	—	100颗被拔除的伴FI磨牙	Cavitron® 0.8mm球状超声工作尖vs Cavitron EWP12R/12 L尖头超声工作尖vs用于根分叉的ENAC0.8mm球状超声工作尖 vs 带#1和#2工作尖的EVA反角摆动机头（类似于螺纹状裂钻）vs Titan-S通用型声波工作尖	• 清创术后下颌磨牙根分叉顶部平均有74.2%的牙结石残留（尖头工作尖和通用型工作尖能去除大部分的牙结石） • 清创术后上颌磨牙根分叉顶部平均有76.4%的牙结石残留（Cavitron球状工作尖和通用型工作尖能去除大部分的牙结石） • 使用通用型工作尖的Titan声波洁牙机和Cavitron球状工作尖清洁磨牙最有效

续表

作者/年份	样本数	牙齿数	研究设计	结果
Wylam et al. 1993	26	60颗伴Ⅱ度或Ⅲ度FI的磨牙	刮治器（闭合式）vs 刮治器（开放式）vs 未行治疗	• 非手术SRP后的磨牙（54.3%）vs 开放式（33.0%）：残留牙结石更多 • 在根分叉区，非手术SRP后的磨牙（93.2%）vs 开放式（91.1%）：残留牙结石更多 • 手用器械不能有效地清洁根分叉区域
Otero-Cagide and Lang 1997	—	100颗人工牙	刮治器（可视刮治器 #11/12和#13/14）vs EWP-12L-R超声工作尖	• 使用匙形刮治器的清创术与超声相比，残余牙结石更少

FI=根分叉病变；OFD=翻瓣清创术；SRP=龈下刮治和根面平整。

例如，Cavitron超声波工作尖THINsert®除了比Slimline®（直径为0.5mm）薄47%，更便于插入，还具有额外的9°后弯以便更好地进入龈下区域。EMS Piezon Master通用型超声波工作尖直径为0.6mm，因此能够进入根分叉的大部分区域（<0.75mm）。某些系统，如Kavo®，具有内置的发光二极管（LED）可提高口腔后部的可视性。所有这些都旨在改善器械进入根分叉区的入路（图3.2～图3.5）。

其他作者还提出了使用化学疗法，如氯己定、精油、局部释放的四环素和多西环素，以促进清除根分叉区的牙菌斑生物膜，但这些方式仍具有争议。这一部分内容将在第10章进行详细讨论。

图3.6和图3.7展示了2例根分叉病变，其治疗前、治疗中和治疗后的照片显示了根分叉病变非手术清创的局限性，以及手术中用于根分叉清创的工具。

3.4　患者家庭护理

研究表明，不良的牙菌斑控制将导致治疗效果不佳（Rosling et al. 1976）。临床医生可以进行有效的机械治疗，但患者必须要有效地维护根面免受牙菌斑生物膜的再次感染。许多工具可供患者清洁他们伴根分叉病变的多根牙，包括手动和电动牙刷、牙间隙刷和水牙线。最近一项Cochrane系统回顾对51项临床试验进行了Meta分析，结果表明：与手动牙刷相比，电动牙刷在短期和长期均能更有效地减少牙菌斑和牙龈炎症（Yaacob et al. 2014）。电动牙刷有不同的工作方式，即侧向运动、反向振荡、旋转振荡、多维和环形运动。研究发现，旋转振荡式电动牙刷可以在短期和长期显著减少牙菌斑和牙龈炎，特别对舌表面最有效（Klukowska et al. 2014a, b）。另一篇Cochrane综述评价了17项随机对照试验，比较了不同工作方式的电动牙刷的功效（Deacon et al. 2010），报道了旋转振荡式电动牙刷比侧向运动的电动牙刷效果更好，但是，研究受随访周期短（3个月或更少）和不确定的偏倚风险所限制。因此，应谨慎看待该综述的结果。

只有一项研究评估了刷牙工具对根分叉区的清洁效果（Bader and Williams 1997）。作者比较了尖头簇状电动牙刷和小头电动牙刷，发现前者能更有效地去除根分叉区的牙菌斑。尖头的尖端能够与根分叉区域相匹配，便于去除牙菌斑。由于簇状尖头牙刷看起来与牙间隙刷相似，可以推测牙间隙刷也可以有效保持根分叉区免受生物膜感染。

牙间隙刷有各种尺寸和形状。形状可以是圆锥形或圆柱形，刷柄可以为直线或有角度的，采用普通尼龙刷毛或是橡胶刷毛，并且有不同的型号。它们用来清洁牙齿邻面或根分叉区。一项针对牙线和牙间隙刷的研究表明，后者能更有效地去除牙菌斑（使用牙间隙刷的邻面平均牙菌斑指数为1.22，使用牙线的邻面平均菌斑指数为1.71）（Kiger et al. 1991），因此，牙间隙刷更适合清洁邻面。一项短期研究发现，和圆柱形的相比，圆锥形的牙间隙刷不能有效清洁舌侧邻面，导致了更高的出血和牙菌斑指数（Larsen et al. 2017）。此外，直柄刷比角度柄刷的清洁效果更好（Jordan et al. 2014）。橡胶牙间隙刷去除牙菌斑的效果似乎与普通牙间隙刷相同，但患者认为橡胶牙间隙刷使用起来更为舒适（Abouassi et al. 2014）。因此，在牙周炎和可能存在邻面根分叉病变的患者中，联合使用牙间隙刷比单独使用牙线或牙刷能更

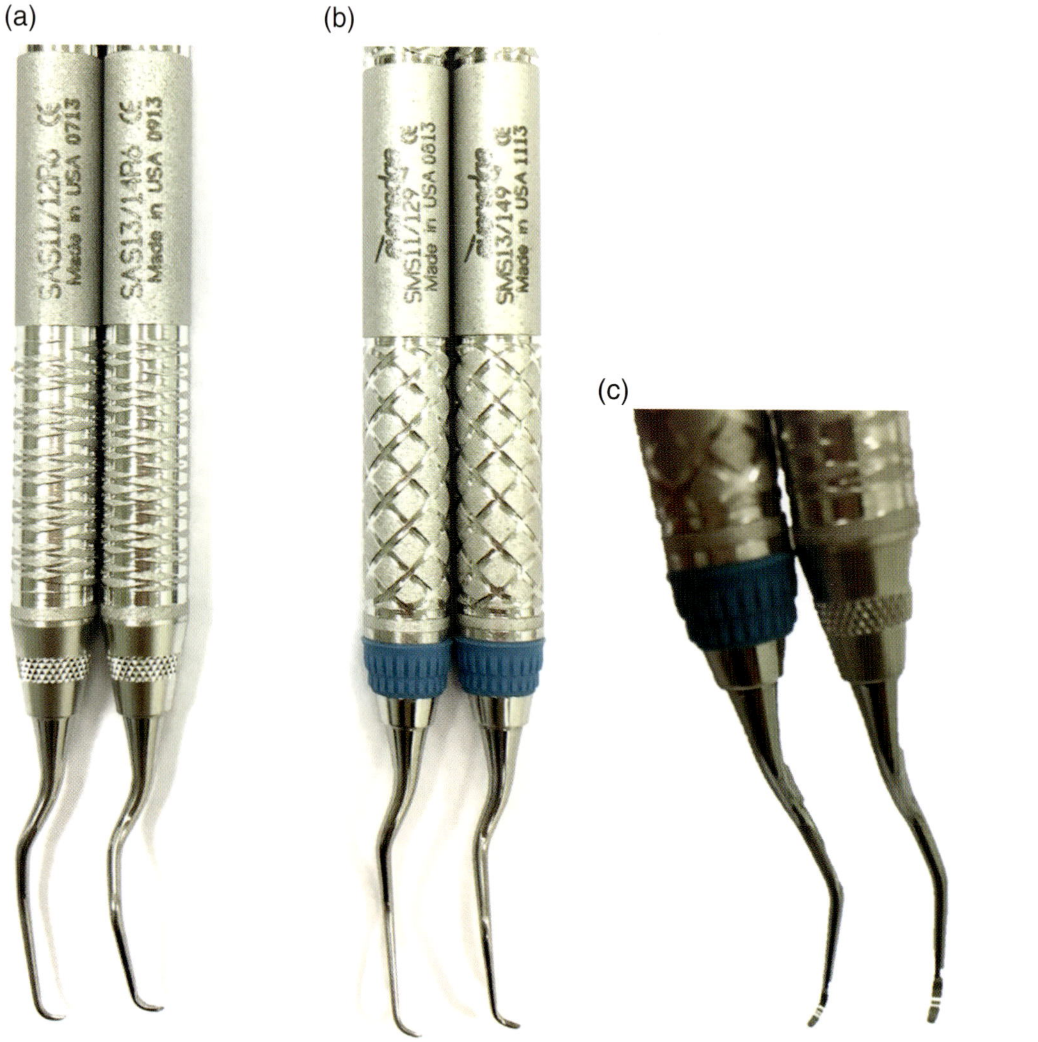

图3.2 （a）Mini Five® Gracey刮治器#11/12和#13/14，工作刃宽度为0.76mm；（b）Micro Mini Five® Gracey刮治器#11/12和#13/14，工作刃宽度为0.6mm；（c）Micro Mini Five® Gracey 刮治器#11/12（左）和Mini Five® Gracey刮治器#11/12（右）工作刃宽度的差异。

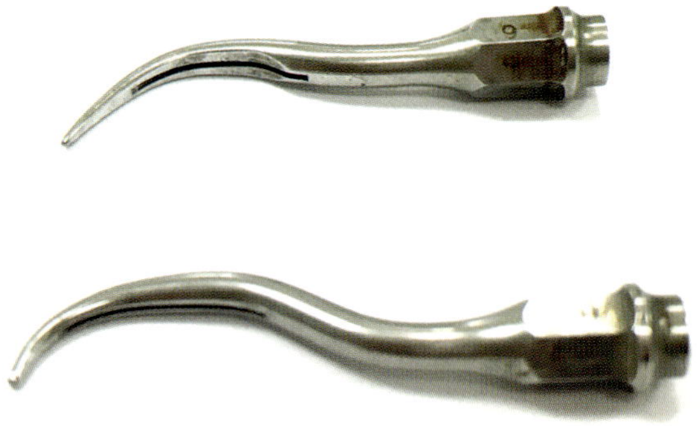

图3.3 传统压电式超声洁牙机尖端，直径0.7～0.8mm。

有效地去除牙菌斑（Christou et al. 1998）。

WaterPik是1962年发明的一种冲牙器，它利用脉冲流体动力去除牙表面的食物残渣，可以有效地去除龈下牙菌斑，减少临床及组织学牙龈炎症，下调促炎细胞因子水平，减小探诊深度，改善临床附着丧失，并且对牙龈组织无创伤，降低发生菌血症的概率（Jolkovsky and Lyle

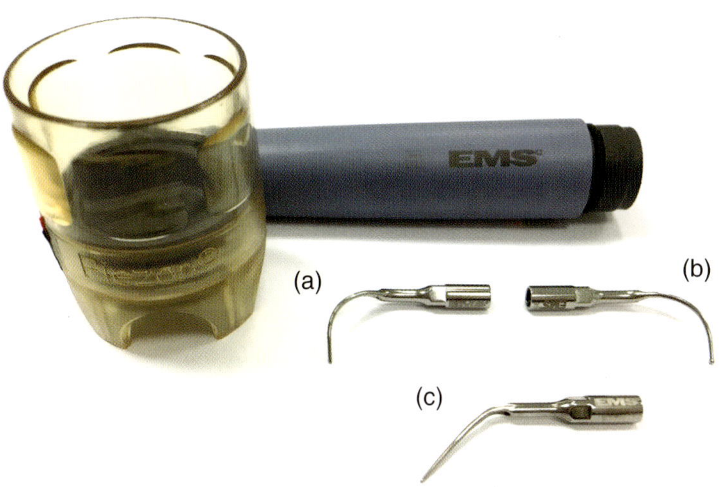

图3.4　EMS Piezon® 压电陶瓷式超声洁牙机和工作尖：（a）PL1工作尖，直径为0.5mm，用于清洁难以触及的邻面；（b）PL5球状工作尖，直径为0.8mm，用于清洁根分叉和凹陷处；（c）PS通用型工作尖，直径0.6mm，用于清洁深牙周袋。

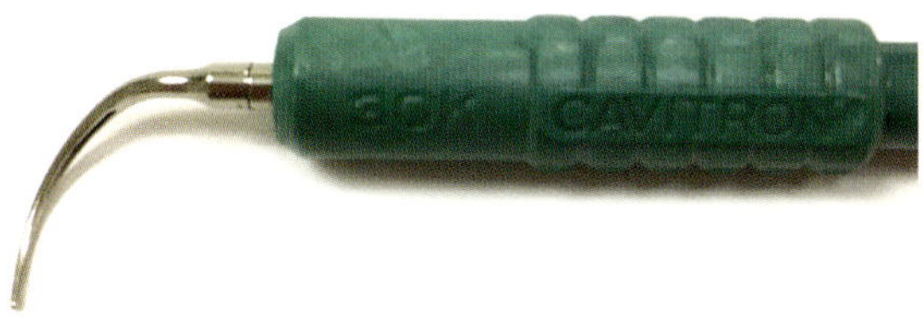

图3.5　Cavitron® Slimline™ 工作头，直径0.5mm。

2015; Cutler et al. 2000）。因此，对于口腔卫生不理想的患者，进行龈上冲洗将冲洗掉龈下细菌，较单独刷牙牙龈炎症减少更明显（美国牙周病学会研究、科学和治疗委员会2001）。同时，与使用微气泡的流体喷雾来破坏牙菌斑的Sonicare Airfloss®相比，WaterPik在去除牙菌斑和减少出血指数方面更有效（Goyal et al. 2015）。

关于根分叉区家庭护理的证据非常匮乏。因此，评估牙间清洁效果的研究可用来推测这些牙刷去除牙菌斑有效性。由此看来，具有旋转振荡作用的电动牙刷、间隙牙刷、直柄圆柱形牙间隙刷（橡胶或尼龙刷毛）和WaterPik能有效清洁邻面区域，以及能潜在有效地清洁根分叉区。

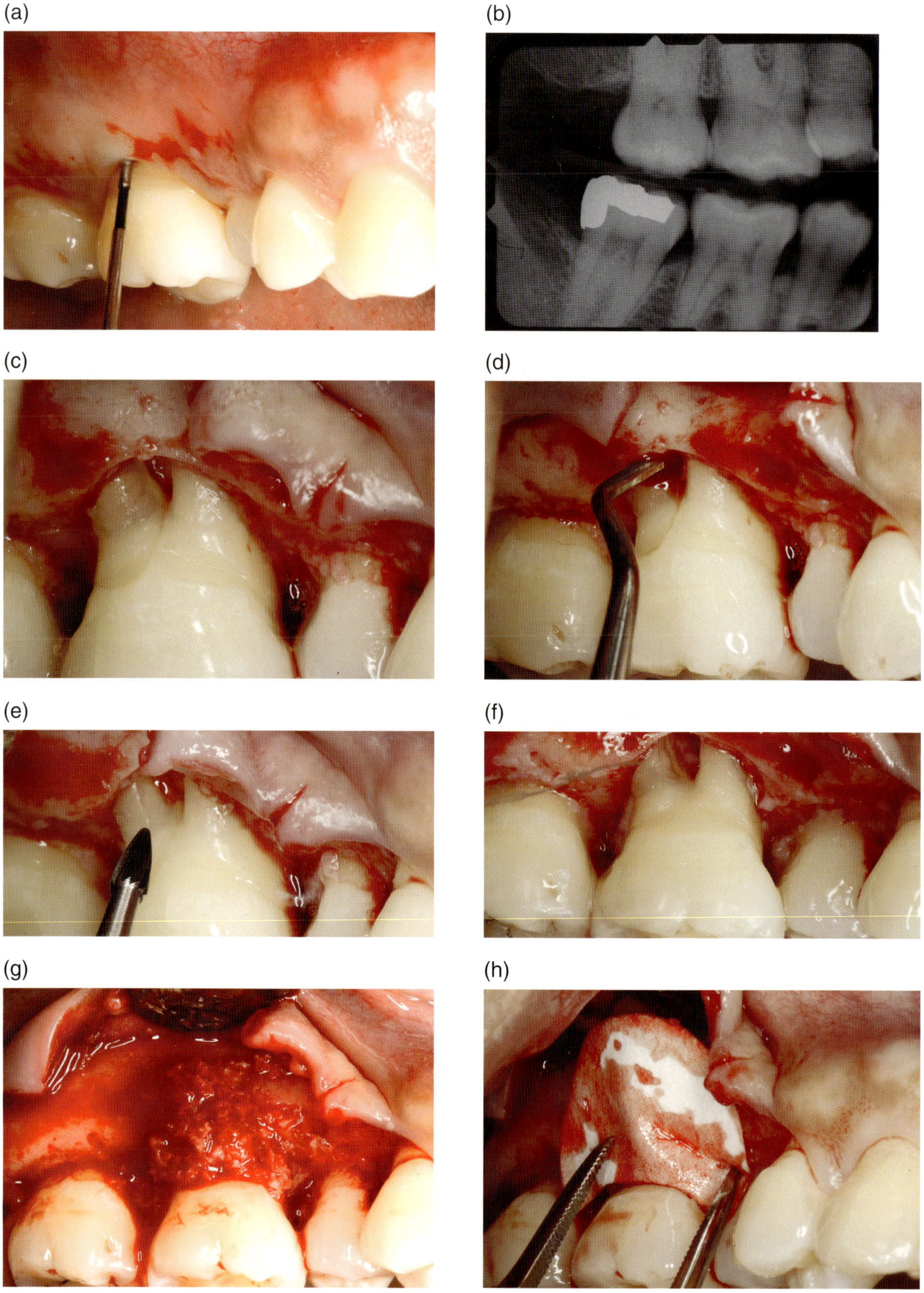

图3.6 （a）右上颌第一磨牙具有Ⅰ类颈部釉突、6mm牙周袋和Ⅱ度根分叉病变；（b）根尖片显示根分叉区有透射影（低密度影）；（c）颈部釉突明显，并深入根分叉区；（d）用After-5 Gracey刮治器（Hu-Fruedy，USA）和压电式超声洁牙机（EMS，Switzerland）对根分叉区进行清创；（e）用纽迈尔（Newneyer）旋转钻去除颈部釉突和所有残留肉芽组织；（f）临床照片显示清洁后的病变区；（g）将人松质骨同种异体移植物（LifeNet，USA）植入病变区；（h）然后用修剪好的胶原膜（超出缺损边缘2～3mm）保护移植物。

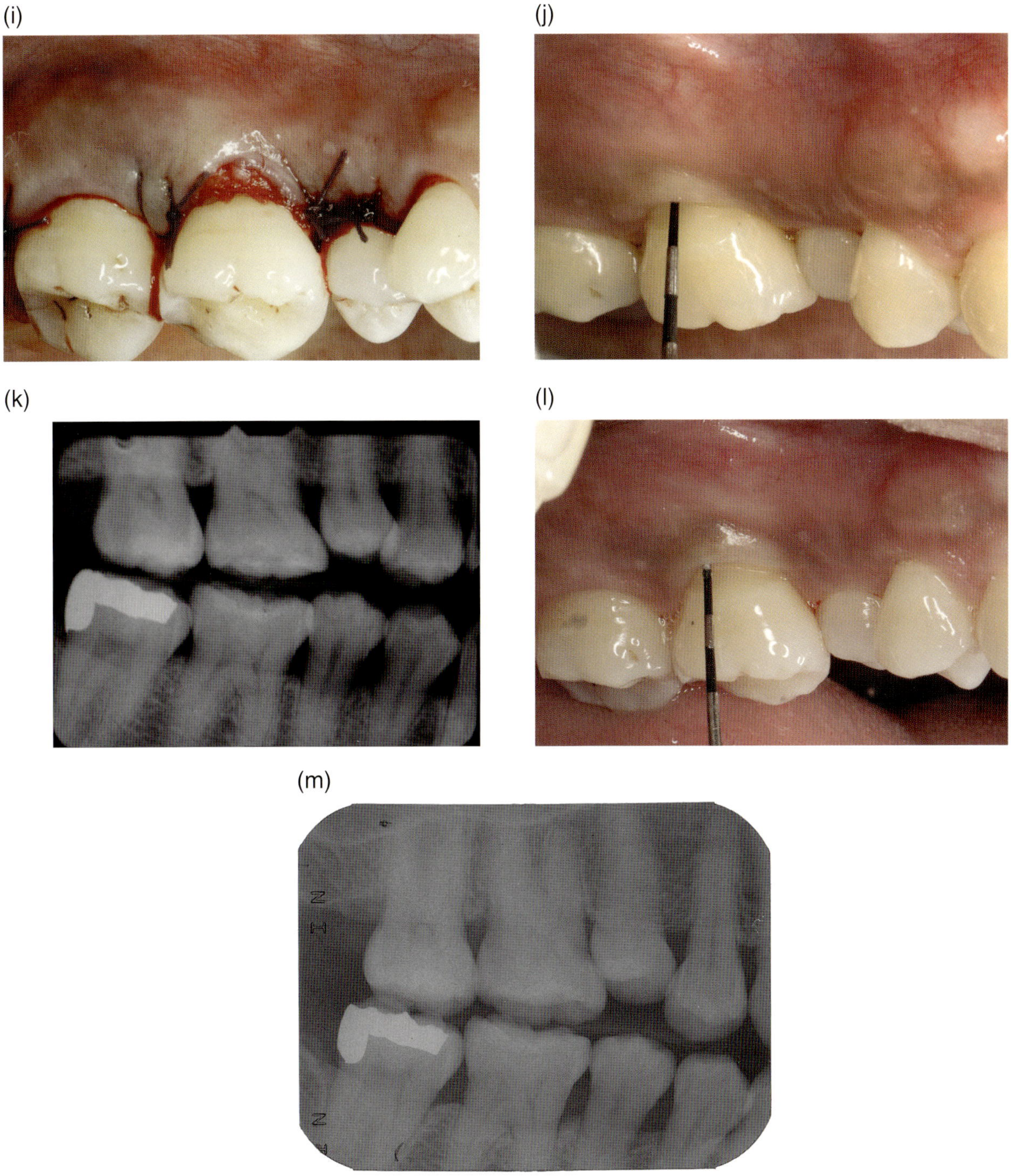

图3.6　（续）（i）龈瓣冠向复位并缝合；（j）术后随访2年，根分叉区牙周袋探诊深度减少至3mm，并在影像学上观察到骨充填（k）；（l，m）术后4年随访，根分叉区临床检查及影像学保持稳定。关于根分叉再生治疗的更多细节和适应证将在第7章介绍。

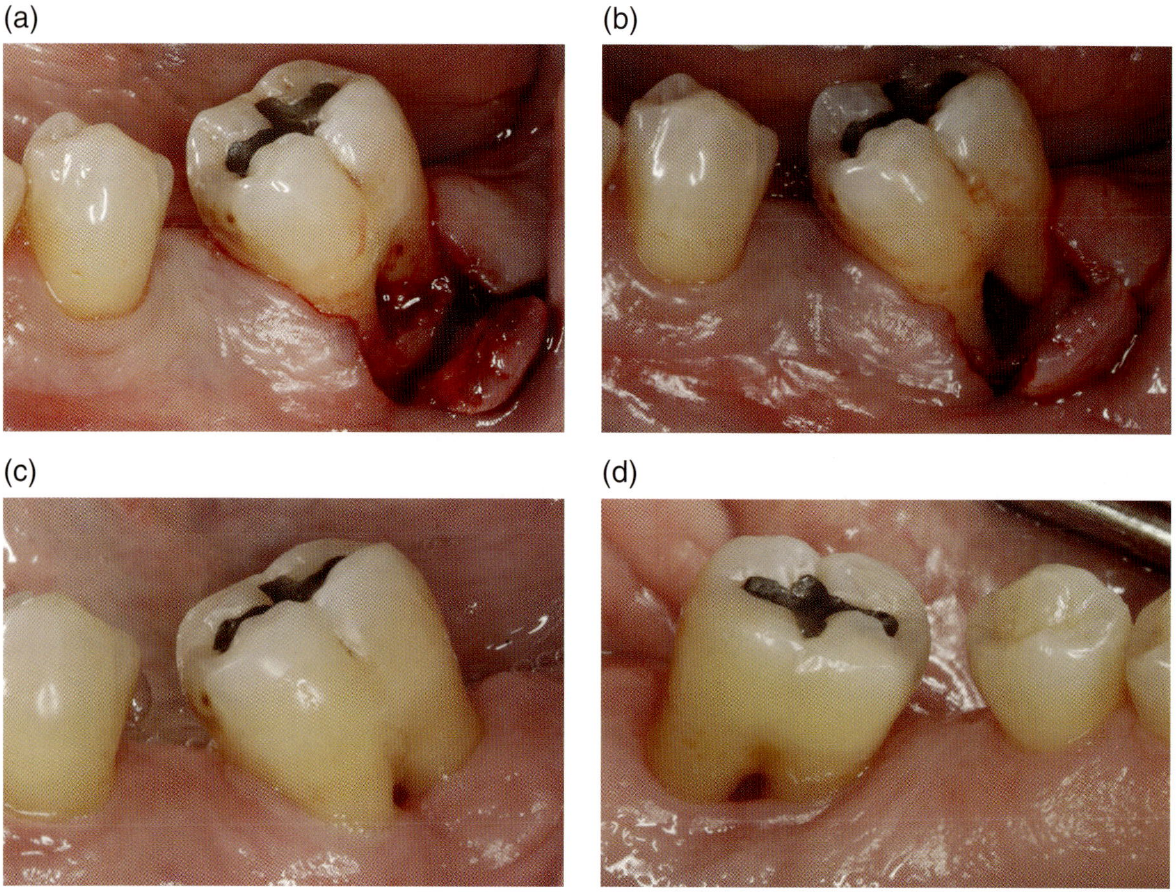

图3.7 左下颌第二磨牙表现为Ⅲ类颈部釉突、6～8mm牙周袋和Ⅲ度根分叉病变。（a）翻开龈瓣后观察到残余牙结石，反映了非手术清创的局限；（b）手术翻开龈瓣，采用精细超声波工作尖（Cavitron®, Dentsply, USA）和Gracey刮治器（Hu-Friedy，USA）进行刮治和根面平整，以获得光滑的根面。龈瓣根向复位、缝合，暴露Ⅲ度根分叉病变区；（c）术后2年随访，尽管患者使用合适型号的牙间隙刷，同时3个月进行一次牙周维护治疗，但在舌侧中央位点（d）仍重新出现5mm的牙周袋并伴有探诊出血。因此，即使根分叉暴露在外且肉眼可见时，根分叉区的牙菌斑去除也是不可预测的，这与文献报道一致。

证据小结

- 纵向研究表明，与单根牙相比，伴根分叉病变的牙齿对非手术和手术治疗反应不佳。随着时间的推移，根分叉区域状况的改善（如果有的话）也更难长久维持
- 更精细且有角度的超声工作尖比手用器械（如Gracey刮治器）能更有效地清创根分叉区
- 关于家庭护理的证据有限，但是诸如电动牙刷、牙间隙刷和WaterPik等工具可能有助于清除根分叉区的牙菌斑

参考文献

[1] Abouassi, T., Woelber, J.P., Holst, K. et al. (2014). Clinical efficacy and patients' acceptance of a rubber interdental bristle: A randomized controlled trial. *Clinical Oral Investigations* 18, 1873–1880. doi: 10.1007/s00784-013-1164-3.

[2] Auplish, G., Needleman, I.G., Moles, D.R., and Newman, H.N. (2000). Diamond-coated sonic tips are more efficient for open debridement of molar furcations: A comparative manikin study. *Journal of Clinical Periodontology* 27, 302–307.

[3] Bader, H., and Williams, R. (1997). Clinical and laboratory evaluation of powered electric toothbrushes: Comparative efficacy of two powered brushing instruments in furcations and interproximal areas. *Journal of Clinical Dentistry* 8, 91–94.

[4] Biagini, G., Checchi, L., Miccoli, M.C. et al. (1988). Root curettage and gingival repair in periodontitis. *Journal of Periodontology* 59, 124–129. doi: 10.1902/jop.1988.59.2.124.

[5] Booker, B.W., III, and Loughlin, D.M. (1985). A morphologic study of the mesial root surface of the adolescent maxillary first bicuspid. *Journal of Periodontology* 56, 666–670. doi: 10.1902/jop.1985.56.11.666.

[6] Bower, R.C. (1979a). Furcation morphology relative to periodontal treatment: Furcation entrance architecture. *Journal of Periodontology* 50, 23–27. doi: 10.1902/jop.1979.50.1.23.

[7] Bower, R.C. (1979b). Furcation morphology relative to periodontal treatment: Furcation root surface anatomy. *Journal of Periodontology* 50, 366–374. doi: 10.1902/jop.1979.50.7.366.

[8] Checchi, L., and Pelliccioni, G.A. (1988). Hand versus ultrasonic instrumentation in the removal of endotoxins from root surfaces in vitro. *Journal of Periodontology* 59, 398–402. doi: 10.1902/jop.1988.59.6.398.

[9] Chiu, B.M., Zee, K.Y., Corbet, E.F., and Holmgren, C.J. (1991). Periodontal implications of furcation entrance dimensions in Chinese first permanent molars. *Journal of Periodontology* 62, 308–311. doi: 10.1902/jop.1991.62.5.308.

[10] Christou, V., Timmerman, M.F., Van der Velden, U., and Van der Weijden, F.A. (1998). Comparison of different approaches of interdental oral hygiene: Interdental brushes versus dental floss. *Journal of Periodontology* 69, 759–764. doi: 10.1902/jop.1998.69.7.759.

[11] Cutler, C.W., Stanford, T.W., Abraham, C. et al. (2000). Clinical benefits of oral irrigation for periodontitis are related to reduction of pro-inflammatory cytokine levels and plaque. *Journal of Clinical Periodontology* 27, 134–143.

[12] Dannewitz, B., Krieger, J.K., Husing, J., and Eickholz, P. (2006). Loss of molars in periodontally treated patients: A retrospective analysis five years or more after active periodontal treatment. *Journal of Clinical Periodontology* 33, 53–61. doi: 10.1111/j.1600-051X.2005.00858.x.

[13] Dannewitz, B., Zeidler, A., Husing, J. et al. (2016) Loss of molars in periodontally treated patients: Results 10 years and more after active periodontal therapy. *Journal of Clinical Periodontology* 43, 53–62. doi: 10.1111/jcpe.12488.

[14] Darveau, R.P., Tanner, A., and Page, R.C. (1997). The microbial challenge in periodontitis. *Periodontology 2000* 14, 12–32.

[15] Deacon, S.A., Glenny, A.M., Deery, C. et al. (2010). Different powered toothbrushes for plaque control and gingival health. *Cochrane Database of Systematic Reviews* 12 (Art. No. CD004971). doi: 10.1002/14651858.CD004971.pub2.

[16] Del Peloso Ribeiro, E., Bittencourt, S., Nociti, F.H., Jr. et al. (2007). Comparative study of ultrasonic instrumentation for the non-surgical treatment of interproximal and non-interproximal furcation involvements. *Journal of Periodontology* 78, 224–230. doi: 10.1902/jop.2007.060312.

[17] dos Santos, K.M., Pinto, S.C., Pochapski, M.T. et al. (2009). Molar furcation entrance and its relation to the width of curette blades used in periodontal mechanical therapy. *International Journal of Dental Hygiene* 7, 263–269. doi: 10.1111/j.1601-5037.

2009.00371.x.

[18] Eschler, B.M., and Rapley, J.W. (1991). Mechanical and chemical root preparation in vitro: Efficiency of plaque and calculus removal. *Journal of Periodontology* 62, 755–760. doi: 10.1902/jop.1991.62.12.755.

[19] Fleischer, H.C., Mellonig, J.T., Brayer, W.K. et al. (1989). Scaling and root planing efficacy in multirooted teeth. *Journal of Periodontology* 60, 402–409. doi: 10.1902/jop.1989.60.7.402.

[20] Goyal, C.R., Lyle, D.M., Qaqish, J.G., and Schuller, R. (2015). Efficacy of two interdental cleaning devices on clinical signs of inflammation: A four-week randomized controlled trial. *Journal of Clinical Dentistry* 26, 55–60.

[21] Hajishengallis, G., and Lamont, R.J. (2012). Beyond the red complex and into more complexity: The polymicrobial synergy and dysbiosis (PSD) model of periodontal disease etiology. *Molecular and Oral Microbiology* 27, 409–419.

[22] Hirschfeld, L., and Wasserman, B. (1978). A long-term survey of tooth loss in 600 treated periodontal patients. *Journal of Periodontology* 49, 225–237. doi: 10.1902/jop.1978.49.5.225.

[23] Jolkovsky, D.L., and Lyle, D.M. (2015). Safety of a water flosser: A literature review. *Compendium of Continuing Education in Dentistry* 36, 146–149.

[24] Jordan, R.A., Hong, H.M., Lucaciu, A., and Zimmer, S. (2014). Efficacy of straight versus angled interdental brushes on interproximal tooth cleaning: A randomized controlled trial. *International Journal of Dental Hygiene* 12, 152–157. doi: 10.1111/idh.12042.

[25] Kalkwarf, K.L., Kaldahl, W.B., and Patil, K.D. (1988). Evaluation of furcation region response to periodontal therapy. *Journal of Periodontology* 59, 794–804. doi: 10.1902/jop.1988.59.12.794.

[26] Kiger, R.D., Nylund, K., and Feller, R.P. (1991). A comparison of proximal plaque removal using floss and interdental brushes. *Journal of Clinical Periodontology* 18, 681–684.

[27] Klukowska, M., Grender, J.M., Conde, E. et al. (2014a). A randomized 12-week clinical comparison of an oscillating-rotating toothbrush to a new sonic brush in the reduction of gingivitis and plaque. *Journal of Clinical Dentistry* 25, 26–31.

[28] Klukowska, M., Grender, J.M., Conde, E. et al. (2014b). A six-week clinical evaluation of the plaque and gingivitis efficacy of an oscillating-rotating power toothbrush with a novel brush head utilizing angled CrissCross bristles versus a sonic toothbrush. *Journal of Clinical Dentistry* 25, 6–12.

[29] Kocher, T., and Plagmann, H.C. (1999). Root debridement of molars with furcation involvement using diamond-coated sonic scaler inserts during flap surgery: A pilot study. *Journal of Clinical Periodontology* 26, 525–530.

[30] Kocher, T., Gutsche, C., and Plagmann, H.C. (1998a). Instrumentation of furcation with modified sonic scaler inserts: Study on manikins, part I. *Journal of Clinical Periodontology* 25, 388–393.

[31] Kocher, T., Ruhling, A., Herweg, M., and Plagman, H.C. (1996). Proof of efficacy of different modified sonic scaler inserts used for debridement in furcations: A dummy head trial. *Journal of Clinical Periodontology* 23, 662–669.

[32] Kocher, T., Tersic-Orth, B., and Plagmann, H.C. (1998b). Instrumentation of furcation with modified sonic scaler inserts: A study on manikins, part II. *Journal of Clinical Periodontology* 25, 451–456.

[33] Larsen, H.C., Slot, D.E., Van Zoelen, C. et al. (2017). The effectiveness of conically shaped compared with cylindrically shaped interdental brushes: A randomized controlled clinical trial. *International Journal of Dental Hygiene* 13 (3), 211–218. doi: 10.1111/idh.12189.

[34] Leon, L.E., and Vogel, R.I. (1987). A comparison of the effectiveness of hand scaling and ultrasonic debridement in furcations as evaluated by differential dark-field microscopy. *Journal of Periodontology* 58, 86–94. doi: 10.1902/jop.1987.58.2.86.

[35] Lindhe, J., Westfelt, E., Nyman, S. et al. (1982). Healing following surgical/non-surgical treatment of periodontal disease: A clinical study. *Journal of Clinical Periodontology* 9, 115–128.

[36] Loe, H., Theilade, E., and Jensen, S.B. (1965). Experimental gingivitis in man. *Journal of Periodontology* 36, 177–187. doi: 10.1902/

jop.1965.36.3.177.

[37] Loos, B., Claffey, N., and Egelberg, J. (1988). Clinical and microbiological effects of root debridement in periodontal furcation pockets. *Journal of Clinical Periodontology* 15, 453–463.

[38] Loos, B., Nylund, K., Claffey, N., and Egelberg, J. (1989). Clinical effects of root debridement in molar and non-molar teeth: A 2-year follow-up. *Journal of Clinical Periodontology* 16, 498–504.

[39] Matia, J.I., Bissada, N.F., Maybury, J.E., and Ricchetti, P. (1986). Efficiency of scaling of the molar furcation area with and without surgical access. *International Journal of Periodontics and Restorative Dentitry* 6, 24–35.

[40] McFall, W.T., Jr (1982). Tooth loss in 100 treated patients with periodontal disease: A long-term study. *Journal of Periodontology* 53, 539–549. doi: 10.1902/jop.1982.53.9.539.

[41] Nordland, P., Garrett, S., Kiger, R. et al. (1987). The effect of plaque control and root debridement in molar teeth. *Journal of Clinical Periodontology* 14, 231–236.

[42] Oda, S., and Ishikawa, I. (1989). In vitro effectiveness of a newly-designed ultrasonic scaler tip for furcation areas. *Journal of Periodontology* 60, 634–639. doi: 10.1902/jop.1989.60.11.634.

[43] Oda, S., Nitta, H., Setoguchi, T. et al. (2004). Current concepts and advances in manual and power-driven instrumentation. *Periodontology* 2000 36, 45–58. doi: 10.1111/j.1600-0757.2004.03674.x.

[44] Otero-Cagide, F.J., and Long, B.A. (1997). Comparative in vitro effectiveness of closed root debridement with fine instruments on specific areas of mandibular first molar furcations. II. Furcation area. *Journal of Periodontology* 68, 1098–1101. doi: 10.1902/jop.1997.68.11.1098.

[45] Page, R.C., and Kornman, K.S. (1997). The pathogenesis of human periodontitis: An introduction. *Periodontology 2000* 14, 9–11.

[46] Parashis, A.O., Anagnou-Vareltzides, A., and Demetriou, N. (1993a). Calculus removal from multirooted teeth with and without surgical access. I: Efficacy on external and furcation surfaces in relation to probing depth. *Journal of Clinical Periodontology* 20, 63–68.

[47] Parashis, A.O., Anagnou-Vareltzides, A., and Demetriou, N. (1993b). Calculus removal from multirooted teeth with and without surgical access. II: Comparison between external and furcation surfaces and effect of furcation entrance width. *Journal of Clinical Periodontology* 20, 294–298.

[48] Patterson, M., Eick, J.D., Eberhart, A.B. et al. (1989). The effectiveness of two sonic and two ultrasonic scaler tips in furcations. *Journal of Periodontology* 60, 325–329. doi: 10.1902/jop.1989.60.6.325.

[49] Pihlstrom, B.L., Oliphant, T.H., and McHugh, R.B. (1984). Molar and nonmolar teeth compared over 6½ years following two methods of periodontal therapy. *Journal of Periodontology* 55, 499–504. doi: 10.1902/jop.1984.55.9.499.

[50] Ramfjord, S.P., Caffesse, R.G., Morrison, E.C. et al. (1987). 4 modalities of periodontal treatment compared over 5 years. *Journal of Clinical Periodontology* 14, 445–452.

[51] Ramfjord, S.P., Nissle, R.R., Shick, R.A., and Cooper, H., Jr (1968). Subgingival curettage versus surgical elimination of periodontal pockets. *Journal of Periodontology* 39, 167–175.

[52] Research, Science and Therapy Committee of the American Academy of Periodontology (2001). Treatment of plaque-induced gingivitis, chronic periodontitis, and other clinical conditions. *Journal of Periodontology* 72, 1790–1800. doi: 10.1902/jop.2001.72.12.1790.

[53] Research, Science and Therapy Committee of the American Academy of Periodontology (2005). Position paper: The role of supra- and subgingival irrigation in the treatment of periodontal diseases. *Journal of Periodontology* 76, 2015–2027. doi: 10.1902/jop.2005.76.11.2015.

[54] Rosling, B., Nyman, S., and Lindhe, J. (1976). The effect of systematic plaque control on bone regeneration in infrabony pockets. *Journal of Clinical Periodontology* 3, 38–53.

[55] Ross, I.F., and Thompson, R.H., Jr (1978). A long term study of root retention in the treatment of maxillary molars with furcation involvement. *Journal of Periodontology* 49, 238–244. doi: 10.1902/

jop.1978.49.5.238.

[56] Schatzle, M., Loe, H., Burgin, W. et al. (2003). Clinical course of chronic periodontitis. *I: Role of gingivitis. Journal of Clinical Periodontology* 30, 887–901.

[57] Scott, J.B., Steed-Veilands, A.M., and Yukna, R.A. (1999). Improved efficacy of calculus removal in furcations using ultrasonic diamond-coated inserts. *International Journal of Periodontics and Restorative Dentistry* 19, 355–361.

[58] Smart, G.J., Wilson, M., Davies, E.H., and Kieser, J.B. (1990). The assessment of ultrasonic root surface debridement by determination of residual endotoxin levels. *Journal of Clinical Periodontology* 17, 174–178.

[59] Socransky, S.S., and Haffajee, A.D. (2005). Periodontal microbial ecology. *Periodontology 2000* 38, 135–187. doi: 10.1111/j.1600-0757.2005.00107.x.

[60] Sugaya, T., Kawanami, M., and Kato, H. (2002). Effects of debridement with an ultrasonic furcation tip in degree II furcation involvement of mandibular molars. *Journal of the International Academy of Periodontology* 4, 138–142.

[61] Tagge, D.L., O'Leary, T.J., and El-Kafrawy, A.H. (1975). The clinical and histological response of periodontal pockets to root planing and oral hygiene. *Journal of Periodontology* 46, 527–533. doi: 10.1902/jop.1975.46.9.527.

[62] Takacs, V.J., Lie, T., Perala, D.G., and Adams, D.F. (1993). Efficacy of 5 machining instruments in scaling of molar furcations. *Journal of Periodontology* 64, 228–236. doi: 10.1902/jop.1993.64.3.228.

[63] Tunkel, J., Heinecke, A., and Flemmig, T.F. (2002). A systematic review of efficacy of machine-driven and manual subgingival debridement in the treatment of chronic periodontitis. *Journal of Clinical Periodontology* 29 (Suppl. 3), 72–81; discussion 90–91.

[64] Wang, H.L., Burgett, F.G., Shyr, Y., and Ramfjord, S. (1994). The influence of molar furcation involvement and mobility on future clinical periodontal attachment loss. *Journal of Periodontology* 65, 25–29. doi: 10.1902/jop.1994.65.1.25.

[65] Wood, W.R., Greco, G.W., and McFall, W.T., Jr (1989). Tooth loss in patients with moderate periodontitis after treatment and long-term maintenance care. *Journal of Periodontology* 60, 516–520. doi: 10.1902/jop.1989.60.9.516.

[66] Wylam, J.M., Mealey, B.L., Mills, M.P. et al. (1993). The clinical effectiveness of open versus closed scaling and root planing on multi-rooted teeth. *Journal of Periodontology* 64, 1023–1028. doi: 10.1902/jop.1993.64.11.1023.

[67] Yaacob, M., Worthington, H.V., Deacon, S.A. et al. (2014). Powered versus manual toothbrushing for oral health. *Cochrane Database of Systematic Reviews* 6 (Art. No.: CD002281). doi:10.1002/14651858.CD002281.pub3.

第4章
根分叉：牙髓医生的观点
Furcation: The Endodontist's View

Federica Fonzar, Riccardo Fabian Fonzar

意大利乌迪内私人诊所

4.1 引言

牙髓和牙本质受其上覆的牙釉质和牙骨质所保护，以避免与口腔内的外源性物质接触。尽管存在这些防御性的物理屏障，牙髓仍可能受到多方面的威胁，例如龋齿、充填操作以及各种机械的、化学的和温度的创伤。在牙周炎患者中，由于牙周组织和牙髓之间的血管相交通，牙周致病菌可导致牙髓感染。细菌和毒素也可能通过侧副根管或暴露的牙本质小管扩散到牙髓。牙髓的改变通常表现为萎缩变性，类似于“牙髓老化”。同样，牙髓感染也可影响牙周健康。当变性牙髓的有害物质波及牙周支持组织时可发生快速的炎症反应，主要特征为牙槽骨丧失、牙齿松动和/或窦道形成。这种在单个的牙周病变位点存在牙髓和牙周组织同时受累的情况，被称为牙髓-牙周联合病变。

尽管本书的主题是关于根分叉的病理学，但要阐明牙髓-牙周联合病变的发病机制不能仅考虑牙根之间的区域。因此，本章旨在全面详细地阐述牙髓-牙周联合病变的病因及发生发展，重点关注受累患牙的诊断、治疗和长期预后，特别是当病变波及根分叉区时。

4.2 牙髓和牙周组织之间的通路：解剖学考虑因素

由于解剖结构和血管的相互交通，牙周组织和牙髓组织在发挥功能时相互影响，因此应被视为同一个生物学单位。牙髓-牙周联合病变发展过程中的主要扩散途径是通过牙本质小管、根管侧支、侧副根管以及根尖孔（Seltzer et al. 1963）。

Diagnosis and Treatment of Furcation-Involved Teeth, First Edition. Edited by Luigi Nibali.

Companion website: www.wiley.com/go/nibali/diagnosis

4.2.1 牙本质小管

牙冠部和牙根部的牙本质小管从牙髓分别延伸至釉牙本质界和牙本质牙骨质界。牙本质小管是可渗透的结构，它们的渗透性因牙本质类型、所在部位和功能性的管道直径而不同（Pashley 1990）。

牙根部的牙本质较冠部的牙本质开放暴露得更少。牙本质小管的数量通常从颈部区域的约42000/mm^{2}至根部的约8000/mm^{2}不等。牙根和根分叉处的牙本质渗透性较低，起到了真正的保护屏障作用（Rapp et al. 1992）。牙本质小管循着S形路线，从外表面到近牙髓的内侧面逐渐变得更密集、更宽、更开放，因此管内流速也更大（Ghazali 2003）。随着年龄增长或对持续低水平刺激的反应，导致高度矿化的管周牙本质沉积，小管直径和通畅度可能会降低。

在健康的牙齿上，牙釉质和牙骨质通常可以防止牙髓-牙本质复合体与口腔微生物相接触。由于发育缺陷、龋坏、创伤、充填修复操作或牙周病等因素，牙骨质不再覆盖下方的牙本质，暴露的牙本质小管可能成为牙髓和牙周组织之间的交通途径（Adriaens et al. 1988; Love and Jenkinson 2002），导致细菌和细菌产物迁移至牙髓，诱发牙髓反应（Langeland et al. 1974; Bergenholtz 1981; Adriaens et al. 1988）。牙周致病菌可能会定植在患牙根部的牙本质小管内，使之成为牙周清创术后袋内细菌再定植的贮藏库（Adriaens et al. 1987）。微生物学检测显示在根部牙本质中存在革兰阴性和革兰阳性菌，证实了以上观点（Adriaens et al. 1988; Guiliana et al. 1997）。

尽管已证实细菌能从牙周袋侵入到根部的牙本质中，但目前仍不清楚它们是侵入健康的牙骨质后穿透到牙本质，还是通过牙骨质层中的裂隙到达的根部牙本质（Adriaens et al. 1987, 1988; Guiliana et al. 1997; Love and Jenkinson 2002）。牙骨质通常是一个不连续的薄层，常存在表面缺陷，例如Sharpey's纤维附着的部位（Adriaens et al. 1987）。暴露于龈沟液、细菌酶或酸性代谢产物中可能导致牙骨质发生物理化学和结构的改变，如局部的吸收空隙或脱矿（Daly et al. 1982; Adriaens et al. 1987）。因此推测，牙骨质可能在结构上受到生理、细菌和环境因素的破坏，从而促进细菌在牙周病患牙暴露前根面中穿透。

牙髓的活力是另一个可能阻止细菌向牙髓迁移的重要因素。将牙本质表面暴露于口腔环境150天，细菌侵入无活力的牙中较在有活力的牙中发生得更快（Nagaoka et al. 1995）。可能是由于活髓牙的牙本质小管中存在成牙本质细胞突，以及牙本质小管液由内向外运动所提供的阻力所致（Vongsavan and Matthews 1991, 1992; Pashley et al. 2002）。此外，牙本质小管液中的抗体和抗菌成分进一步增加了活髓牙的防御能力（Hahn and Overton 1997）。

4.2.2 侧副根管

侧副根管是起始于髓腔或主根管的任何分支，与牙根的外表面相通。当侧副根管分支的位置位于牙根的冠或中1/3，且走向垂直于主根管时，被称为根管侧支（American Association of Endodontists 2015）。

据统计，30%～40%的牙齿存在侧副根管，其中大部分位于根尖1/3（De Deus 1975）。它们在不同的牙位发生率存在差异，在下颌磨牙和前磨牙中比在上颌磨牙和侧切牙中的发生率更高（Kirkham 1975）。此外，在牙根的冠、中、根1/3部分的发生率也存在差异。事实上，De Deus（1975）发现，在牙根的根尖1/3、中1/3和冠1/3部位，侧副根管的检出率分别为17%、9%和不到2%。对每颗牙的侧副根管数量进行统计显示，17%和6%的牙齿有1个或2个侧副根管（Kirkham 1975）。尽管存在这些解剖因素，与侧副根管相关的牙周病的患病率却相对较低（Rotsein and Simon 2004）。

在多根牙中，根分叉区牙本质可能是牙髓和牙周组织之间的交通途径。事实上，牙髓的血管系统通过侧副根管与牙周组织相连。在根分叉处，侧副根管的发生率通常在23%～76%（Lowman et al. 1973; Burch and Hulen 1974; Goldberg et al. 1987），但很少会从髓腔贯通到根分叉的底部（Goldberg et al. 1987），只有30%～60%的磨牙具有连接主根管系统和牙周韧带的开放性侧副根管（图4.1）。此外，开放性侧副根管在下颌磨牙的发生率（56%）高于上颌磨牙（48%）（Lowman et al. 1973; Gutmann 1978; Vertucci 2005）。由于这些相互联系，牙髓炎症可能会诱发根间牙周组织的炎症反应，对根分叉区造成破坏（Seltzer et al. 1963）。

4.2.3　根尖孔

牙周组织和牙髓组织之间主要通过根尖孔连通。根尖的形态可能具有很大的变异性。所

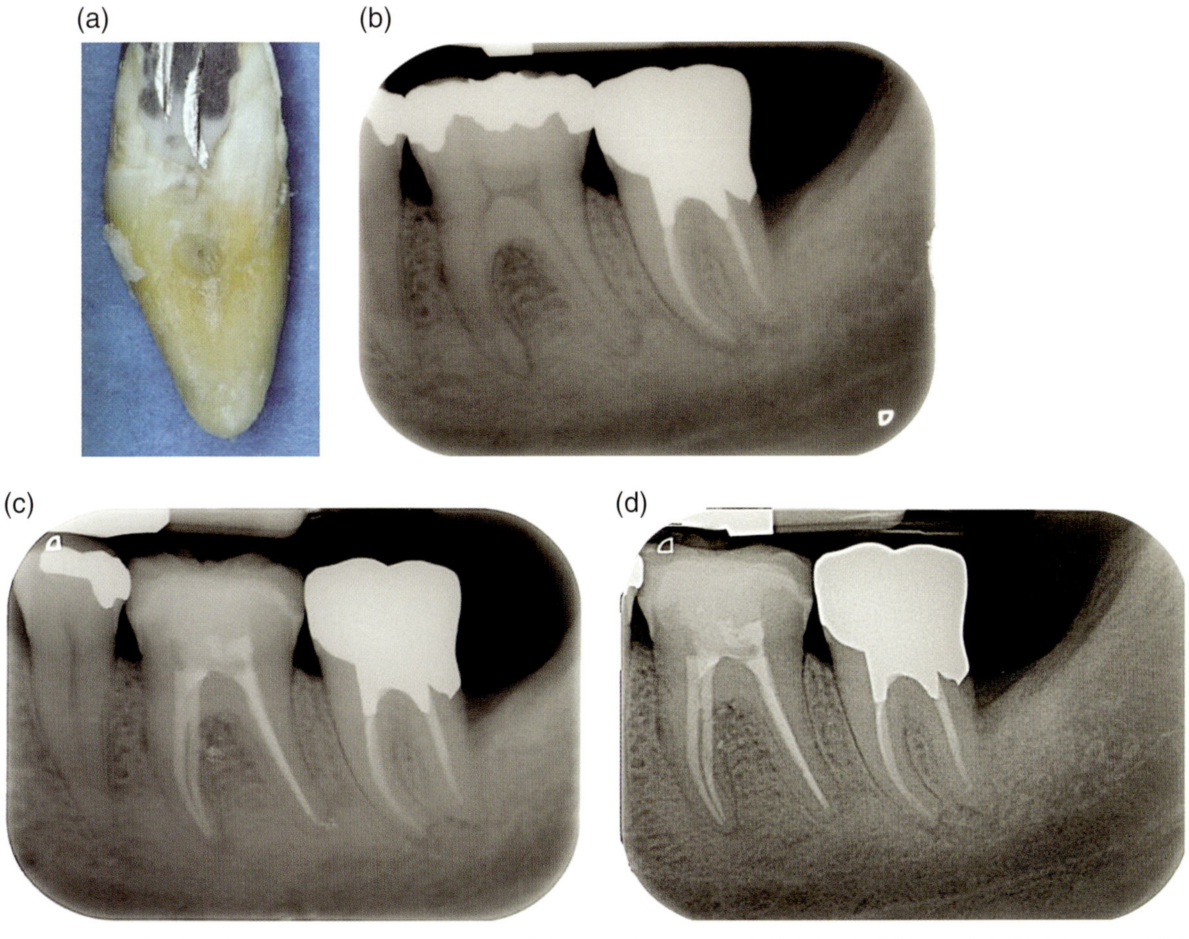

图4.1　（a）侧副根管位于4.6（LR6）近中根的远中侧；（b）3.6（LL6）的根间透射影；（c）根管治疗后，近中根远中侧的侧副根管被根充材料充满；（d）随访4年后，暗影完全再矿化。

有牙齿都至少有一个副根尖孔。通常来说，根尖1/3部位的原发性牙本质小管比冠部要少。它们的方向和密度可能有些不规律，甚至可能有些区域完全没有牙本质小管（Mjör et al. 2001）。上颌前磨牙的根尖形态最复杂，并伴有最大的副根尖孔，其次是上颌和下颌磨牙（Marroquin et al. 2004），这使得前磨牙和磨牙牙髓治疗的预后比其他牙齿更为不确定。

4.2.4 非生理性交通

根部穿孔、牙根纵折和牙根炎性吸收是牙周组织和牙髓组织之间的非生理性交通。

医源性根管侧穿是在手扩/机扩或桩道预备中发生的严重并发症，可严重威胁牙齿的预后（Tsesis et al. 2010; Gorni et al. 2016）。治疗效果取决于以下几个因素，应尽早进行评估：如根部穿孔的大小和位置、确诊和治疗的时机、牙周受累的程度，以及封闭剂的密封能力和生物相容性。封闭得越快，感染控制将越好。因此，进行修补治疗前的时间间隔对治疗成功来说至关重要。在封闭剂中，最常使用的是加强型氧化锌-丁香酚水门汀和生物陶瓷材料，例如三氧化矿物聚合体（MTA）（Weldon et al. 2002; Parirokh and Torabinejad 2010; Haapasalo et al. 2015; Gorni et al. 2016）。

牙根纵折（图4.2和图4.3）通常由创伤性负载引起，多见于非活髓牙（Chan et al. 1999; Sugaya et al. 2015）。在活髓牙中，牙根纵折可起始于“牙隐裂综合征”（Cameron 1964）的牙冠部，或仅累及牙根（Chan et al. 1999; Sugaya et al. 2015）。虽然过去认为经过牙髓治疗的牙齿由于牙本质成分结构的变化（例如水和胶原蛋白交联的丧失）而变得脆弱，但目前认为其脆性更大程度上与牙体结构的完整性丧失相关。事实上，洞形的扩展可能会影响牙尖功能斜面的角度，增加根折的风险。此外，大面积充填史，特别是在下颌后牙，可能使牙齿更容易折裂，特别是老年患者（Lewinstein and Grajower 1981; Huang et al. 1992; Cheron et al. 2011; Faria et al. 2011）。

牙根吸收是一个与牙本质、牙骨质和/或牙槽骨的丧失相关的病理过程。它可以发生在牙根外部或内部，取决于起源自牙周组织还是牙髓组织。其发病机制尚不清楚。可能的诱发

(a) (b)

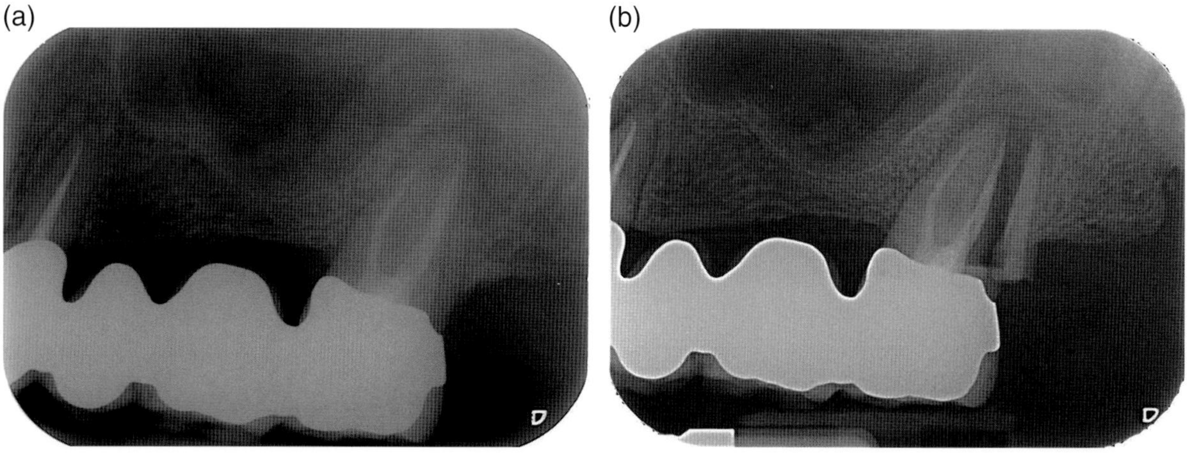

图4.2 2.7（UL7）从根尖开始的牙根纵折。（a）病变与牙髓感染类似；（b）随访2年后治疗失败，由于解剖结构不合适无法行截根术。

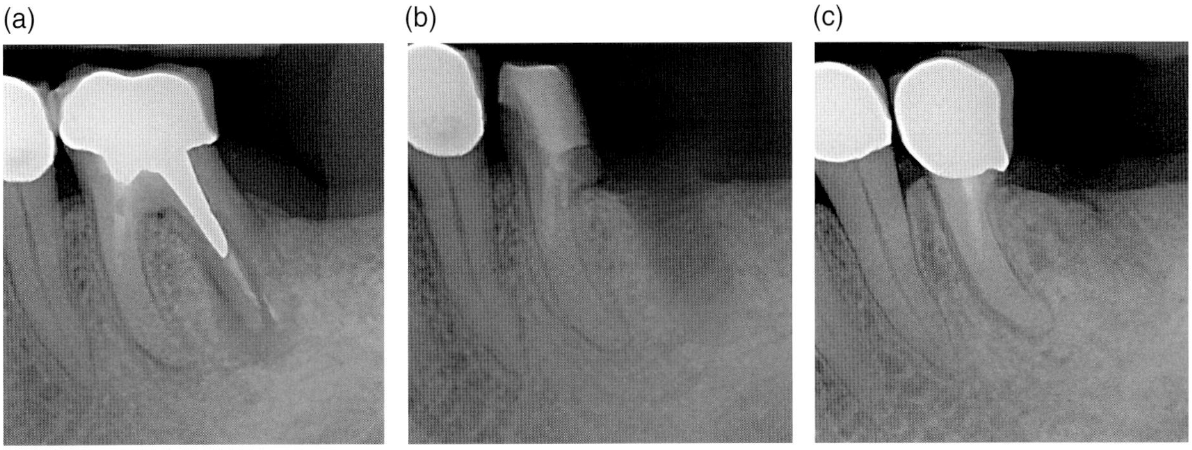

图4.3　（a）3.6（LL6）远中根纵折；（b）远中根切除术；（c）愈合后。

因素包括机械性和感染性因素，如正畸治疗、创伤、牙冠内漂白、牙周炎和温度刺激。探诊大量出血、存在肉芽组织和质地坚硬的洞底，可帮助诊断炎症性牙根外吸收。牙髓电活力测试和冷刺激测试可能为阳性。然而，单凭敏感性测试并不能鉴别牙根外吸收、龋坏或内吸收。牙根内吸收时放射检查显示根管影像轮廓清晰，而牙根外吸收时根管影像轮廓不清或消失。牙根外吸收（图4.4）最终可侵入到髓腔，同样，内吸收也可穿破牙根壁连通髓腔和牙周组织（Tronstad 1988; Trope 1998; Andreasen and Andersson 2007; Patel et al. 2010）。

4.3　牙髓–牙周联合病变的相关细菌

牙周病是厌氧菌的混合感染所导致，受局部及宿主因素之间复杂的相互作用调节（Page 1999）。类似，牙髓感染也具有厌氧特性。在感染的根管中发现的菌株大多也存在于牙周袋中，但牙髓生物膜不如牙周生物膜复杂（Trope et al. 1988; Kobayashi et al. 1990; Sundqvist 1994: Kurihara et al. 1995; Zehnder et al. 2002）。根管感染是一个动态过程，不同阶段具有不同的优势菌。在原发性牙髓感染（包括脓肿病例）中最常检测到的命名种群包含多个种属的革兰阴性菌，如梭杆菌（Fusobacterium）、小杆菌属（Dialister）、卟啉单胞菌（Porphyromonas）、普雷沃氏菌（Prevotella）、坦纳菌（Tannerella）、密螺旋体（Treponema）、弯曲杆菌（Campylobacter）和韦荣球菌属（Veillonella），以及革兰阳性菌，如小单胞菌（Parvimonas）、产线菌（Filifactor）、假分枝杆菌（Pseudoramibacter）、奥尔森菌属（Olsenella）、放线菌（Actinomyces）、消化道链球菌属（Peptostreptococcus）、链球菌（Streptococcus）、短棒菌苗（Propionibacterium）、真细菌（Eubacterium）等。然而，如果牙髓治疗失败，微生物群落则会发生变化。一些培养实验和分子生物学研究表明，粪肠球菌是根管治疗后牙齿中最常见的微生物种类，检出率高达90%，与根管内的持续性感染密切相关（Rôças et al. 2004; Mohammadi et al. 2013）。经过完善治疗的根管可能有1～5种细菌；但在那些未经恰当治疗的根管中，数量可能从10到30不等，这与未经治疗的根管非常相似（Sundqvist et al. 1998; Pinheiro et al. 2003; Sakamoto et al. 2008）。

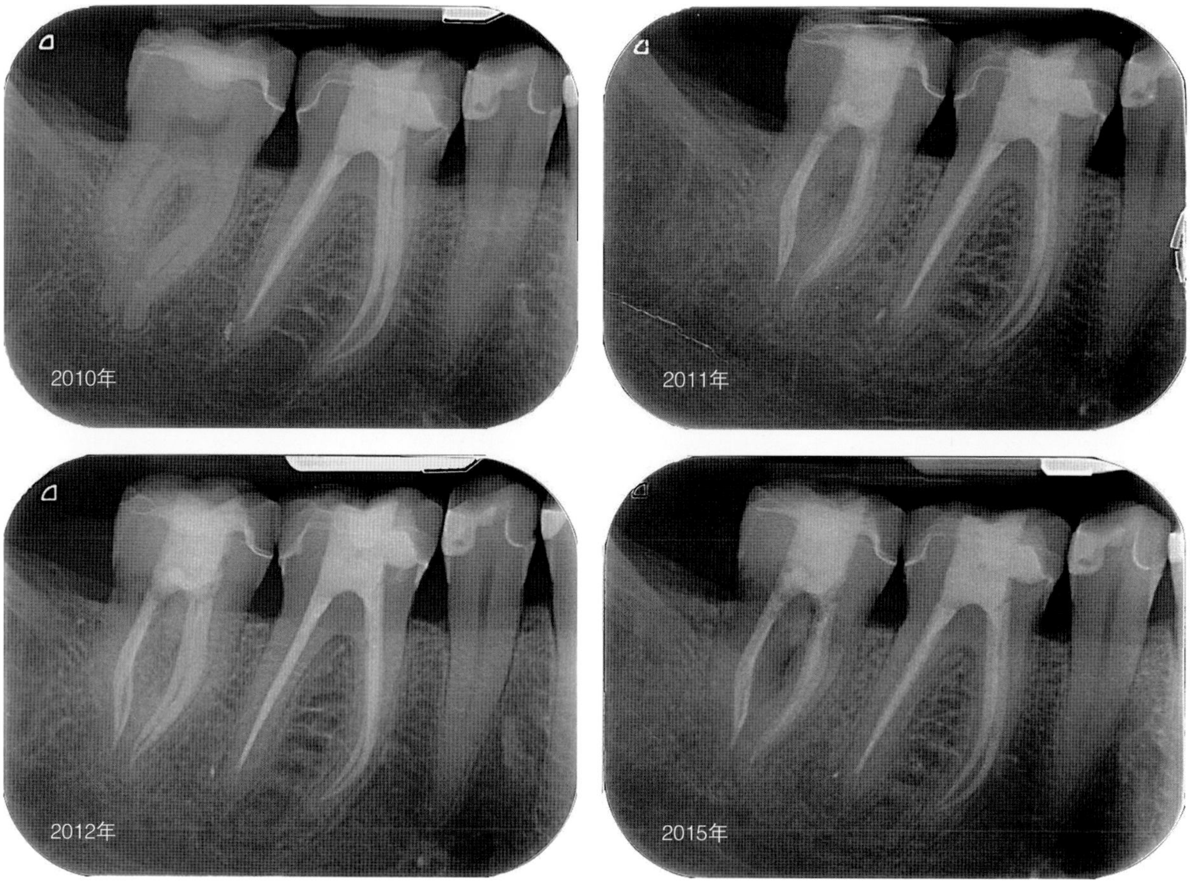

图4.4 4.7（LR7）远舌根进行性牙根外吸收。起初，不可见的吸收导致了牙髓炎，因而进行了根管治疗。

4.4 牙周病与牙髓组织学变化之间的关系

关于牙周炎症和牙髓健康之间的关系仍存在许多争议（表4.1）。但牙周炎和牙周治疗可以诱发牙髓发生病理性变化的观点已被广泛接受。牙周病的进展可导致侧副根管的暴露和细菌污染，更常见于牙齿的根尖1/3和根分叉处（Seltzer et al. 1963; Rubach and Mitchell 1965）。牙周病变还可到达根尖导致神经-血管束的损伤（Langeland et al. 1974; De Deus 1975）。此外，刮治和根面平整可导致牙骨质丧失，使牙本质小管和侧副根管暴露（Adriaens et al. 1988），使微生物可以向牙髓迁移并引起牙髓的组织学变化（Rubach and Mitchell 1965; 图4.5）。然而，修复性牙本质的沉积（Bergenholtz and Lindhe 1978; Nilvéus and Selvig 1983; Hattler and Listgarten 1984）、牙本质液的向外运动（Vongsavan and Matthews 1991, 1992; Pashley et al. 2002）、牙本质小管中的成牙本质细胞突（Nagaoka et al. 1995; Pasley et al. 2002）以及牙本质液中的抗体和抗菌成分（Hahn and Overton 1997）构成了一个防御系统以阻止细菌到达牙髓。关于这一点，正如第3章所述，龈下清创术现在正逐渐告别“根面平整”和“去除所有病变牙骨质”的概念，转而强调扰乱龈下生物膜，同时将对牙骨质的破坏程度降到最低（Nibali et al. 2015）。

牙髓的反应可能表现为不同形式，从正常

表4.1　牙周病对牙髓组织的影响

进行性牙周炎和牙周治疗会影响牙髓吗?			牙髓损伤		牙髓反应		
进行性牙周病	是	根尖； 根尖孔 （Langeland et al. 1974; Harrington et al. 2002; Sheykhrezaee et al. 2007; Aguiar et al. 2014; Rathod et al. 2014）	神经－血管束损伤；累及主根管	不可逆	炎性 退行性 （Rubach and Mitchell 1965; Zehnder 2001; Sheykhrezaee et al. 2007; Aguiar et al. 2014; Rathod et al. 2014）	完全坏死	
		根尖1/3 （Rubach and Mitchell 1965; Adriaens et al. 1988; Sheykhrezaee et al. 2007; Zuza et al. 2012）	细菌和毒素通过侧副根管向牙髓迁移	不可逆或可逆	炎性 退化性 （Rubach and Mitchell 1965; Sheykhrezaee et al. 2007; Rathod et al. 2014）	纤维化 钙化 炎症 成牙本质细胞完整性丧失 神经血管改变 部分/完全坏死	
		根分叉 （Rubach and Mitchell 1965; Bender and Seltzer 1972; Adriaens et al. 1988; Zuza et al. 2012）			修复性 （Mazur and Massler 1964; Bender and Seltzer 1972; Langeland et al. 1974; Lantelme et al. 1976; Bergenholtz and Lindhe 1978; Ross and Thompson 1978; Czarnecki and Schilder 1979; Torabinejad and Kiger 1985; Cortellini and Tonetti 2001; Harrington et al. 2002; Aguiar et al. 2014）	钙化 纤维化 血管改变 神经改变	≈牙髓老化
牙周治疗（刮治及根面平整）		是 （Rubach and Mitchell 1965; Adriaens et al. 1988）	神经－血管束损伤；累及主根管	不可逆	炎性 退行性 （Rubach and Mitchell 1965; Sheykhrezaee et al. 2007; Rathod et al. 2014）	完全坏死	

续表

进行性牙周炎和牙周治疗会影响牙髓吗?		牙髓损伤		牙髓反应		
		牙骨质去除：细菌和毒素通过侧副根管和暴露的牙本质小管向牙髓迁移	不可逆或可逆	炎性 退行性 （Rubach and Mitchell 1965; Sheykhrezaee et al. 2007; Rathod et al. 2014）	纤维化 钙化 炎症 成牙本质细胞完整性丧失 血管改变 部分/完全坏死	
				修复性 （Mazur and Massler 1964; Bender and Seltzer 1972; Langeland et al. 1974; Lantelme et al. 1976; Bergenholtz and Lindhe 1978; Ross and Thompson 1978; Czarnecki and Schilder 1979; Torabinejad and Kiger 1985; Cortellini and Tonetti 2001; Harrington et al. 2002; Aguiar et al. 2014）	钙化 纤维化 血管改变 神经改变	≈牙髓老化
牙周治疗（刮治及根面平整）	否 （Bergenholtz and Lindhe 1978; Nilvéus and Selvig 1983; Hattler and Listgarten 1984; Nagaoka et al. 1995; Hahn and Overton 1997; Pashley et al. 2002）	没有细菌和毒素通过侧副根管和暴露的牙本质小管向牙髓迁移	可逆	修复性牙本质（Bergenholtz and Lindhe 1978; Hattler and Listgarten 1984; Vongsavan and Matthews 1991） + 牙本质液（Vongsaven and Matthews 1991, 1992; Pashley et al. 2002） + 成牙本质细胞突（Nagaoka et al. 1995; Pashley et al. 2002） 牙本质液中的抗体/抗菌成分（Hahn and Overton 1997）		

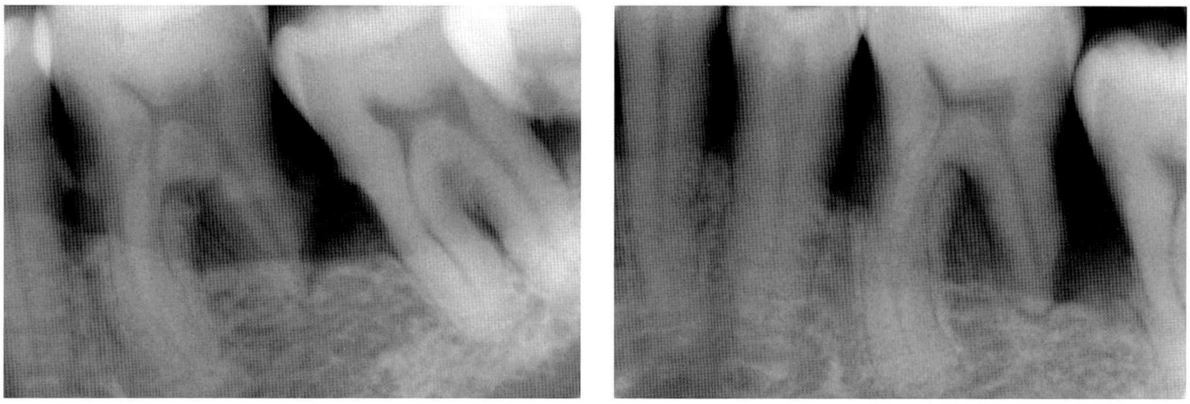

图4.5　深层根面清创后3.6（LL6）发生牙髓坏死。资料来源：Courtesy Dr Cristiano Luciano。

的（Mazur and Massler 1964; Smukler and Tagger 1976; Czarnecki and Schilder 1979; Torabinejac and Kiger 1985）到修复性的（Mazur and Massler 1964; Langeland et al. 1974; Czarnecki and Schilder 1979; Torabinejad and Kiger 1985; Harrington et al. 2002）或是退行性的（Rubach and Mitchell 1965; Sheykhrezaee et al. 2007; Zuza et al. 2012; Aguiar et al. 2014; Rathod et al. 2014）。修复性反应的活髓表现为钙化、纤维化、仅含有少量血管和神经纤维（Mazur and Massler 1964; Langeland et al. 1974; Czarnecki and Schilder 1979; Torabinejad and Kiger 1985; Harrington et al. 2002）。而退行性的牙髓表现出纤维化、钙化、炎症、血管改变、成牙本质细胞完整性丧失以及部分区域的坏死（Rubach and Mitchell 1965; Aguiar et al. 2014; Rathod et al. 2014）。完全坏死通常只在根尖神经-血管束被累及时才会发生（Langeland et al. 1974; Zehnder 2001; Harrington et al. 2002; Sheykhrezaee et al. 2007; Aguiar et al. 2014; Rathod et al. 2014）。

因缺乏包含实验组和对照组的随机对照临床试验，因此无法证实进展性牙周病与牙髓病变的确立之间是否存在明确的关联。实验数据需要进行谨慎的解读，因为牙髓的变化可能是多种因素作用的结果，包括牙周病、龋病、牙髓生理性老化、被忽略的既往创伤史或是对牙髓组织的固定。实际上，对牙髓组织的固定具有一定的难度，由于样品制备不当而产生的伪影可能会导致误判 (Harrington et al. 2002; Sheykhrezaee et al. 2007 ）。

就现阶段所掌握的知识而言，我们只能得出牙周病可能会导致牙髓修复性或退行性改变的结论。牙髓坏死相当罕见，只有当病损波及牙齿的根尖1/3并且累及神经-血管束时才会发生。如果通过根尖孔的血供仍未受损，则牙髓通常能够承受由牙周病和治疗所引起的生理损伤。

4.5　牙髓-牙周联合病变

由于牙髓与牙周膜的解剖结构和功能相互关联，有时在单个牙周病变位点存在牙髓和牙周组织同时受累的情况。Simring和Goldberg于1964年首次描述了这种临床现象，即牙髓-牙周联合病变（Bergenholtz and Hasselgreen 2008）。

4.5.1　分类

尽管存在许多牙髓-牙周联合病变的分类，但Simon、Glick和Frank（1972）的分类仍然是最广为接受并引用的（Gargiulo 1984; Guldener

1985; Abbott and Salgado 2009; Kerns and Glickman 2011）。根据Simon等的观点，牙髓-牙周联合病变可被归为以下几类：

- 原发性牙髓病变
- 原发性牙周病变
  - 原发性牙髓病变伴继发性牙周病变
  - 原发性牙周病变伴继发性牙髓病变
  - 真正的联合病变

4.5.1.1 原发性牙髓病变

原发性牙髓病变（方框4.1和表4.2）主要累及龋坏、充填过或受过创伤的牙齿。牙髓炎症导致根尖周发生骨吸收，并沿着牙根的侧方波及牙周组织。当炎症发生在多根牙时，可波及根分叉区（图4.6和图4.7）。随着脓肿的进展，根据最小阻力路径（阻力最小的位置）原理，脓液会通过牙周韧带所在的空间或穿破皮质骨形成窦道。对于多根牙，窦道可通向根分叉区进行排脓，表现得与Ⅲ度根分叉病变相似。

相关的临床炎症体征包括疼痛、牙齿松动、压痛和叩痛，以及牙周脓肿样肿胀。

敏感性测试大多数情况下显示为牙髓坏死，但在多根牙中，牙髓可能只是部分坏死，因而反应也可呈阳性。由于病变来源于牙髓，必须进行根管治疗（European Society of Endodontology 2006）来解决窦道问题，而不需要任何相关的牙周治疗（Zehnder et al.2002; Bergenholtz and Hasselgreen 2008; Shenoy and Shenoy 2010; Kerns and Glickman 2011）。有时，可能需要长达4年或5年的时间才能在影像学上观察到根尖周病变的完全愈合（Ng et al. 2007; Zitzmann et al. 2009）。不恰当的根管治疗或未治疗的遗漏根管（如上颌第一磨牙的MB2或下颌磨牙的D2）会妨碍病变的愈合，因为这时牙髓内会有大量的残留细菌。

4.5.1.2 原发性牙周病变

牙周炎（方框4.2和表4.3）是一种进行性的炎症过程，其起始于龈沟并且随着牙菌斑和牙结石在根面的积聚而向根方进展，最终的结果是导致牙槽骨和牙齿周围支持组织的丧失。这个过程在急性期时还可能伴发牙周脓肿（Toto and Gargiulo 1970; Hoffman and Gold 1971）。临床检查显示软组织炎症、牙齿松动、探诊出血，以及存在根面菌斑和牙结石的宽牙周袋（即在牙的不同位点均可探入）。应

方框4.1 原发性牙髓病变

- 牙病史：龋坏、隐裂牙、大面积的充填体、冠或桥修复的基牙、不完善的根管治疗、牙外伤*、牙根吸收**
- 牙根表面：探诊光滑。无龈下牙结石
- 牙周袋形态：若存在牙周袋，则较窄
- 牙髓敏感性测试反应：一般为阴性，但在多根牙中可能为阳性
- 影像学特征：牙齿侧方、根尖和/或根间有透射影
- 治疗：根管治疗

* 外伤后牙髓的愈合，特别是牙脱位后的损伤，其特点是暂时失去敏感性。所有敏感性测试在外伤后的可靠性都较低（Bastos et al. 2014）

** 牙根吸收可能分别开始于牙周组织影响牙外表面（外吸收）或始于髓腔内影响牙本质内部（内吸收）

表4.2　原发性牙髓病变

诊断因素	结果	临床管理
存在龋坏/充填体/裂纹	+	既往史
龈下牙结石	−	临床检查
创伤史	+/−	牙周探诊
脓肿	+[*]	影像学检查
窄而深的牙周袋	+/−	敏感性测试
探诊出血	−	牙髓治疗
温度测试	−/+[**]	几个月后再评估
电测试	−/+[**]	
射线透射影	+	
松动	+/−	
触诊	+	
叩诊	+	

[*]在急性期时

[**]除气体相关热膨胀的情况外，如果所有牙髓组织都坏死则检测结果为阴性。
如果部分坏死，检测结果可能为阳性。

鉴别诊断	牙根纵折 原发性牙周病变
有利的牙髓预后因素	完善的牙髓治疗 无症状 30天内未探诊 30天内瘘道闭合 6个月内透射影改善

资料来源：Adapted from AIE–Collana di Monografie Piccin Nuova Libraria S.p.A 2014。

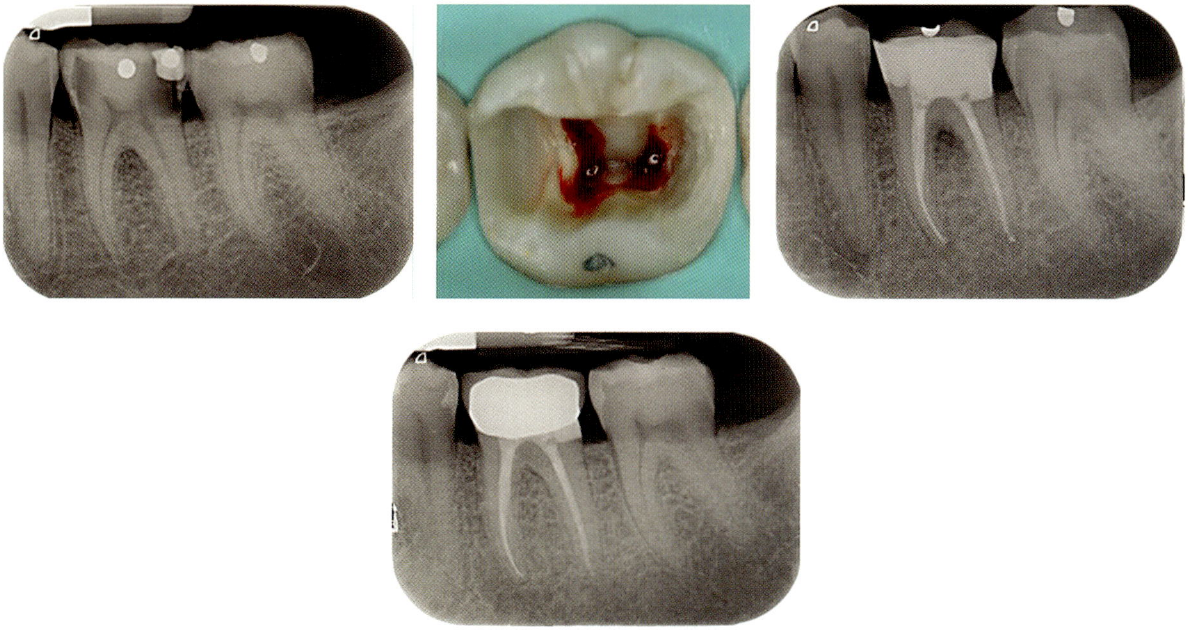

图4.6　3.6（LL6）牙髓炎。细菌毒素引起根间和根尖周透射影。根管治疗后随访5年。

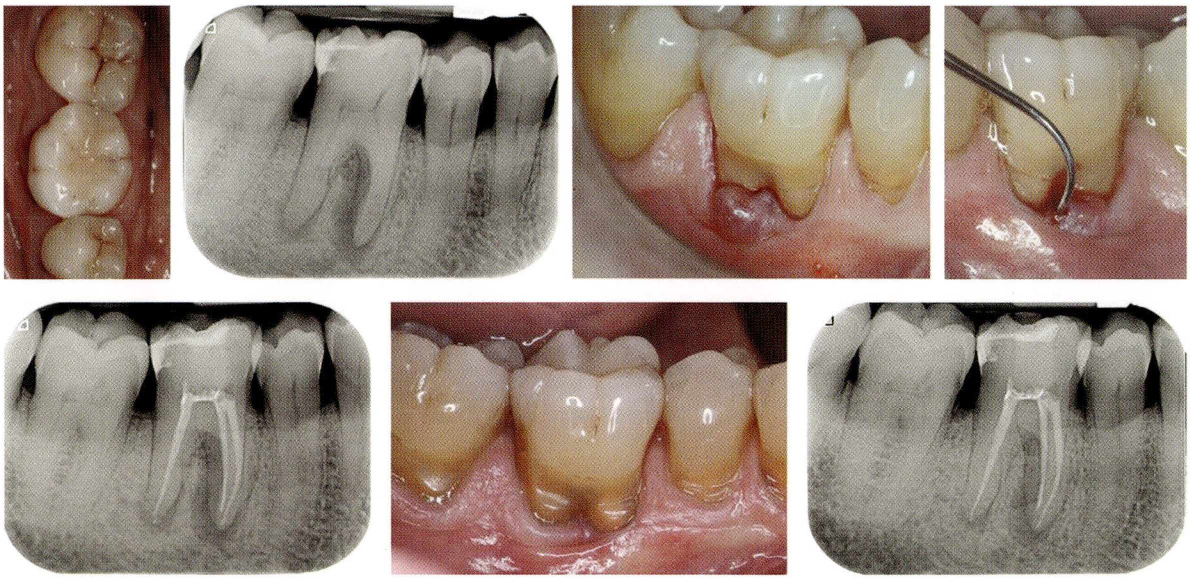

图4.7 4.6（LR6）原发性牙髓病变伴根间和根尖病变。3个月后探诊无根分叉病变，随访1年后部分愈合。

方框4.2 原发性牙周病变

- 牙病史：牙周袋、附着丧失、探诊出血
- 牙根表面：龈下牙菌斑和牙结石造成的牙根表面粗糙
- 牙周袋形态：宽，常常多个同时出现
- 牙髓敏感性测试反应：一般为阳性
- 影像学特征：牙齿侧方和/或根间有透射影，疾病进展时根尖出现透射影
- 治疗：口腔卫生宣教（OHI）及根面清创

该注意的是，牙周袋也可能源于牙根的发育异常（Rotstein and Simon 2004）。在进行诊断检测时，牙髓敏感性测试通常显示出阳性反应；也可能为阴性反应，但并不一定表示牙髓坏死。营养不良的钙化可能引起髓腔空间变小，牙齿虽然有活力但仍可能对敏感性测试无反应（Abou-Rass 1982）。

基于上述因素，患牙的预后主要取决于牙周病的严重程度、牙周治疗的效果以及患者对长期维护治疗的依从性（Bergenholtz and Hasselgreen 2008; Kerns and Glickman 2011）。

原发性牙髓病变伴继发性牙周病变

当牙髓感染未经治疗或在根管治疗后感染仍持续存在时，牙周致病菌可能沿着开放的窦道向根尖方向迁移，从而诱发牙周炎。影像学检查常见角形骨吸收或根间的牙槽骨吸收。探诊可探到牙菌斑和牙结石，因此病变的愈合需要同时进行牙髓和牙周治疗，以清除坏死牙髓和清创根面。由于根管治疗仅能解决部分问题（European Society of Endodontology 2006; Shenoy and Shenoy 2010），因此患牙的预后依赖于骨缺损的范围和严重程度，以及牙周治疗的效果。

对于形成瘘管并穿破皮质骨的化脓性病变，来自口腔的细菌可能首先在瘘管中定植，然后进入根尖定植，进而影响牙齿预后。当患牙存在根管侧穿和/或根折时，接受过牙髓治疗的牙齿也可能发生原发性牙髓病变伴继发性牙

表4.3　原发性牙周病变

诊断因素	结果	临床管理
存在龋坏/充填体/裂纹	+/–	既往史
龈下牙结石	+	临床检查
创伤史	+/–	牙周探诊
脓肿	+*	影像学检查
非独立的、宽而深的牙周袋/根分叉病变	+	敏感性测试
探诊出血	+	固定松动牙（必要时）
温度测试	+	口腔卫生宣教和牙周非手术治疗
电测试	+	几个月后牙周再评估
侧方/根间透射影	+	牙周手术治疗（必要时）
松动	+	
触诊	+*	
叩诊	+*	
*在急性期时		
鉴别诊断	牙髓–牙周联合病变	
有利的牙髓预后因素	无症状 活髓 无探诊出血 牙周袋探诊深度减少 松动度减轻 影像学检查显示缺损的根尖部分出现骨再矿化	

资料来源：Adapted from AIE–Collana di Monografie Piccin Nuova Libraria S.p.A 2014。

周病变（方框4.3和表4.4）。一旦建立了牙髓和牙周组织之间的通道，微生物可以从根管向牙周组织迁移，则可能发生继发性牙周病变。

临床症状可能从局部牙周袋加深到脓肿形成，伴疼痛、渗出物和牙齿松动。在单根牙中，如果病损接近根尖，则预后通常较差。在多根牙中，如果解剖条件符合手术指征，则可以通过截除受累牙根来保留患牙，因此预后可能较单根牙更好（Cameron 1964; Chan et al. 1999; Zehnder et al. 2002; Sunitha et al. 2008; Kerns and Glickman 2011: Sugaya et al.2015; 见第8章）。

方框4.3　原发性牙髓病变伴继发性牙周病变

- 牙病史：龋坏、隐裂、大面积充填体、冠或桥修复的基牙、不完善的根管治疗、牙外伤
- 牙根表面：龈下牙菌斑和牙结石造成的牙根表面粗糙
- 牙周袋形态：取决于窦道暴露于牙周病原菌的时间，由窄到宽
- 牙髓敏感性测试反应：阴性
- 影像学特征：牙齿侧方、根尖和/或根间有透射影
- 治疗：根管治疗、口腔卫生宣教（OHI）及根面清创

表4.4 原发性牙髓病变伴继发性牙周病变

诊断因素	结果	临床管理
存在龋坏/充填体/裂纹	+	既往史
龈下牙结石	+	临床检查
创伤史	+/−	牙周探诊
脓肿	+*	影像学检查
窄到宽的深牙周袋	+	敏感性测试
探诊出血	+	固定松动牙（必要时）
温度测试	−	口腔卫生宣教和牙周非手术治疗§
电测试	−	牙髓治疗
透射影	+	几个月后再评估
松动	+	牙周手术治疗（必要时）
触诊	+	
叩诊	+	

*在急性期时

§在确定病损的牙髓病变部分之前，应避免进行深层的根面清创（参见4.5.3）

鉴别诊断	原发性牙周病变伴继发性牙髓病变 牙根纵折 牙髓治疗后牙齿的根/根分叉穿孔
有利的牙髓预后因素	完善的牙髓治疗 无症状 30天内探诊深度部分减少 30天内瘘道闭合 松动度减轻 6个月内透射影像部分改善

资料来源：Adapted from AIE-Collana di Monografie Piccin Nuova Libraria S.p.A 2014。

方框4.4 原发性牙周病变伴继发性牙髓病变

- 牙病史：牙周袋探诊深度加深，探诊出血
- 牙根表面：龈下牙菌斑和牙结石造成的牙根表面粗糙
- 牙周袋形态：宽，常常多个同时出现
- 牙髓敏感性测试反应：一般为阴性
- 影像学特征：牙齿侧方、根尖和/或根间有透射影
- 治疗：根管治疗，口腔卫生宣教（OHI）及根面清创

原发性牙周病变伴继发性牙髓病变

原发性牙周病变伴继发性牙髓病变（方框4.4和表4.5）与原发性牙髓病变伴继发性牙周病变的不同之处在于疾病发生过程的时间顺序。如果牙周炎未得到治疗，牙周致病菌可通过侧副根管或根尖孔到达牙髓，引起牙髓坏死并发生牙髓-牙周联合病变（Rubach and Mitchell 1965; Aguiar et al. 2014）。牙周治疗也可导致

表4.5　原发性牙周病变伴继发性牙髓病变

诊断因素	结果	临床管理
存在龋坏/充填体/裂纹	+/–	既往史
龈下牙结石	+	临床检查
创伤史	+/–	牙周探诊
脓肿	+*	影像学检查
非独立的、宽而深的牙周袋/根分叉病变	+	敏感性测试
探诊出血	+	固定松动牙（必要时）
温度测试	–**	口腔卫生宣教和牙周非手术治疗§
电测试	–**	牙髓治疗
侧方/根尖/根间透射影	+	几个月后牙周再评估
松动	+	牙周手术治疗（必要时）
触诊	+	
叩诊	+	

*在急性期时

**除气体相关热膨胀的情况外，如果所有牙髓组织都坏死则检测结果为阴性。

如果部分坏死，检测结果可能为阳性。

§在确定病损的牙髓病变部分之前，应避免进行深层的根面清创（参见4.5.3）

鉴别诊断	原发性牙髓病变伴继发性牙周病变
有利的牙髓预后因素	完善的牙髓治疗 无症状 30天内探诊深度部分减少 30天内瘘道闭合 松动度减轻 6个月内透射影部分改善

资料来源：Adapted from AIE–Collana di Monografie Piccin Nuova Libraria S.p.A 2014。

继发性的牙髓创伤。龈下刮治和根面平整或牙周翻瓣术导致侧副根管和牙本质暴露、并可能妨碍血供，接着微生物可能穿入牙本质小管中，导致牙髓炎症和/或坏死（Adriaens et al. 1988）。

为了区分牙髓–牙周联合病变是原发于牙周还是牙髓，必须进行详尽的病史询问和临床检查（图4.8）。广泛型牙周炎的病史可能提示感染是牙周来源。牙周袋的数量和结构可帮助诊断。较宽或较窄的破坏通常分别提示病变来源于牙周或牙髓（Zehnder et al. 2002; Sunitha et al. 2008; Kerns and Glickman 2011）。此外，牙周探诊可以检查牙根表面是否存在牙结石。当牙髓发生病变时，牙髓敏感性测试通常为阴性，而影像学评估并不能表明病变的原发性来源。

一旦得到完善的牙髓治疗（European Society of Endodontology 2006; Shenoy and Shenoy 2010），临床治疗的成功主要取决于牙周治疗

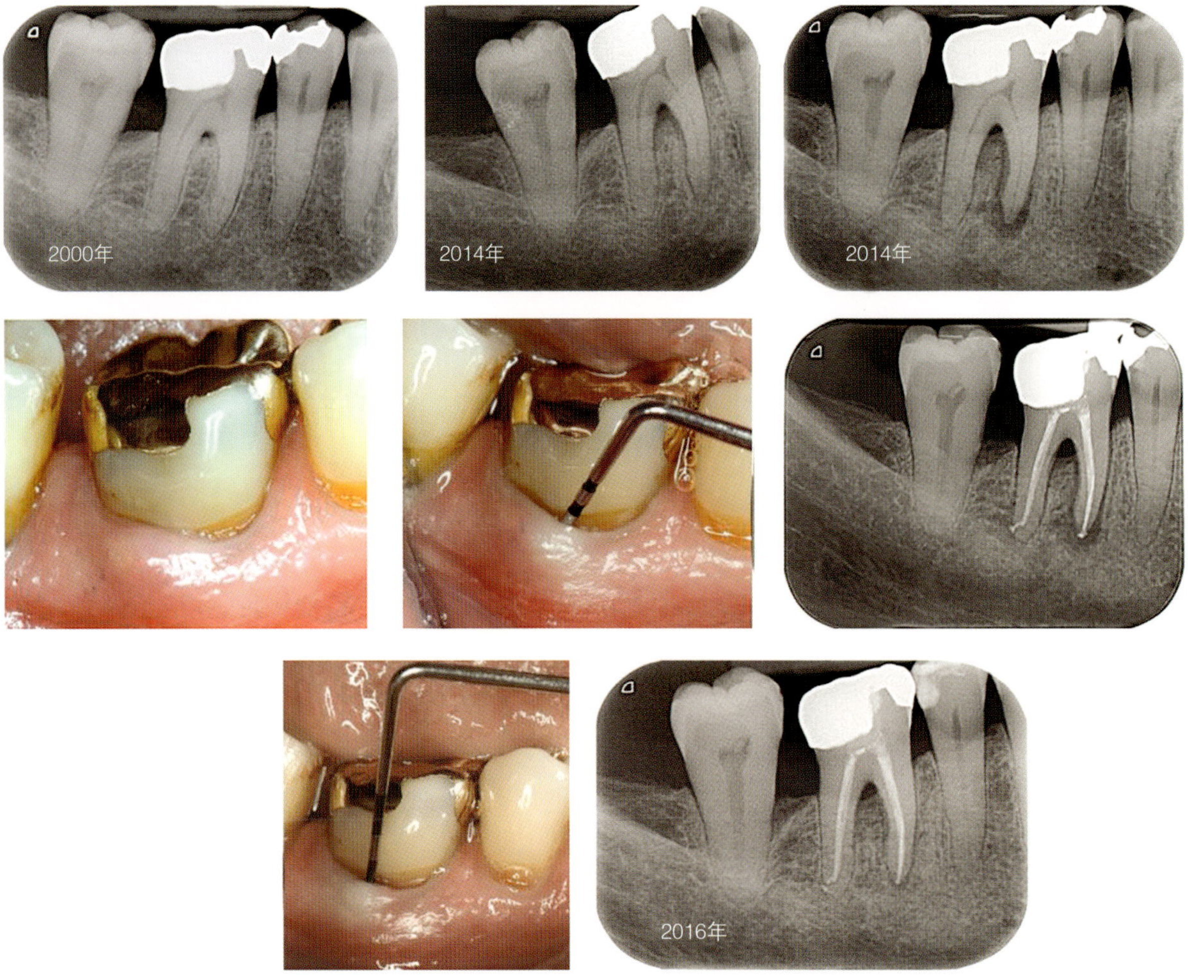

图4.8 4.6（LR6）Ⅲ度根分叉病变，14年后病变进行性加深并继发性牙髓坏死。根管治疗改善了牙髓病变导致的那部分缺损。除洁刮治、根面平整及口腔卫生指导外，并未进行进一步的牙周治疗。

的效果和患者对长期维护治疗的依从性。如前所述，由于截根术为保存患牙提供了替代方案，多根牙可能比单根牙的预后更好。

真正的联合病变

真正的联合病变（方框4.5和表4.6）指牙髓和牙周感染同时存在，病变可能是独立的、分开的或是贯通的。当牙周袋深达根尖周时，牙髓病变和牙周病变的范围是无法区分的。真正的联合病变的临床症状与上述原发于牙髓来

方框4.5 原发性牙周病变伴继发性牙髓病变

- 牙病史：牙周袋探诊深度加深，探诊出血
- 牙根表面：龈下牙菌斑和牙结石造成的牙根表面粗糙
- 牙周袋形态：宽，常常多个同时出现
- 牙髓敏感性测试反应：一般为阴性
- 影像学特征：牙齿侧方、根尖和/或根间有透射影
- 治疗：根管治疗，口腔卫生宣教（OHI）及根面清创

表4.6　真正的牙髓–牙周联合病变

诊断因素	结果	临床管理
存在龋坏/充填体/裂纹	+	既往史
龈下牙结石	+	临床检查
创伤史	+/–	牙周探诊
脓肿	+*	影像学检查
非独立的、宽而深的牙周袋/根分叉	+	敏感性测试
探诊出血	+	固定松动牙（必要时）
温度测试	–	口腔卫生宣教和牙周非手术治疗§
电测试	–	牙髓治疗
侧方/根尖/根间透射影	+	几个月后牙周再评估
松动	+	手术牙周治疗（必要时）
触诊	+	
叩诊	+	

*取决于是急性期还是慢性期

§在确定病损的牙髓病变部分之前，应避免进行深层的根面清创（参见4.5.3）

鉴别诊断	牙根纵裂
有利的牙髓预后因素	完善的牙髓治疗 无症状 30天内探诊深度部分减少 30天内瘘道闭合 松动度减轻 6个月内透射影部分改善

资料来源：Adapted from AIE–Collana di Monografie Piccin Nuova Libraria S.p.A 2014。

源或牙周来源的联合病变相似。影像学检查可见牙槽骨大面积的透射影，可相互连通或未连通，类似于牙根纵折时的骨吸收影像。事实上，牙根纵折累及牙髓腔也可被认作是一种真正的联合病变。

在进行牙髓治疗之前，应对患牙进行固定，并进行仔细的清创。完善的根管治疗后（European Society of Endodontology 2006），牙髓来源的病损部分理应在数月内愈合（Shenoy and Shenoy 2010; 图4.9）。患牙的预后完全取决于牙周袋的深度和相关的牙周治疗。单根牙的预后较多根牙更为不确定，因为当多根牙仅个别牙根严重受累且解剖结构符合适应证时，截根术可以作为一种治疗方式来保存患牙。

4.5.2　牙髓–牙周联合病变的诊断

随着患者被持续监测一段时间，牙髓–牙周病变的诊断将不再那么困难。临床和影像学表现的相似使得鉴别诊断具有一定难度。应详细询问病史，仔细进行临床检查，并使用特定的

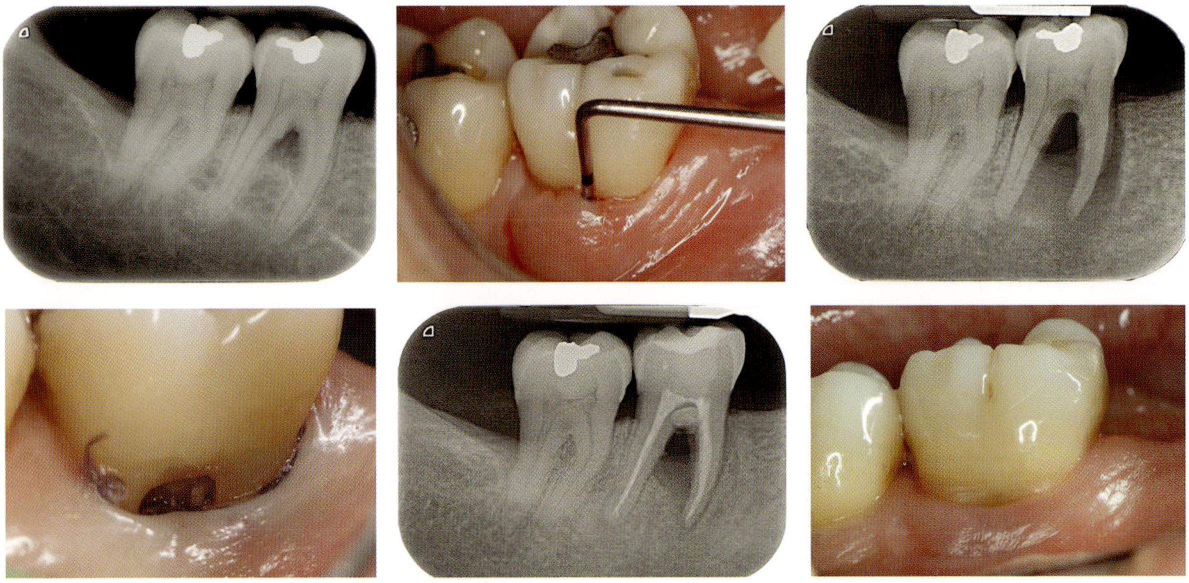

图4.9 4.7（LR7）3类根间缺损（class 3 inter-radicular defect）伴根分叉穹顶龋坏。龋坏进展导致牙髓坏死。牙周非手术治疗后隧道自行出现。根管治疗后1年随访。

检测方法评估牙髓活力，从而全面收集信息以避免误诊。原发性牙髓病变通常来源于感染和无活力的牙髓，而活髓牙更多是原发性牙周病的特征（Rotstein and Simon 2004; Bergenholtz and Hasselgreen 2008; Sunitha et al. 2008; Parolia et al. 2013）。

4.5.2.1 临床检查

牙髓和牙周疾病可能有许多共同的临床症状，如牙龈肿胀、流脓、探诊异常、牙齿松动和叩痛。必须仔细检查牙齿的龋坏状况、外形不佳及边缘密合性不良的充填体、磨耗、磨损、裂纹和折裂，这些因素通常与牙髓病密切相关。

4.5.2.2 触诊

用食指在牙根和根尖对应的部位施加一定压力，将黏膜压在下面的皮质骨上来进行触诊。阳性反应提示可能存在活跃的根尖周炎症。然而，该测试并不能判断病变是来源于牙髓还是牙周。进行该测试时应与对照牙齿进行对比。

4.5.2.3 叩诊

该检测提示根尖周炎症的存在，但却不能表明牙髓的状态。异常阳性反应表示牙周膜存在炎症，但并不能表明是来源于牙髓还是牙周。该测试应与对照牙进行比较。

4.5.2.4 咬合试验

该试验不能揭示牙髓的状态。受到隐裂牙综合征（Cameron 1964）影响的活髓牙和具有根尖周炎症的非活髓牙咬合试验均可能呈阳性。

4.5.2.5 松动度

该临床症状不能说明病变是原发于牙周还是牙髓。它的主要原因通常可推测为牙周炎。事实上，牙齿松动度取决于残留支持组织的量和炎症。骨量丧失越多，松动度越大。然而，不论是否有牙折，根尖周的水肿或牙齿的外伤也可导致相似的松动度（Biancu et al. 1995; Séguier et al. 2000）。

4.5.2.6　瘘管示踪

牙髓病和牙周病可导致瘘管、窦道的形成。炎性渗出物从最小阻力路径，通过颊侧附着龈或前庭沟经口腔黏膜排出。此现象常出现于牙髓感染，牙周病则通常经牙周袋排脓而无瘘管窦道形成。通过将阻射材料（通常是牙胶尖）插入窦道进行瘘管示踪（图4.10）。采用放射影像检查来识别窦道的走向，从而判断受累及的牙齿。

4.5.2.7　牙隐裂测试

牙隐裂（Cameron 1964）或牙根纵折可以通过透照试验观察到不完全或完全的裂纹来进行诊断。光纤光源直接放在清洁的牙齿上，通过评估被扰乱的光传输信号来观察裂纹（Liewehr 2001; Liewehr et al. 2010）。不似牙根纵折具有“泪状”透射影像，牙隐裂通常不会显示出任何病理性的放射影像。

4.5.2.8　影像学检查

尽管影像学检查益处良多，可检测龋坏、充填体外形不良、盖髓剂、根尖周暗影、牙周膜间隙增宽、牙结石、牙槽骨吸收、根折等，然而却不能确定透射影的来源（牙髓、牙周或其他）。同时还需考虑其他的一些病理情况，如囊肿和肿瘤，它们可能在影像学表现上与牙周或牙髓病变相似。

咬合创伤也能导致牙根的侧方、根尖或根间的透射影。在牙周病中，伴咬合创伤的牙齿，牙周袋的探诊深度与骨脱矿的量并不成比例，其深度不如在影像学上看到的那么深。咬合调整是必要的，且必须在牙髓或牙周治疗之前进行。通过调磨和牙周夹板分别消除咬合干扰和松动，几个月内牙槽骨脱矿就会缓解（Bergenholtz and Hasselgreen 2008; Carnevale et al. 2008; Lindhe et al. 2008; Kerns and Glickman 2011; 图4.11和图4.12）。

4.5.2.9　牙周袋探诊

为了评估病变是来源于牙髓还是牙周，探诊在诊断中起着至关重要的作用（Harrington and Steiner 2002）。通过有刻度的牙周探针来评估病损的范围、严重程度和形状。用探针尖端在根面探查牙菌斑和牙结石以明确牙周是否受累，然而不一定容易探查到。原发性牙周病变

(a)　(b)

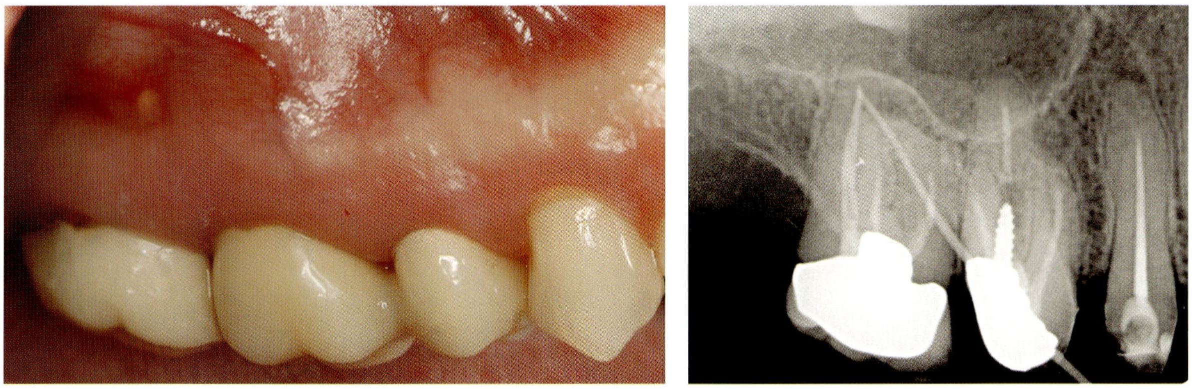

图4.10　（a）位于1.6（UR6）和1.7（UR7）之间的瘘管；（b）瘘管示踪提示病变来源为1.7牙牙髓感染。

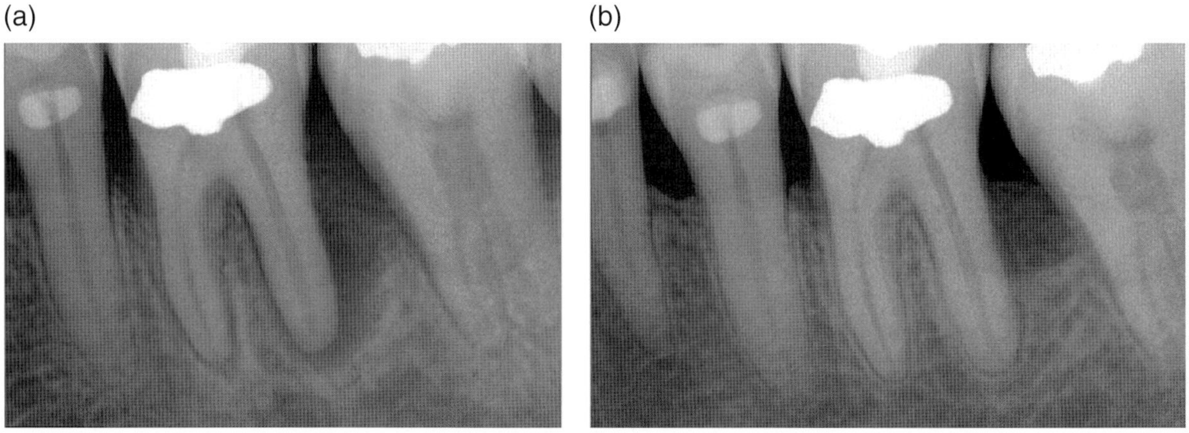

图4.11 （a）3.6（LL6）的透射影是受继发性咬合创伤影响，而没有根分叉病变；（b）根面清创和咬合调整后6个月随访。资料来源：AIE-Collana di Monografie Piccin Nuova Libraria S.p.A 2014, p. 139。

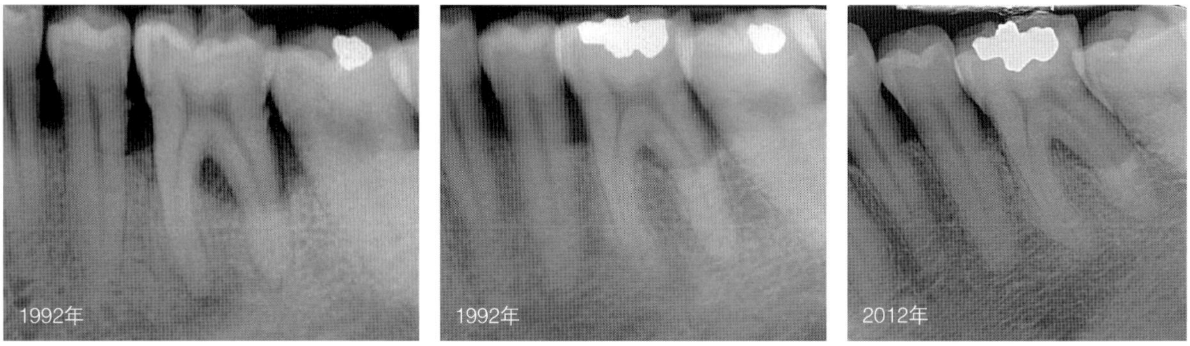

图4.12 受继发性咬合创伤影响的3.6（LL6）Ⅱ度根分叉病变（舌侧）。咬合调整后近中根根尖的透射影消失，推断其可能是牙齿的摆动导致的。牙周非手术治疗和口腔卫生指导后20年随访。资料来源：AIE-Collana di Monografie Piccin Nuova Libraria S.p.A 2014, p. 140。

通常是宽大的、牙结石所导致的病变，并且同时伴有多个牙周袋。而原发性牙髓病变通常表现为狭窄的、孤立的、无牙结石的病损。存在于根间的病损若无明显的牙周病体征，可能提示病变来源于牙髓。

牙周探诊可作为短期的预后指标。根管治疗后如果瘘管窦道快速愈合（Shenoy and Shenoy 2010），可证实病变来源于牙髓且不存在任何伴发病变，例如牙根纵折或牙周受累。反之，持续存在的窦道可能意味着牙周受累或牙髓感染未得到控制（Harrington and Steiner 2002; Walton and Torabinejad 2002; Rotstein and Simon 2004）。

4.5.2.10 牙髓活力测试

牙髓活力测试对于判断病变来源于牙髓或牙周非常重要（Walton and Torabinejad 2002）。通过感觉神经刺激评估的是牙髓的敏感性而非牙髓的活力。可以应用两种不同的刺激，电和/或温度（冷或热）刺激，并记录患者的不适和疼痛。图4.13展示了评估牙髓健康的诊断测试，方框4.6总结了牙髓对敏感性测试的反应可能被误读的临床情况。

活髓牙对冷热刺激分别表现为短暂的、一过性的刺痛或温和的热感。强烈而持久的疼痛反应表示可能存在不可逆的牙髓病变。在磨

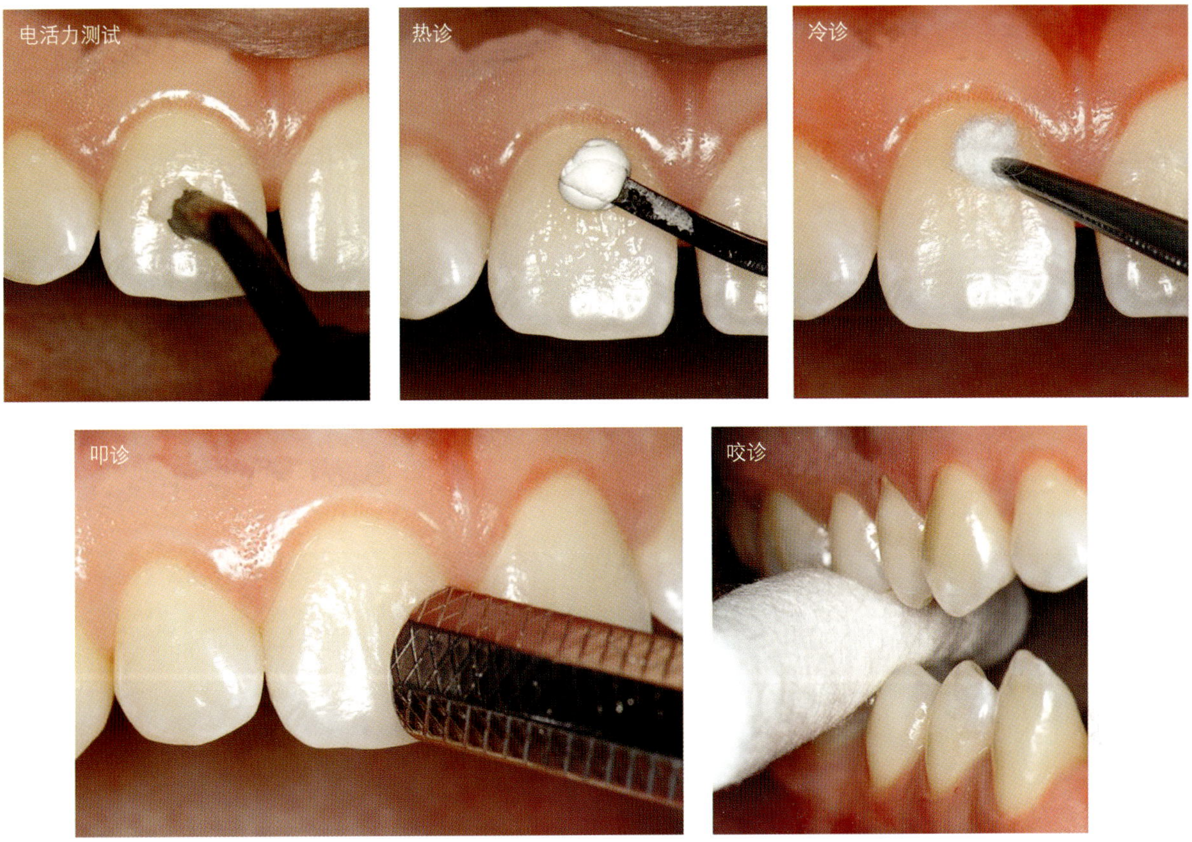

图4.13　评估牙髓健康的诊断性测试（电活力测试、热诊、冷诊、叩诊、咬诊）。资料来源：AIE–Collana di Monografie Piccin Nuova Libraria S.p.A 2014, pp. 266–268, 271。

牙中，组织变性可能仅局限于部分牙髓（图4.14），所以应该对测试的可靠性保留一定的质疑，因为可能会错误地记录为假阴性（Ahou–Rass 1982; Mejàre et al. 2012 ; Levin 2013）。测试无反应通常与牙髓坏死有关（Rowe and Pitt Ford 1990; Peters et al. 1994）。

方框4.6　牙髓对敏感性测试的反应可能被误读的临床情况

- 根管钙化的牙
- 牙髓部分受累的多根牙
- 部分覆盖或完全覆盖的修复体
- 外伤牙
- 经牙髓治疗却有遗漏根管未治疗的牙

活髓牙对电测试表现为刺痛感、轻微的不适或灼烧感。分值本身并不意味着病理变化存在或不存在，因为到目前为止还没有统一的判断牙髓病发生的阈值。一般来说，分值越高，发生不可逆的牙髓病变的概率就越高。为了更好地评估患牙的反应，应将健康的牙齿作为对照。通过比较患牙在不同随访阶段获得的测试分值，可为诊断提供更多的临床信息。然而，错误的阴性和阳性结果可能会使临床评估变得困难（Rotstein and Simon 2004; Gopikrishna et al. 2007; Chen and Abbott 2009; Jafarzade and Abbott 2010; Mejàre et al. 2012; Alghaithy and Qualtrough 2017）。

虽然反应迟钝可能与牙髓坏死有关，但牙

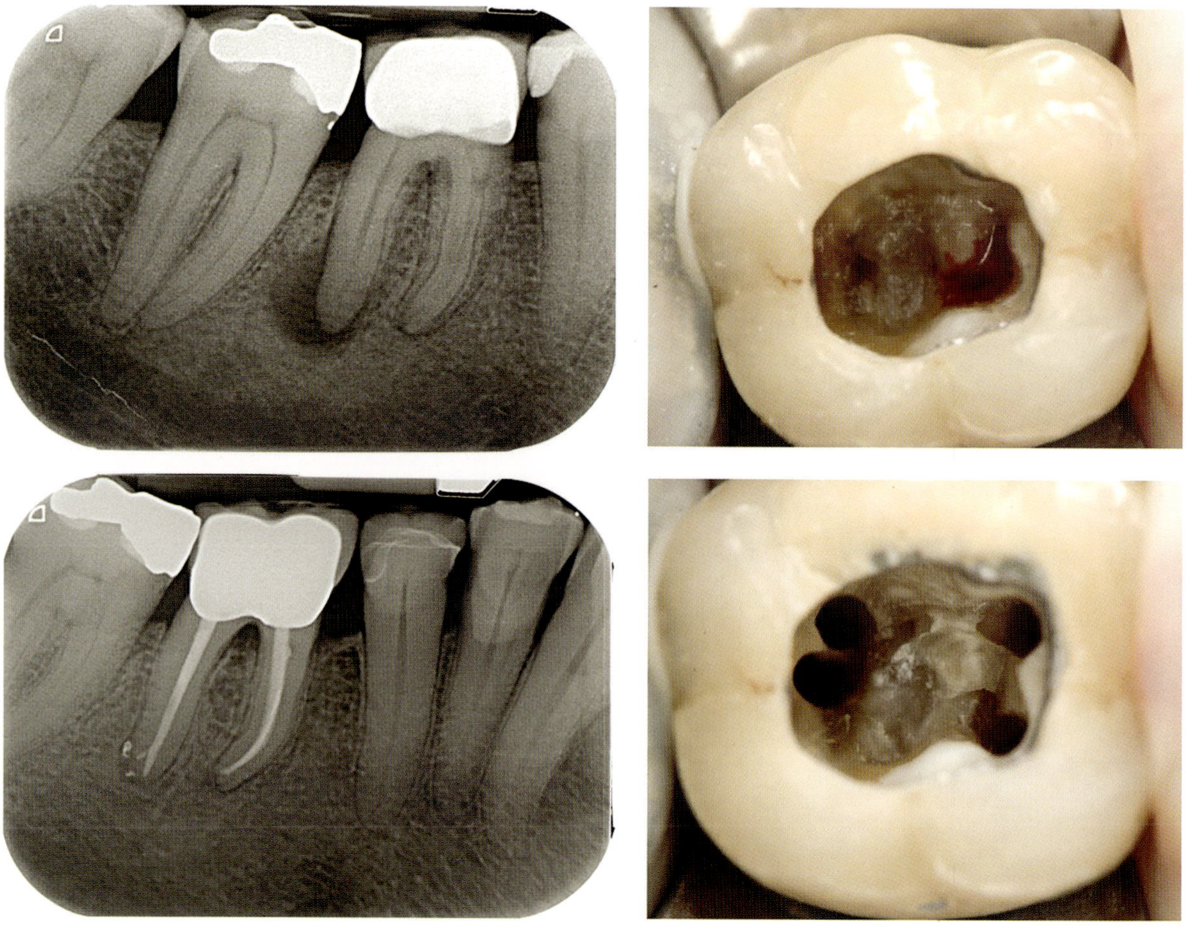

图4.14 局限在4.6（LR6）远中根的牙髓坏死，以及根管治疗后的效果。

髓炎、患者的焦虑情绪、牙本质敏感、创伤或牙釉质牙本质裂纹，可导致冷测试或电测试后患者反应激烈或具有误导性（Abou-Rass 1982; Eli 1993; Peters et al. 1994; Bastos et al. 2014）。冷刺激和热刺激可分别缓解或加剧牙髓部分坏死的牙齿症状。

因为牙髓组织中存在修复性的变化，伴有深龋、牙周炎、磨牙症或创伤史的活髓牙可能对温度刺激或电刺激无反应（Bastos et al. 2014）。部分或全覆盖的修复体也可成为屏障，妨碍热传导或一定程度上影响电传导，从而影响对牙髓反应的准确评估（Rowe and Pitt Ford 1990; Peters et al. 1994; Myers 1998; Petersson et al. 1999）。

光多普勒流量仪及类似方法通过测量牙髓的血运来评估牙髓的活力，但不能检测牙髓的敏感性。已开展过多项研究来验证这类测试的有效性，然而，它们的临床适用性仍然存疑（Gopikrishna et al. 2007; Mejàre et al. 2012; Alghaithy and Qualtrough 2017）。

4.5.2.11 备洞试验

在无麻醉的情况下对患牙进行钻磨，通过患者描述的症状客观地评估牙髓状态。当所有上述测试均不能提供关于牙髓活力的全面信息时，可进行备洞试验。阳性和阴性反应分别表明牙髓有活力和坏死。如果将洞形扩展到牙髓腔却无症状时，则可确认牙髓部分或完全坏死，可以开始进行牙髓治疗（Kerns and Glickman 2011）。

4.5.2.12　选择性麻醉试验

为了确定疼痛的来源，可以通过向目标牙的牙周韧带注射麻醉剂来选择性地麻醉牙齿。牙周韧带注射仅限于单颗牙齿而不涉及邻牙。该试验用于确定牙髓炎相关放射性疼痛的来源（D' Souza et al. 1987; Rotstein and Simon 2004）。

4.5.3　牙髓–牙周联合病变的管理

为了正确地管理牙髓–牙周联合病变（方框4.7; Berner and Graber 2008），预后的判断和治疗决策均应基于谨慎的诊断。应同时评估牙髓的敏感性和骨缺损的严重程度、累及范围和形态。

原发性牙髓病的特征是牙髓坏死和窄的、无牙结石的牙周病损，因此预后主要取决于根管治疗的效果。一旦排除了牙周袋的形成与牙结石相关，在进行完善的根管治疗后，患牙症状消失、软组织探诊恢复正常、复诊X线片显示骨再矿化，则可证实原发性牙髓病变的诊断。

方框4.7　恰当的牙髓–牙周联合病变管理
• 收集患者提供的所有信息（如曾经的创伤、盖髓治疗） • 进行所有提到的测试 • 匹配和解释收集到的数据

原发性牙周病变表现为活髓牙和广泛的牙结石相关牙周袋。在这种情况下，预后取决于牙周病的严重程度、治疗措施和患者对治疗的反应、积极性和依从性。

尽管有相似的临床和影像学表现，牙菌斑和牙结石的存在对于联合病变或真正的牙髓–牙周联合病变的诊断和预后至关重要。从治疗的角度来看，牙结石（如果存在的话）可能有助于鉴别牙周（牙结石导致的粗糙表面）和牙髓（没有牙结石的光滑表面）病损之间的分界。当无法进行这种鉴别诊断时，在根管治疗之前应该避免深层和重度牙周刮治，因为可能会错误地去除健康的牙骨质，并且应该在牙髓治疗后2～3个月对该部位进行再评估（Zehnder 2001; Parolia et al. 2013; Paul and Hutter 1997）。这是骨初步再矿化所必需的时间，从而可以更准确地评估牙周病损的范围。

一旦证实病损的范围更多地来自牙周病而不是牙髓病，就应该对患牙的保留价值进行谨慎的再评估。预后取决于牙周疾病严重程度、系统治疗的执行、患者的反应、积极性和依从性。对真正的联合病变的预后评估应该较牙髓–牙周联合病变更为慎重（Paul and Hutter 1997; Rotstein and Simon 2004; Bergenholtz and Hasselgreen 2008; Kerns and Glickman 2011; Schmidt et al. 2014）。

4.5.4　牙髓治疗后牙齿的牙髓–牙周联合病变

牙齿敏感性测试对于已行牙髓治疗的牙齿不具有诊断意义，应对患牙进行影像学检查确定是否存在不完善的根管治疗（图4.15）或医源性损伤（图4.16）（如带状侧穿或穿孔），以判断病变是否来源于牙髓，特别是患牙无牙周病的迹象时。某些诊断困境只能通过完善的

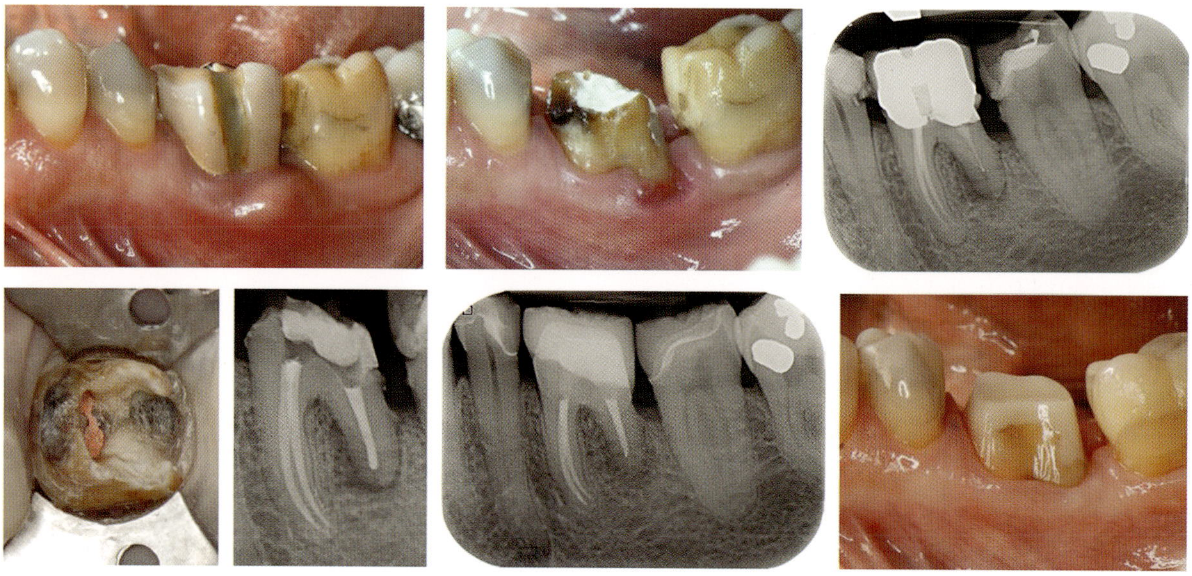

图4.15 3.6（LL6）上真正的联合病变伴不完善的根管治疗。牙髓感染导致远中根的根尖吸收。尽管存在根间透射影，但根分叉探诊仍为阴性。在牙齿的远中面存在牙周病变。牙周非手术治疗、口腔卫生指导和根管再治疗后2年随访。

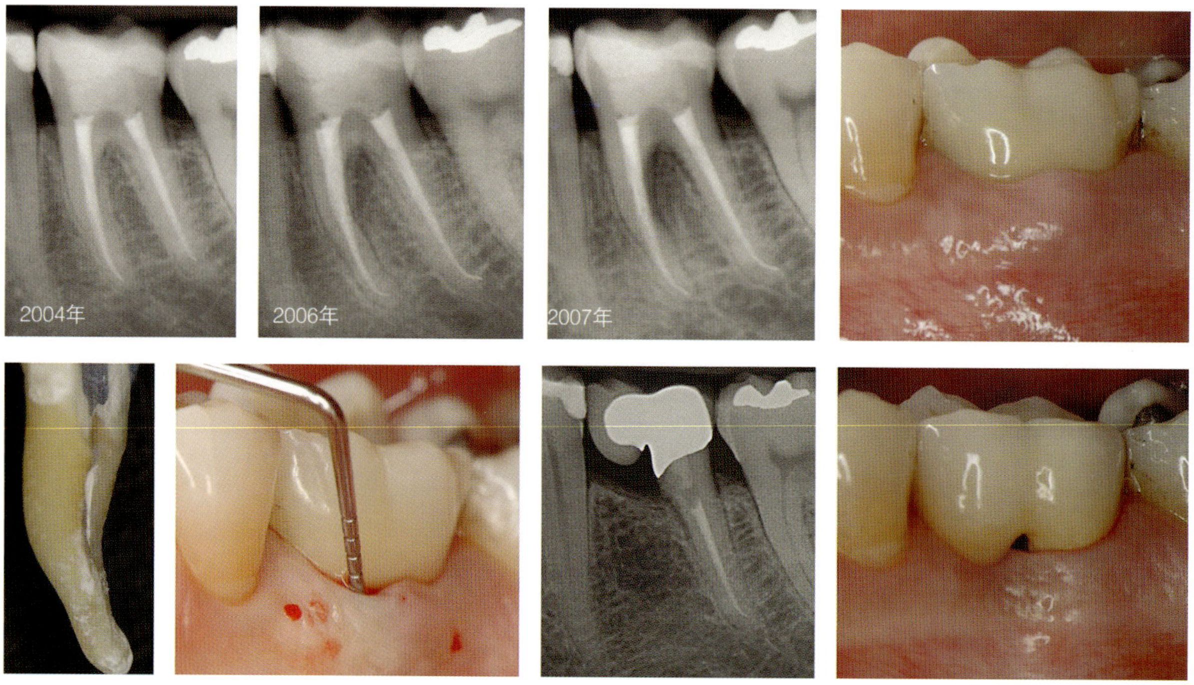

图4.16 3.6（LL6）近中根的带状侧穿导致根间缺损，以及牙根切除术后的效果。

牙髓再治疗来获得答案。通过控制感染，再治疗后2～3个月内可出现临床和影像学上的愈合（European Society of Endodontology 2006; Shenoy and Shenoy 2010）。如果病变未得到改善，牙周病、牙根纵折或顽固性牙髓感染均为可能的病因（Rotstein and Simon 2004）。

4.6　牙髓与牙周根分叉病变治疗的关系

4.6.1　牙周非手术治疗

由于细菌是牙周病的主要病因，前一章提到了牙周根分叉病变的治疗旨在从污染的牙根表面去除牙菌斑和牙结石（Wennström et al. 2005; Tomasi and Wennström 2009）。尽管对牙周健康有益（Löe et al. 1965），但机械治疗可能会对牙根的完整性产生一些副作用，因此也会对牙髓造成一定影响。在去除根面牙骨质和浅表牙本质后，细菌可以更容易地进入牙本质小管并诱导局部牙髓的炎症反应（Adriaens et al. 1988; Bergenholtz and Ricucci 2008）。尽管如此，一些作者报道即使暴露的牙根与牙菌斑接触，刮除牙骨质和牙本质似乎对牙髓健康没造成什么影响（Bergenholtz and Lindhe 1978; Nilvéus and Selvig 1983; Hattler and Listgarten 1984）。事实上，接受了龈下刮治和根面平整的牙齿和未接受治疗的牙齿的牙髓病发病率是一样的（Bergenholtz and Lindhe 1978）。

在器械所导致的不良反应中，患者常表示出现了根面牙本质敏感。通常有一半的病例会在龈下刮治和根面平整后报告敏感症状（von Troil et al. 2002）。疼痛不适常见于上颌前磨牙和第一磨牙（Bartold 2006），通常由化学、机械、温度或渗透压的刺激诱发，严重影响患者日常口腔卫生维护。根据最被广泛认可的流体动力学理论，暴露的牙本质小管内液体的流动可能是导致疼痛的原因（Pashley et al. 1996）。

一般来说，由于牙本质小管的自然闭塞，龈下清创术后几周内牙本质敏感就会消失。矿物质沉积于管腔中，可干扰牙本质的流体动力学机制，并限制细菌成分向牙髓内扩散（Yoshiyama et al. 1989, 1990）。

除了患者的疼痛感知和疼痛阈值，饮食习惯（如食用柑橘类水果、果汁、酸奶和酒）也可增加根面牙本质敏感症的发生。酸性营养物质对矿化组织有调节作用，进而阻碍牙本质小管的闭塞（Bergenholtz and Ricucci 2008; Addy et al. 1987）。

很多治疗牙本质敏感的方法是有效的。由专业人员使用或家庭使用的一些化学或物理制剂，可通过使神经脱敏或覆盖暴露的牙本质小管发挥功效（Gillam and Orchardson 2006）。有时，对于饮食习惯不良和疼痛阈值低的紧张型患者，机械治疗后牙本质敏感症可持续数月，并且可能需要根管治疗来改善日常口腔卫生状况和相关生活质量（Bartold 2006; Gillam and Orchardson 2006）。

4.6.2　根分叉病变的再生治疗

牙周根分叉病变（FI）的再生方法将在第6章和第7章介绍。尽管很多研究尝试探究引导组织再生术（GTR）是否对牙髓有负面的影响，但仍然缺乏明确的证据（Chen et al. 1997）。根据Cortellini和Tonetti（2001）的研究，对深达根尖1/3的骨缺损进行GTR治疗并不会对牙齿的活力产生负面影响，尤其是当牙周清创术未损伤神经-血管束时。活髓牙和牙髓治疗后的牙齿GTR后临床附着水平的获得量相似。事实上，再生手术前成功的根管治疗对愈合过程似乎没有影响（Cortellini and Tonetti 2001）。

一些学者报道（Lasho et al. 1983; Polson et al. 1984; Gkranias et al. 2012; Garg et al. 2015）根面处理剂如柠檬酸和乙二胺四乙酸（EDTA）可有效去除玷污层、内毒素和厌氧菌。根面处理提高了根面作为黏附基质对细胞/血液组分的亲和力（Boyko et al. 1980），暴露的胶原纤维可作为供新的结缔组织附着的基质（Pitaru and Melcher 1987）。然而，玷污层的清除可能会干扰到牙髓健康。通过去除这层保护屏障，牙本质的渗透性增加，牙髓可能更容易受到伤害（Ryan et al.1984; McInnes-Ledoux et al. 1985）。正如Cotton和Siegel（1977）所观察到的那样，在新鲜切割的牙本质上使用柠檬酸可能对人牙髓产生有害的毒性作用。然而，另一些研究并不赞同这个发现（Nilvéus and Selvig 1983; Lambrianidis et al. 1988）。

当缺乏相应的循证医学操作方案作为参考时，可遵循方框4.8中的建议。

4.6.3 切除性治疗

如Rotundo和Fonzar在第8章中所讨论的，无论牙齿是活髓或之前的牙髓治疗不完善，切除性治疗之前都有必要先进行牙髓治疗（图4.17和图4.18）。应使用橡皮障建立最佳的工作条件（Ahmad 2009; Lin et al. 2014）。在根管清创和成形的过程中，应沿着管壁尽可能少地去除牙本质，尽可能多地保存牙根的完整性。为了避免牙体切除导致牙胶暴露，根管需充填至根分叉的根方2~3mm处（Marin et al. 1989）。在进行切除治疗之前，可以使用复合树脂粘接充填基牙。当材料固位性差时，可能需要使用固位桩或螺钉辅助固位。正确地遵循牙髓和修复的相关操作方法通常可避免与固位相关的并发症发生，例如材料脱落或折裂（Carnevale et al. 2008）。

有时FI的程度可能会在术前或术中被低估，并且仅通过牙片无法确定最终的治疗方案（Jameson and Malone 1982）。那么在进行切除治疗后，必须严密封闭暴露的根管口，因为牙髓坏死的发生率会随着时间的推移而增加（Smukler and Tagger 1976）。41%、62%和

方框4.8 根分叉再生治疗的一些建议

- 无损伤活髓牙的深牙周缺损，无论有无根分叉病变，由于可能保留牙髓活力，再生治疗可以在不预先进行牙髓治疗的情况下进行
- 对于到达根尖的牙周缺损，刮治和根面平整（SRP）过程可能会损伤患牙的神经-血管束。由于在牙周愈合过程中可能发生牙髓坏死，一些作者认为可以预防性地进行根管治疗，以避免任何对再生进程的干扰（Cortellini and Tonetti 2001）
- 对于无症状、已行完善根管充填且伴根尖周透射影的牙，治疗其深牙周缺损时应当推迟进行根管再治疗，因为根尖周病变可能需要长达5年才能达到影像学上的完全愈合（Molven et al. 2002; Zitzmann et al. 2009; Abbott 2011）
- 对于有症状、根管充填不完善且伴根尖周透射影的牙，在对其深牙周缺损进行引导组织再生治疗之前，必须进行根管再治疗
- 对于无症状、根管充填不完善且无根尖周透射影的牙，其深牙周缺损的治疗目前尚无相关循证医学证据的根管治疗方案，因此是否进行根管再治疗取决于修复目的

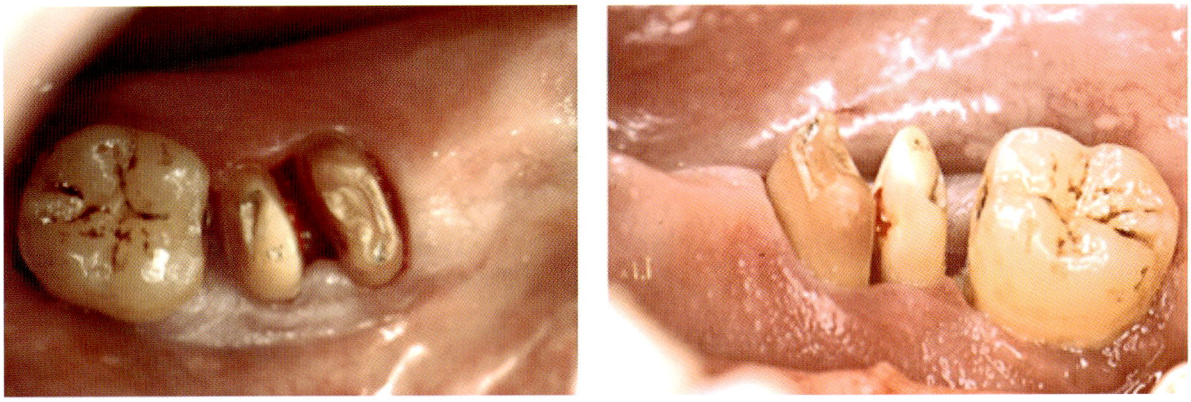

图4.17　在活髓的4.6（LR6）上进行切开治疗后牙髓暴露。1周后进行根管治疗。

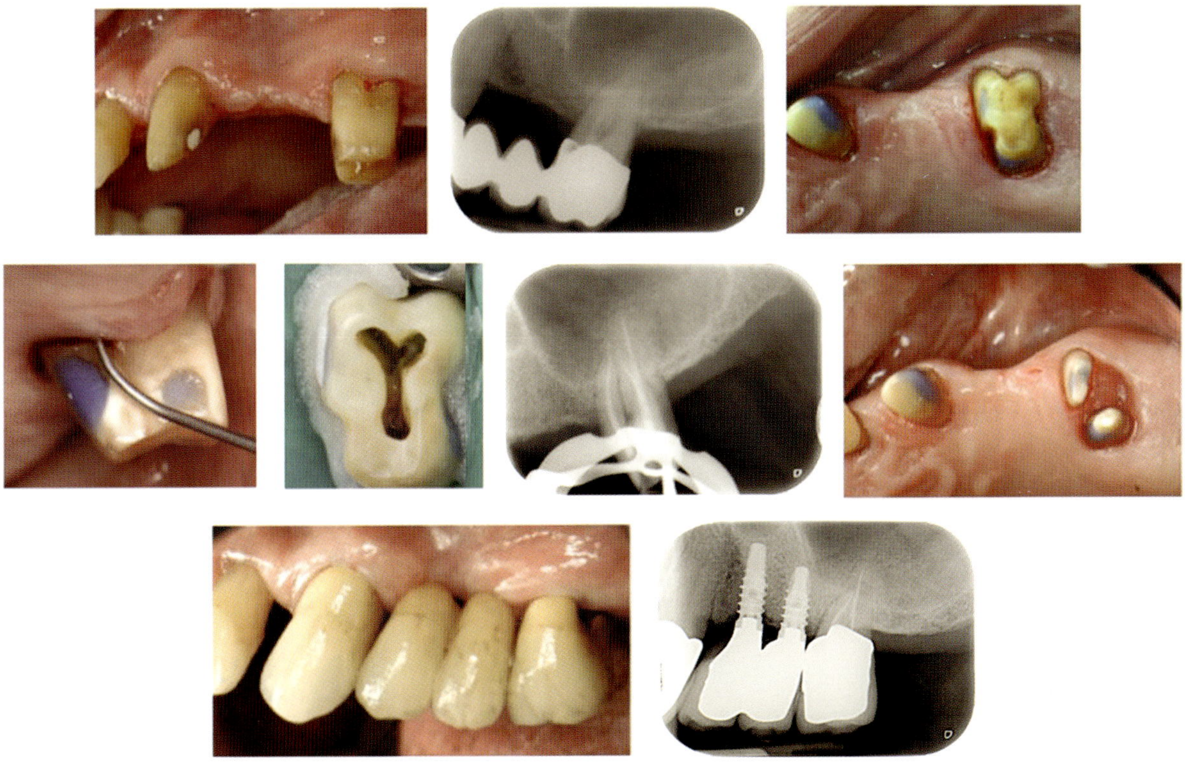

图4.18　2.6（UL6）Ⅱ度根分叉病变（近中和远中）。在用橡皮障隔离后建立微创髓腔入路。保守地预备根管，填充牙胶尖至根分叉底部的根方。应用复合树脂材料填充根管口和修复部分的牙体组织。牙髓治疗完成后进行了近颊根和腭根的分根术（将根分开）和远颊根的根切除术（截根术）。所有根管都进行了经过牙髓治疗，因为术前无法确定是否需要拔除远中根。

87%的牙齿分别在切除术后6个月、1年和5年后发生牙髓坏死（Filipowicz et al. 1984）。由于牙髓的短期预后不佳，活髓牙应该在切除术前或至少在术后2周内失活（Smukler and Tagger 1976）。

操作应遵循方框4.9中的建议。

方框4.9 对切除性治疗的建议

- 应当保守地进行清理和成形操作，尽量保留剩余牙本质的厚度以避免牙根变脆弱
- 根管充填时牙胶应充填至根分叉的根方2～3mm
- 堆塑成形时应使用复合树脂材料粘接修复基牙
- 应仅在固位力低的牙中放置桩或螺钉
- 活髓牙切除术后应在2周内进行牙髓治疗

证据小结

- 牙髓组织和牙周组织在健康、功能和疾病方面均相互影响
- 由牙周病诱导的牙髓组织学变化可能是修复性的或退行性的，牙髓坏死通常在病变累及根尖神经-血管束时发生
- 侧副根管在根分叉区的发生率较高，并通过诱发炎症反应，成为牙髓组织和牙周组织间在病理改变中的交通途径
- 当瘘管窦道穿过牙周韧带在多根牙的根间隙排脓时，原发性牙髓病变可表现出与Ⅲ度根分叉病变相似的病损
- 牙髓敏感性试验和牙周探诊对于牙髓病与牙周病的鉴别诊断至关重要
- 当牙髓-牙周联合病变贯通时，进一步的牙周手术治疗需在根管治疗完成几个月后再进行，以明确源于牙髓病的那部分病损
- 有活力的牙髓可以阻碍细菌从牙周袋向牙髓迁移
- 除牙根切除性治疗外，预防性根管治疗并不会给根分叉病变的非手术治疗、手术治疗和再生性治疗带来什么益处

参考文献

[1] Abbott, P.V. (2011). Diagnosis and management planning for root-filled teeth with persisting or new apical pathosis. *Endodontic Topics* 19, 1–21.

[2] Abbott, P.V., and Salgado, J.C. (2009). Strategies for the endodontic management of concurrent endodontic and periodontal diseases. *Australian Dental Journal* 54, 70–85.

[3] Abou-Rass, M. (1982). The stressed pulp condition: An endodontic-restorative diagnostic concept. *Journal of Prosthetic Dentistry* 48, 264–267.

[4] Addy, M., Mostafa, P., and Newcombe, R.G. (1987). Dentine hypersensitivity: The distribution of recession, sensitivity and plaque. *British Dental Journal* 162, 253–256.

[5] Adriaens, P.A., De Boever, J.A., and Loesche, W.J. (1987). Bacterial invasion in root cementum and radicular dentin of periodontally diseased teeth in humans: A reservoir of periodontopathic bacteria. *Journal of Periodontology* 59, 222–230.

[6] Adriaens, P.A., Edwards, C.A., De Boever, J.A., and

Loesche, W.J. (1988). Ultrastructural observations on bacterial invasion in cementum and radicular dentin of periodontally diseased human teeth. *Journal of Periodontology* 59, 493–503.

[7] Aguiar, T.R., Tristao, G.C., Mandarino, D. et al. (2014). Histopathologic changes in dental pulp of teeth with chronic periodontitis. *Compendium of Continuing Education in Dentistry* 35, 344–351.

[8] Ahmad, I.A. (2009). Rubber dam usage for endodontic treatment: A review. *International Endodontic Journal* 42, 963–972.

[9] AIE Accademia Italiana di Endodonzia (2014). Patologia da carico e sovraccarico dentale. In: *Elementi di anatomia, fisiologia e patologia del complesso pulpo□dentinale: La diagnosi* (ed. F. Fonzar and M. Venturi), 139. Padova: Piccin Nuova Libraria.

[10] Aleo, J,J., De Renzis, F.A., Farber, P.A., and Varboncoeur, A.P. (1974), The presence and biologic activity of cementum-bound endotoxin. *Journal of Periodontology* 45, 672–675.

[11] Alghaithy, R.A., and Qualtrough, A.J. (2017). Pulp sensibility and vitality tests for diagnosing pulpal health in permanent teeth: A critical review. *International Endodontic Journal* 50, 135–142.

[12] American Association of Endodontists (2015). *Glossary of Endodontic Terms*, 9th edn. Chicago, IL: American Association of Endodontists.

[13] Andreasen, F.M., and Andersson, L. (2007). *Textbook and Color Atlas of Traumatic Injuries to the Teeth*, 4th edn. Oxford: Blackwell.

[14] Bartold, P.M. (2006). Dentinal hypersensitivity: A review. *Australian Dental Journal* 51, 212–218.

[15] Bastos, J.V., Goulart, E.M., and de Souza Côrtes, M.I. (2014). Pulpal response to sensibility tests after traumatic dental injuries in permanent teeth. *Dental Traumatology* 30, 188–192.

[16] Bender, I.B., and Seltzer, S. (1972). The effect of periodontal disease on the pulp. *Oral Surgery, Oral Medicine, Oral Pathology* 33, 458–474.

[17] Bergenholtz, G. (1981). Inflammatory response of the dental pulp to bacterial irritation. *Journal of Endodontics* 7, 100–104.

[18] Bergenholtz, G., and Hasselgreen, G. (2008). Endodontics and periodontics. In: *Clinical Periodontology and Implant Dentistry*, 5th edn (ed. J. Lindhe, N.P. Lang, and T. Karring), 848–874. Oxford: Blackwell Munksgaard.

[19] Bergenholtz, G., and Lindhe, J. (1978). Effect of experimentally induced marginal periodontitis and periodontal scaling on the dental pulp. *Journal of Clinical Periodontology* 5, 59–73.

[20] Bergenholtz, G., and Ricucci, D. (2008). Lesions of endodontic origin. In: *Clinical Periodontology and Implant Dentistry*, 5th edn (ed. J. Lindhe, N.P. Lang, and T. Karring), 518–519. Oxford: Blackwell Munksgaard.

[21] Berner, E.S., and Graber, M.L. (2008). Overconfidence as a cause of diagnostic error in medicine. *American Journal of Medicine* 121, 2–23.

[22] Biancu, S., Ericsson, I., and Lindhe, J. (1995). Periodontal ligament tissue reactions to trauma and gingival inflammation: An experimental study in the beagle dog. *Journal of Clinical Periodontology* 22, 772–779.

[23] Boyko, G.A., Brunette, D.M., and Melcher, A.H. (1980). Cell attachment to demineralized root surfaces in vitro. *Journal of Periodontal Research* 15, 297–303.

[24] Burch, J.G., and Hulen, S. (1974). A study of the presence of accessory foramina and the topography of molar furcations. *Oral Surgery, Oral Medicine, Oral Pathology* 38, 451–455.

[25] Cameron, C.E. (1964). Cracked-tooth syndrome. *Journal of the American Dental Association* 68, 405–411.

[26] Carnevale, G., Pontoriero, R., and Lindhe, J. (2008). Treatment of furcation-involved teeth. In: *Clinical Periodontology and Implant Dentistry*, 5th edn (ed. J. Lindhe, N.P. Lang, and T. Karring), 349–374. Oxford: Blackwell Munksgaard.

[27] Chan, C.P., Lin, C.P., Tseng, S.C., and Jeng, J.H. (1999). Vertical root fracture in endodontically versus non endodontically treated teeth: A survey of 315 cases in Chinese patients. *Oral Surgery, Oral Medicine, Oral Pathology, Oral Radiology, Endodontics* 87, 504–507.

[28] Chen, E., and Abbott, P.V. (2009). Dental pulp testing: A review. *International Journal of Dentistry* 2009,

1–12.

[29] Chen, S.Y., Wang, H.L., and Glickman, G.N. (1997). The influence of endodontic treatment upon periodontal wound healing. *Journal of Clinical Periodontology* 24, 449–456.

[30] Cheron, R.A., Marshall, S.J., Goodis, H.E., and Peters, O.A. (2011). Nanomechanical properties of endodontically treated teeth. *Journal of Endodontics* 37, 1562–1565.

[31] Cortellini, P., and Tonetti, M.S. (2001). Evaluation of the effect of tooth vitality on regenerative outcomes in infrabony defects. *Journal of Clinical Periodontology* 28, 672–679.

[32] Cotton, W.R., and Siegel, R.L. (1977). Pulp response to citric acid cavity cleanser. *US Navy Medicine* 68, 27–29.

[33] Czarnecki, R.T., and Schilder, H. (1979). A histological evaluation of the human pulp in teeth with varying degrees of periodontal disease. *Journal of Endodontics* 5, 242–253.

[34] Daly, C.G., Seymour, G.J., Kieser, J.B., and Corbet, E.F. (1982). Histological assessment of periodontally involved cementum. *Journal of Clinical Periodontology* 9, 266–274.

[35] De Deus, Q.D. (1975). Frequency, location, and direction of the lateral, secondary, and accessory canals. *Journal of Endodontics* 1, 361–366.

[36] D'Souza, J.E., Walton, R.E., and Peterson, L.C. (1987). Periodontal ligament injection: An evaluation of the extent of anaesthesia and postinjection discomfort. *Journal of the American Dental Association* 114, 341–344.

[37] Eli, I. (1993). Dental anxiety: A cause for possible misdiagnosis of tooth vitality. *International Endodontic Journal* 26, 251–253.

[38] European Society of Endodontology (2006). Quality guidelines for endodontic treatment: Consensus report of the European Society of Endodontology. *International Endodontic Journal* 39, 921–930.

[39] Faria, A.C., Rodrigues, R.C., de Almeida Antunes, R.P. et al. (2011). Endodontically treated teeth: Characteristics and considerations to restore them. *Journal of Prosthodontic Research* 55, 69–74.

[40] Filipowicz, F., Umstott, P., and England, M. (1984). Vital root resection in maxillary molar teeth: A longitudinal study. *Journal of Endodontics* 10, 264–268.

[41] Garg, J., Maurya, R., Gupta, A. et al. (2015). An in vitro scanning electron microscope study to evaluate the efficacy of various root conditioning agents. *Journal of Indian Society of Periodontology* 19, 520–524.

[42] Gargiulo, A.V., Jr (1984). Endodontic-periodontic interrelationships: Diagnosis and treatment. *Dental Clinics of North America* 28, 767–781.

[43] Ghazali, F.B. (2003). Permeability of dentine. *Malaysian Journal of Medical Sciences* 10, 27–36.

[44] Gillam, D.G., and Orchardson, R. (2006). Advances in the treatment of root dentine sensitivity: Mechanisms and treatment principles. *Endodontic Topics* 13, 13–33.

[45] Giuliana, G., Ammatuna, P., Pizzo, G. et al. (1997). Occurrence of invading bacteria in radicular dentin of periodontally diseased teeth: Microbiological findings. *Journal of Clinical Periodontology* 24, 478–485.

[46] Gkranias, N.D., Graziani, F., Sculean, A., and Donos, N. (2012). Wound healing following regenerative procedures in furcation degree III defects: Histomorphometric outcomes. *Clinical Oral Investigation* 16, 239–249.

[47] Goldberg, F., Massone, E.J., Soares, I., and Bittencourt, A.Z. (1987). Accessory orifices: Anatomical relationship between the pulp chamber floor and the furcation. *Journal of Endodontics* 13, 176–181.

[48] Gopikrishna, V., Tinagupta, K., and Kandaswamy, D. (2007). Comparison of electrical, thermal, and pulse oximetry methods for assessing pulp vitality in recently traumatized teeth. *Journal of Endodontics* 33, 531–535.

[49] Gorni, F.G., Andreano, A., Ambrogi, F. et al. (2016). Patient and clinical characteristics associated with primary healing of iatrogenic perforations after root canal treatment: Results of a long-term Italian study. *Journal of Endodontics* 42, 211–215.

[50] Guldener, P.H. (1985). The relationship between

periodontal and pulpal disease. *International Endodontic Journal* 18, 41–54.

[51] Gutmann, J.L. (1978). Prevalence, location, and patency of accessory canals in the furcation region of permanent molars. *Journal of Periodontology* 49, 21–26.

[52] Haapasalo, M., Parhar, M., Huang, X. et al. (2015). Clinical use of bioceramic materials. *Endodontic Topics* 32, 97–117.

[53] Hahn, C.L., and Overton, B. (1997). The effects of immunoglobulins on the convective permeability of human dentine in vitro. *Archives of Oral Biology* 42, 835–843.

[54] Harrington, G.W., and Steiner, D.R. (2002). Periodontal-endodontic considerations. In: *Principles and Practice of Endodontics*, 3rd edn (ed. R.E. Walton and M. Torabinejad), 466–484. Philadelphia, PA: W.B. Saunders.

[55] Harrington, G.W., Steiner, D.R., and Ammons, W.F. (2002). The periodontal-endodontic controversy. *Periodontology 2000* 30, 123–130.

[56] Hattler, A.B., and Listgarten, M.A. (1984). Pulpal response to root planing in a rat model. *Journal of Endodontics* 10, 471–476.

[57] Hoffman, I.D., and Gold, W. (1971). Distances between plaque and remnants of attached periodontal tissues on extracted teeth. *Journal of Periodontology* 42, 29–30.

[58] Huang, T.J., Schilder, H., and Nathanson, D. (1992). Effects of moisture content and endodontic treatment on some mechanical properties of human dentin. *Journal of Endodontics* 18, 209–215.

[59] Jafarzadeh, H., and Abbott, P.V. (2010). Review of pulp sensibility tests. Part II: Electric pulp tests and test cavities. *International Endodontic Journal* 43, 945–958.

[60] Jameson, L.M., and Malone, W.F. (1982). Crown contours and gingival response. *Journal of Prosthetic Dentistry* 47, 620–624.

[61] Kerns, D.G., and Glickman G.N. (2011). Endodontic and periodontal interrelationships. In: *Cohen's Pathways of the Pulp*, 10th edn (ed. K.M. Hargraves and S. Cohen), 655–670. St Louis, MO: Elsevier.

[62] Kirkham, D.B. (1975). The location and incidence of accessory pulpal canals in periodontal pockets. *Journal of the American Dental Association* 91, 353–356.

[63] Kobayashi, T., Hayashi, A., Yoshikawa, R. et al. (1990). The microbial flora from root canals and periodontal pockets of non-vital teeth associated with advanced periodontitis. *International Endodontic Journal* 23, 100–106.

[64] Kurihara, H., Kobayashi, Y., Francisco, I.A. et al. (1995). A microbiological and immunological study of endodontic-periodontic lesions. *Journal of Endodontics* 21, 617–621.

[65] Lambrianidis, T., Tziafas, D., and Kolokuris, I. (1988). Pulpal response to topical application of citric acid to root dentin. *Endodontics and Dental Traumatology* 4, 12–15.

[66] Langeland, K., Rodrigues, H., and Dowden, W. (1974). Periodontal disease, bacteria, and pulpal histopathology. *Oral Surgery, Oral Medicine, Oral Pathology* 37, 257–270.

[67] Lantelme, R.L., Handelman, S.L., and Herbison, R.J. (1976). Dentin formation in periodontally diseased teeth. *Journal of Dental Research* 55, 48–51.

[68] Lasho, D.J., O'Leary, T.J., and Kafrawy, A.H. (1983). A scanning electron microscope study of the effects of various agents on instrumented periodontally involved root surfaces. *Journal of Periodontology* 54, 210–220.

[69] Levin, L.G. (2013). Pulp and periradicular testing. *Journal of Endodontics* 39, 13–19.

[70] Lewinstein, I., and Grajower, R. (1981). Root dentin hardness of endodontically treated teeth. *Journal of Endodontics* 7, 421–422.

[71] Liewehr, F.R. (2001). An inexpensive device for transillumination. *Journal of Endodontics* 27, 130–131.

[72] Lin, P.Y., Huang, S.H., Chang, H.J., and Chi, L.Y. (2014). The effect of rubber dam usage on the survival rate of teeth receiving initial root canal treatment: A nationwide population-based study. *Journal of Endodontics* 40, 1733–1737.

[73] Lindhe, J., Nyman S., and Ericsson I. (2008). Trauma

from occlusion: Periodontal tissues. In: *Clinical Periodontology and Implant Dentistry*, 5th edn (ed. J. Lindhe, N.P. Lang, and T. Karring), 349–374. Oxford: Blackwell Munksgaard.

[74] Löe H., Theilade, E., and Jensen, S.B. (1965). Experimental gingivitis in man. *Journal of Periodontology* 36, 177–187.

[75] Love, R.M., and Jenkinson, H.F. (2002). Invasion of dentinal tubules by oral bacteria. *Critical Reviews in Oral Biology and Medicine* 13, 171–183.

[76] Lowman, J.V., Burke, R.S., and Pelleu, G.B. (1973). Patent accessory canals: Incidence in molar furcation region. *Oral Surgery, Oral Medicine, Oral Pathology* 36, 580–584.

[77] Lubisich, E.B., Hilton, T.J., and Ferracane, J. (2010). Cracked teeth: A review of the literature. *Journal of Esthetic and Restorative Dentistry* 22, 158–167.

[78] Marin, C., Carnevale, G., Di Febo, G., and Fuzzi, M. (1989). Restoration of endodontically treated teeth with interradicular lesions before root removal and/or root separation. *International Journal of Periodontics and Restorative Dentistry* 9, 42–57.

[79] Marroquin, B.B., El-Sayed, M.A., and Willershausen-Zönnchen, B. (2004). Morphology of the physiological foramen: I. *Maxillary and mandibular molars. Journal of Endodontics* 30, 321–328.

[80] Mazur, B., and Massler, M. (1964). Influence of periodontal disease on the dental pulp. *Oral Surgery, Oral Medicine, Oral Pathology* 17, 592–603.

[81] McInnes-Ledoux, P., Cleaton-Jones, P.E., and Austin, J.C. (1985). The pulpal response to dilute citric acid smear removers. *Journal of Oral Rehabilitation* 12, 215–228.

[82] Mejàre, I.A., Axelsson, S., Davidson, T. et al. (2012). Diagnosis of the condition of the dental pulp: A systematic review. *International Endodontic Journal* 45, 597–613.

[83] Mjör, I.A., Smith, M.R., Ferrari, M., and Mannocci, F. (2001). The structure of dentin in the apical region of human teeth. *International Endodontic Journal* 34, 346–353.

[84] Mohammadi, Z., Palazzi, F., Giardino, L., and Shalavi, S. (2013). Microbial biofilms in endodontic infections: An update review. *Biomedical Journal* 36, 59–70.

[85] Molven, O., Halse, A., Fristad, I., and MacDonald-Jankowski, D. (2002). Periapical changes following root-canal treatment observed 20–27 years postoperatively. *International Endodontic Journal* 35, 784–790.

[86] Myers, J.W. (1998). Demonstration of a possible source of error with an electric pulp tester. *Journal of Endodontics* 24, 199–200.

[87] Nagaoka, S., Miyazaki, Y., Liu, H.J. et al. (1995). Bacterial invasion into dentinal tubules of human vital and nonvital teeth. *Journal of Endodontics* 21, 70–73.

[88] Ng, Y.L., Mann, V., Rahbaran, S. et al. (2007). Outcome of primary root canal treatment: Systematic review of the literature. Part 1: Effects of study characteristics on probability of success. *International Endodontic Journal* 40, 921–939.

[89] Nibali, L., Pometti, D., Chen, T.T., and Tu, Y.K. (2015). Minimally invasive non-surgical approach for the treatment of periodontal intrabony defects: A retrospective analysis. *Journal of Clinical Periodontology* 42, 853–859.

[90] Nilvéus, R., and Selvig, K.A. (1983). Pulpal reactions to the application of citric acid to root-planed dentin in beagles. *Journal of Periodontal Research* 18, 420–428.

[91] Page, R.C. (1999). Milestones in periodontal research and the remaining critical issues. *Journal of Periodontal Research* 34, 331–339.

[92] Parirokh, M., and Torabinejad, M. (2010). Mineral trioxide aggregate: A comprehensive literature review. Part III: Clinical applications, drawbacks, and mechanism of action. *Journal of Endodontics* 36, 400–413.

[93] Parolia, A., Gait, T.C., Porto, I.C.C.M., and Mala, K. (2013). Endo-perio lesion: A dilemma from 19th until 21st century. *Journal of Interdisciplinary Dentistry* 3, 2–11.

[94] Pashley, D.H. (1990). Mechanisms of dentin sensitivity. *Dental Clinics of North America* 34, 449–473.

[95] Pashley, D.H., Matthews, W.G., Zhang Y., and Johnson, M. (1996). Fluid shifts across human dentine

in vitro in response to hydrodynamic stimuli. *Archives of Oral Biology* 41, 1065–1072.

[96] Pashley, D.H., Pashley, E.L., Carvalho, R.M., and Tay, F.R. (2002). The effects of dentin permeability on restorative dentistry. *Dental Clinics of North America* 46, 211–245.

[97] Patel, S., Ricucci, D., Durak, C., and Tay, F. (2010). Internal root resorption: A review. *Journal of Endodontics* 36, 1107–1121.

[98] Paul, B.F., and Hutter, J.W. (1997). The endodontic-periodontal continuum revisited: New insights into aetiology, diagnosis and treatment. *Journal of the American Dental Association* 128, 1541–1548.

[99] Peters, D.D., Baumgartner, J.C., and Lorton, L. (1994). Adult pulpal diagnosis. I: Evaluation of the positive and negative responses to cold and electrical pulp tests. *Journal of Endodontics* 20, 506–511.

[100] Petersson, K., Söderström, C., Kiani-Anaraki, M., and Lévy, G. (1999). Evaluation of the ability of thermal and electrical tests to register pulp vitality. *Endodontics and Dental Traumatology* 15, 127–131.

[101] Pinheiro, E.T., Gomes, B.P., Ferraz, C.C. et al. (2003). Microorganisms from canals of root-filled teeth with periapical lesions. *International Endodontic Journal* 36, 1–11.

[102] Pitaru, S., and Melcher, A.H. (1987). Organization of an oriented fiber system in vitro by human gingival fibroblasts attached to dental tissue: Relationship between cells and mineralized and demineralized tissue. *Journal of Periodontal Research* 22, 6–13.

[103] Polson, A.M., Frederick, G.T., Ladenheim, S., and Hanes, P.J. (1984). The production of a root surface smear layer by instrumentation and its removal by citric acid. *Journal of Periodontology* 55, 443–446.

[104] Rapp, R., Matthews, G., Simpson, M., and Pashley, D.H. (1992). In vitro permeability of furcation dentin in permanent teeth. *Journal of Endodontics* 18, 444–447.

[105] Rathod, S.R., Fande P., and Sarda, T.S. (2014). The effect of chronic periodontitis on dental pulp: A clinical and histopathological study. *Journal of the International Clinical Dental Research Organization* 6, 107–111.

[106] Rôças, I.N., Siqueira, J.F., Jr, and Santos, K.R. (2004). Association of *Enterococcus faecalis* with different forms of periradicular diseases. *Journal of Endodontics* 30, 315–320.

[107] Ross, I.F., and Thompson, R.H. (1978). A long term study of root retention in the treatment of maxillary molars with furcation involvement. *Journal of Periodontology* 49, 238–244.

[108] Rotstein, I., and Simon, J.H.S. (2004). Diagnosis, prognosis and decision-making in the treatment of combined periodontal-endodontic lesions. *Periodontology 2000* 34, 165–203.

[109] Rowe, A.H., and Pitt Ford, T.R. (1990). The assessment of pulpal vitality. *International Endodontic Journal* 23, 77–83.

[110] Rubach, W.C., and Mitchell, D.F. (1965). Periodontal disease, age, and pulp status. *Oral Surgery, Oral Medicine, Oral Pathology* 19, 482–493.

[111] Ryan, P.C., Newcomb, G.M., Seymour, G.J., and Powell, R.N. (1984). The pulpal response to citric acid in cats. *Journal of Clinical Periodontology* 11, 633–643.

[112] Sakamoto, M., Siqueira, J.F., Jr, Rôças, I.N., and Benno, Y. (2008). Molecular analysis of the root canal microbiota associated with endodontic treatment failures. *Oral Microbiology and Immunology* 23, 275–281.

[113] Schmidt, J.C., Walter, C., Amato, M., and Weiger, R. (2014). Treatment of periodontal-endodontic lesions: A systematic review. *Journal of Clinical Periodontology* 41, 779–790.

[114] Séguier, S., Godeau, G., and Brousse, N. (2000). Collagen fibers and inflammatory cells in healthy and diseased human gingival tissues: A comparative and quantitative study by immunohistochemistry and automated image analysis. *Journal of Periodontology* 71, 1079–1085.

[115] Seltzer, S., Bender, I.B., and Ziontz, M. (1963). The interrelationship of pulp and periodontal disease. *Oral Surgery, Oral Medicine, Oral Pathology* 16, 1474–1490.

[116] Shenoy, N., and Shenoy, A. (2010). Endo-perio lesions: Diagnosis and clinical considerations. *Indian Journal*

of Dental Research 21, 579–585.

[117] Sheykhrezaee, M.S., Eshghyar, N., Khoshkhounejad, A.A., and Khoshkhounejad, M. (2007). Evaluation of histopathologic changes of dental pulp in advanced periodontal diseases. *Acta Medica Iranica* 45, 51–57.

[118] Simon, J.H., Glick, D.H., and Frank, A.L. (1972). The relationship of endodontic-periodontic lesions. *Journal of Periodontology* 43, 202–208.

[119] Simring, M., and Goldberg, M. (1964). The pulpal pocket approach: Retrograde periodontitis. *Journal of Periodontology* 35, 22–48.

[120] Smukler, H., and Tagger, M. (1976). Vital root amputation: A clinical and histological study. *Journal of Periodontology* 47, 324–330.

[121] Sugaya, T., Nakatsuka, M., Inoue, K. et al. (2015). Comparison of fracture sites and post lengths in longitudinal root fractures. *Journal of Endodontics* 41, 159–163.

[122] Sundqvist, G. (1994). Taxonomy, ecology, and pathogenicity of the root canal flora. *Oral Surgery, Oral Medicine, Oral Pathology* 78, 522–530.

[123] Sundqvist, G., Figdor, D., Persson, S., and Sjögren, U. (1998). Microbiologic analysis of teeth with failed endodontic treatment and the outcome of conservative re-treatment. *Oral Surgery, Oral Medicine, Oral Pathology, Oral Radiology, Endodontics* 85, 86–93.

[124] Sunitha, V.R., Emmadi, P., Namasivayam, A. et al. (2008). The periodontal-endodontic continuum: A review. *Journal of Conservative Dentistry* 11, 54–62.

[125] Tomasi, C., and Wennström, J.L. (2009). Full-mouth treatment vs. the conventional staged approach for periodontal infection control. *Periodontology 2000* 51, 45–62.

[126] Torabinejad, M., and Kiger, R.D. (1985). A histologic evaluation of dental pulp tissue of a patient with periodontal disease. *Oral Surgery, Oral Medicine, Oral Pathology* 59, 198–200.

[127] Toto, P.D., and Gargiulo, A.W. (1970). Epithelial and connective tissue changes in periodontitis. *Journal of Periodontology* 41, 587–590.

[128] Tronstad, L. (1988). Root resorption: Aetiology, terminology and clinical manifestations. *Endodontics and Dental Traumatology* 4, 241–252.

[129] Trope, M. (1998). Subattachment inflammatory root resorption: Treatment strategies. *Practical Periodontics and Aesthetic Dentistry* 10, 1005–1010.

[130] Trope, M., Tronstad, L., Rosenberg, E.S., and Listgarten, M. (1988). Darkfield microscopy as a diagnostic aid in differentiating exudates from endodontic and periodontal abscesses. *Journal of Endodontics* 14, 35–38.

[131] Tsesis, I., Rosenberg, E., Faivishevsky, V. et al. (2010). Prevalence and associated periodontal status of teeth with root perforation: A retrospective study of 2,002 patients' medical records. *Journal of Endodontics* 36, 797–800.

[132] Vertucci, F.J. (2005). Root canal morphology and its relationship to endodontic procedures. *Endodontic Topics* 10, 3–29.

[133] von Troil, B., Needleman, I., and Sanz, M. (2002). A systematic review of the prevalence of root sensitivity following periodontal therapy. *Journal of Clinical Periodontology* 29, 173–177.

[134] Vongsavan, N., and Matthews, B. (1991). The permeability of cat dentine in vivo and in vitro. *Archives of Oral Biology* 36, 641–646.

[135] Vongsavan, N., and Matthews, B. (1992). Fluid flow through cat dentine in vivo. *Archives of Oral Biology* 37, 175–185.

[136] Walton, R.E., and Torabinejad, M. (2002). Diagnosis and treatment planning. In: *Principles and Practice of Endodontics*, 3rd edn (ed. R.E. Walton and M. Torabinejad), 49–70. Philadelphia, PA: W.B. Saunders.

[137] Weldon, J.K., Jr, Pashley, D.H., Loushine, R.J. et al. (2002). Sealing ability of mineral trioxide aggregate and super-EBA when used as furcation repair materials: A longitudinal study. *Journal of Endodontics* 28, 467–470.

[138] Wennström, J.L., Tomasi, C., Bertelle, A., and Dellasega, E. (2005). Full-mouth ultrasonic debridement versus quadrant scaling and root planing as an initial approach in the treatment of chronic periodontitis. *Journal of Clinical Periodontology* 32, 851–859.

[139] Yoshiyama, M., Masada, J., Uchida, A., and Ishida, H. (1989). Scanning electron microscopic characterization

of sensitive vs. insensitive human radicular dentin. *Journal of Dental Research* 68, 1498–1502.

[140] Yoshiyama, M., Noiri, Y., Ozaki, K. et al. (1990). Transmission electron microscopic characterization of hypersensitive human radicular dentin. *Journal of Dental Research* 69, 1293–1297.

[141] Zehnder, M. (2001). Endodontic infection caused by localized aggressive periodontitis: A case report and bacteriologic evaluation. *Oral Surgery, Oral Medicine, Oral Pathology, Oral Radiology, Endodontics* 92, 440–445.

[142] Zehnder, M., Gold, S.I., and Hasselgren, G. (2002). Pathologic interactions in pulpal and periodontal tissues. *Journal of Clinical Periodontology* 29, 663–671.

[143] Zitzmann, N.U., Krastl, G., Hecker, H. et al. (2009). Endodontics or implants? A review of decisive criteria and guidelines for single tooth restorations and full arch reconstructions. *International Endodontic Journal* 42, 757–774.

[144] Zuza, E.P., Carrareto, A.L., Lia, R.C. et al. (2012). Histopathological features of dental pulp in teeth with different levels of chronic periodontitis severity. *International Scholarly Research Notices Dentistry* 2012, 1–6.

第5章
我们为什么需要关注根分叉病变？牙齿丧失的长期数据
Why do We Really Care About Furcations? Long-term Tooth Loss Data

Luigi Nibali

英国伦敦玛丽女王大学（QMUL）巴茨和伦敦医学与牙学院，牙科研究所，口腔临床研究中心，免疫生物学和再生医学中心

5.1 引言

第1章中强调了多根牙的解剖结构如何有利于微生物的堆积，从而导致牙根之间的牙周破坏。此外，目前我们也已了解到（见第3章），无论对于临床医生还是患者，想要去除根分叉区的牙菌斑都是一项艰巨的任务。因此，人们自然会推测存在根分叉病变（FI）的牙齿由于更多地暴露于微生物环境中，其牙周病变的进展更快、牙齿丧失的风险更高。本章将回顾这方面的证据，并提供有关伴FI患牙牙齿丧失的长期数据，以回答“我们究竟为什么关注根分叉病变？”这个问题，并为整本书提供基本依据，说明根分叉病变作为牙周病学家、全科医生和口腔卫生士在治疗中的一个挑战，为何获得如此多关注。

5.2 疾病进展的评估

本书的读者理应都知道：牙周炎引起牙齿附着组织的炎性破坏，导致牙龈出血、不适，最终导致牙齿松动和脱落，且与糖尿病、类风湿关节炎和心血管疾病等全身疾病的发病具有一定潜在的关系（EFP 2014）。因此，牙周炎的“影响”或结局可以通过牙齿脱落、患者生存质量（QOL）下降，以及牙周炎性反应可能造成的全身影响来进行评估。逻辑上来讲，凡是评估牙周炎影响的研究都应该测量这些指标。然而，牙周炎是一种时间跨度很长的慢性疾病，大多数牙周研究的实验结局多采用短期指标进行评估，如牙周探诊深度（PPD）、临床附着水平（CAL）和探诊出血（BOP），这些都是前述实际结局的替代指标。

Diagnosis and Treatment of Furcation-Involved Teeth, First Edition. Edited by Luigi Nibali.

Companion website: www.wiley.com/go/nibali/diagnosis

近年来对根分叉病变的系统评价遵循这种方法研究了再生手术后的短期结果（Graziani et al. 2015; Reddy et al. 2015; 见第6章和第7章）。尽管这些临床参数与疾病进展和牙齿丧失之间存在关联，但明显存在局限性（Claffey and Egelberg 1995; Chambrone et al. 2010），所以这远非理想的方法。另外，结局指标“牙齿丧失”受到临床诊疗医生的显著影响，医生不同的治疗理念和是否倾向于采取保守治疗均对此有影响。基于这一观点，作者认为，根分叉病变的理想研究应该将牙齿丧失、QOL，以及牙周炎的全身系统性负荷作为结局指标。事实上，在牙周的相关文献中，只有足够多的研究对“牙齿丧失”这一指标进行了检测，以得出FI对患牙丧失有何影响的结论。

5.3 牙齿丧失

虽然牙齿自行脱落仍然可能在人群中发生，但目前通常认为牙齿脱落发生在口腔医生拔牙时，至少在工业化国家是如此。重度牙周炎被认为是人类第六大流行的慢性病（Kassebaum et al. 2014），是导致牙齿丧失的主要原因之一（Hull et al. 1997; Al-Shammari et al. 2005; Akhter et al. 2008）。牙周治疗通常包括口腔卫生指导、龈上和龈下牙周清创术（伴或不伴辅助治疗，如抗菌药物），然后进行再评估。在此阶段，牙周情况稳定的病例或在手术治疗后牙周情况稳定的病例将进入“维持治疗”或“牙周支持治疗”（SPT）阶段，视具体情况而定（图5.1）。

定期SPT，包括口腔卫生强化和促进、记录牙周图表，以及龈上和龈下清创，与牙齿丧失风险的降低息息相关（Lee et al. 2015）。非特异性牙周炎队列或慢性牙周炎在SPT期的长期纵向研究报告显示，每位患者每年牙齿丧失约0.10颗（Hirschfeld and Wasserman 1978）、0.13颗（McGuire and Nunn 1996）、0.15颗（Eickholz et al. 2008）、0.18颗（McFall 1982）或最多0.30颗（Tsami et al. 2009）。对牙周治疗后进行了牙周支持治疗的研究进行系统评价，发现纳入的41404颗牙中有3919颗牙齿在维持治疗期间丧失。在不同研究的随访过程中，36%～88.5%的患者没有出现牙齿的丧失。牙周原因所引起的

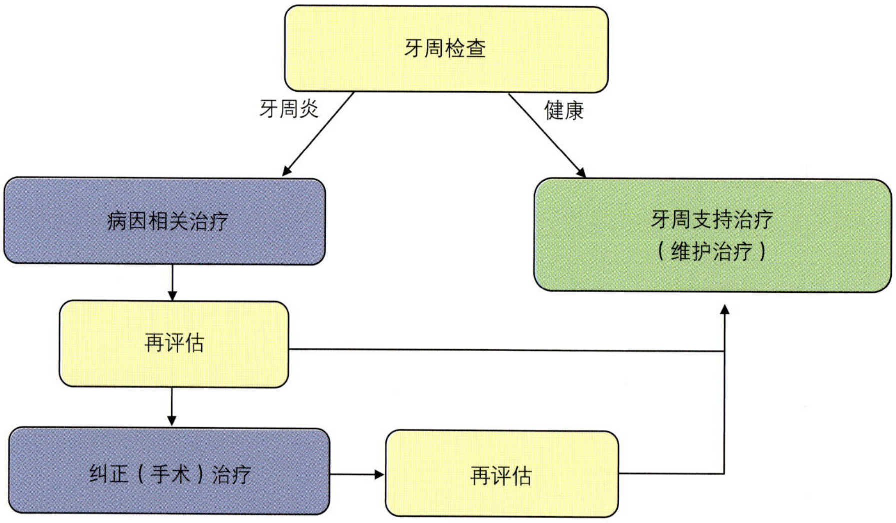

图5.1 牙周治疗的不同步骤。

牙齿丧失的比例从1.5%到9.8%不等。患者相关因素（即年龄和吸烟）和牙齿相关因素（牙齿类型和位置，以及初始牙齿预后）与牙齿丧失有关（Chambrone et al. 2010）。最近的系统评价中Trombelli及其同事发现，随访5年和12～14年，SPT期间每年失牙的加权平均数分别为0.15颗牙/患者/年和0.09颗牙/患者/年（Trombelli et al. 2015）。另一项关于侵袭性牙周炎（AgP）病例的系统回顾共纳入了16项纵向研究，发现AgP病例的平均牙齿丧失数为0.09颗牙/患者/年［95%可信区间（CI）=0.06～0.16］，与慢性牙周炎（CP）的研究基本一致（Nibali et al. 2013）。

但FI对牙齿丧失结果的相对贡献有多大？以下内容将对文献中伴FI磨牙的失牙证据进行综述。

5.4　未经治疗的伴根分叉病变的牙齿的丧失

从目前为止已讨论过的内容来看，与没有FI的磨牙相比，伴有FI的磨牙具有更大的拔除风险是显而易见的，但很少有研究系统地去评估这个问题以及这种风险的大小，尤其是未经治疗的人群。Bjorn和Hjort（1982）公布了针对一家瑞典工业公司221名工作人员的纵向研究结果。受试者于1965年进行初次检查，在1978年进行再次检查。这些受试者没有接受具体的治疗方案。在缺乏临床数据的情况下，使用影像学观察下颌磨牙根间骨破坏来进行根分叉病变的诊断。仅1.1%～2.7%的磨牙骨吸收量达到根分叉顶部至根尖距离的50%以上，在13年的随访期间，根分叉处的骨质吸收从18%增加到32%。在此期间，9%伴根分叉病变的磨牙丧失，但据估计，只有2.5%是由于进行性的FI而丧失。虽然这些比例相对较低，但我们应该强调该研究受试者是一般人群（不是专门针对患有牙周炎的受试者），且并不清楚他们在随访期间接受过什么治疗。

同样，波美拉尼亚健康研究（SHIP; Nibali et al. 2017）对1897名受试者共3267颗磨牙进行了11年的随访，所有受试者均进行半口牙周检查，包括使用直探针对1颗上颌和1颗下颌磨牙进行FI基线水平的测量，只有28%的受试者报告在整个观察期内进行过某种非特定形式的“牙龈治疗”。在随访期间，共有375个受试者（19.8%）有磨牙的丧失。这些失牙中，分别有5.6%、12.7%、34.0%和55.6%为不伴有FI、Ⅰ度FI、Ⅱ度FI和Ⅲ度FI。在11年的随访过程中，除了初次检查时的PPD和CAL以及牙周炎的诊断（$P<0.001$），FI也与磨牙丧失相关。与基线时没有FI的患牙相比，伴Ⅰ度FI的磨牙丧失的发生率比值（IRR）为1.73（95%CI=1.34～2.23，$P<0.001$），对于Ⅱ～Ⅲ度FI为3.88（95%CI=2.94～5.11，$P<0.001$）。这是对没有接受过牙周治疗的72%的受试者亚组进行分析而得出的结果（他们可以更准确地被认为是“未经治疗的”；Nibali et al. 2017）。

5.5　经治疗的伴根分叉病变的牙齿的丧失

表3.1中Fu和Wang总结了美国和欧洲研究组的一些纵向研究，报告了FI对牙齿丧失的影响。Hirschfeld和Wasserman（1978）的经典研究可能是第一个发表的评估牙周炎患者牙齿长期预后的大型研究。对SPT期的600名患者进行回顾性追踪，时间跨度至少15年（平均22年），作者观察到300名患者没有因牙周病而失牙，199名丧失1～3颗牙，76名丧失了4～9颗牙，25名

丧失了10～23颗牙。这些数据有助于根据进展模式确定3组不同的患者："保持良好"（大多数）、"恶化"和"极度恶化"。在最初有FI的1464颗牙齿中，平均随访22年后有460颗牙齿丧失，其中240颗来自其中1/6的患者，这些患者病情恶化得最严重。

一项系统评价回顾了FI相关的远期存留率，根据不同的治疗方案和不同的疾病严重程度进行分析，发现非手术治疗5～9年后磨牙存留率超过90%（Huynh-Ba et al. 2009）。虽然无法进行Meta分析，但作者总结发现初始FI（Ⅰ度）可以通过非手术性机械清创术成功治愈，牙根纵折和牙髓治疗失败是伴FI的磨牙在切除性手术后最常见的并发症。

近期发表的系统评价试图回答一个焦点问题："根分叉病变的牙齿失牙的风险因素是什么？哪些因素对患牙结局有影响？"（Nibali et al. 2016）。纳入对象为CP患者的纵向研究且文中有根分叉病变的诊断数据和失牙数据。为符合纳入标准，研究必须具有"有把握的"根分叉病变诊断（临床使用Nabers探针或类似物），并对FI进行治疗，之后至少随访3年，并且必须在报告牙齿丧失数据时包含对根分叉病变的诊断。文献检索在Ovid Medline、Embase、LILACS和Cochrane数据库进行，并辅以手工检索。研究经过两个阶段的筛选，由2名独立审稿人进行。在对1207篇文章进行初步筛选后，全文审查后产生了21篇符合纳入标准的文章。

表5.1展示了被纳入的研究包含的样本特征及研究的干预措施（分为积极牙周治疗和支持性牙周治疗），这些研究分别在美国（n=11）、德国（n=6）、瑞典（n=2）、瑞士（n=1）以及意大利（n=1）完成，时间跨度从20世纪70年代到21世纪初，约50年。其中5篇纳入文献是关于特定根分叉病变类型的患牙的特定治疗方法（Haney et al. 1997; Yukna and Yulma 1997; Eickholz and Hausmann 2002; Little et al. 1995; Zafiropoulos et al. 2009），而有14篇文献评估了牙周炎患者队列在维持治疗期间的长期牙齿丧失，适用于Meta分析。SPT方案（当有详细说明时）包括定期（3个月、6个月、12个月）牙周临床测量、口腔卫生宣教，以及龈下清创术和必要时的一系列不同的牙周手术。使用Newcastle Ottawa量表对偏倚风险进行分析，研究质量得分从3到5（最多总共9颗星）。对基于随访时间的相对失牙风险进行Meta分析，发现漏斗图不对称，表明存在潜在的发表偏倚（Nibali et al. 2016）。

根据根分叉病变不同的诊断分度对数据进行提取，并尽可能按第一、第二和第三磨牙进行归类。尽管排除了仅关注AgP的研究，但一些纳入的研究仍然包含了一小部分AgP病例（Dannewitz et al. 2006; Pretzl et al. 2008; Salvi et al. 2014; Graetz et al. 2015），并且这其中仅有一篇论文从作者那里获得了CP的独立数据（Dannewitz et al. 2006）。研究仅分析了基础治疗后（维持治疗期间）牙齿丧失的数据。

5.5.1 伴与不伴FI的牙齿的丧失情况比较

将研究报道的伴或不伴FI的磨牙的失牙数据进行分组，共有8143颗不伴FI的磨牙和共5772颗伴FI的磨牙被纳入研究。再生治疗后随访4～7.5年，牙齿总体的存留率为94%～100%（Haney et al. 1997; Yukna and Yukna 1997; Eickholz and Hausmann 2002），隧道治疗后随访5.8年的存留率为89%（Little et al. 1995），截根术后随访至少4年的存留率为79%（Zafiropoulos et al. 2009），多种方法联合治疗后随访5～53

表5.1 所有纳入研究的研究程序概述

作者/年份	样本量	随访持续年限（范围）	纳入标准/疾病分类	积极牙周治疗（APT）	支持性牙周治疗（SPT）
Lindhe and Nyman 1975	75	5	≥50%牙周支持组织丧失和良好的口腔卫生状况	OHI，SRP，必要时进行修复治疗，PPD>4mm时进行牙周手术（如牙龈切除术、Widman翻瓣术、骨外形修整、根分叉成形术、隧道成形术、截根术）	每隔3～6个月由卫生士进行OHI和预防性洁治，每年一次牙周检查和影像学检查
Hirschfeld and Wasserman 1978	600	22（15～53）	早期：PPD≤4mm并伴有牙龈炎和龈下牙结石 中期：PPD 4～7mm 晚期：PPD>7mm、根分叉病变	手术或非手术龈下刮治（根据诊断判断是否进行额外的手术或非手术治疗）	必要时进行深层刮治+“问题区域”再治疗，检查咬合并根据指示调整咬合，OHI
McFall 1982	100	19（15～29）	早期：PPD≤4mm（n=11） 中期：PPD 4～7mm（n=53） 晚期：PPD>7mm（n=36）	龈上和龈下洁刮治、抛光、OHI、必要时进行咬合调整和使用咬合板、袋内壁刮治、牙龈切除术、牙龈成形术、骨切除术、骨成形术	一般每3～6个月一次（包括必要时的袋内壁刮治术、翻瓣术、骨手术、截根术）
Goldman et al. 1986	211	22.2（15～34）	CP	口腔理疗、龈上和龈下洁刮治、OHI	3～6个月回访（选择性磨除和牙冠外形修整、必要时辅助修复治疗）
Wood et al. 1989	63	13.6（10～34）	中度牙周炎患者，通过SRP进行维持治疗10年或10年以上	OHI、非手术治疗（SRP、刮治、咬合调整）和手术治疗（牙龈切除术、翻瓣术、翻瓣刮除术、骨成形术、骨移植术、截根术）	未报道
Kuhrau et al. 1990	59	5.8（4～8）	牙周炎伴根分叉病变且接受手术治疗的患者	手术治疗（改良Widman翻瓣术、截根术、隧道成形术）	常规复诊
Wang et al. 1994	24	8	完成8年临床试验的CP患者，并且基线时第一或第二磨牙缺失不超过2颗	SRP后接着进行3种处理之一：牙周袋切除术、改良Widman翻瓣术或袋内壁刮治术	每3个月随访进行维护期预防性治疗，每年进行牙周检查

续表

作者/年份	样本量	随访持续年限（范围）	纳入标准/疾病分类	积极牙周治疗（APT）	支持性牙周治疗（SPT）
Little et al. 1995	18	4.6	伴深的Ⅱ度或Ⅲ度根分叉病变磨牙的牙周病患者	手术治疗：包括骨切除和/或骨修整成形以与近中邻牙连续，以及隧道成形术	术后每3个月一次，控制牙菌斑和潜在细菌病原体
McGuire and Nunn 1996	100	10	慢性广泛型中度到重度的成人牙周炎	SRP、OHI、消除咬合震颤，必要时进行手术（骨手术，开放性SRP，很少进行骨移植）	2个月或3个月间隔（大多数在3个月以内）进行SRP、抛光、少量咬合调整
Haney et al. 1997	13	4～5	CP	冠向复位瓣术、柠檬酸进行根面处理，伴或不伴脱矿冻干异体骨移植	6个月一次，为期5年
Yukna and Yukna 1997	13	6.7（6～7.5）	磨牙Ⅱ度根分叉病变、相邻的骨嵴顶高度>根长的75%并且位于根分叉骨水平的冠方	采用骨移植和冠向复位瓣的再生手术	每周一次，然后每月清除一次牙菌斑，直到6～12个月后再进入手术，之后每3个月回访一次
McLeod et al. 1998	114	12.5（5～29）	中度至重度牙周炎伴4～7mm甚至更多的AL	非手术治疗（OHI、SRP、咬合调整、偶尔使用全身AB），然后进行手术治疗（牙周袋降低、牙周袋消除、偶尔行再生治疗）	6个月一次
Eickholz and Hausmann 2002	9	5	重度牙周病	引导组织再生术	前2年3个月一次（OHI和专业洁牙），然后根据患者个人风险情况每3～6个月一次
Checchi et al. 2002	92	6.7（3～12）	已完成APT的慢性成人牙周炎患者，正在进行随访SPT	OHI、SRP、再评估和牙周手术	每3～4个月卫生士预约回访
Dannewitz et al. 2006	71	5	CP或AgP（至少2颗恒牙骨吸收≥50%）	OHI、专业洁牙、SRP、手术干预，包括翻瓣术、GTR、隧道成形术、切除手术，或者拔牙	每3～6个月或12个月一次（临床测量、牙菌斑评分、必要时对PPD≥4mm伴BOP或≥5mm的位点重新进行机械治疗）

续表

作者/年份	样本量	随访持续年限（范围）	纳入标准/疾病分类	积极牙周治疗（APT）	支持性牙周治疗（SPT）
Pretzl. et al. 2008	100	10	广泛型中度CP及广泛型重度或侵袭性牙周炎	局麻下行龈下清创术，必要时行牙周手术	有SPT和无SPT的患者（每3～6个月一次包括OHI、专业洁牙、抛光、应用氟化物凝胶）
Zafiropoulos et al. 2009	60	最少为4	CP，至少4个位点CAL丧失< 4mm，影像学检查有骨吸收的证据，4个位点BOP	56颗下颌第一和第二磨牙进行半切术治疗（H组，n= 32）；36颗种植体替代牙周病变的下颌第一和第二磨牙（Ⅰ组，n= 28）。	每6个月（OHI、龈上及龈下清创、抛光）
Johansson et al. 2013	64	14.8（13～16）	牙周病科就诊的患者	OHI、龈上和龈下洁刮治、选择性牙周手术（有时行再生手术）	每3～4个月访问口腔卫生士，持续2年（随后转给全科医生/卫生士提供支持性治疗）
Miller et al. 2014	106	15	中度到重度的CP	牙周非手术或手术治疗	持续随访患者直至失访（牙周健康及口腔卫生评估、必要时进行再治疗和手术治疗）
Salvi et al. 2014	199	11.5	CP或AgP（1级：在≥2颗非相邻牙的邻面AL≥3mm；2级：≥30%的牙齿邻面AL≥5mm）	OHI、SRP、必要时手术（OFD、再生、隧道成形术或切除手术）	在牙周病科或根据需要在私人机构（一些“不依从者”）进行SPT
Graetz et al. 2015	379	18.3	至少有一颗第一或第二磨牙存在的慢性或侵袭性牙周炎、常规SPT，包括基线和最后一次复诊时完整的影像检查档案	SRP，对PPD≥5mm且伴BOP或PPD≥6mm的位点行OFD（必要时行隧道成形术或截根术）	每3～12个月（非手术治疗或龈下手术清创、伴或不伴AB）

AB=抗生素；AgP=侵袭性牙周炎；AL=附着丧失；APT=积极牙周治疗；BOP=探诊出血；CP=慢性牙周炎；OFD=开放翻瓣清创术；OHI=口腔卫生指导；PPD=牙周探诊深度；SPT=支持性牙周治疗；SRP=刮治和根面平整。

资料来源：Adapted from Nibali et al. (2016)。

年后存留率为43%～100%（Hirschfeld and Wasserman 1978; McFall 1982; Goldman et al. 1986; Wood et al. 1989; Kuhrau et al. 1990; Wang et al. 1994; McGuire and Nunn 1996; Checchi et al. 2002; Dannewitz et al. 2006; Pretzl et al. 2008; Johansson et al. 2013; Miller et al. 2014; Salvi et al. 2014; Graetz et al. 2015）。在这些研究报告中，对于不伴和伴有FI的磨牙，平均失牙数/患者/年分别为0.01和0.02。牙周病的进展、牙髓并发症、龋坏和根折是失牙的主要原因（Kuhrau et al. 1990; McLeod et al. 1998; Haney et al. 1997; Yukna and Yukna 1997; Dannewitz et al. 2006）。

在仅报道了第一和第二磨牙数据的研究中（Hirschfeld and Wasserman 1978; Mcfall 1982; Goldman et al. 1986; Wood et al. 1989; Dannewitz et al. 2006; Pretzl et al. 2008; Johansson et al. 2013; Miller et al. 2014; Graetz et al. 2015），牙齿丧失的相对风险（RR）如下（图5.2）：

- 伴FI vs 不伴FI的磨牙，RR=2.90（95% CI=2.01～4.18）（$P<0.0001$；不同的随访时间）
- 伴FI vs 不伴FI的磨牙，RR=1.46（95% CI=0.99～2.15, $P=0.06$）（$P<0.0001$；随访5～10年）
- 伴FI vs 不伴FI的磨牙，RR=2.21（95% CI=1.79～2.74, $P<0.0001$）（$P<0.0001$；

Study or Subgroup	With FI Events	With FI Total	No FI Events	No FI Total	Weight	Risk Ratio IV. Random, 95% CI	Year
5～10 years							
Dannewitz et al. 2006	23	240	5	111	6.9%	2.13 [0.83, 5.45]	2006
Pretzl et al. 2008	51	390	30	309	11.0%	1.35 [0.88, 2.06]	2008
Subtotal (95% CI)		**630**		**420**	**17.9%**	**1.67 [1.14, 2.43]**	
Total events	74		35				
Heterogeneity: Tau^2 = 0.00; Chi^2 = 0.75, df = 1 (P = 0.39); I^2 = 0%							
Test for overall effect: Z = 1.90 (P= 0.06)							
10～15 years							
Wood et al. 1989	35	151	27	215	10.7%	1.86 [1.17, 2.91]	1989
Johansson et al. 2013	30	94	37	267	11.1%	2.18 [1.44, 3.31]	2013
Miller et al. 2014	127	419	50	397	11.9%	2.41 [1.79, 3.24]	2014
Subtotal (95% CI)		**664**		**879**	**33.7%**	**2.21 [1.79, 2.74]**	
Total events	192		116				
Heterogeneity: Tau^2 = 0.00; Chi^2 = 0.92, df = 2 (P = 0.63); I^2 = 0%							
Test for overall effect: Z = 7.30 (P< 0.0001)							
>15 years							
Hirchfeld & Wasserman 1978	384	1285	124	2250	12.5%	5.42 [4.48, 6.56]	1978
McFall 1982	82	147	25	492	11.1%	10.98 [7.30, 16.51]	1982
Goldman et al. 1986	235	562	110	835	12.4%	3.17 [2.60, 3.88]	1986
Graetz et al. 2015	315	1183	118	1022	12.4%	2.31 [1.90, 2.80]	2015
Subtotal (95% CI)		**3177**		**4599**	**38.4%**	**4.46 [2.62, 7.62]**	
Total events	192		116				
Heterogeneity: Tau^2 = 0.28; Chi^2 = 67.73, df = 3 (P = 0.00001); I^2 = 96%							
Test for overall effect: Z = 5.49 (P< 0.0001)							
Total (95% CI)		**4471**		**5898**	**100.0%**	**2.90 [2.01, 4.18]**	
Total events	1282		528				
Heterogeneity: Tau^2 = 0.27; Chi^2 = 104.40, df = 8 (P< 0.00001); I^2 = 92%							
Test for overall effect: Z = 5.72 (P< 0.0001)							

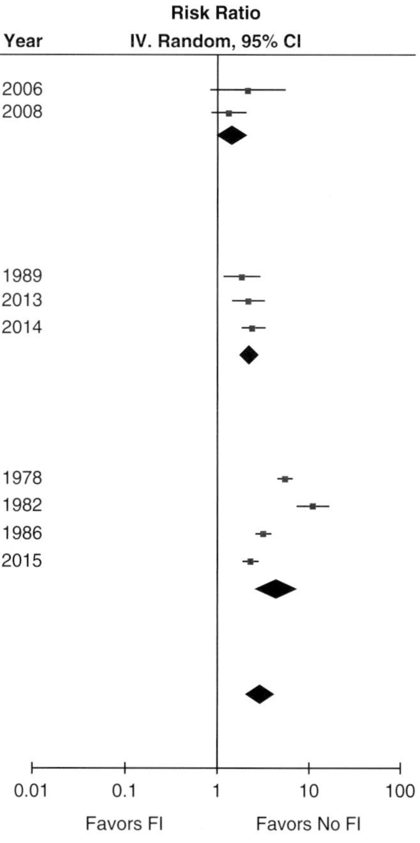

图5.2 森林图显示基于随访时间的牙齿丧失（不包括第三磨牙）的相对风险（RR）。在所选研究中进行Meta分析比较牙齿丧失，显示总体比值比为2.90［95%可信区间（CI）=2.01～4.18, $P<0.0001$］。对于随访时间5～10年、10～15年和>15年的研究，有和没有根分叉病变的牙齿之间的牙齿丧失RR分别为1.46（95%CI=0.99～2.15，$P=0.06$）、2.21（95%CI=1.79～2.74，$P<0.0001$）和4.46（95%CI=2.62～7.62，$P<0.0001$）。资料来源：Nibali et al.（2016）。

随访10～15年）

- 伴FI vs 不伴FI的磨牙，RR=4.46（95% CI=2.62～7.62, P<0.0001）（P<0.0001；>15年随访）

在超过15年随访的研究中，该比值具有高度的异质性（卡方检验的P<0.0001和I^2检验=96%），因此需要进行谨慎的解读。当纳入第三磨牙时，FI对总体的失牙风险仅产生微小的影响（详见Nibali et al. 2016）。

5.5.2　不同分度根分叉病变的牙齿丧失

临床相关的一个重要问题是FI的程度是否会影响失牙风险。我们之前（第5.4节）讨论了在参与波美拉尼亚SHIP研究的大部分未治疗人群中，FI程度越重，牙齿丧失的风险越高（Nibali et al. 2017）。Nibali等（2016）对涉及分析牙齿丧失和FI分度关联性的文章进行系统评价后发现（McGuire and Nunn1996; Dannewitz et al. 2006; Johansson et al. 2013; Salvi et al. 2014; Graetz et al. 2015），在随访期间丧失的Ⅰ度、Ⅱ度和Ⅲ度根分叉病变患牙分别占总牙数的8%、18%和30%（分别为0.01、0.02和0.03牙/患者/年）。对纳入研究的牙齿丧失进行Meta分析（图5.3），显示相对风险为：

- FIⅡ度 vs Ⅰ度：RR=1.67（95% CI=14.2～2.43，P=0.008）
- FIⅢ度 vs Ⅱ度：RR=1.83（95% CI=1.37～2.45，P<0.0001）
- FIⅢ度 vs Ⅰ度：RR=3.13（95% CI=2.30～4.24，P<0.0001）

这些比较中，所纳入的研究呈现出低到中度的异质性（卡方检验P=0.04、P=0.20和P=0.26，I^2检验=61%、I^2检验=33%和I^2检验= 25%，分别对应Ⅱ度 vs Ⅰ度、Ⅲ度 vs Ⅱ度和Ⅲ度 vs Ⅰ度）。

5.5.3　垂直向根分叉病变与牙齿丧失

前面的讨论发现，绝大多数长期随访研究都集中关注磨牙FI的水平分量，即根据Hamp分类（Hamp et al. 1975）对根分叉进行测量。第2章介绍了“垂直向”FI的概念，及A、B和C亚类（Tarnow and Fletcher 1984），并与水平向的病变程度相关联。最近的一篇文献回顾性评价了200颗接受了保守性牙周手术（仅行有限的骨修整），并随后进行了10年支持治疗的磨牙，作者推测，不同程度的垂直向FI可能与水平向Ⅱ度FI的失牙风险有关（Tonetti et al. 2017）。根据Tarnow和Fletcher（1984）修订的分类方法，通过X线片上观察到的骨吸收和临床探诊深度/CAL确定垂直向根分叉的亚分类。研究发现，对于Ⅱ度FI，骨质流失越靠近根尖，牙齿丧失的发生率越高，骨缺损在根尖1/3、中间1/3或冠部1/3的患牙在随访10年后的失牙率分别为77%、33%和9%。因此作者认为，垂直向病变是水平向Ⅱ度FI磨牙牙齿丧失的一个重要的预测因素。其中，达根尖1/3的垂直向缺损通常伴随有根分叉病变内的骨下袋。通过治疗这种骨下袋可降低垂直向FI的水平，从而可能降低未来磨牙丧失的风险（Tonetti et al. 2017）。

5.6　根分叉病变影响牙齿丧失风险的相关结论

基于本章展示的综述（Nibali et al. 2016），在支持性牙周治疗阶段10～15年的随访中，伴FI的磨牙丧失风险大约增加了1倍。与没有FI的磨牙相比，伴FI的第一和第二磨牙随访10年后的牙齿丧失RR为1.46（P=0.06），10～15年期间为2.21（P<0.0001）（包括第三磨牙时RR分别

Study or Subgroup	Larger degree Events	Larger degree Total	Lesser degree Events	Lesser degree Total	Weight	Risk Ratio IV. Random, 95% CI	Year
II vs. I							
McGuire & Nunn 1996	27	153	14	178	6.1%	2.24 [1.22, 4.12]	1996
Dannewitz et al. 2006	3	98	9	95	2.4%	0.32 [0.09, 1.16]	2006
Johansson et al. 2013	10	25	18	67	6.0%	1.49 [0.80, 2.77]	2013
Salvi et al. 2014	28	118	36	376	7.7%	2.48 [1.58, 3.88]	2014
Graetz et al. 2015	108	357	121	638	10.2%	1.60 [1.27, 2.00]	2015
Subtotal (95% CI)		**751**		**1354**	**32.3%**	**1.67 [1.14, 2.43]**	
Total events	176		198				
Heterogeneity: Tau^2 = 0.10; Chi^2 = 10.50, df = 4 (P = 0.03); I^2 = 62%							
Test for overall effect: Z = 2.66 (P= 0.008)							
III vs. II							
McGuire & Nunn 1996	19	64	27	153	7.1%	1.68 [1.01, 2.80]	1996
Dannewitz et al. 2006	11	47	3	98	2.5%	7.65 [2.24, 26.11]	2006
Johansson et al. 2013	2	2	10	25	5.4%	2.06 [1.04, 4.11]	2013
Salvi et al. 2014	30	69	28	118	8.0%	1.83 [1.20, 2.79]	2014
Graetz et al. 2015	86	188	108	357	10.2%	1.51 [1.27, 1.89]	2015
Subtotal (95% CI)		**370**		**751**	**33.3%**	**1.83 [1.37, 2.45]**	
Total events	148		176				
Heterogeneity: Tau^2 = 0.05; Chi^2 = 7.21, df = 4 (P = 0.12); I^2 = 45%							
Test for overall effect: Z = 4.05 (P< 0.0001)							
III vs. I							
McGuire & Nunn 1996	19	64	14	178	5.9%	3.77 [2.01, 7.08]	1996
Dannewitz et al. 2006	11	47	9	95	4.5%	2.47 [1.10, 5.55]	2006
Johansson et al. 2013	2	2	18	67	5.8%	3.06 [1.62, 5.80]	2013
Salvi et al. 2014	30	69	36	376	8.1%	4.54 [3.01, 6.85]	2014
Graetz et al. 2015	86	188	212	357	10.2%	2.41[1.93, 3.02]	2015
Subtotal (95% CI)		**370**		**1354**	**34.5%**	**3.13 [2.30, 4.24]**	
Total events	148		198				
Heterogeneity: Tau^2 = 0.06; Chi^2 = 8.01, df = 4 (P = 0.09); I^2 = 50%							
Test for overall effect: Z = 7.32 (P< 0.0001)							

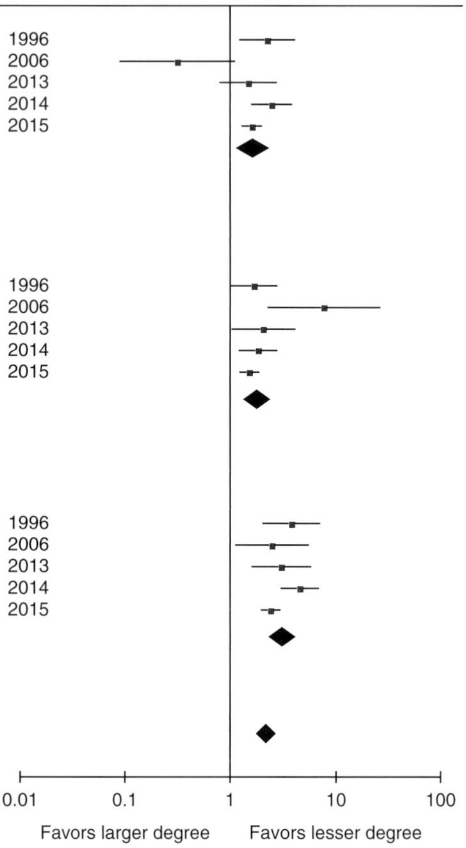

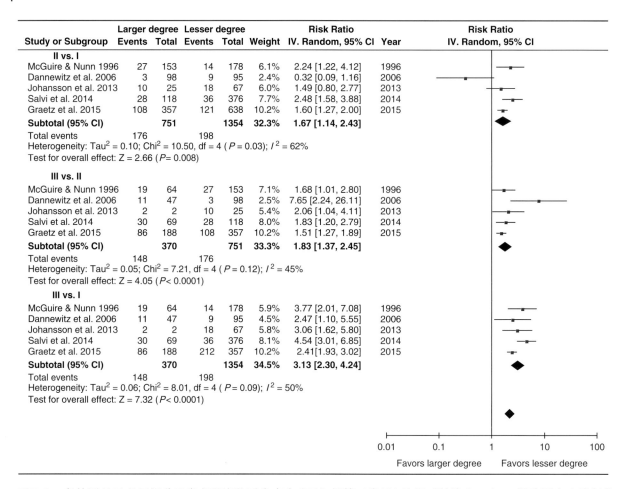

图5.3 森林图显示基于根分叉病变程度的牙齿丧失（不包括第三磨牙）的相对风险（RR）。所选研究中进行的Meta分析显示Ⅱ度与Ⅰ度、Ⅲ度与Ⅱ度和Ⅲ度与Ⅰ度根分叉病变的牙齿丧失的RR分别为1.67［95%可信区间（CI）= 1.14～2.43，P=0.008］、1.83（95%CI=1.37～2.45，P<0.0001）和3.13（95%CI=2.30～4.24，P<0.0001）。

为 1.69和2.06）。15年之内的随访研究得出了一致的结论并报告了相似的牙齿丧失相对风险。可能因为这些研究设计相似，主要包括牙周基础治疗，必要时的手术治疗（包括翻瓣术、骨切除手术、牙根切除术、隧道成形术或偶尔的再生手术），然后进行牙周支持性治疗（大多数研究的复查间隔通常为每3个月、4个月、6个月或达到12个月）。随访时间更长时（>15年，最长53年），牙齿丧失的风险增加了3～4倍。然而由于较高的异质性，必须谨慎解释与此结果相关的数据。更高的失牙风险可能归因于伴FI的磨牙没有接受定期的牙周治疗（Nibali et al. 2017）。此外，已有足够的证据表明FI的程度（Hamp et al. 1975）与支持性牙周治疗期间牙齿丧失的风险显著相关，从Ⅰ度到Ⅱ度再到Ⅲ度根分叉病变，牙齿丧失风险逐渐增加（Nibali et al. 2016, 2017）。与根分叉内1个或多个根相关的垂直亚分类缺损和潜在的骨下袋也可能影响远期牙齿丧失的风险（Tonetti et al. 2017）。

值得一提的是，根据现有证据想要区分FI和PPD对磨牙丧失的相对影响是不可能的。换句话说，我们不能确定伴FI患者牙齿丧失的高风险是由于他们有FI还是由于他们有很深的牙周袋。FI对磨牙丧失的相对影响可以通过在具有相似牙周袋深度仅FI不同的磨牙上进行前瞻性试验来评估（例如，下颌磨牙颊侧垂直PPD 6mm不伴FI与

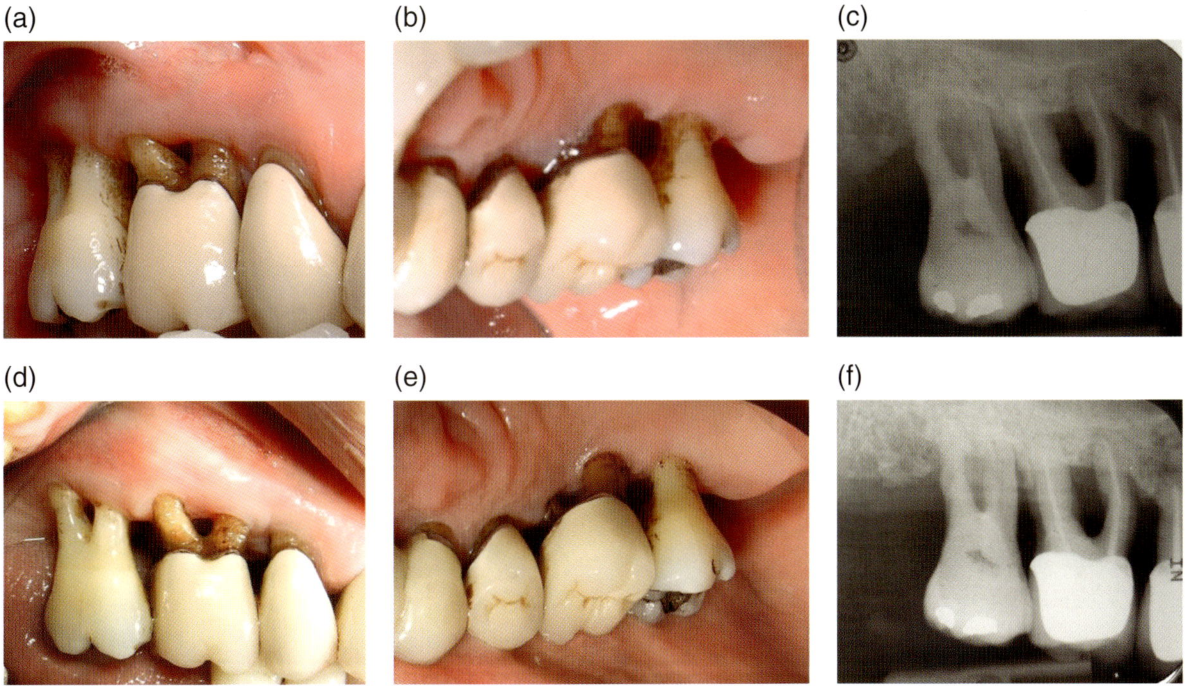

图5.4 （a，b）55岁男性慢性牙周炎的临床照片；（c）右上磨牙的根尖片显示UR6和7的三向Ⅲ度根分叉病变；（d，e）隧道成形术后10年的临床照片；（f）随访10年后的根尖片。

下颌磨牙颊侧垂直PPD 6mm伴Ⅱ度根分叉病变进行比较）。但是，我们并未发现有任何研究对这一假设进行过验证。要进行间接比较分析出仅归因于PPD的牙齿丧失风险非常困难，目前只有有限的数据，且仅以单根牙为研究对象。大多数研究仅提供短期疾病进展数据（Badersten et al. 1984）或是以所有牙齿为对象来记录牙齿丧失的数据（Matuliene et al. 2008）。

总之，对于接受全面系统牙周治疗的患者（病因相关治疗、必要时的手术治疗和SPT），大多数伴FI的磨牙对牙周治疗反应良好，即使在Ⅲ度 FI存在的情况下，随访长达15年也只有30%的磨牙丧失（图5.4）。

15年的维护治疗中，牙齿丧失（伴FI vs 不伴FI的磨牙比较）的风险在1.5~2.2范围内。在15年的时间点之后，风险似乎急剧增加，然而不同研究之间的异质性导致无法对此得出明确的结论。同样，对于未进行牙周维护治疗的病例，FI会增加牙齿丧失的风险。在第5.2节中的相关长期结果中，我们未查到任何研究专门评估FI对全身炎症负担的影响，而患者报告的结局将在第13章中介绍。

证据小结

- 牙周治疗和维护治疗使伴分叉病变（FI）的磨牙的失牙率降低
- 在长达15年的随访中，伴FI的磨牙的牙齿丧失大约是不伴FI的磨牙的2倍
- 水平向FI的程度会影响牙齿丧失的风险（从Ⅰ度到Ⅱ度到Ⅲ度逐渐增加）
- 垂直向FI的程度也可能影响牙齿丧失的风险（从A亚类到B亚类到C亚类逐渐增加）

参考文献

[1] Akhter, R., Hassan, N.M., Aida, J. et al. (2008). Risk indicators for tooth loss due to caries and periodontal disease in recipients of free dental treatment in an adult population in Bangladesh. *Oral Health & Preventive Dentistry* 6, 199–207.

[2] Al-Shammari, K.F., Al-Khabbaz, A.K., Al-Ansari, J.M. et al. (2005). Risk indicators for tooth loss due to periodontal disease. *Journal of Periodontology* 76, 1910–1918.

[3] Badersten, A., Nilveus, R., and Egelberg, J. (1984). Effect of nonsurgical periodontal therapy. *II. Severely advanced periodontitis. Journal of Clinical Periodontology* 11, 63–76.

[4] Bjorn, A.L., and Hjort, P. (1982). Bone loss of furcated mandibular molars: A longitudinal study. *Journal of Clinical Periodontology* 9, 402–408.

[5] Chambrone, L., Chambrone, D., Lima, L.A., and Chambrone, L.A. (2010). Predictors of tooth loss during long-term periodontal maintenance: A systematic review of observational studies. *Journal of Clinical Periodontology* 37, 675–684.

[6] Checchi, L., Montevecchi, M., Gatto, M.R., and Trombelli, L. (2002). Retrospective study of tooth loss in 92 treated periodontal patients. *Journal of Clinical Periodontology* 29, 651–656.

[7] Claffey, N., and Egelberg, J. (1995). Clinical indicators of probing attachment loss following initial periodontal treatment in advanced periodontitis patients. *Journal of Clinical Periodontology* 22, 690–696.

[8] Dannewitz, B., Krieger, J.K., Husing, J., and Eickholz, P. (2006). Loss of molars in periodontally treated patients: A retrospective analysis five years or more after active periodontal treatment. *Journal of Clinical Periodontology* 33, 53–61.

[9] Eickholz, P., and Hausmann, E. (2002). Evidence for healing of periodontal defects 5 years after conventional and regenerative therapy: Digital subtraction and bone level measurements. *Journal of Clinical Periodontology* 29, 922–928.

[10] Eickholz, P., Kaltschmitt, J., Berbig, J. et al. (2008). Tooth loss after active periodontal therapy. 1: Patient-related factors for risk, prognosis, and quality of outcome. *Journal of Clinical Periodontology* 35, 165–174.

[11] EFP European Federation of Periodontology (2004). EFP Manifesto: Perio and General Health. http://www.efp.org/efp-manifesto/index.html (accessed 6 February 2018).

[12] Goldman, M.J., Ross, I.F., and Goteiner, D. (1986). Effect of periodontal therapy on patients maintained for 15 years or longer: A retrospective study. *Journal of Periodontology* 57, 347–353.

[13] Graetz, C., Schutzhold, S., Plaumann, A. et al. (2015). Prognostic factors for the loss of molars: An 18-years retrospective cohort study. *Journal of Clinical Periodontology* 42, 943–950.

[14] Graziani, F., Gennai, S., Karapetsa, D. et al. (2015). Clinical performance of access flap in the treatment of class II furcation defects: A systematic review and meta-analysis of randomized clinical trials. *Journal of Clinical Periodontology* 42, 169–181.

[15] Hamp, S.E., Nyman, S., and Lindhe, J. (1975). Periodontal treatment of multirooted teeth: Results after 5 years. *Journal of Clinical Periodontology* 2, 126–135.

[16] Haney, J.M., Leknes, K.N., and Wikesjo, U.M. (1997). Recurrence of mandibular molar furcation defects following citric acid root treatment and coronally advanced flap procedures. *International Journal of Periodontics and Restorative Dentistry* 17, 528–535.

[17] Hirschfeld, L., and Wasserman, B. (1978). A long-term survey of tooth loss in 600 treated periodontal patients. *Journal of Periodontology* 49, 225–237.

[18] Hull, P.S., Worthington, H.V., Clerehugh, V. et al. (1997). The reasons for tooth extractions in adults and their validation. *Journal of Dentistry* 25, 233–237.

[19] Huynh-Ba, G., Kuonen, P., Hofer, D. et al. (2009). The effect of periodontal therapy on the survival rate and incidence of complications of multirooted teeth with furcation involvement after an observation period of at least 5 years: A systematic review. *Journal of Clinical*

Periodontology 36, 164–176.

[20] Johansson, K.J., Johansson, C.S., and Ravald, N. (2013). The prevalence and alterations of furcation involvements 13 to 16 years after periodontal treatment. *Swedish Dental Journal* 37, 87–95.

[21] Kassebaum, N.J., Bernabe, E., Dahiya, M. et al. (2014). Global burden of severe periodontitis in 1990–2010: A systematic review and meta-regression. *Journal of Dental Research* 93, 1045–1053.

[22] Kuhrau, N., Kocher, T., and Plagmann, H.C. (1990). [Periodontal treatment of furcally involved teeth: With or without root resection?] *Deutsche Zahnarztliche Zeitschrift* 45, 455–457.

[23] Lee, C.T., Huang, H.Y., Sun, T.C., and Karimbux, N. (2015). Impact of patient compliance on tooth loss during supportive periodontal therapy: A systematic review and meta-analysis. *Dental Research* 94, 777–786.

[24] Lindhe, J., and Nyman, S. (1975). The effect of plaque control and surgical pocket elimination on the establishment and maintnance of periodontal health: A longitudinal study of periodontal therapy in cases of advanced disease. *Journal of Clinical Periodontology* 2, 67–79.

[25] Little, L.A., Beck, F.M., Bagci, B., and Horton, J.E. (1995). Lack of furcal bone loss following the tunnelling procedure. *Journal of Clinical Periodontology* 22, 637–641.

[26] Matuliene, G., Pjetursson, B.E., Salvi, G.E. et al. (2008). Influence of residual pockets on progression of periodontitis and tooth loss: Results after 11 years of maintenance. *Journal of Clinical Periodontology* 35, 685–695.

[27] McFall, W.T., Jr (1982). Tooth loss in 100 treated patients with periodontal disease: A long-term study. *Journal of Periodotology* 53, 539–549.

[28] McGuire, M.K., and Nunn, M.E. (1996). Prognosis versus actual outcome. *III: The effectiveness of clinical parameters in accurately predicting tooth survival. Journal of Periodontology* 67, 666–674.

[29] McLeod, D.E., Lainson, P.A., and Spivey, J.D. (1998). The predictability of periodontal treatment as measured by tooth loss: A retrospective study. *Quintessence International* 29, 631–635.

[30] Miller, P.D., Jr, McEntire, M.L., Marlow, N.M., and Gellin, R.G. (2014). An evidenced-based scoring index to determine the periodontal prognosis on molars. *Journal of Periodontology* 85, 214–225.

[31] Nibali, L., Farias, B.C., Vajgel, A. et al. (2013). Tooth loss in aggressive periodontitis: A systematic review. *Journal of Dental Research* 92, 868–875.

[32] Nibali, L., Krajewski, A. Donos, N. et al. (2017). The effect of furcation involvement on tooth loss in a population without regular periodontal therapy. *Journal of Clinical Periodontology* 44, 813–821.

[33] Nibali, L., Zavattini, A., Nagata, K. et al. (2016). Tooth loss in molars with and without furcation involvement: A systematic review and meta-analysis. *Journal of Clinical Periodontology* 43, 156–166.

[34] Pretzl, B., Kaltschmitt, J., Kim, T.S. et al. (2008). Tooth loss after active periodontal therapy. 2: Tooth-related factors. *Journal of Clinical Periodontology* 35, 175–182.

[35] Reddy, M.S., Aichelmann-Reidy, M.E., Avila-Ortiz, G. et al. (2015). Periodontal regeneration – furcation defects: A consensus report from the AAP Regeneration Workshop. *Journal of Periodontology* 86, S131–S133.

[36] Salvi, G.E., Mischler, D.C., Schmidlin, K. et al. (2014). Risk factors associated with the longevity of multi-rooted teeth: Long-term outcomes after active and supportive periodontal therapy. *Journal of Clinical Periodontology* 41, 701–707.

[37] Tarnow, D., and Fletcher, P. (1984). Classification of the vertical component of furcation involvement. *Journal of Periodontology* 55, 283–284.

[38] Tonetti, M., Christianes, A., and Cortellini, P. (2017). Vertical sub-classification predicts survival of molars with class II furcation involvement during supportive periodontal care. *Journal of Clinical Periodontology* 44, 1140–1144.

[39] Trombelli, L., Franceschetti, G., and Farina, R. (2015). Effect of professional mechanical plaque removal performed on a long-term, routine basis in the secondary prevention of periodontitis: A systematic review. *Journal of Clinical Periodontology* 42 (Suppl.

16), S221–S236.

[40] Tsami, A., Pepelassi, E., Kodovazenitis, G., and Komboli, M. (2009). Parameters affecting tooth loss during periodontal maintenance in a Greek population. *Journal of the American Dental Association* 140, 1100–1107.

[41] Wang, H.L., Burgett, F.G., Shyr, Y., and Ramfjord, S. (1994). The influence of molar furcation involvement and mobility on future clinical periodontal attachment loss. *Journal of Periodontology* 65, 25–29.

[42] Wood, W.R., Greco, G.W., and McFall, W.T., Jr (1989). Tooth loss in patients with moderate periodontitis after treatment and long-term maintenance care. *Journal of Periodontology* 60, 516–520.

[43] Yukna, R.A., and Yukna, C.N. (1997). Six-year clinical evaluation of HTR synthetic bone grafts in human grade II molar furcations. *Journal of Periodontal Research* 32, 627–633.

[44] Zafiropoulos, G.G., Hoffmann, O., Kasaj, A. et al. (2009). Mandibular molar root resection versus implant therapy: A retrospective nonrandomized study. *Journal of Oral Implantology* 35, 52–62.

第6章
什么是可行的根分叉病变再生治疗的临床前模型

Regenerative Therapy of Furcation Involvements in Preclinical Models: What is Feasible?

Nikolaos Donos [1], Iro Palaska [1], Elena Calciolari [1], Yoshinori Shirakata [2], Anton Sculean [3]

[1] 英国伦敦玛丽女王大学（QMUL）巴茨和伦敦医学与牙学院，牙科研究所，口腔临床研究中心，免疫生物学和再生医学中心
[2] 日本鹿儿岛大学，医学与牙科学研究院，牙周病学系
[3] 瑞士伯尔尼大学，口腔医学院，牙周病学系

6.1　引言

在日常的临床工作中，根分叉病变的存在是一个重大的挑战（de Santana et al. 1999; Avila-Ortiz et al. 2015）。在这些病例中，最期望达到的效果是根分叉缺损完全的复原和再生。本章和下一章将对有关根分叉缺损再生潜能的临床前和临床人体研究分别进行综述。

根分叉病变在使用各种生物材料、细胞外基质蛋白、生长因子和细胞疗法后的再生是一个复杂的生物学过程，它涉及各种组织成分，包括上皮、结缔组织、牙骨质和牙槽骨（Ivanovic et al. 2014）。一直以来，动物模型被用作原理验证模型，并为不同再生材料进入临床应用的潜在转化提供了第一级体内证据。

6.2　合适的临床前模型

多个物种的动物被用来评估根分叉缺损处的再生效果，其中非人灵长类动物、犬、兔和猪是最常用的物种（Struillo et al. 2010; Kantarci et al. 2015）。物种之间的差异包括解剖结构、牙齿和牙槽突的尺寸、牙龈生物型、局部生理环境、动物行为习惯和愈合速度等差异（Caton et al. 1994）。

应用转基因和基因敲除动物模型，小型动物（特别是小鼠和大鼠）已为研究系统性炎症的病理机制及其与牙周病的相关性提供了大量的数据（Graves et al. 2008）。小动物的主要缺点是它们的牙列与人类牙列的相似性有限，这限制了将实验结果转化到临床应用的可能性。

Diagnosis and Treatment of Furcation-Involved Teeth, First Edition. Edited by Luigi Nibali.

Companion website: www.wiley.com/go/nibali/diagnosis

而大型动物（主要是非人灵长类动物和犬）的牙齿解剖结构与人类的牙齿-牙槽骨结构更为相似。在这些动物中构建尺寸和形状与临床相似的牙周缺损来研究创口愈合/再生更为合适（Selvig 1994）。

6.2.1 非人灵长类动物

非人灵长类动物有自然形成的牙菌斑、牙结石、口腔微生物病原体以及牙周病，但牙周病发生在动物生命晚期且病变通常不对称（Schou et al. 1993; Oz and Puleo 2011）。因此，如果要研究骨缺损，通常需要进行实验性诱导。成年的恒河猴（macaca mulatta）和食蟹猴具有与人类相似的牙齿解剖结构、牙周伤口愈合方式（Caton and Kowalski 1976）及根分叉形态（Giannobile et al. 1994），且实验诱导的牙周缺损不会自愈，这些特点使其适合作为评估牙周再生的模型（Schou et al. 1993）。

然而需要注意的是，使用这些动物尚存在争议，因为这些动物模型具有一些与人类相同的结构和功能特征，从而引起了显著的伦理问题。除了与人类亲缘关系密切的相关伦理问题，灵长类研究还需要昂贵的设施、专业且训练有素的人员以及环境配备。

6.2.2 犬模型

犬是用于研究自然发生的牙龈炎和牙周炎、伤口愈合和组织再生最广泛使用的实验动物之一（Wikesjö et al. 1994）。比格犬（Canis lupus familiaris）由于其大小和合作性而被广泛使用，也有一些研究使用杂交犬（Struillou et al. 2010）。犬类的牙周组织特征和牙齿大小在一定程度上与人类相似。然而，犬缺乏颌骨的侧方运动和前磨牙的咬合接触（Kantarci et al. 2015）。犬类的牙周病随着年龄的增长而加重，并且可导致牙齿丧失（Berglundh et al. 1991）。在再生性牙周治疗中，犬模型被用于各种缺损类型如根分叉病变、骨上袋和骨下袋，对引导组织再生（GTR）治疗进行组织学验证（Caffesse et al. 1990）。此外，犬模型的应用使我们了解到目前再生治疗方法的局限性，包括膜相关的特性（Araujo et al. 1998）。

6.2.3 小型猪模型

小型猪模型作为犬模型的一个替代选择逐渐出现。多种小型猪被广泛用于生物医学研究（Polejaeva et al. 2000）。它们的口腔和颌面结构在解剖学、生理学和疾病发展方面与人类相似（Wang et al. 2007）。在6个月的小型猪上可观察到自然发生的牙龈炎，其疾病进展的模式与人类相同：牙龈肿胀、牙菌斑积聚、牙结石形成和探诊出血（Lang et al. 1998）。这些临床特征伴随着组织学上的炎性细胞浸润和血管扩张。在16个月大以后，小型猪可能会形成重度牙周炎，牙周袋深度可达5mm，伴牙槽骨的吸收（Kantarci et al. 2015）。

6.3 缺损类型

实验性根分叉缺损主要有4种类型，包括自然发生的牙周炎所导致的缺损，以及3种实验性缺损：急性缺损、慢性缺损和急性/慢性缺损的组合，它们在临床前研究中常被用来评估不同治疗方式的效果。

6.3.1 自然发生的牙周炎缺损

自然发生的牙周病引起的牙周缺损过去一直被认为是进行牙周再生研究的必要条件

（Haney et al. 1995）。这些缺损发生在动物生命周期的晚期，且病变通常是不对称的，因为它们是牙周组织发生逐渐的、可变的破坏所产生的结果，同时伴有牙结石和内毒素在牙根表面沉积（Haney et al. 1995）。此外，这些缺损的膜龈尺寸存在不足，当用于研究最优伤口愈合条件下的再生生物学潜能时，则是一项混杂因素（Wikesjö et al. 1994）。鉴于上述局限性，使用这类缺损来研究牙周伤口愈合/再生的理论依据有限（Caton et al. 1994）。

6.3.2 实验性缺损

6.3.2.1 急性缺损模型

在该模型中，通过翻起黏骨膜瓣，手术移除牙槽骨、牙周韧带和牙骨质以产生所需形状和尺寸的缺损类型。通常在降低后的牙槽骨水平对应的根部做圆形钻孔作为参考凹痕。这些圆形凹槽从根部的颊面开始并延伸到根分叉区域，被用作组织学分析的参考点。急性缺损模型的主要缺点是50%～70%的缺损会自行再生，在研究不同手术技术和生物材料对组织再生的影响时，这是重要的偏倚来源（Caton et al. 1994; Mardas et al. 2012）。

6.3.2.2 慢性缺损模型

通过在牙齿周围或在龈缘的略根方放置正畸橡皮筋或结扎线来创建慢性缺损。随着牙菌斑引起的炎症对牙周韧带和支持骨组织的破坏，橡皮筋/结扎线逐渐向根方迁移，这一过程通常需3～6个月（Caton and Kowalski 1976）。然后，仔细地刮治和平整根面，并在缺损的基底部制造一个凹槽，作为组织学分析的参考点。该模型的优点是未观察到自发性的愈合，但缺点是缺损的产生需要大量时间，且缺损具有不对称性。此外，传统的根面清创术造成的缺损部位的根面状态与手术诱导（急性）的类似。鉴于这些局限性，使用这类缺损来研究牙周伤口愈合/再生的合理性有限（Caton et al. 1994）。

6.3.2.3 急性/慢性缺损模型

大多数临床前研究使用该模型来研究Ⅱ度或Ⅲ度根分叉病变的伤口愈合/牙周再生。通过手术切除实验部位的牙槽骨、牙周韧带和牙骨质来创建缺损。在龈瓣关闭之前，通过持续放置异物（例如金属条、正畸丝和带环、印模材料或牙胶尖）1～3个月，使缺损处于慢性炎症状态以减少自发性的再生（Caton et al. 1994）。通过再进入手术移除异物，并且将病变中的肉芽组织、牙菌斑生物膜和牙结石清理干净。根面刮治后，将被测试的生物材料/活性成分放置到缺损中（Araújo and Lindhe 1997; Takayama et al.2001; Donos et al. 2003b）。该模型的优点是能快速创建缺损，不会自行愈合，可按预期诱导形成双侧对称的牙周组织缺损。

6.3.3 根分叉研究中的临界骨缺损概念

临界骨缺损（CSD）被定义为“在某个物种的特定骨骼中，终身不能自行愈合的最小骨缺损”（Schmitz and Hollinger 1986）。尽管不同的动物模型之间存在一些生物学差异，但最为重要的是所创建的实验性骨缺损达到该动物的临界骨缺损，以避免自行再生，从而可测试所研究的生物材料和手术技术的真实再生潜力。然而，由于大多数临床前研究都有评估时限，Gosain等（2000）认为动物研究中的CSD指的是在研究期间不会自行愈合的缺损尺寸。

6.3.3.1 Ⅱ度根分叉病变的CSD

为了检测Ⅱ度根分叉病变中不同再生治疗的再生潜力，大多数研究采用手术创建的CSD，高度为5mm（从根分叉的顶部）、深度为2mm（Lekovic and Kenney 1993; Hürzeler 1997; Deliberador et al. 2006）。从实验牙（主要是前磨牙）近中侧到远中侧做沟内切口，翻起黏骨膜瓣以暴露颊侧和舌侧牙槽骨板。然后在大量盐水冲洗下，使用碳化合金圆钻来制备缺损。邻间牙槽骨保持完整。然后，仔细刮治并平整根面。去除肉芽组织并完成根面机械清创后，使用1/2号圆钻在根面的牙槽嵴顶水平处制备参考凹痕。这些凹痕位于牙根的颊侧面，向邻面和根分叉区延伸，在Ⅱ度根分叉缺损累及的范围内尽可能深入。在根面刮治之后，可将待测试的生物材料/活性成分置入缺损中。

6.3.3.2 Ⅲ度根分叉病变的CSD

Ellegaard团队（1974）首次尝试创建了不会自行愈合的骨缺损。通过手术暴露并用圆钻穿过双侧根分叉，在恒河猴后牙创建了根分叉的贯通性缺损。贯通部位的直径约为2mm。为避免自行愈合，在缺损处放置不锈钢丝4周。这项研究表明，手术切除猴后牙根间隔并促进局部牙菌斑滞留后，双根分叉缺损在术后6周，转变为类似于人后牙根间牙周袋的病损。术后6周，病变中的骨高度基本维持在手术时确定的水平。病变的特征为慢性发炎的结缔组织、上覆不同厚度的上皮，且没有自行愈合的倾向。

在此基础上Klinge等（1981）使用两种不同的动物模型（犬模型和非人灵长类动物模型）检测了不同缺损大小和不同翻瓣技术对重建手术后愈合潜力的影响。术中使用柠檬酸进行根面处理。通过外科手术移除根分叉区和牙齿周围的牙槽骨，包括邻面骨（水平缺损），创建不同大小的慢性贯通性缺损。对3个骨降低水平（2mm、3.5mm和5mm）和2个龈瓣复位位置（冠向复位瓣和原位复位瓣）进行了研究。结果表明，无论缺损大小如何，采用冠向复位瓣的牙都会发生新的附着。这意味着缺损尺寸的不同在愈合潜力中发挥次要作用，术后根分叉处足够的龈瓣覆盖是成功治愈贯通缺损的关键。

在Klinge等（1985a）的后续研究中，更大的缺损（约9mm）在使用冠向复位瓣后也成功愈合。只要根分叉区获得足够面积的龈瓣覆盖，龈瓣的复位水平则可能不再特别重要。同时他们还注意到，大缺损愈合失败的一个重要原因是龈瓣退缩导致根分叉部位的早期暴露（Klinge et al. 1985a）。为了应对这种软组织退缩，作者开发了一项手术技术，包括使用“冠附着”缝合，并报告只要成功防止龈瓣退缩，则缺损无论大小均能获得新附着（Klinge et al. 1985a）。Lindhe等（1995）得到了类似的结果，他们发现相对较大的根分叉缺损（“钥匙孔”缺损，横截面积>11mm^2）也可以通过GTR成功再生，条件是愈合过程中覆盖膜的软组织瓣根向退缩未超过根分叉的穹顶，且根分叉缺损处的血凝块未发生感染。

Pontoriero等（1992）为研究GTR后新附着形成的可能性，构建了3种不同形状的根分叉缺损：①2mm×2mm的小钥匙孔缺损，支持骨和根面牙骨质的去除局限在根分叉区域，邻间牙槽骨保持完整；②大钥匙孔缺损，冠根向约3mm、近远中向约4mm；③大的水平向缺损，冠根向约5mm、近远中向约4mm，骨和牙骨质的去除不仅限于根分叉区内，还沿着颊/舌侧根面延伸至邻面。研究发现，GTR治疗后，小钥匙孔缺损的Ⅲ度根分叉病变获得了完全的新附着愈合。在对照部位，仅有少量新附着的形成。在大缺损中，GTR治疗后形成的新附着未能封闭根分叉缺损。同时观察到，这种部位在拆线后发生了明显的龈瓣退缩。该研究表明，根分叉缺损的大小和相邻骨质的丧失程度是治疗结局的决定性因素。因此，如果根分叉病变伴随周围骨缺损，或者如果缺损在冠根向上超过3mm，则无法形成完全的新附着。因此，尽管小钥匙孔缺损（即小的垂直向缺损）得到了愈合，大钥匙孔缺损和水平向缺损却始终伴随着牙龈退缩和再生失败。考虑到CSD的概念（创建最小的骨缺损），钥匙孔缺损是测试不同材料再生潜力的最佳方法，基于这些研究的治疗方法也进一步用于临床研究。

再生研究中应用最广泛的是Wikesjö团队在比格犬上（Wikesjö et al. 1999）通过切除前磨牙的颊侧及舌腭侧牙槽骨来构建的骨上临界骨缺损模型。骨切除可局限于牙间区域，高4~5mm、宽约3mm（Araújo et al. 1998），或向周围延伸以形成水平环形缺损，距根分叉穹顶可达5~6mm（Giannohile et al. 1998; Wikesjö et al. 2003a, b）。在这个模型中，牙槽骨和牙骨质的自行再生在伤口闭合或一期愈合3周后不超过缺损高度的25%，即使将缺损的愈合时间延长至8周也不会获得额外的再生（Wikesjö et al. 1994, 2003a, b; Koo et al. 2004）。这种缺损可在理想的、生物学可控的条件下检测Ⅲ度根分叉病变治疗方法的再生潜能，是一种非常有价值的模型。已有不同的研究通过应用该模型检测了根面处理方法、骨移植物和骨替代物、生物物质和不同的屏障膜（GTR）作为独立方案或联合方案的效果（Sanz et al. 2015）。

6.4 Ⅱ度根分叉病变的再生治疗

6.4.1 引导组织再生术

30多年来，随着GTR概念的发展，根分叉病变的再生治疗开始具有可预测性（Karring and Warrer 1992; Karring et al. 1993）。使用屏障膜可以防止牙龈上皮细胞和结缔组织细胞在愈合过程中占领根面，并且只允许来自牙周韧带或牙槽骨骨髓的细胞在根面定植，从而诱导新的牙骨质和结缔组织附着的形成（Nyman et al. 1980; Karring et al. 1980, 1993; Sander and Karring 1995; Sanz et al. 2015）。各种生物相容性的屏障膜，不可吸收的（Caffesse et al. 1990, 1994; Danesh-Meyer et al. 1997; Bogle et al. 1997; Lekovic et al. 1998; Macedo et al. 2006）或生物可吸收的（Cirelli et al. 1997; Hürzeler et al. 1997; de Andrade et al. 2007; Wang et al. 2014），被用于Ⅱ度根分叉病变的再生治疗。从临床和组织学的角度来看，无论是生物可吸收（如以胶原蛋白为基质）还是不可吸收（如聚四氟乙烯，ePTPE）膜，都可以在GTR中实现类似的效果（Murphy and Gunsolley 2003）。而生物可吸收膜不需要二次手术取出，因此减少了患者的不适和并发症。在手术创建的Ⅱ度根分叉病变临界骨缺损（高5mm×深2mm）应用不可吸收和可吸收膜的研究显示，骨填充和新牙骨质生成的平均百分比在60%和80%之间（Caffesse et al. 1990,1994; Cirelli et al. 1997; Danesh-Meyer et al. 1997; Bogle et al. 1997; Hürzeler et al. 1997; Lekovic et al. 1998; Macedo et al. 2006; de Andrade et al. 2007; Wang et al. 2014）。表6.1详细列出了这些研究的结果。

6.4.2 骨移植物和GTR

大量的动物实验评估了联合翻瓣术或GTR术在根分叉缺损中植入骨移植物或异体材料的效果。使用移植物的生物学原理是设想这些材料可能含有骨形成细胞（成骨作用）或作为骨形成支架（骨引导作用）或基质中可能含有骨诱导物质（骨诱导作用），这些可以刺激骨再生和新附着的形成（Karring and Cortellini 1999）。

有限的研究表明，在自然发生的缺损处，放置骨移植物联合使用不同的屏障膜不会增强Ⅱ度根分叉病变的再生进程（Caffesse et al.1993; Lekovic and Kenney 1993）。同样，在犬模型的急性临界缺损中，Deliberador等（2006）报道了单独使用自体骨（AB）或与硫酸钙糊剂屏障联合使用与空白缺损（对照）进行比较的结果。在3个月时，大多数样本未能获得根分叉处完全的骨填充。在参考凹痕区与缺损中部之间有一定量的骨形成。3组牙周再生的量约为牙根长度的50%，组间无差异。有些区域发生了牙固连，但没有观察到活跃的牙根吸收。最近，Struillou等（2011）在比格犬模型上用手术创建的前磨牙根分叉急性临界骨缺损（高5mm、深3mm）研究了注射用双磷酸钙（BCP）与可注射聚合物（Si-HPMC）联合使用的再生能力。治疗后3个月，在空白缺损和生物材料填充的缺损中分别观察到23% ± 10%和35.5% ± 13.9%的骨长入。尽管在填充生物材料的缺损中观察到更高的骨长入趋势，但是这种差异没有统计学意义。

脱蛋白牛骨矿物质（DBBM）是一种广泛使用的骨替代物，有文献支持其具有重建潜能（Baldini et al. 2011）。在小型猪动物模型中手术创建急性颊侧Ⅱ度根分叉缺损，测试多孔钛颗粒（PTG）和DBBM在重建治疗中的潜力。治疗后6周，组织学分析显示，与DBBM治疗的缺损（41.9%, $P<0.01$）相比，PTG组（62.5%）和对照组（空白; 64.3%）的垂直骨形成显著增加，DBBM的再生反应反而更低。显微计算机断层扫描（CT）分析显示，与DBBM（62%）和对照组（72.2%, $P<0.05$; Wohlfart et al. 2012）相比，用PTG治疗的根分叉缺损有更多的颊腭向缺损充填（96.8%）。值得注意的是，这项研究中的Ⅱ度根分叉缺损比通常使用的根分叉缺损更大，且是由手术创建（去除颊侧骨至根部宽度的一半），这些可能影响了它们的再生潜能。

6.4.3 釉基质蛋白

各种仿生物质在根分叉病变中的再生能力已通过实验研究进行了评估。这组蛋白质在牙齿发育中的牙根形成过程中起关键作用，体外和体内研究都证明了它们能吸引和增加未分化间充质细胞的迁移与增殖，后者接着形成无细胞牙骨质、牙周韧带和牙槽骨（Zetterström et al. 1997; Amin et al. 2012, 2013, 2014, 2016）。值得注意的是，在比格犬模型中，釉基质衍生物再生技术的应用不仅使硬组织形成增加，同时牙龈组织的厚度也有增加（Al Hezaimi et al. 2012）。由于Ⅱ度根分叉病变是空腔型的缺损，因此建议生物物质与不同的骨移植材料联合应用，尽管这种方式尚无实验提供组织学依据（Sculean et al. 2007; Trombelli and Farina 2008）。在手术创建的杂交犬颊侧急/慢性Ⅱ度根分叉临界缺损中，单独使用釉基质衍生物（EMD）较与ePTFE膜联合应用具有更好的再生效果，在愈合8周后，EMD组67%的缺损有新骨形成，94%有新牙骨质形成。由于膜暴露，联

表6.1　Ⅱ度根分叉病变的引导组织再生术（GTR）

研究	动物模型	牙	膜的类型	愈合时间（月）	组织形态测量结果
自然发生的牙周炎					
Bogle et al. 1997	犬	下颌前磨牙	对照组：翻瓣清创 实验组：生物可吸收聚乳酸膜	6	**牙骨质形成（%）** 对照组：71 实验组：17* **骨填充（%）** 对照组：74 实验组：14*
急性缺损模型					
Caffesse et al. 1994	犬	下颌前磨牙	对照组：PTFE非可吸收膜 实验组1：Ⅰ型生物可吸收屏障膜 实验组2：Ⅱ型生物可吸收屏障膜	6	**凹痕到新牙骨质（mm）** 对照组：4.42 ± 1.40 实验组1：4.42 ± 1.08 实验组2：5.80 ± 0.68 **凹痕到骨嵴顶（mm）** 对照组：2.72 ± 1.43 实验组1：2.95 ± 1.24 实验组2：4.55 ± 1.05
Danesh-Meyer et al. 1997	羊	下颌前磨牙	对照组：翻瓣清创 实验组1：PTFE不可吸收膜 实验组2：PTFE不可吸收软组织补片	2	**牙槽骨高度（%）** 对照组：61.5 ± 7.13 实验组1：78.4 ± 6.89* 实验组2：71.7 ± 6.73 **牙骨质高度（%）** 对照组：93.0 ± 4.34 实验组1：98.5 ± 1.01* 实验组2：98.4 ± 1.03*
急/慢性缺损模型					
Cirelli et al. 1997	杂交犬	下颌前磨牙	对照组：翻瓣清创 实验组：使用阴离子胶原膜进行GTR	3	**牙骨质形成（%）** 对照组：59.34 实验组：92.35* **骨填充（%）** 对照组：48.58 实验组：56.33
Macedo et al. 2006	犬	下颌前磨牙	对照组：在第2周移除不可吸收PTFE（Gore-Tex+） 实验组：在第4周移除不可吸收PTFE（Gore-Tex+）	3	**新组织（mm^2）** 对照组：12.45 ± 3.54 实验组：14.32 ± 4.01 **骨高度（mm）** 对照组：3.56 ± 1.21 实验组：4.03 ± 0.94

续表

研究	动物模型	牙	膜的类型	愈合时间（月）	组织形态测量结果
de Andrade et al. 2007	犬	下颌前磨牙	对照组：生物可吸收膜（聚乙醇酸） 实验组：脱细胞真皮基质	3	**新组织（mm^2）** 对照组：8.01 ± 2.69 实验组：7.21 ± 1.33 **骨高度（mm）** 对照组：2.56 ± 0.84 实验组：2.86 ± 0.32
Wang et al. 2014	犬	下颌前磨牙	对照组：翻瓣清创 实验组1：翻瓣清创+LIPUS 实验组2：可吸收牛胶原膜（BioGide[†]） 实验组3：可吸收牛胶原膜（BioGide[†]）+LIPUS	2	**Micro-CT扫描** **新牙槽骨表面（mm^2）** 对照组：82.84 ± 16.67 实验组1：98.44 ± 18.57 实验组2：132.11 ± 22.76[*] 实验组3：150 ± 21.20[*]
Hürzeler et al. 1997	猴	下颌磨牙	对照组：翻瓣清创 实验组：合成的可吸收膜[‡]（乙交酯/乳酸共聚物）	5	**牙骨质沉积（mm）** 初始缺损大小：5.05 ± 0.45 对照组：0.83 ± 0.19 实验组：2.88 ± 0.63[*] **骨形成（mm）** 初始缺损大小：2.81 ± 0.65 对照组：1.14 ± 0.35 实验组：2.78 ± 0.53[*]
慢性缺损模型					
Caffesse et al. 1990	犬	下颌前磨牙，磨牙	对照组：翻瓣清创 实验组：PTFE不可吸收膜（Gore-Tex[+]）	3	**根分叉填充（mm^2）** 对照组：Ep+CT+B=1.94 实验组：Ep+CT+B=3.38 （无统计学分析）
Lekovic et al. 1998	犬	下颌前磨牙，磨牙	对照组：翻瓣清创 实验组1：PTFE不可吸收膜 实验组2：硅橡胶屏障材料 实验组3：孔径为0.45的聚碳酸酯滤器屏障材料 实验组4：聚己酸内酯屏障材料	6	**凹痕到新牙骨质（mm）** 对照组：0.24 ± 0.007 实验组1：1.96 ± 0.031[*] 实验组2：2.16 ± 0.011[*] 实验组3：2.18 ± 0.015[*] 实验组4：2.04 ± 0.037[*] **凹痕到骨嵴顶（mm）** 对照组：0.32 ± 0.017 实验组1：1.18 ± 0.019[*] 实验组2：1.44 ± 0.014[*] 实验组3：1.32 ± 0.015[*] 实验组4：1.2 ± 0.010[*]

[*]与对照组比较差异具有统计学意义；

[+]Gore-Tex, W.L. Gore and Assoc., Flagstaff, AZ, USA;

[†]Biogide, Geistlich Biomaterials, Wolhusen, Switzerland;

[‡]Resolute, W.L. Gore and Assoc., Flagstaff, AZ, USA;

CT=计算机断层扫描；LIPUS=低强度脉冲超声波；PTFE=聚四氟乙烯。

合方法导致愈合变差（28%产生新骨，80%产生新牙骨质; Regazzini et al. 2004）。

6.4.4 生长因子

生长因子是一类天然多肽，作为调节细胞增殖、趋化、分化和合成的生物介质。这些因子通过与细胞表面的特异性受体结合，在组织再生过程中也起着重要作用。相关研究已对生长和分化因子技术在健康和伴全身疾病条件下促进牙周伤口愈合/再生的潜力进行了检测（Stavropoulos and Wikesjö 2012; Bizenjima et al. 2015）。单独使用或与GTR联合使用这些生物活性物质在提高临界根分叉病变的再生效果方面也有一些研究。特别是成纤维细胞生长因子（FGF; Murakami et al. 1999, 2003; Takayama et al. 2001）、骨形成蛋白（BMPs; Ripamonti et al. 1996, 2001）、转化生长因子-β（TGF-β）; Teares et al. 2008, 2012）、胰岛素生长因子（IGF-1）和血小板衍生生长因子（PDGF; Soares et al. 2005）研究得最多。表6.2展示了Ⅱ度根分叉病变中生长因子的应用效果。

6.4.5 细胞疗法

最常见的用于再生的细胞是间充质干细胞（MSC），因为这些多能细胞可以分化成多种细胞类型，包括成骨细胞、成纤维细胞和成牙骨质细胞（Risbud and Shapiro 2005）。已有学者从牙周韧带（PDL; Seo et al. 2004; Trubiani et al. 2005）中分离出MSC，并且证明与天然PDL细胞共同培养时，MSC可获得PDL细胞的特征，从而适用于牙周再生（Kramer et al. 2004）。Dogan及其同事在犬的牙周缺损再生区提取细胞，将其扩增培养并移植到同一动物体内手术创建的Ⅱ度根分叉临界骨缺损中，在术后42天，实验组表现出更多骨形成（对照组32.9% vs 实验组51.2%）和较少牙骨质形成（对照组71.7% vs 实验组75.5%）的趋势，但该研究没有进行相关统计学分析（Dogan et al. 2002）。

Suaid及其同事在犬模型中使用PDL细胞使Ⅱ度根分叉病变成功再生。他们从拔除的牙齿上获得PDL细胞，在体外培养并验证其生物学特征，然后通过手术创建急性CSD并用GTR（对照组）或GTR联合接种了细胞的胶原海绵（实验组）进行治疗。治疗后3个月，组织形态学分析显示，与对照组相比，细胞治疗组获得了更多的新牙骨质[（8.08±1.08）mm vs（6.00±1.5）mm]、牙周组织再生[（7.28±1.00）mm vs（3.94±1.20）mm，$P<0.05$）]及新骨形成[（9.02±2.30）mm^2 vs（7.01±0.61）mm^2, $P<0.05$]，此外，细胞治疗组中结缔组织/上皮附着的长度[（0.60±0.99）mm vs（2.15±1.92）mm, $P<0.05$]和面积[（4.22±0.95）mm^2 vs（5.90±1.67）mm^2, $P>0.05$]更小（Suaid et al. 2011）。最近，Chantarawaratit等（2014）采用乙酰化甘露聚糖（一种从芦荟凝胶中提取的多糖）处理人原代PDL细胞，用于杂交犬急性Ⅱ度根分叉临界骨缺损的再生治疗。乙酰化甘露聚糖显著增加了术后30天和60天时新骨形成的百分比，以及术后60天新牙骨质形成的百分比（Chantarawaratit et al. 2013）。

Simsek等（2012）在犬模型的急/慢性Ⅱ度根分叉病变中，比较了联合使用MSC和作为支架的富血小板血浆（PRP）与单独使用PRP、单独自体皮质骨（ACB）移植以及ACB与PRP联合治疗相对于翻瓣清创术（对照）的效果。在术后8周，与对照组相比，ACB、ACB / PRP组合和MSC / PRP组合有更多的牙骨质形成（$P<0.05$）。由此得出结论，GTR、PRP、MSC及其联合使用

表6.2 生长因子在Ⅱ度根分叉病变的应用

研究	动物模型	牙	膜的类型	愈合时间（月）	组织形态测量结果
急性/慢性缺损模型					
Murakami et al. 1999	犬	下颌前磨牙，磨牙	实验组1：凝胶载体（纤维蛋白凝胶） 实验组2：b-FGF+载体	1.5	**新骨形成率（%）** 实验组1：42.8 ± 10.7 实验组2：79.6 ± 16.8* **新牙骨质形成率（%）** 实验组1：34.3 ± 14.5 实验组2：75.8 ± 22.7*
Murakami et al. 1999	非人灵长类动物	下颌磨牙	实验组1：载体 实验组2：b-FGF+载体	2	**新骨形成率（%）** 实验组1：54.3 ± 8.0 实验组2：71.3 ± 13.5* **新牙骨质形成率（%）** 实验组1：38.9 ± 9.2 实验组2：71.2. ± 15.2*
Murakami et al. 2003	犬	下颌磨牙	对照组：凝胶载体（纤维蛋白凝胶） 实验组1：0.1% b-FGF+凝胶载体	1.5	**新骨形成率（%）** 实验组1：35.4 ± 8.9 实验组2：83.6 ± 14.3* **新牙骨质形成率（%）** 实验组1：37.2 ± 15.1 实验组2：97.7 ± 7.5*
Takayama et al. 2001	非人灵长类动物	上颌,下颌磨牙	对照组：翻瓣清创 实验组1：凝胶载体 实验组2：0.1% FGF-2 实验组3：0.4% FGF-2	2	**新骨形成率（%）** 对照组：44.7 ± 6.2 实验组1：54.3 ± 8.0 实验组2：58.0 ± 21.9 实验组3：71.3 ± 13.5* **新牙骨质形成率（%）** 对照组：46.7 ± 12.1 实验组1：38.9 ± 9.2 实验组2：79.1 ± 23.9* 实验组3：72.2 ± 14.4*
Keles et al. 2009	犬	下颌前磨牙	对照组：翻瓣清创 实验组1：血小板浓缩物 实验组2：血小板浓缩物+聚乳酸可吸收膜（Atrisorb+）	3	**新牙骨质形成率（%）** 对照组：45.60 ± 11.92 实验组1：83.99 ± 7.70* 实验组2：81.63 ± 8.17* **新骨形成率（%）** 对照组：42.44 ± 6.07 实验组1：62.64 ± 7.89 实验组2：61.06 ± 7.90

续表

研究	动物模型	牙	膜的类型	愈合时间（月）	组织形态测量结果
Suaid et al. 2010	犬	下颌前磨牙	对照组：合成的可吸收膜Resolute†（乙交酯/乳酸共聚物）+生物活性玻璃(Perioglas‡) 实验组：合成的可吸收膜Resolute†（乙交酯/乳酸共聚物）+生物活性玻璃(Perioglas‡)+PRP	3	**新骨（mm）** 对照组：4.33 ± 0.62 实验组：5.01 ± 0.63 **新牙骨质（mm）** 对照组：9.20 ± 3.21 实验组：12.45 ± 1.73*
Teares et al. 2008	狒狒	下颌磨牙	对照组：载体：基底膜基质（Matrigel¶） 实验组1：TGF-β3+载体 实验组2：TGF-β3+载体+切碎的肌肉组织	2	**新牙骨质（mm）** 对照组：3.7 ± 0.7 实验组1：3.5 ± 0.6 实验组2：6.1 ± 0.4* **新骨（mm）** 对照组：2.3 ± 0.4 实验组1：2.8 ± 0.8 实验组2：4.7 ± 0.3*
Teares et al. 2012	狒狒	下颌磨牙	实验组1：包含有25μg重组hOP-1的Matrigel 实验组2：包含75μgTGF-β3的Matrigel 实验组3：包含25μg hOP-1和25μg TGF-β3（20：1）的Matrigel 实验组4：包含25μg hOP-1和1.25μg TGF-β3（20：1）及切碎自体肌肉的Matrigel	2	**新牙骨质（mm）** 实验组1：6.18 ± 0.33* 实验组2：3.65 ± 0.88 实验组3：5.45 ± 0.89* 实验组4：2.69 ± 1.06 **新骨（mm）** 实验组1：5.93 ± 0.92 实验组2：5.67 ± 1.17 实验组3：7.07 ± 0.57* 实验组4：4.73 ± 1.08
急性缺损模型					
Ripamonti et al. 1996	狒狒	下颌磨牙	对照组：载体 实验组1：载体+0.1μg/mL hOP-1 实验组2：载体+0.5μg/mL hOP-1	2	**未检测到骨形成** **新牙骨质形成（远中根）** 对照组：2.6 ± 0.2 实验组1：6.2 ± 0.5* 实验组2：6.7 ± 0.3*
Ripamonti et al. 2001	狒狒	下颌磨牙	实验组1：BMP_2（100μg/mL） 实验组2：hOP-1（100μg/mL） 实验组3：hOP-1 + BMP_2（100μg/mL）	2	**新骨形成** 实验组1：4.2 ± 0.2 实验组2：3.7 ± 0.4 实验组3：3.1 ± 0.2 **新牙骨质形成（远中根）** 实验组1：3.7 ± 0.4 实验组2：5.7 ± 0.3* 实验组3：3.6 ± 0.2

续表

研究	动物模型	牙	膜的类型	愈合时间（月）	组织形态测量结果
Soares et al. 2005	犬	下颌磨牙	对照组：无移植物 实验组：添加了PDGF-BB+IGF的拔牙窝修复组织	45天	**新牙骨质** 对照组：2.49 ± 0.82 实验组：2.48 ± 0.47 **新骨** 对照组：2.73 ± 0.42 实验组：2.49 ± 0.71

* 与对照组比较差异具有统计学意义；

+ Atrisorb, Atrix Laboratories, Fort Collins, CO, USA;

† Resolute, W.L. Gore and Assoc., Flagstaff, AZ, USA;

‡ Perioglas, US Biomaterials, Alachua, FL, USA;

¶ Matrigel™, BD Biosciences, San Jose, CA, USA;

b-FGF=碱性成纤维细胞生长因子；BMP_2=骨形成蛋白2；hOP-1=人成骨蛋白1；IGF=胰岛素生长因子；PDGF=血小板衍生生长因子；PRP=富血小板血浆；TGF=转化生长因子。

可以使Ⅱ度根分叉缺损获得完全封闭的周牙再生。最后，研究显示覆盖有胚胎干细胞（ES）的胶原基质能够增加小型猪Ⅱ度根分叉病变（宽4mm、深5mm）的牙周再生（Yang et al. 2013）。

6.5 Ⅲ度根分叉病变的再生治疗

6.5.1 引导组织再生术

20世纪80年代后期开始，人们在犬模型上的Ⅲ度根分叉CSD缺损（宽3mm、高4mm）应用非生物可吸收或生物可吸收膜并与对照组进行疗效对比（Niederman et al. 1989; Pontoriero et al. 1992; White et al. 1994; Lindhe et al. 1995; Araújo et al. 1997, 1998）。表6.3列出了不同研究的结果。与没有使用膜的对照组相比，GTR显著增加了结缔组织的附着和牙槽骨的再生。Ⅲ度根分叉缺损可获得完全的封闭，伴牙周韧带和骨再生。如前所述，研究显示，再生结局由缺损的大小和周围骨的形态所决定。治疗失败始终与覆盖龈瓣的退缩和缺损的暴露相关。同时，研究还表明，生物可吸收膜提供的屏障效果与非生物可吸收膜基本相同（Lindhe et al. 1995; Araújo et al. 1998）。

6.5.2 骨移植物

Ellegaard等（1974, 1975）首次在猴模型中而Nilvéus等（1978）首次在犬模型中尝试使用骨移植物（新鲜自体髋骨移植物，自体松质骨移植物）治疗Ⅲ度根分叉缺损。尽管使用移植物后根分叉区封闭的概率更高，但也有出现牙固连和牙根吸收的报道。Roriz等（2006）在手术构建的犬急/慢性Ⅲ度缺损（大于CSD）模型中，比较了牛衍生骨基质联合或不联合使用ePTFE膜的再生潜力。治疗后12周，两种治疗方法得到了相似的结果，均不能使Ⅲ度根分叉缺损得到完全封闭。应该注意的是，这项研究中的两组根分叉缺损无法完全封闭可能受到缺损大小（高度超过4mm）的影响。另一项使用犬

表6.3　Ⅲ度根分叉病变的引导组织再生（GTR）

研究	动物模型	牙	膜的类型	愈合时间（月）	组织形态测量结果
急性缺损模型					
White et al. 1994	犬	下颌前磨牙	对照组：翻瓣清创 实验组：PTFE不可吸收膜	3	**凹痕到骨最冠方的距离（mm）** 对照组：–0.21 ± 7.27 实验组：1.50 ± 4.31
急/慢性缺损模型					
Pontoriero et al. 1992	犬	下颌前磨牙	对照组：无膜 实验组：PTFE不可吸收膜（Gore-Tex[+]） • 小钥匙孔缺损（2mm × 2mm） • 大钥匙孔缺损（3mm × 4mm） • 根分叉缺损为环形缺损的一部分	4	**表面积（mm^2）** **小钥匙孔缺损** 对照组：4.8 ± 1.3 实验组：4.1 ± 1.4 **大钥匙孔缺损** 对照组：13.6 ± 1 实验组：12.8 ± 2.8 **根分叉缺损为环形缺损的一部分** 对照组：22.3 ± 2.8 实验组：20.9 ± 2.4
Lindhe et al. 1995	犬	下颌前磨牙	**研究1：** 对照组：无膜 实验组：PTFE不可吸收膜 **研究2：** 对照组：PTFE不可吸收膜 实验组：乙交酯/乳酸共聚物合成的可吸收膜（Resolute[†]）	5	**研究1** **新牙骨质的量** 对照组：43%（± 12） 实验组：74%（± 11）[*] **新骨高度（mm）** 对照组：0.7 ± 0.6 实验组：1.7 ± 0.5 **研究2** **新牙骨质的量** 对照组：82%（± 13） 实验组：86%（± 11） **新骨高度（mm）** 对照组：2.8 ± 1.4 实验组：3.1 ± 1.1
Araújo et al. 1997	犬	下颌前磨牙	乙交酯/乳酸共聚物合成的可吸收膜（Resolute[†]）	5	**矿化骨（%）** 36（± 12.6） **PDL（%）** 20（± 11.1）
Araújo et al. 1998	犬	下颌前磨牙	实验组1：乙交酯/乳酸共聚物合成的可吸收膜（Resolute[†]） 实验组2：聚乳酸制作的可吸收膜（Guidor[‡]）	6	**矿化骨（%）** 实验组1：35（± 3） 实验组2：12（± 7）[*] **PDL（%）** 实验组1：19（± 4）[*] 实验组2：6（± 2）

续表

研究	动物模型	牙	膜的类型	愈合时间（月）	组织形态测量结果
Araújo et al. 1999	犬	下颌前磨牙	乙交酯/乳酸共聚物合成的可吸收膜（Resolute[†]）	6	**骨组织（%）** 78（±4.8）
慢性缺损模型					
Gonçalves et al. 2006	犬	下颌前磨牙	对照组：乙交酯/乳酸共聚物合成的可吸收膜（Resolute[†]）+牙骨质清除（刮治及根面平整） 实验组：乙交酯/乳酸共聚物合成的可吸收膜（Resolute[†]）+牙骨质保存（抛光）	4	**新牙骨质（mm）** 对照组：3.59±1.67 实验组：（6.20±2.26）mm[*] **新骨（mm）** 对照组：1.86±1.76 实验组：（4.62±3.01）mm[*]

[*]与对照组比较差异具有统计学意义；

[+]Gore-Tex, W.L. Gore and Assoc., Flagstaff, AZ, USA;

[†]Resolute, W.L. Gore and Assoc., Flagstaff, AZ, USA;

[‡]Guidor, Sunstar Americas Inc., Schaumburg, IL, USA; PDL=牙周韧带；PTFE=聚四氟乙烯。

模型的临床前研究显示，在手术创建的急性病变（缺损高度为4mm）中植入含隧道管结构的β-磷酸三钙（β-TCP），8周后可见新骨和新牙骨质形成，但也没有达到根分叉的完全封闭（Saito et al. 2012）。

6.5.3 釉基质蛋白

Araújo和Lindhe（1997）在犬模型上通过手术构建急/慢性病损首次比较了EMD联合GTR与单独GTR治疗Ⅲ度根分叉病变的效果。术后4个月时，对照组和实验组根分叉缺损（高4mm、宽3mm）的中心部分均已愈合，且两组中矿化骨质、骨髓和牙周韧带的相对含量相似。

在随后的研究中，Donos等（2003b）比较了使用GTR、EMD或两者联合使用治疗猴下颌Ⅲ度根分叉病变的愈合情况。根分叉缺损符合CSD尺寸，宽约4mm、高约3mm。每颗磨牙近中根和远中根颊舌面的牙槽骨也被去除，形成“水平”骨缺损模型，同时保留每个实验牙近远中邻间的牙槽骨高度。愈合5个月后，单独使用GTR或与EMD联合治疗的部位中获得了相同质量的再生组织。然而，单独应用EMD时牙周组织再生的量以及新骨对缺损的封闭效果却难以预测（图6.1）。该团队还发现，只有当联合使用EMD和GTR或者单独使用GTR时，才有可能获得缺损的完全再生（到达穹顶；Donos et al. 2003b; Gkranias et al. 2012）。此外，他们发现不同的治疗方法形成的再生组织具有不同的组织学特征。根据GTR原理治疗的部位，含外源纤维或混合纤维的细胞牙骨质占优势，而在用EMD或GTR联合 EMD治疗的部位，牙骨质在根尖方向表现为含外源纤维的无细胞牙骨质，冠方则与分层纤维混合。近期的一项研究比较了联合使用EMD和骨移植物（Emdogain Plus, Institut Straumann AG, Basel, Switzerland）与单纯冠向复位瓣术对犬手术创建的急性Ⅲ度根分叉病变的

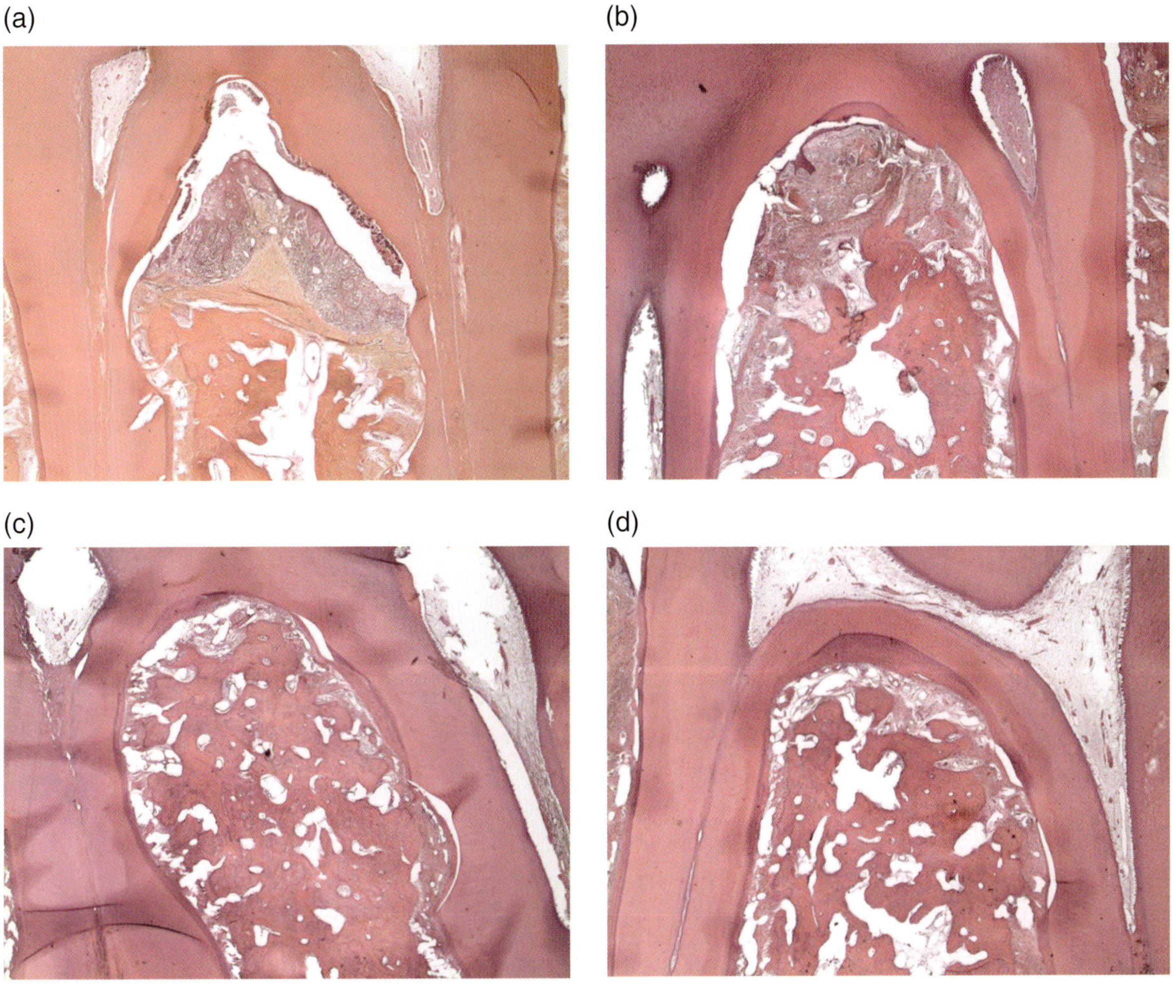

图6.1　各组中所有Ⅲ度根分叉缺损的显微照片概貌。（a）用乙二胺四乙酸（EDTA）处理的根分叉。仅在凹痕水平观察到再生，结缔组织、肉芽组织和上皮覆盖了其余部分；（b）用釉基质衍生物（EMD）治疗的根分叉。根分叉部分封闭，并且在凹痕的冠方形成了一层带有插入纤维的新牙骨质。再生的骨充填了根分叉的大部分区域；（c）引导组织再生术（GTR）治疗的根分叉，其中膜被持续覆盖。缺损四周的所有范围均覆盖一层新牙骨质。再生的骨完全填充了根分叉缺损；（d）用GTR+EMD治疗的根分叉。根分叉被封闭并且在缺损四周的大部分范围看到新牙骨质生成。新骨充满缺损直至根分叉穹顶。

治疗效果，发现2个月后实验组的多数样本中可观察到大量新附着和新骨的形成（Mardas et al. 2012）。

一种EMD的新型液相载体Osteogain（Institut Straumann AG, Basel, Switzerland）设计用来与不同的生物材料进行混合，在猴模型上进行了第一次检测，观察它对急性/慢性Ⅲ度根分叉缺损的再生效果（Shirakata et al. 2017）。暴露的根分叉缺损宽5mm、高5mm（图6.2）。对翻瓣清创术组（OFD；对照）、OFD联合富含EMD的胶原海绵组（OFD / EMD），以及OFD联合富含Osteogain的胶原海绵组（OFD / Osteogain）3组用于缺损的再生效果进行了比较，组织学结果显示在两个实验组中均可观察到更多的结缔组织。此外，OFD / Osteogain组有更多的新附着、牙骨质和新骨形成。但没有一种治疗达到了完全的再生；也就是说，治疗后Ⅲ度根分叉病变仍然存在（图6.3）。

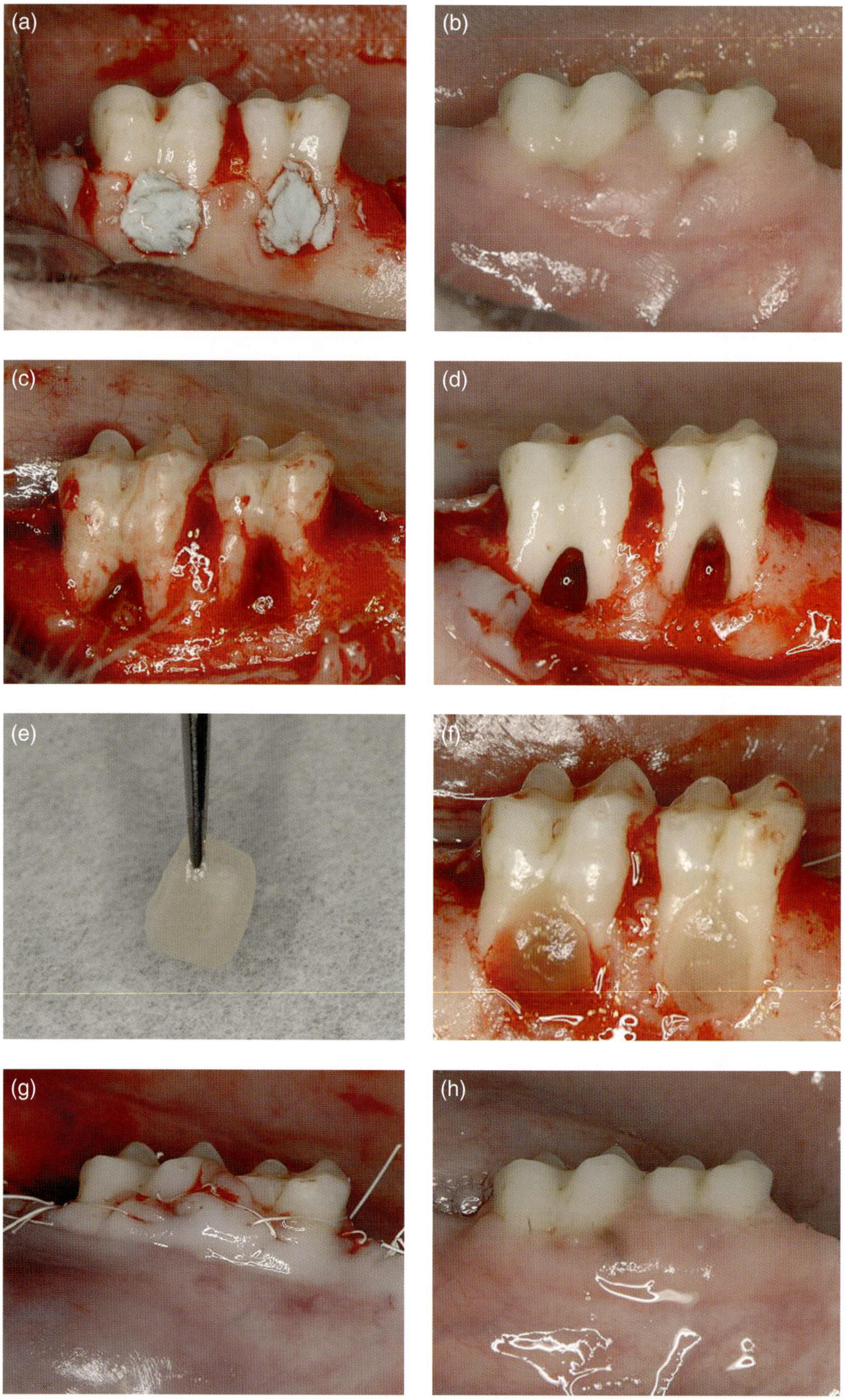

图6.2 食蟹猕猴下颌颊侧面的临床外观。（a）诱导慢性炎症。在创建Ⅲ度根分叉缺损后，放置印模材料以促进口腔微生物沿暴露的根面生长；（b）重建手术术前；（c）翻瓣后即刻。注意慢性缺损中存在大量的肉芽组织；（d）重建手术术中，将缺损暴露并再次清创；（e）植入前的Osteogain/可吸收胶原海绵（ACS）结构；（f）左（第二磨牙）：仅ACS；右（第一磨牙）：放置Osteogain / ACS；（g）龈瓣冠向复位并缝合；（h）重建手术后16周。

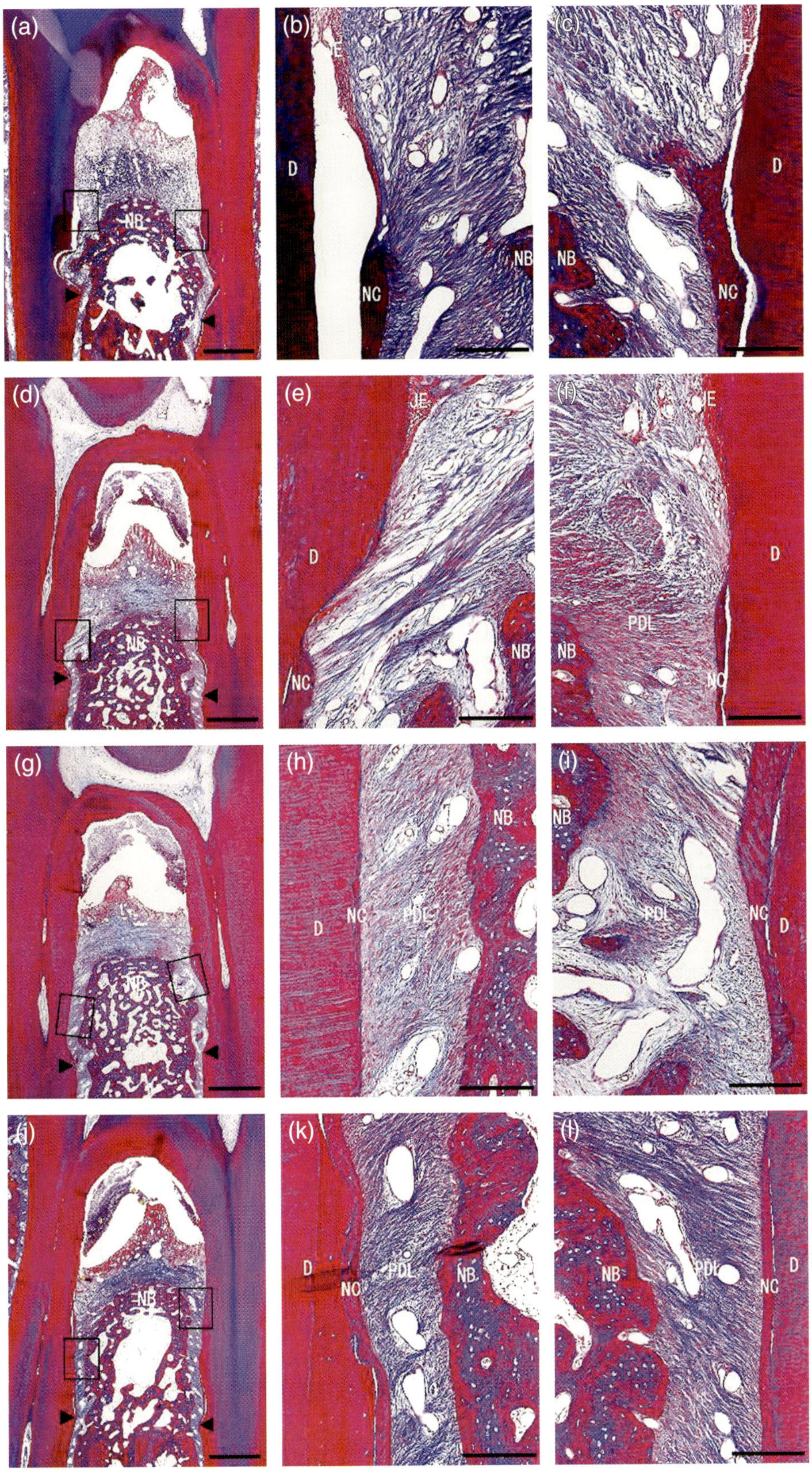

图6.3 各组中所有Ⅲ度根分叉缺损的显微照片概貌（Azan-Mallory染色）。（a）OFD（翻瓣清创术）组概貌（比例尺：1mm）；（b）图a中方框区域（左）放大更高倍数（比例尺：200μm）；（c）图a中方框区域（右）放大更高倍数（比例尺：200μm）；（d）可吸收胶原海绵（ACS）组概貌（比例尺：1mm）；（e）图d中方框区域（左）放大更高倍数（比例尺：200μm）；（f）图d中方框区域（右）放大更高倍数（比例尺：200μm）；（g）Emdogain / ACS组概貌（比例尺：1mm）；（h）图g中方框区域（左）放大更高倍数（比例尺：200μm）；（i）图g中方框区域（右）放大更高倍数（比例尺：200μm）；（j）Osteogain / ACS组概貌（比例尺：1mm）。箭头：凹痕（根面平整的根向边缘）；（k）图j中方框区域（左）放大更高的倍数（比例尺：200μm）；（l）图j中方框区域（右）放大更高的倍数（比例尺：200μm）。JE=结合上皮；NB=新骨；NC=新牙骨质；PDL=牙周韧带。

6.5.4 生长因子

无论是单独使用还是与GTR联合使用，这些生物活性物质在改善Ⅲ度根分叉病变再生方面的效果都已被证实。Rossa等（2000）联合使用b-FGF和GTR治疗手术创建的犬急/慢性缺损。缺损的垂直向高度为5mm，水平向宽度为7mm，没有去除邻近的骨嵴，因此形成的是角形缺损，而非水平向缺损。该研究显示，与单独使用GTR相比，b-FGF与GTR联合使用时的组织学结果得到改善，例如有新生的牙骨质和更少的上皮迁入，但实验组和对照组之间的差异不存在统计学意义（可能是由于所创建的缺损尺寸过大），并且所有样本都没有实现根分叉的完全封闭。然而，对于犬模型上创建的相对较小的急性Ⅲ度根分叉缺损（高4mm），联合使用b-FGF与β-TCP较单独使用b-FGF有更多的结缔组织附着并诱导了更多的骨形成（到达穹顶）（Saito et al. 2013）。

重组人骨形成蛋白（$rhBMP_2$）在骨上临界骨缺损模型的应用证实其可促进大量的牙槽骨和牙骨质再生（Wikesjö et al. 1994）。但$rhBMP_2$治疗并不能定向诱导功能性牙周韧带的形成，还导致了牙固连和牙根吸收（Wikesjö et al. 1999, 2003a; Takahashi et al. 2005）。Park等（1995）在比格犬的手术创建急/慢性骨上临界骨缺损中对PDGF与GTR联合使用的效果进行了评估，他们报告病变几乎得到完全的封闭，并且没有发生吸收或牙固连。采用犬模型的急性骨上临界骨缺损对不同浓度成骨蛋白-1（OP-1）的效果进行评价。以胶原蛋白为载体，7.5μg/mL剂量的OP-1获得了（3.9 ± 1.7）mm和（6.1 ± 3.4）mm^2的线性骨高度和骨面积。这些结果与仅用手术治疗或仅用载体治疗的缺损相比，有显著的改善（Giannobile et al. 1998）。

6.5.5 细胞疗法

关于细胞疗法在治疗Ⅲ度根分叉病变中的应用目前仅有少量的研究。在犬模型上手术创建的急性/慢性缺损中（约3mm宽、4mm高），自体骨膜细胞与β-TCP的联合应用相比β-TCP单独处理组和空白组牙周组织再生明显增加（Jiang et al. 2010）。最近，Nagahara等（2015）在比格犬中使用相同大小的缺损，也证实了将β-TCP支架应用于骨髓间充质干细胞有助于增加炎症性Ⅲ度根分叉缺损中新骨的形成。

采用骨上袋临界骨缺损模型，从拔除的牙齿中分离自体牙周韧带细胞、培养和鉴定表型后，置入胶原海绵载体单独使用或与GTR联合应用于外科手术创建的比格犬急/慢性骨缺损中（Murano et al. 2006; Suaid et al. 2012），愈合3个月后，两组均有额外的新牙骨质和新牙周韧带生成，以及更大范围的新骨形成。

6.6 讨论

众所周知，没有单一的动物模型能代表人类牙周疾病、组织结构以及愈合和衰老过程的所有方面。然而，人体研究并不总能通过收取组织来进行，但是这对于为明确再生方法与材料的生物学影响而进行的显微和组织学分析来说又是必要的（Kantarci et al. 2015）。因此有人提出，动物研究仍然是建立因果关系和初步评估新的再生材料与先进治疗方法的重要步骤。

重度根分叉病变的再生治疗（Ⅱ度和Ⅲ度）在临床前模型中已有广泛研究，但仍然存在着问题：临床前证据是否足以支持这些再生治疗研究中不同的技术和材料在临床的应用。根分叉病变的临床挑战在于组织发生了水平向的破坏，而在该区域还同时存在牙周组织垂直向再生的需求。大量证据表明，无论采用什么缺损类型和动物模型，联合使用各种屏障膜和各种移植材料的牙周再生手术都会导致不同程度的牙周再生（Sculean et al. 2008）。Ⅱ度根分叉缺损的GTR效果比Ⅲ度根分叉缺损更可预期。一些研究报告的根分叉封闭失败通常与覆盖组织瓣的退缩及随后膜的暴露有关。这些结果表明，在愈合期间，只有当膜下的愈合环境受到龈瓣的良好保护并且屏障膜未暴露、未被口腔微环境污染时，才有可能在治疗中获得再生（Klinge et al. 1981, 1985a, b; Lindhe et al. 1995）。与单独使用移植材料或单独使用膜相比，联合使用移植材料和屏障膜仅在非容纳性的牙周缺损（Ⅲ度根分叉缺损）中获得组织学上的优势效果（主要为骨修复）。但在容纳性的缺损中，例如Ⅱ度根分叉病变，联合治疗总体上没有额外的优势。这意味着移植材料支持再生的主要机制可能不是其骨引导性，而是其空间支持性，这个问题还需进一步研究（Polimeni et al. 2004）。

生物和仿生物质，如EMD，也已经在实验研究中进行了测试，以评估它们在根分叉病变中的再生能力。由于Ⅲ度根分叉病变是非容纳性缺损，因此生物制剂的使用受到明显的限制。由于它们的液状/凝胶状质地，限制了它们的空间维持作用，因此这些材料在根分叉缺损中的再生潜能可能有限。值得注意的是，在一些研究中，EMD与GTR联合治疗Ⅲ度根分叉缺损会诱导一些牙周组织的再生。但在将动物实验研究的结果推广到临床时应始终谨慎，因为已有研究发现，同样的治疗原则可能并不适用于临床上的Ⅲ度根分叉病变（Donos et al. 2003a, 2004）。

生长和分化因子技术应用于根分叉病变增强伤口愈合/再生的潜能也已有相关研究（Stavropoulos and Wikesjö 2012）。在Ⅱ度和Ⅲ度根分叉缺损中单独使用或与GTR联合使用这些生物活性物质有望增强牙周组织的再生能力，但需要进一步的临床前和临床研究来充分评估这些牙周伤口愈合/再生方法的功效。基于细胞的疗法在再生医学中也受到许多关注，但它们在治疗牙周Ⅱ度根分叉病变方面的实验仍处于早期发展阶段。

近年来，由于细胞植入后存活率低，间充质干细胞的旁分泌功能作为再生机制受到越来越多的关注（Nagata et al. 2017）。辅助使用培养过牙周干细胞的条件培养基能否增加根分叉缺损的再生，无疑将是未来研究中一个有趣而令人兴奋的领域。

6.6.1　临床前研究的局限性

认识到动物研究的局限性很重要，因为在标准化条件下进行的实验所得到的答案仅针对所提出的问题，并不一定能转化应用到临床情景中（Donos et al. 2003a）。此外，“生物异质性”仍是一个问题，并且经常被用来解释有分歧的实验结果。这种异质性可能是由于宿主在遗传、生化、生理或免疫方面的不稳定表现，或由于个体相关微生物菌群的差异。犬类和灵长类动物（用于该研究领域的主要动物）由于缺乏基因明确的种群以及相关的伦理问题，是减少生物异质性影响的重要限制因素。

如前所述，再生疗法需要通过测量患牙根面上的牙齿支持组织（即牙骨质、牙周韧带和牙槽骨），从组织学方面来证明牙周再生的实际效果（Sanz et al. 2015）。现有研究在物种、研究设计、观察期和材料方面的异质性使得它们难以相互比较。此外，由于难以对骨缺损的形态和范围（水平向和非水平向）进行标准化测量，以及缺损具有不同的性质（自然发生 vs 结扎诱导，或急性 vs 慢性），同样可能妨碍结果的评估。

现有实验动物模型中，动物牙齿和牙槽突不同的解剖结构和尺寸可能会降低结果的临床价值。例如，在根柱短、根分叉病变窄而浅的犬下颌双根尖牙和上颌前磨牙进行的实验操作可能无法很好地转化到临床，应用于人类根分叉缺损的治疗中，特别是对于体积较大、具有3个根的上颌磨牙。

影响临床前研究结果的另一个重要因素是CSD的概念。研究表明，横截面尺寸大于4mm的Ⅲ度根分叉病变比小的病变更难以再生（Pontoriero et al. 1989, 1992）。另一方面，有研究报道，当愈合过程中保持膜被瓣完全覆盖，较大的Ⅲ度根分叉病变也能获得完全的愈合（Lindhe et al. 1995; Araújo et al. 1997, 1998; Araújo and Lindhe 1997）。这些结果表明，术后龈瓣开裂和膜的暴露比缺损的形态影响更大。Ⅲ度根分叉的完全封闭是不可预测的，取决于缺损入口的大小（Pontoriero et al. 1989, 1992）、缺损的高度以及愈合期间膜的上方是否有完整的龈瓣覆盖（Lindhe et al. 1995）。不伴水平向骨丧失的钥匙孔样根分叉缺损为龈瓣提供了更好的术后支持并防止了龈瓣退缩。此外，由于犬类的愈合过程比人类更快（Cardarapoli et al. 2003; Mardas et al. 2012），因此，应该考虑开发新的、更具挑战性的CSD（宽度、高度）来评估不同材料的再生潜力。

另一个潜在的偏倚来源是在组织学检测和定量评估中缺乏标准化的采样定位。在早期研究中，近远中向切片是最常用的一种测量方法（Crigger et al. 1978）。Selvig（1994）就Ⅱ度和Ⅲ度根分叉病变的近远中向切片对于组织学分析的真实价值提出了质疑。这个平面可能会造成对结果的误读，因为很难确定应该在颊舌向的哪个点来获取切片。当在离剩余附着组织最近的点（例如，从颊侧根分叉缺损的舌侧壁）获取切片时，可能会错误地认为该处比离剩余牙周组织更远的位置获得的切片具有更多的再生反应，然而其实仅仅是由于前者距离前体细胞更近的缘故。根据Bogle等（1997）的观点，为了更准确地评估根分叉病变整个再生进程的组织形态学，必须获得颊舌向的组织切片，因为它们可以用来分析从缺损的舌侧边界到颊侧釉牙骨质界的愈合反应。

尝试对临床前研究进行比较时的另一个困难是对结果的不同计算方法。在一些研究中，附着增加以毫米为单位测量，而在另外一些研究中换算为原始缺损高度的百分比。百分比的使用弥补了不同实验牙齿和缺损之间的尺寸差异，但往往掩盖了一个事实，即大百分比的改变可能只反映了实际测量单位上非常小的变化（Selvig 1994）。

此外，为确保观察到的结果是实际愈合过程的终点，必要的最短观察期应该为多长目前仍不清楚。大多数临床前研究中的观察期从几周到3个月或6个月不等。如果目的是记录最大限度的修复，包括牙骨质和骨再生，则应在更长的观察期后进行记录。在犬模型术后大约3周内，进行过根面平整的根面上都不会有牙骨质形成。在6周时，可能形成了一定量的新牙骨质。在术后6个月，结缔组织附着已稳定在其最终的水平上，但成熟的牙骨质和骨形成的最终状况可能要在更晚才表现出来。据报道，即使在伤口愈合3个月后，再生组织仍在继续形成和/或改建，并且该过程可持续长达6个月（Araújo et al. 1997）。

6.6.2　动物实验的伦理准则

随着社会和医学界越来越关注动物福利，在研究和测试中关于动物的使用存在着很大的争议（Biller-Andorno et al. 2015）。有人认为，当没有其他替代方法可以实现相同的科学或教育目标，且其社会效益超过对动物造成伤害的代价，那么动物实验就可以被批准进行（Rusche 2003）。伤害动物是人们非常不愿意看见的，只有当带来的社会效益超过伤害这些脆弱生物的消极面时，实验才具有合理性（Kolar 2006）。我们应尽可能地寻求替代方法。在进行动物研究时应将3R原则作为指导，包括替代（Replacement）、减少（Reduction）和优化（Refinement）：

- *替代*：使用系统发育较低的物种或使用非动物系统的实验对象。最近提出的一些有前景的替代方法包括体外技术；组织培养方法；使用包括微生物、屠宰组织和尸检胚胎在内的更低等一些的生物与非动物系统，如计算机或数学建模
- *减少*：在提议进行动物实验之前，应尽力确定该动物实验还没有被进行过。此外，应使用最小所需数量的动物来获得有意义的数据，而不是最精确的数据
- *优化*：已有多种可减少动物伤害的优化技术，可随时用于生物医学研究

从1986年起，欧盟（EU）制定了关于动物用于科学目的的具体法规。

国际医学科学组织理事会（COIMS）是一个国际非政府组织，代表了许多医学和相关学科，它们制定了相关指导原则，提供了一个为国际生物医学界及动物福利组织所共同接受的概念性伦理框架。COIMS制定了以下国际指导原则（Howard-Jones 1985）：

- 将动物用于科学目的这件事本身是不受欢迎的
- 应尽可能使用另一种方法
- 在目前的知识状态下使用动物是不可避免的
- 科学家在制订实验动物最低数量的计划时应该具有道德责任

该指导原则是与大量生物医学界代表进行磋商的产物，包括世界卫生组织（WHO）的专家和动物福利组织的代表。

6.7　结论

根分叉病变是牙周治疗中最困难的挑战之一。根据现有数据，如果考虑将封闭根分叉缺损作为治疗的主要目标，那么令人满意且可预期的再生效果仅在Ⅱ度根分叉病变能实现。Ⅲ度根分叉缺损仍被认为是牙周再生方面的巨大挑战，尽管在一些临床前研究中已经证明了不同治疗方法的功效，但它们在临床实践的有效性和相关性仍存疑。未来，要提高完全消除Ⅲ度根分叉缺损的可预测性，在临床前研究中尝试新的再生治疗模式和创建更具挑战性的CSD是肯定需要进行的。

证据小结

- 动物研究尽管有其局限性，却是建立因果关系以及对新开发的再生材料和先进的治疗原理进行初步评价的一个重要步骤
- 不论何种缺损类型和动物模型，联合使用屏障膜和移植材料的牙周再生手术可使根分叉缺损获得不同程度的再生
- 令人满意且可预期的再生效果仅在Ⅱ度根分叉病变中能实现，而Ⅲ度根分叉病变仍是牙周再生方面的巨大挑战，尽管在一些临床前实验中已证明了一些治疗效果
- 临界骨缺损（CSD）的概念是影响临床前实验的一个重要因素。考虑到动物较人类有更强的再生能力，所以有待开发新的、更具挑战性的CSD（在宽度和高度方面）以评价不同材料在根分叉病变治疗中的再生潜能
- 生长与分化因子技术和基于细胞的疗法同样在再生医学领域受到了相当大的关注，但它们在牙周根分叉病变治疗的实验评价仍处于发展的早期阶段

参考文献

[1] Al-Hezaimi, K., Al-Fahad, H., O'Neill, R. et al. (2012). The effect of enamel matrix protein on gingival tissue thickness in vivo. *Odontology* 100, 61–66.

[2] Amin, H.D., Olsen, I., Knowles, J.C. and Donos, N. (2012). Differential effect of amelogenin peptides on osteogenic differentiation in vitro: Identification of possible new drugs for bone repair and regeneration. *Tissue Engineering Part A* 18, 1193–1202.

[3] Amin, H.D., Olsen, I., Knowles, J.C. et al. (2013). Effects of enamel matrix proteins on multi-lineage differentiation of periodontal ligament cells in vitro. *Acta Biomaterialia* 9, 4796–4805.

[4] Amin, H.D., Olsen, I., Knowles, J. et al. (2014). A tyrosine-rich amelogenin peptide promotes neovasculogenesis in vitro and ex vivo. *Acta Biomaterialia* 10, 1930–1939.

[5] Amin, H.D., Olsen, I., Knowles, J. et al. (2016). Interaction of enamel matrix proteins with human periodontal ligament cells. *Clinical Oral Investigation* 20, 339–347.

[6] Araújo, M.G., Berglundh, T., Albrekstsson, T., and Lindhe, J. (1999). Bone formation in furcation defects: An experimental study in the dog. *Journal of Clinical Periodontology* 26, 643–652.

[7] Araújo, M.G., Berglundh, T., and Lindhe, J. (1997). On the dynamics of periodontal tissue formation in degree III furcation defects: An experimental study in dogs. *Journal of Clinical Periodontology* 24, 738–746.

[8] Araújo, M.G., Berglundh, T., and Lindhe, J. (1998). GTR treatment of degree III furcation defects with 2 different resorbable barriers: An experimental study in dogs. *Journal of Clinical Periodontology* 25, 253–259.

[9] Araújo, M.G., and Lindhe, J. (1997). GTR treatment of degree III furcation defects following application of enamel matrix proteins: An experimental study in dogs. *Journal of Clinical Periodontology* 25, 524–530.

[10] Avila-Ortiz, G., De Buitrago, J.G., and Reddy, M.S. (2015). Periodontal regeneration – furcation defects: A systematic review from the AAP Regeneration Workshop. *Journal of Periodontology* 86 (Suppl. 2), 69–77.

[11] Baldini, N., De Sanctis, M., and Ferrari, M. (2011).

Deproteinized bovine bone in periodontal and implant surgery. *Dental Materials* 27, 61–70.

[12] Berglundh, T., Lindhe, J., and Sterrett, J.D. (1991). Clinical and structural characteristics of periodontal tissues in young and old dogs. *Journal of Clinical Periodontology* 18, 616–623.

[13] Biller-Andorno, N., Grimm, H., and Walker, R.L. (2015). Professionalism and ethics in animal research. *Natural Biotechnology* 33, 1027–1028.

[14] Bizenjima, T., Seshima, F., Ishizuka, Y. et al. (2015). Fibroblast growth factor-2 promotes healing of surgically created periodontal defects in rats with early, streptozotocin-induced diabetes via increasing cell proliferation and regulating angiogenesis. *Journal of Clinical Periodontology* 42, 62–71.

[15] Bogle, G., Garrett, S., Stoller, N.H. et al. (1997). Periodontal regeneration in naturally occurring Class II furcation defects in beagle dogs after guided tissue regeneration with bioabsorbable barriers. *Journal of Periodontology* 68, 536–544.

[16] Caffesse, R.G., Dominguez, L.E., Nasjleti, C.E., et al. (1990). Furcation defects in dogs treated by guided tissue regeneration (GTR). *Journal of Periodontology* 61, 45–50.

[17] Caffesse, R.G., Nasjleti, C.E., Morrison, E.C., and Sanchez, R. (1994). Guided tissue regeneration: Comparison of bioabsorbable and non-bioabsorbable membranes. Histologic and histometric study in dogs. *Journal of Periodontology* 65, 583–591.

[18] Caffesse, R.G., Nasjleti, C.E., Plotzke, A.E., et al. (1993). Guided tissue regeneration and bone grafts in the treatment of furcation defects. *Journal of Periodontology* 64 (Suppl. 11), 1145–1153.

[19] Cardaropoli, G., Araújo, M., and Lindhe, J. (2003). Dynamics of bone tissue formation in tooth extraction sites: An experimental study in dogs. *Journal of Clinical Periodontology* 30, 809–818.

[20] Caton, J.G., and Kowalski, C.J. (1976). Primate model for testing periodontal treatment procedures: II. Production of contralaterally similar lesions. *Journal of Periodontology* 47, 506–510.

[21] Caton, J., Mota, L., Gandini, L., and Laskaris, B. (1994). Non-human primate models for testing the efficacy and safety of periodontal regeneration procedures. *Journal of Periodontology* 65, 1143–1150.

[22] Chantarawaratit, P., Sangvanich, P., Banlunara, W. et al. (2014). Acemannan sponges stimulate alveolar bone, cementum and periodontal ligament regeneration in a canine class II furcation defect model. *Journal of Periodontal Research* 49, 164–178.

[23] Cirelli, J.A., Marcantonio, E., Jr, Adriana, R. et al. (1997). Evaluation of anionic collagen membranes in the treatment of class II furcation lesions: A histometric analysis in dogs. *Biomaterials* 18, 1227–1234.

[24] Crigger, M., Bogle, G., Nilvéus, R. et al. (1978). The effect of topical citric acid application on the healing of experimental furcation defects in dogs. *Journal of Periodontal Research* 13, 538–549.

[25] Danesh-Meyer, M.J., Pack, A.R., and McMillan, M.D. (1997). A comparison of 2 polytetrafluoroethylene membranes in guided tissue regeneration in sheep. *Journal of Periodontal Research* 32, 20–30.

[26] de Andrade, P.F., de Souza, S.L., de Oliveira, M.G. et al. (2007). Acellular dermal matrix as a membrane for guided tissue regeneration in the treatment of Class II furcation lesions: A histometric and clinical study in dogs. *Journal of Periodontology* 78, 1288–1299.

[27] Deliberador, T.M., Nagata, M.J., Furlaneto, F.A. et al. (2006). Autogenous bone graft with or without a calcium sulfate barrier in the treatment of Class II furcation defects: A histologic and histometric study in dogs. *Journal of Periodontology* 77, 780–789.

[28] De Santana, R.B., Gusman, H.C., and Van Dyke, T.E. (1999). The response of human buccal maxillary furcation defects to combined regenerative techniques: Two controlled clinical studies. *Journal of the International Academy of Periodontology* 1, 69–77.

[29] Dogan, A., Ozdemir, A., Kubar, A., and Oygür, T. (2002). Assessment of periodontal healing by seeding of fibroblast-like cells derived from regenerated periodontal ligament in artificial furcation defects in a dog: aA pilot study. *Tissue Engineering* 8, 273–282.

[30] Donos, N., Glavind, L., Karring, T., and Sculean, A. (2003a). Clinical evaluation of an enamel matrix derivative in the treatment of mandibular degree

II furcation involvement: A 36-month case series. *International Journal of Periodontics and Restorative Dentistry* 23, 507–512.

[31] Donos, N., Glavind, L, Karring T., and Sculean A. (2004). Clinical evaluation of an enamel matrix derivative and a bioresorbable membrane in the treatment of degree III mandibular furcation involvement: A series of nine patients. *International Journal of Periodontics and Restorative Dentistry* 200, 362–369.

[32] Donos, N., Sculean, A., Glavind, L. et al. (2003b). Wound healing of degree III furcation involvements following guided tissue regeneration and/or Emdogain: A histologic study. *Journal of Clinical Periodontology* 30, 1061–1068.

[33] Ellegaard, B., Karring, T., Davies, R., and Löe, H. (1974). New attachment after treatment of intrabony defects in monkeys. *Journal of Periodontology* 45, 368–377.

[34] Ellegaard, B., Karring, T., and Löe, H. (1975). The fate of vital and devitalized bone grafts in the healing of interradicular lesions. *Journal of Periodontal Research* 10, 88–97.

[35] Giannobile, W.V., Finkelman, R.D., and Lynch, S.E. (1994). Comparison of canine and non-human primate animal models for periodontal regenerative therapy: Results following a single administration of PDGF/IGF-I. *Journal of Periodontology* 65, 1158–1168.

[36] Giannobile, W.V., Ryan, S., Shih, M.S. et al. (1998). Recombinant human osteogenic protein-1 (OP-1) stimulates periodontal wound healing in class III furcation defects. *Journal of Periodontology* 69, 129–137.

[37] Gkranias, N.D., Graziani, F., Sculean, A., and Donos, N. (2012). Wound healing following regenerative procedures in furcation degree III defects: Histomorphometric outcomes. *Clinical Oral Investigation* 16, 239–249.

[38] Gonçalves, P.F., Gurgel, B.C., Pimentel, S.P. et al. (1996). Root cementum modulates periodontal regeneration in Class III furcation defects treated by the guided tissue regeneration technique: A histometric study in dogs. *Journal of Periodontology* 77, 976–982.

[39] Gosain, A.K., Song, L., Yu, P. et al. (2000). Osteogenesis in cranial defects: Reassessment of the concept of critical size and the expression of TGF-beta isoforms. *Plastic Reconstructive Surgery* 106, 360–371.

[40] Graves, D.T., Fine D., Teng, Y.T. et al. (2008). The use of rodent models to investigate host–bacteria interactions related to periodontal diseases. *Journal of Clinical Periodontology* 35, 89–105.

[41] Haney, J.M., Zimmerman, G.J., and Wikesjö, U.M. (1995). Periodontal repair in dogs: Evaluation of the natural disease model. *Journal of Clinical Periodontology* 22, 208–213.

[42] Howard-Jones, N.A. (1985). CIOMS ethical code for animal experimentation. *WHO Chronicles* 39, 51–56.

[43] Hürzeler, M.B., Quiñones, C.R., Caffesse, R.G. et al. (1997). Guided periodontal tissue regeneration in Class II furcation defects following treatment with a synthetic bioabsorbable barrier. *Journal of Periodontology* 68, 498–505.

[44] Ivanovic, A., Nikou, G., Miron, R.J. et al. (2014). Which biomaterials may promote periodontal regeneration in intrabony periodontal defects? A systematic review of preclinical studies. *Quintessence International* 45, 385–395.

[45] Jiang, J., Wu, X., Lin, M. et al. (2010). Application of autologous periosteal cells for the regeneration of class III furcation defects in beagle dogs. *Cytotechnology* 62, 235–243.

[46] Kantarci, A., Hasturk, H., and Van Dyke, T.E. (2015). Animal models for periodontal regeneration and peri-implant responses. *Periodontology* 2000 68, 66–82.

[47] Karring, T., and Cortellini, P. (1999). Regenerative therapy: Furcation defects. *Periodontology 2000* 19, 115–137.

[48] Karring, T., Nyman, S., Gottlow, J., and Laurell, L. (1993). Development of the biological concept of guided tissue regeneration: Animal and human studies. *Periodontology 2000* 1, 26–35.

[49] Karring, T., Nyman, S., and Lindhe, J. (1980). Healing following implantation of periodontitis affected roots into bone tissue. *Journal of Clinical Periodontology* 7, 96–105.

[50] Karring, T., and Warrer, K. (1992). Development of the principle of guided tissue regeneration. *Alpha Omegan* 85, 19–24.

[51] Keles, G.C., Cetinkaya, B.O., Baris, S. et al. (2009). Comparison of platelet pellet with or without guided tissue regeneration in the treatment of class II furcation defects in dogs. *Clinical Oral Investigation* 13, 393–400.

[52] Klinge, B., Nilvéus, R., and Egelberg, J. (1985a). Effect of crown-attached sutures on healing of experimental furcation defects in dogs. *Journal of Clinical Periodontology* 12, 369–373.

[53] Klinge, B., Nilvéus, R., and Egelberg, J. (1985b). Bone regeneration pattern and ankylosis in experimental furcation defects in dogs. *Journal of Clinical Periodontology* 12, 456–464.

[54] Klinge, B., Nilvéus, R., Kiger, R.D., and Egelberg, J. (1981). Effect of flap placement and defect size on healing of experimental furcation defects. *Journal of Periodontal Research* 16, 236–248.

[55] Kolar, R. (2006). Animal experimentation. *Science and Engineer Ethics* 12, 111–122.

[56] Koo, K.T., Polimeni, G., Albandar, J.M., and Wikesjö, U.M. (2004). Periodontal repair in dogs: Analysis of histometric assessments in the supraalveolar periodontal defect model. *Journal of Periodontology* 75, 1688–1693.

[57] Kramer, P.R., Nares, S., Kramer, S.F. et al. (2004). Mesenchymal stem cells acquire characteristics of cells in the periodontal ligament in vitro. *Journal of Dental Research* 83, 27–34.

[58] Lang, H., Schuler, N., and Nolden, R. (1998). Attachment formation following replantation of cultured cells into periodontal defects: A study in minipigs. *Journal of Dental Research* 77, 393–405.

[59] Lekovic, V., and Kenney, E.B. (1993). Guided tissue regeneration using calcium phosphate implants together with 4 different membranes: A study on furcations in dogs. *Journal of Periodontology* 64, 1154–1156.

[60] Lekovic, V., Klokkevold, P.R., Kenney, E.B. et al. (1998). Histologic evaluation of guided tissue regeneration using 4 barrier membranes: A comparative furcation study in dogs. *Journal of Periodontology* 69, 54–61.

[61] Lindhe, J., Pontoriero, R., Berglundh, T., and Araujo, M. (1995). The effect of flap management and bioresorbable occlusive devices in GTR treatment of degree III furcation defects: An experimental study in dogs. *Journal of Clinical Periodontology* 22, 276–283.

[62] Macedo, G.O., Souza, S.L., Novaes, A.B., Jr et al. (2006). Effect of early membrane removal on regeneration of Class II furcation defects in dogs. *Journal of Periodontology* 77, 46–53.

[63] Mardas, N., Kraehenmann, M., and Dard, M. (2012). Regenerative wound healing in acute degree III mandibular defects in dogs. *Quintessence International* 43, e48–e59.

[64] Murakami, S., Takayama, S., Ikezawa, K. et al. (1999). Regeneration of periodontal tissues by basic fibroblast growth factor. *Journal of Periodontal Research* 34, 425–430.

[65] Murakami, S., Takayama, S., Kitamura, M. et al. (2003). Recombinant human basic fibroblast growth factor (bFGF) stimulates periodontal regeneration in class II furcation defects created in beagle dogs. *Journal of Periodontal Research* 38, 97–103.

[66] Murano, Y., Ota, M., Katayama, A. et al. (2006). Periodontal regeneration following transplantation of proliferating tissue derived from periodontal ligament into class III furcation defects in dogs. *Biomedical Research* 27, 139–147.

[67] Murphy, K.G., and Gunsolley, J.C. (2003). Guided tissue regeneration for the treatment of periodontal intrabony and furcation defects: A systematic review. *Annals of Periodontology* 8, 266–302.

[68] Nagahara, T., Yoshimatsu, S., Shiba, H. et al. (2015). Introduction of a mixture of β-tricalcium phosphate into a complex of bone marrow mesenchymal stem cells and type I collagen can augment the volume of alveolar bone without impairing cementum regeneration. *Journal of Periodontology* 86, 456–464.

[69] Nagata, M., Iwasaki, K., Akazawa, K. et al. (2017). Conditioned medium from periodontal ligament stem cells enhances periodontal regeneration. *Tissue Engineering, Part A* 23, 367–377.

[70] Niederman, R., Savitt, E.D., Heeley, J.D., and Duckworth, J.E. (1989). Regeneration of furca bone using Gore-Tex periodontal material. *International Journal of Periodontics and Restorative Dentistry* 9, 468–480.

[71] Nilvéus, R., Johansson, O., and Egelberg, J. (1978). The effect of autogenous cancellous bone grafts on healing of experimental furcation defects in dogs. *Journal of Periodontal Research* 13, 532–537.

[72] Nyman, S., Karring, T., Lindhe, J., and Plantén, S. (1980). Healing following implantation of periodontitis-affected roots into gingival connective tissue. *Journal of Clinical Periodontology* 7, 394–401.

[73] Oz, H.S., and Puleo, D.A. (2011). Animal models for periodontal disease. *Journal of Biomedical Biotechnology* 2011, 754857.

[74] Park, J.B., Matsuura, M., Han, K.Y. et al. (1995). Periodontal regeneration in class III furcation defects of beagle dogs using guided tissue regenerative therapy with platelet-derived growth factor. *Journal of Periodontology* 66, 462–477.

[75] Polejaeva, I.A., Chen, S.H., Vaught, T.D. et al. (2000). Cloned pigs produced by nuclear transfer from adult somatic cells. *Nature* 407, 86–90.

[76] Polimeni, G., Koo, K.T., Qahash, M. et al. (2004). Prognostic factors for alveolar regeneration: Effect of a space-providing biomaterial on guided tissue regeneration. *Journal of Clinical Periodontology* 31, 725–729.

[77] Pontoriero, R., Lindhe, J., Nyman, S., et al. (1989). Guided tissue regeneration in the treatment of furcation defects in mandibular molars: A clinical study of degree III involvements. *Journal of Clinical Periodontology* 16, 170–174.

[78] Pontoriero, R., Nyman, S., Ericsson, I., and Lindhe, J. (1992). Guided tissue regeneration in surgically-produced furcation defects: An experimental study in the beagle dog. *Journal of Clinical Periodontology* 19, 159–163.

[79] Regazzini, P.F., Novaes, A.B. Jr, de Oliveira, P.T. et al. (2004). Comparative study of enamel matrix derivative with or without GTR in the treatment of class II furcation lesions in dogs. *International Journal of Periodontics and Restorative Dentistry* 24, 476–487.

[80] Ripamonti, U., Crooks, J., Petit, J.C., and Rueger, D.C. (2001). Tissue regeneration by combined applications of recombinant human osteogenic protein-1 and bone morphogenetic protein-2: A pilot study in Chacma baboons (Papio ursinus). *European Journal of Oral Sciences* 109, 241–248.

[81] Ripamonti, U., Heliotis, M., Rueger, D.C., and Sampath, T.K. (1996). Induction of cementogenesis by recombinant human osteogenic protein-1 (hop-1/bmp-7) in the baboon (Papio ursinus). *Archive of Oral Biology* 41, 121–126.

[82] Risbud, M.V., and Shapiro, I.M. (2005). The effect of brain-derived neurotrophic factor on periodontal furcation defects: Stem cells in craniofacial and dental tissue engineering. *Orthodontic and Craniofacial Research* 8, 54.

[83] Roriz, V.M., Souza, S.L., Taba, M., Jr, et al. (2006). Treatment of Class III furcation defects with expanded polytetrafluoroethylene membrane associated or not with anorganic bone matrix/synthetic cell-binding peptide: A histologic and histomorphometric study in dogs. *Journal of Periodontology* 77, 490–497.

[84] Rossa, C., Marcantonio, E., Jr, Cirelli, J.A. et al. (2000). Regeneration of Class III furcation defects with basic fibroblast growth factor (b-FGF) associated with GTR: A descriptive and histometric study in dogs. *Journal of Periodontology* 71, 775–784.

[85] Rusche, B. (2003). The 3Rs and animal welfare: Conflict or the way forward? *ALTEX* 20, 63–76.

[86] Saito, A., Saito, E., Kuboki, Y. et al. (2013). Periodontal regeneration following application of basic fibroblast growth factor-2 in combination with beta tricalcium phosphate in class III furcation defects in dogs. *Dental Materials Journal* 232, 256–262.

[87] Saito, E., Saito, A., Kuboki, Y. et al. (2012). Periodontal repair following implantation of beta-tricalcium phosphate with different pore structures in Class III furcation defects in dogs. *Dental Materials Journal* 31, 681–688.

[88] Sander, L., and Karring, T. (1995). New attachment and bone formation in periodontal defects following treatment of submerged roots with guided tissue

regeneration. *Journal of Clinical Periodontology* 22, 295–299.

[89] Sanz, M., Jepsen, K., Eickholz, P., and Jepsen, S. (2015). Clinical concepts for regenerative therapy in furcations. *Periodontology 2000* 68, 308–332.

[90] Schmitz, J.P., and Hollinger, J.O. (1986). The critical size defect as an experimental model for craniomandibulofacial nonunions. *Clinical Orthopaedics and Related Research* 205, 299–308.

[91] Schou, S., Holmstrup, P., and Kornman, K.S. (1993). Non-human primates used in studies of periodontal disease pathogenesis: A review of the literature. *Journal of Periodontology* 64, 497–508.

[92] Sculean, A., Nikolidakis, D., and Schwarz, F. (2008). Regeneration of periodontal tissues: Combinations of barrier membranes and grafting materials – biological foundation and preclinical evidence: A systematic review. *Journal of Clinical Periodontology* 35, 106–116.

[93] Sculean, A., Windisch, P., Döri, F. et al. (2007). Emdogain in regenerative periodontal therapy: A review of the literature. *Fogorvosi Szemle* 100, 220–232.

[94] Selvig, K.A. (1994). Discussion: Animal models in reconstructive therapy. *Journal of Periodontology* 65, 1169–1172.

[95] Seo, B.M., Miura, M., Gronthos, S. et al. (2004). Investigation of multipotent postnatal stem cells from human periodontal ligament. *Lancet* 10–16, 149–155.

[96] Shirakata, Y., Miron, R.J., Nakamura, T. et al. (2017). Effects of EMD liquid (Osteogain) on periodontal healing in class III furcation defects in monkeys. *Journal of Clinical Periodontology* 44, 298–307.

[97] Simsek, S.B., Keles, G.C., Baris, S., and Cetinkaya, B.O. (2012). Comparison of mesenchymal stem cells and autogenous cortical bone graft in the treatment of class II furcation defects in dogs. *Clinical Oral Investigation* 16, 251–258.

[98] Soares, F.P., Hayashi, F., Yorioka, C.W. et al. (2005). Repair of Class II furcation defects after a reparative tissue graft obtained from extraction sockets treated with growth factors: A histologic and histometric study in dogs. *Journal of Periodontology* 76, 1681–1689.

[99] Stavropoulos, A., and Wikesjö, U.M. (2012). Growth and differentiation factors for periodontal regeneration: A review on factors with clinical testing. *Journal of Periodontal Research* 47, 545–553.

[100] Struillou, X., Boutigny, H., Badran, Z. et al. (2011). Treatment of periodontal defects in dogs using an injectable composite hydrogel/biphasic calcium phosphate. *Journal of Material Sciences Materials in Medicine* 22, 1707–1717.

[101] Struillou, X., Boutigny, H., Soueidan, A., and Layrolle, P. (2010). Experimental animal models in periodontology: A review. *Open Dental Journal* 4, 37–47.

[102] Suaid, F.A., Macedo, G.O., Novaes, A.B. et al. (2010). The bone formation capabilities of the anorganic bone matrix-synthetic cell-binding peptide 15 grafts in an animal periodontal model: A histologic and histomorphometric study in dogs. *Journal of Periodontology* 81, 594–603.

[103] Suaid, F.F., Ribeiro, F.V., Gomes, T.R. et al. (2012). Autologous periodontal ligament cells in the treatment of Class III furcation defects: A study in dogs. *Journal of Clinical Periodontology* 39, 377–384.

[104] Suaid, F.F., Ribeiro, F.V., Rodrigues, T.L. et al. (2011). Autologous periodontal ligament cells in the treatment of class II furcation defects: A study in dogs. *Journal of Clinical Periodontology* 38, 491–498.

[105] Takahashi, D., Odajima, T., Morita, M. et al. (2005). Formation and resolution of ankylosis under application of recombinant human bone morphogenetic protein-2 (rhBMP-2) to class III furcation defects in cats. *Journal of Periodontal Research* 40, 299–305.

[106] Takayama, S., Murakami, S., Shimabukuro, Y. et al. (2001). Periodontal regeneration by FGF-2 (bFGF) in primate models. *Journal of Dental Research* 80, 2075–2079.

[107] Teares, J.A., Petit, J.C., and Ripamonti, U. (2012). Synergistic induction of periodontal tissue regeneration by binary application of human osteogenic protein-1 and human transforming growth factor-β3 in Class II furcation defects of Papio ursinus. *Journal of Periodontal Research* 47, 336–344.

[108] Teares, J.A., Ramoshebi, L.N., and Ripamonti, U.

(2008). Periodontal tissue regeneration by recombinant human transforming growth factor-beta 3 in Papio ursinus. *Journal of Periodontal Research* 43, 1–8.

[109] Trombelli, L., and Farina, R (2008). Clinical outcomes with bioactive agents alone or in combination with grafting or guided tissue regeneration. *Journal of Clinical Periodontology* 35, 117–135.

[110] Trubiani, O., Di Primio, R., Traini, T. et al. (2005). Morphological and cytofluorimetric analysis of adult mesenchymal stem cells expanded ex vivo from periodontal ligament. *International Journal of Immunopathology and Pharmacology* 18, 213–221.

[111] Wang, S., Liu, Y., Fang, D., and Shi, S. (2007). The miniature pig: A useful large animal model for dental and orofacial research. *Oral Disease* 13, 530–537.

[112] Wang, Y., Chai, Z., Zhang, Y. et al. (2014). Influence of low-intensity pulsed ultrasound on osteogenic tissue regeneration in a periodontal injury model: X-ray image alterations assessed by micro-computed tomography. *Ultrasonics* 54, 1581–1584.

[113] White, C., Jr., Hancock, E.B., Garetto, L.P., and Kafrawy, A.A. (1994). A histomorphometric study on the healing of class III furcations utilizing bone labelling in beagle dogs. *Journal of Periodontology* 65, 84–92.

[114] Wikesjö, U.M., Guglielmoni, P., Promsudthi, A. et al. (1999). Periodontal repair in dogs: Effect of rhBMP-2 concentration on regeneration of alveolar bone and periodontal attachment. *Journal of Clinical Periodontology* 26, 392–400.

[115] Wikesjö, U.M., Kean, C.J., and Zimmerman, G.J. (1994). Periodontal repair in dogs: Supraalveolar defect models for evaluation of safety and efficacy of periodontal reconstructive therapy. *Journal of Periodontology* 65, 1151–1157.

[116] Wikesjö, U.M., Lim, W.H., Thomson, R.C. et al. (2003a). Periodontal repair in dogs: Evaluation of a bioabsorbable space-providing macroporous membrane with recombinant human bone morphogenetic protein-2. *Journal of Periodontology* 74, 635–647.

[117] Wikesjö, U.M., Xiropaidis, A.V., Thomson, R.C. et al. (2003b). Periodontal repair in dogs: Space-providing ePTFE devices increase rhBMP-2/ACS-induced bone formation. *Journal of Clinical Periodontology* 30, 715–725.

[118] Wohlfahrt, J.C., Aass, A.M., Rønold, H.J. et al. (2012). Microcomputed tomographic and histologic analysis of animal experimental degree II furcation defects treated with porous titanium granules or deproteinized bovine bone. *Journal of Periodontology* 83, 211–221.

[119] Yang, J.R., Hsu, C.W., Liao, S.C. et al. (2013). Transplantation of embryonic stem cells improves the regeneration of periodontal furcation defects in a porcine model. *Journal of Clinical Periodontology* 40, 364–371.

[120] Zetterström, O., Andersson, C., Eriksson, L. et al. (1997). Clinical safety of enamel matrix derivative (EMDOGAIN) in the treatment of periodontal defects. *Journal of Clinical Periodontology* 24, 697–704.

第7章
临床试验中根分叉病变的再生治疗：目前已获得什么效果?

Regenerative Therapy of Furcations in Human Clinical Studies: What has been Achieved So Far?

Søren Jepsen, Karin Jepsen

德国波恩大学牙周病、牙体牙髓病和预防科

7.1 引言

治疗根分叉病变有不同的方法。其中一个方法是通过切除性手术（见第8章）去除受累牙根从而消除根分叉病变。另外，因为牙周炎累及的牙周组织破坏也可以通过再生性治疗来减轻病变。很多临床前研究已经证明通过再生性手术可以成功治疗根分叉病变。

本章节主要通过回顾在不同临床情况下根分叉病变再生治疗的效果，从而解答“目前已获得什么效果?”这个问题。

7.2 根分叉病变再生治疗的结果测量

目前可以用很多方法来评价根分叉病变再生性治疗的效果。

7.2.1 人体组织学

新的牙周支持组织，包括牙骨质、牙周膜和牙槽骨，在原来存在病变的牙根表面形成，其组织学表现是牙周组织再生的证据。尽管以上结果已在许多严格对照的、研究治疗方法的动物实验中得到证明（见第6章），但人体组织学证据仍较为缺乏。目前仅有4项组织学研究对Ⅱ度根分叉病变进行探究，1项对Ⅱ度根分叉进行了探究，12项仅展示了Ⅱ度和Ⅲ度根分叉病变的数据。

7.2.1.1 Ⅱ度根分叉病变

5项关于Ⅱ度根分叉病变的研究均报道了牙周组织的部分再生。其中2项试验联合使用脱钙冻干骨（DFDBA）和重组人血小板衍生生长因子-BB（rhPDGF-BB），试验发现在参

Diagnosis and Treatment of Furcation-Involved Teeth, First Edition. Edited by Luigi Nibali.

Companion website: www.wiley.com/go/nibali/diagnosis

考凹痕的冠方有牙槽骨、牙骨质以及牙周膜的生成（Camelo et al. 2003; Nevins et al. 2003）。另外2项试验使用屏障膜（引导性组织再生，GTR），也发现了牙骨质、牙周膜以及牙槽骨的生成（Gottlow et al. 1986; Stoller et al. 2001）。Harris（2002）联合使用DFDBA+聚羟基脂肪酸酯（PHA）+四环素+可吸收膜进行治疗后，发现局限于参考凹痕处或位于参考凹痕冠方有新骨、牙骨质以及结缔组织的附着，缺损处得到部分封闭。

7.2.1.2 Ⅲ度根分叉病变

已有2项试验报道Ⅲ度根分叉病变只能获得部分的再生。Gottlow等（1986）发现在使用屏障膜（GTR）后，7mm的根分叉缺损处有2.8mm新生牙骨质以及胶原纤维的形成。Mellonig等（2009）报道通过联合使用rhPDGF+β-磷酸三钙（β-TCP）+胶原膜，3/4的根分叉缺损获得了部分封闭。组织形态学数据显示新生牙骨质量从0到5.5mm不等，而新骨和新胶原纤维的长度从0到2.0mm不等。

7.2.2 临床疗效

从临床治疗角度来看，完全消除根间缺损是最重要的。根分叉病变程度的降低和远期失牙风险的降低密切相关（见第5章）。因此，评价再生技术在根分叉病变治疗效果的主要结局变量是根分叉病变程度的改变（转变为Ⅰ度根分叉病变或达到完全封闭）和水平向牙槽骨的再生。根分叉再生成功的组织学证据在临床对照试验中不是一个实用的结局变量，直接骨水平的改变量（术中和再进入手术时水平向探诊骨水平）是评价临床治疗成功的主要结局指标，同时临床附着水平的获得（水平向/垂直向探诊附着水平）、探诊深度的减少（水平向/垂直向）以及影像学的评价可以作为次要的结局变量（Machtei 1997）。再进入手术时骨的填充量是牙周组织再生临床评估中唯一准确的指标。事实上，这种方法始于欧洲共识会议，会议认为未来所有的GTR研究最好报道再进入手术时水平向探诊深度的减少以及根分叉完全封闭的概率（可预测性）（Jepsen et al. 2002）。

Suh等提出探诊骨测量法可作为再进入手术时开放式探诊骨水平评价法的替代方法（Suh et al. 2002）。在部分临床试验中，6个月后就进行水平向探诊骨水平的评估，这可能对于评价根分叉缺损处骨再生的最终效果为时过早。根分叉再生手术后患者报告的结局可能包括术后疼痛、术后并发症的发生率、主观获益以及生存质量（见第13章）。

7.3 临床病例

到目前为止，大多数临床研究主要集中在下颌磨牙颊侧/舌侧Ⅱ度根分叉病变和上颌磨牙的颊侧/邻面Ⅱ度根分叉病变。关于上下颌Ⅲ度根分叉病变的资料有限，而关于Ⅰ度根分叉病变和上颌前磨牙的再生性治疗数据则更为缺乏（Avila-Ortiz et al. 2015; Reddy et al. 2015）。

本章节内容来自数个包含或未包含Meta分析的系统评价（Jepsen et al. 2002; Murphy and Gunsolley 2003; Reynolds et al. 2003; Kinaia et al. 2011; Chen et al. 2013; Avila-Ortiz et al. 2015）以及系统描述性综述（Sanz et al. 2015），它们评价和阐述了各种再生性方法在根分叉病变治疗中的疗效。

7.3.1　Ⅱ度根分叉病变

7.3.1.1　屏障膜（GTR）

在一例临床系列病例研究证实使用多孔PTFE膜治疗根分叉病变能达到满意的效果后，一些随机对照试验也比较了GTR术和翻瓣清创术（OFD，代表标准对照治疗组）治疗Ⅱ度根分叉病变的效果。一系列研究发现下颌磨牙（Pontoriero et al. 1988; Lekovic et al. 1989, 1991; Mellonig et al. 1994; Wang et al. 1994; Mombelli et al. 1996; Prathibha et al. 2002; Cury et al. 2003; Bremm et al. 2004; 表7.1）、上颌磨牙（Metzler et al. 1991; Mellonig et al. 1994; Pontoriero and Lindhe 1995a; Avera et al.1998; 表7.2）、上颌和下颌磨牙（Flanary et al. 1991; Paul et al. 1992; Twohey et al. 1992; Caton et al. 1994; Yukna and Yukna 1996; 表7.3）Ⅱ度根分叉病变的治疗效果，GTR比OFD能获得更多的水平向探诊附着，同时水平向探诊骨水平增加。但是部分学者发现6个月后，对于上颌磨牙，只有颊侧的Ⅱ度根分叉病变，GTR才能获得更好的疗效（Pontoriero and Lindhe 1995a），但另一些学者观察到，GTR术后9个月，近中腭侧的Ⅱ度根分叉病变同样有水平向骨水平的获得（Avera et al. 1998）。

一项系统评价通过Meta分析比较了使用屏障膜和常规牙周手术（如OFD；Jepsen et al. 2002）治疗根分叉病变的效果，证实了GTR相对于OFD在Ⅱ度根分叉病变治疗中的优势；但是这些结果也表现出了显著的异质性，表明了其较高的可变性。其他系统评价也证实了这样的结果（Kinaia et al. 2011）。各类影响预后的因素（如吸烟、围手术期抗生素的使用或骨缺损的形态；Bowers et al. 2003; Horwitz et al. 2004）可能是解释这一可变性的原因。基线时的深牙周袋可能在再生治疗术后获得更好的效果（Machtei et al. 1994; Horwitz et al. 2004）。但是，部分学者发现基线时的深牙周袋和根分叉完全封闭数量的减少有关（Bowers et al. 2003）。这个矛盾的结论可能和骨形态差异有关。宽大的根分叉对治疗反应欠佳，同时深的Ⅱ度根分叉病变（>5mm）获得完全封闭也较为困难（Bowers et al. 2003）。根分叉穹隆位于邻面牙槽嵴顶的根方时（钥匙孔样缺损）可能比根分叉穹隆位于邻面牙槽嵴顶的冠方时在水平方向上能获得更多的附着。如果邻近牙槽嵴位于根分叉穹隆的冠方，应采用冠向复位瓣以获得膜的覆盖和稳定。与牙槽嵴位于穹隆的根方相比，这种情况可为血凝块提供细胞定植的牙周膜表面积更大（Bowers et al. 2003; Horwitz et al. 2004）。

在治疗下颌Ⅱ度根分叉病变中，使用不可吸收膜和生物可吸收屏障膜可获得相似的水平向骨增量（Blumenthal 1993; Bouchard et al. 1993; Christgau et al. 1995; Hugoson et al. 1995; Yukna and Yukna 1996; Caffesse et al. 1997; Eickholz et al. 1997, 1998; Garrett et al. 1997; Scott et al. 1997; Dos Anjos et al. 1998; Pruthi et al. 2002; 表7.4）。仅有少许试验比较了不同类型生物可吸收屏障膜在治疗Ⅱ度根分叉病变的临床效果；尚未发现不同生物可吸收膜之间存在差异（Vernino et al. 1999; Eickholz et al. 2000）。

表7.1 下颌磨牙Ⅱ度根分叉病变行翻瓣清创术和引导性组织再生术后临床疗效比较

作者	试验类型	参数	翻瓣清创术基线（mm）	再附着（mm）	例数	引导性组织再生术基线（mm）	再附着（mm）	例数	屏障材料/充填物	观察周期
Lekovic et al. 1989	随机对照试验	水平向探诊骨水平 颊侧	无	–0.14	12	无	0.18	12[a]	多孔聚四氟乙烯	6个月
Lekovic et al. 1991	随机对照试验	水平向探诊骨水平 颊侧	4.2	–0.2	15	4.2	1.6*	15[a]	带骨膜的结缔组织移植物	6个月
Mellonig et al. 1994	随机对照试验	水平向探诊骨水平	7.6	1	11	8.4	4.5*	11[a]	多孔聚四氟乙烯	6个月
Wang et al. 1994	随机对照试验	水平向探诊骨水平	5.58	1.08	12	6.00	2.04*	12[a]	BioMend®[b]	12个月
Prathibha et al. 2002	随机对照试验	水平向探诊骨水平	4.7	0.64	10	4.79	2.38*	10[a]	TefGen®[c]	6个月
翻瓣清创术和联合使用移植材料的引导性组织再生术的比较										
Houser et al. 2001	随机对照试验	水平向探诊骨水平	6.2	0.9	13	5.7	3.0*	18	BioGide®[d] 和 BioOss®	
Tsao et al. 2006	随机对照试验	水平向探诊骨水平	4.7	0.2	9	4.3 4.4	1.1* 1.1*	9 9	Puros ®[e]/ BioMend和Puros	6个月

*翻瓣清创术和引导性组织再生术疗效之间具有统计学差异；

[a]半口对照试验；

[b]牛Ⅰ型胶原蛋白；

[c]聚四氟乙烯；

[d]脱蛋白牛骨矿物/猪胶原；

[e]矿化可溶性脱水同种异体骨。

表7.2 上颌磨牙Ⅱ度根分叉病变行翻瓣清创术和引导性组织再生术后临床疗效比较

作者	试验类型	参数	翻瓣清创术基线（mm）	再附着（mm）	例数	引导性组织再生术基线（mm）	再附着(mm)	例数	屏障材料	观察周期
Metzler et al. 1991	随机对照试验	水平向探诊骨水平	3.7	0.3	17	3.7	0.9*	17[a]	多孔聚四氟乙烯	6个月
		颊侧和邻面								
Mellonig et al. 1994	随机对照试验	水平向探诊骨水平	4.5	0.3	8	4.9	1.0*	8[a]	多孔聚四氟乙烯	6个月
Pontoriero and Lindhe 1995a	随机对照试验	水平向探诊骨水平			10			10[a]	多孔聚四氟乙烯	6个月
		颊侧	3.2	0.3	10	3.2	1.1*	10[a]		
		近中舌侧	3.4	0.2	8	3.5	0.4	8[a]		
		远中舌侧	3.2	0.2	8	3.4	0.2	8[a]		
Avera et al. 1998	随机对照试验	水平向探诊骨水平							多孔聚四氟乙烯	9个月
		远中舌侧	无	–0.69		无	1.19*			

* 翻瓣清创术和引导性组织再生术疗效之间具有统计学差异；

[a] 半口对照试验。

表7.3 上颌和下颌磨牙Ⅱ度根分叉病变行翻瓣清创术和引导性组织再生术后临床疗效比较

作者	试验类型	参数	翻瓣清创术基线（mm）	再附着（mm）	例数	引导性组织再生术基线（mm）	再附着（mm）	例数	屏障材料	观察周期
Flanary et al. 1991	随机对照试验	水平向探诊骨水平	2.9	0.8	19	3.3	1.5*	19[a]	Biobrane®[b]	6个月
Paul et al. 1992（132）	随机对照试验	水平向探诊骨水平	3.86	0	7	4.71	0.86*	7[a]	Collistar®[b]	6个月
Twohey et al. 1992	随机对照试验	水平向探诊骨水平			8			8[a]	Biobrane	6个月
		颊侧	2.6	0.3		3.3	1.4*			
Yukna and Yukna 1996	随机对照试验	水平向探诊骨水平	5.3	1.1	27	5.0	2.0*	27[a]	BioMend®[c]	6～12个月（平均11.1个月）

*翻瓣清创术和引导性组织再生术疗效之间具有统计学差异；

[a]半口对照试验；

[b]聚二甲基硅氧烷机械性与柔韧性好的尼龙纺织物相结合；

[c]牛Ⅰ型胶原蛋白。

前（基线）、术后8个月、术后14个月收集主要结局变量，包括龈缘位置、牙周袋探诊深度、探诊出血、垂直附着水平、每颗牙颊侧5个位点的垂直向骨测量水平和根分叉处水平向骨测量水平。在术后14个月再进入手术时，缺损处需用同样方法进行测量。水平向根分叉深度的变化（术中的测量和再进入手术测量的差值）是主要的结局变量。该研究的结果提示在临床工作，这两种再生性手术方法都能改善根分叉的病变程度。特别的是，使用EMD后平均水平向探诊骨水平的减少量为2.6mm，而使用GTR治疗后平均水平向探诊骨水平的减少量为1.9mm（表7.6）。45例用EMD治疗的根分叉病变中有8例获得完全的封闭，而使用GTR治疗的45例病例中仅有3例获得完全封闭。两组中获得部分封闭的牙数相同，45例缺损中均有27例获得部分封闭（Ⅱ度根分叉转变为Ⅰ度），两组中分别有9例和11例根分叉病变的程度没有发生改变，而1例EMD治疗的位点和4例GTR治疗的位点根分叉病变加重。另外，EMD治疗组术后疼痛和肿胀更少，这可能与EMD包含的抗菌（Sculean et al. 2001）或抗炎（Myhre et al. 2006; Nokhbehsaim et al. 2012）成分有关。这项研究发现使用EMD不仅可以像GTR手术一样将颊侧Ⅱ度根分叉病变转变为Ⅰ度，同时EMD相比GTR能在更大程度上完全封闭根分叉病变区。此外，对于颊侧正中位点的根分叉病变，EMD治疗后牙龈退缩程度小于GTR（Meyle et al. 2004）。这可能是因为EMD治疗的位点没有发生可测量的骨吸收，而GTR治疗的位点会有轻微的骨吸收。

在同一组患者中，研究者发现EMD对54岁以上不吸烟的男性患者颊侧Ⅱ度根分叉病变治疗效果最好（Hoffmann et al. 2006），这个结果和此前GTR的研究结果一致（Machtei et al. 1994）。但是我们需要谨慎地看待这些结果，因为本试验中每个亚组（年龄、性别、吸烟习惯等）患者的数量都较少。此外，患者的筛选对试验结果具有重要影响，所选择的牙齿邻面骨水平和根分叉穹隆骨水平相当或者高于根分叉穹隆，且至少预留2mm角化龈来覆盖EMD治疗后的根面。就治疗下颌Ⅱ度根分叉病变的效果而言，另一项12个月后行再进入手术随机对照试验报告了相似的结果（Barros et al. 2005）。在10例患者共20处根分叉病变中，使用多孔PTFE膜的G
的水平向骨再生，而使用EMD获得平
但两种方法未见显著的统计学差异（

上颌磨牙

一项随机半口对照试验纳入15
在左右双侧的邻面Ⅱ度根分叉病变，
治疗，同时均使用乙二胺四乙酸（E
2008）进行根面处理。6个月后，对
1.0mm，试验组为1.1mm。然而，两
量之间具有统计学差异，EMD组的存
例使用EMD治疗邻面Ⅱ度根分叉病
9例转变为Ⅰ度根分叉病变。但是，
变为Ⅰ度根分叉病变，其余10例仍为
患者中有12位随访长达24个月（Cas
试验组中仍有5位患者为Ⅱ度根分叉
（$P<0.05$）。总体来说，EMD治疗上
效没有治疗下颌根分叉病变效果好。
访期间，上颌根分叉处相对更难清洁
滞留。

7.3.1.5 联合治疗（EMD和骨移植材

目前仅有少量临床试验评估了联
骨替代材料治疗根分叉病变的效果（

下颌磨牙

一项纳入11位患者的病例系列研
移植材料的治疗效果，每位患者均有
病变（Aimetti et al. 2007）。2年后，
封闭，其他位点的根分叉病变改善到

一项研究探究了EMD联合应
（GTR, Jaiswal and Deo 2013）的有
位患者的30例下颌颊侧或舌侧Ⅱ度

R治疗可以获得平均3.3mm
J2.2mm的水平向骨再生，
7.6）。

患者，每位患者口内存
两侧分别接受EMD或OFD
TA）凝胶（Casarin et al.
照组平均水平向骨增量为
Ⅱ度根分叉病变存留的数
增量更少。6个月后，在15
中，2例达到完全封闭，
OFD治疗后，仅有5例转
Ⅱ度根分叉病变。这15位
in et al. 2010），此时，
病变，而对照组中为10位
颌磨牙邻面根分叉病变疗
研究者认为这是因为在随
以至于有更多的牙菌斑

4）
合使用EMD和骨移植物或
ron et al. 2014）。

究评估了EMD联合自体骨
一例下颌颊侧Ⅱ度根分叉
个位点获得了完全的临床
度。
用DFDBA和可吸收膜
效性。通过平行设计，30
根分叉病变分别接受了

表 7.6 下颌磨牙Ⅱ度根分叉病变行引导性组织再生术或使用釉基质衍生物（Emdogain）后临床疗效比较

作者	试验类型	参数	引导性骨再生术基线（mm）	再附着（mm）	例数	EMD基线（mm）	再附着（mm）	例数	屏障材料/填充物	观察周期
Jepsen et al. 2004	随机对照试验	水平向探诊骨水平 颊侧	无	1.9	45	无	2.6[*]	45[a]	Resolut®[b]	14 个月
Barros et al. 2005	随机对照试验	水平向探诊骨水平	无	3.3	15	无	2.2	15[a]	多孔聚四氟乙烯	6 个月

[*] 引导性组织再生术和釉基质衍生物治疗效果具有统计学差异；
[a] 半口对照试验；
[b] 合成生物可吸收聚合物。

EMD+DFDBA+GTR、DFDBA+GTR或OFD治疗。12个月后，EMD+DFDBA+GTR组平均水平向探诊深度的减少量为2.1mm，DFDBA+GTR组为1.5mm（P>0.05）。EMD+DFDBA+GTR组Ⅱ度根分叉病变达到封闭或转变为Ⅰ度的数量更多。

最近发表的一项包含40例患者的平行随机对照试验比较了分别使用EMD、β-磷酸三钙包被的羟基磷灰石（β-TCP/HA）、EMD+β-TCP/HA（Queiroz et al. 2016）治疗下颌颊侧Ⅱ度根分叉病变的疗效。12个月后，EMD组平均水平向临床附着水平增加量为2.7mm，β-TCP/HA组为2.6mm，EMD+β-TCP/HA组为2.9mm，3组之间无统计学差异。13例EMD治疗的患牙、14例β-TCP/HA治疗患牙中的10例以及14例β-TCP/HA+EMD治疗患牙中的12例，其根分叉病变改善为Ⅰ度，但是在此研究中，这3组都未发现根分叉病变的完全封闭。

上颌磨牙

一项随机对照试验比较了EMD联合β-TCP/HA与单独使用β-TCP/HA治疗30位患者共30颗上颌磨牙邻面Ⅱ度根分叉病变的效果差异（Peres et al. 2013）。6个月后，两种治疗方法平均水平向骨增量均为1.7mm。EMD+β-TCP/HA组中有7例根分叉获得完全封闭，7例转变为Ⅰ度根分叉病变，而在β-TCP/HA组中，仅4例根分叉获得完全封闭，10例改善为Ⅰ度根分叉病变（P>0.05）。

到目前为止，尚未有文献报道EMD在根分叉病变再生性治疗中的远期效果（>3年）。

7.3.1.6 血小板浓缩物

生长因子和分化因子技术促进牙周伤口愈合/再生的可能性已经得到肯定（Stavropoulos and Wikesjö 2012）。自体血小板浓缩物，例如富血小板血浆（PRP）和富血小板纤维蛋白（PRF）可作为生长因子，加快牙周伤口愈合（Dohan Ehrenfest et al. 2009; Del Fabbro et al. 2011）。最近，一些系统评价通过Meta分析评估了这些方法在治疗根分叉病变中的再生潜能（Troiano et al. 2016; Castro et al. 2017）。其中1项Meta分析（Troiano et al. 2016）纳入了3项原始研究，而另一项Meta分析仅纳入了其中的2项（Castro et al. 2017）。以下内容将更详细地介绍这些研究。

下颌磨牙

一项为期6个月的半口对照研究（Pradeep et al. 2009）对比了自体PRP和OFD治疗20位患者40例下颌Ⅱ度根分叉病变的疗效。试验发现，使用PRP后，尽管水平向临床探诊附着获得（2.5mm vs 0.8mm）和影像学上的骨增量都显著增加，但所有的根分叉病变仍维持在Ⅱ度。

另一项为期9个月的随机半口对照试验（Sharma and Pradeep 2011）比较了自体PRF和OFD治疗18位患者共36例下颌Ⅱ度根分叉病变的疗效。试验组的18例缺损中有12例获得完全的临床封闭，另外5例改善到Ⅰ度。使用PRF后水平向临床附着的增加量为2.7mm而OFD组为1.9mm（P<0.05）。

一项随机对照试验比较了使用PRP、PRF和OFD治疗42位患者共72例下颌Ⅱ度根分叉病变9个月后的疗效（Bajaj et al. 2013）。在这项试验中，与OFD对照组相比，无论是临床指标还是影像学指标，这两种自体血小板浓缩因子都获得了更好的效果，且PRP和PRF之间无统计学差异，水平向临床附着增加量可达到2.75mm（PRF）和2.5mm（PRP）。

但需要注意的是，所有这些试验均来自同一研究中心。最近，研究者们发表了关于改良PRF联合应用合成他汀类药物和羟基磷灰石类骨移植物（Pradeep et al. 2016）或阿仑膦酸钠（Kanoriya et al. 2017）的报道，进一步提高了PRF的治疗效果。另一些研究者（Siddiqui et al. 2016）评估了单独使用PRF、β-TCP或OFD治疗下颌Ⅱ度根分叉病变6个月后的疗效，研究发现水平向探诊骨水平的改变量分别为2.1mm、2.2mm和1.0mm。

7.3.2 Ⅲ度根分叉病变

7.3.2.1 屏障膜（GTR）

仅有两项随机对照临床试验比较了OFD和GTR治疗磨牙Ⅲ度根分叉病变的疗效（Pontoriero et al. 1989; Pontoriero and Lindhe 1995b）。

表7.4 上颌和/或下颌磨牙Ⅱ度根分叉病变使用多孔聚四氟乙烯和生物可吸收屏障膜行引导性组织再生术后临床疗效评价

作者	缺损类型	参数	多孔聚四氟乙烯基线（mm）	再附着（mm）	例数	生物可吸收屏障膜基线（mm）	再附着（mm）	例数	屏障材料	观察周期
Bouchard et al. 1993	下颌磨牙						*		结缔组织瓣	12个月
	颊侧	水平向探诊骨水平	无	2.2	12	无	1.5	12[a]		
Yukna and Yukna 1996	上颌和下颌磨牙	水平向探诊骨水平	4.3	1.7	32	4.7	1.7	32[a]	BioMend®[b]	6～12个月（平均11.1个月）
Scott et al. 1997	下颌磨牙	水平向探诊骨水平	5.0	2.2	12	5.4	2.0	12[a]	LamBone[c]	6个月
Dos Anjos et al. 1998	下颌磨牙	水平向探诊骨水平	3.8	2.87	15	4.0	2.93	15[a]	Gengiflex[d]	6个月
Pruthi et al. 2002	下颌磨牙	水平向探诊骨水平	2.00	0.41	17	2.00	0.41	17[a]	BioMend	12个月

* 多孔聚四氟乙烯和生物可吸收屏障膜之间具有统计学差异；
[a] 半口对照试验；
[b] 牛Ⅰ型胶原蛋白；
[c] 层状骨薄膜和微粒状脱钙冻干骨；
[d] 纤维素。

表7.5 下颌磨牙Ⅱ度根分叉病变单独使用屏障膜和联合使

作者	缺损类型	参数	单独使 行引导性 生术基线
Wallace et al. 1994	下颌磨牙	水平向探诊骨水平	多孔聚四
		颊侧	6
Luepke et al. 1997	下颌磨牙	水平向探诊骨水平	Guidor®[c] 6.03
Simonpietri–C et al. 2000	下颌磨牙	水平向探诊骨水平	Gengiflex 5.0
Maragos et al. 2002	下颌磨牙	水平向探诊骨水平	$CaSO_4$ 3.8

* 引导性组织再生术和引导性组织再生术+骨移植材料之间具有统计
[a] 半口对照试验；
[b] 脱钙冻干骨移植物；
[c] 合成生物可吸收聚合物；
[d] 纤维素；
[e] 无机小牛骨。

7.3.1.2 联合治疗（GTR和骨移植物）

一项系统评价通过Meta分析发现联合使用屏障膜和充填材料可能会增加磨牙Ⅱ度根分叉病变的水平向骨量（Chen et al. 2013）。4项关于下颌磨牙的试验已有2项证实了联合使用屏障膜和充填材料可以获得具有显著统计学差异的水平向骨增量（Wallace et al. 1994; Luepke et al. 1997; Simonpietri et al. 2000; Maragos et al. 2002; 表7.5）。

7.3.1.3 远期疗效

目前GTR治疗根分叉病变的远期效果数据较少（Figueira et al. 2014）。通过GTR手术，水平向探诊附着水平增加范围为0.75～4.1mm，水平向探诊骨水平增加范围为0.2～4.5mm，且Ⅱ度根分叉病变可能得到封闭或者转变为Ⅰ度根分叉病变。磨牙Ⅰ度根分叉病变的远期预后优于Ⅱ度根分叉病变（McGuire and Nunn 1996）。

伴Ⅲ度根分叉病变磨牙的丧失风险高于Ⅱ度根分叉病变磨牙（Nibali et al. 2016）。但到目前为止，Ⅱ度根分叉病变GTR术后的远期疗效（≥4年）资料有限。术后1年GTR治疗位点水平向附着水平有显著增加（2.59mm），这种状态可以维持超过4年，仅在第3年末时附着水平有少量减少（Machtei et al. 1996）。使用不可吸收和生物可吸收屏障膜后其平均水平向探诊附着的获得可以维持5年（Eickholz et al. 2001）。一项对9位患者18颗患牙长达10年的随访研究显示，水平向探诊附着水平的稳定性可维持12～120个月。但是在随访期间，其中1位患者丧失了2颗磨牙，另有1颗磨牙水平向探诊附着水平丧失超过2mm（Eickholz et al. 2006）。

7.3.1.4 釉基质衍生物（EMD）

无论是单独应用或者结合其他再生性方法（Donos et al. 2010; Koop et al. 2012; Miron et al. 2014, 2016），目前仅有有限的临床试验评估了釉基质衍生物（Emdogain, Straumann, Basel, Switzerland）在治疗根分叉病变中的效果，且尚无相关Meta分析发表。

下颌磨牙

一项对10名患者随
的治疗效果，此研究包
（Donos et al. 2003a），
6个月后颊侧根分叉病变
低到2.6mm，平均变化量
时候，变化量分别减少到
向探诊附着水平的改变量
根分叉病变。舌侧水平向
后，所有的病例均维持在
的下颌磨牙数量有限，同

骨移植材料行引导性组织再生术后临床疗效比较（所有随机对照试验）

障膜织再（mm）	再附着（mm）	例数	屏障膜材料+骨移植物的引导性组织再生术基线（mm）	再附着（mm）	例数	骨移植物	观察周期
乙烯		7			10	脱钙冻干骨移植物[b]	12个月
	2.3		6.5	2.4			
	1.80	14	5.90	2.1	14[a]	脱钙冻干骨移植物[b]	6个月
	2.47	15	5.53	3.27*	15[a]	Bon-Apatite®[e]	6个月
	0.9	11	3.5	1.2	11	$CaSO_4$/多西环素	12个月
			3.7	2.2	14	$CaSO_4$/脱钙冻干骨移植物[b]	

差异；

36个月的病例系列研究评估了EMD
8个颊侧和8个舌侧Ⅱ度根分叉病变
访时间为6个月、12个月和36个月。
平向探诊附着水平从基线的4.0mm降
1.4mm。但是在第12个月和36个月的
8mm和0.6mm，在这种条件下，水平
不足以将Ⅱ度根分叉病变转变为Ⅰ度
探诊附着水平的改变量很小。12个月
Ⅱ度根分叉病变。但是该试验所研究
时没有翻瓣清创术或成功的再生性手术（如GTR）作为对照。

将10名患者双侧20颗磨牙的Ⅱ度根分叉病变进行半口对照试验，分别使用EMD+翻瓣清创术或者单独使用翻瓣清创术，术后6个月再进入手术时，使用EMD的根分叉病变水平向骨增量更明显（EMD组2mm vs OFD组0.8mm）（Chitsazi et al. 2007）。EMD治疗的10例缺损中有1例获得根分叉的完全封闭。不过，在术后6个月进行再进入手术观察对于评价根分叉处的骨增量来说可能为时过早。

一项临床随机多中心对照试验比较了分别使用EMD和GTR治疗下颌磨牙颊侧Ⅱ度根分叉病变的差异（Jepsen et al. 2004）。在这项试验中，研究者纳入45名患者，双侧90例相似的Ⅱ度根分叉病变的磨牙，分别使用EMD或可吸收膜。在手术

下颌磨牙

早期试验已报道了治疗下颌磨牙的方法（Pontoriero et al. 1989）。通过临床指标评估根分叉病变程度，42例根分叉病变中仅有1例被认为是贯通性病变（Ⅲ度）。在翻瓣后清创前，研究者发现所有的42例根分叉病变均为Ⅲ度。治疗6个月后（如不进行翻瓣术）进行根分叉病变的临床评估。在GTR组，3颗磨牙病变程度维持在Ⅲ度，但在OFD组中有11颗磨牙维持在Ⅲ度，提示GTR治疗Ⅲ度根分叉病变的疗效更好。

上颌磨牙

也有试验比较了OFD和GTR对上颌磨牙邻面Ⅲ度根分叉病变的治疗效果（Pontoriero and Lindhe 1995b）。翻瓣术后再进入手术观察、比较术后6个月相对于基线的变化，发现无论是OFD组还是GTR组，22例Ⅲ度根分叉病变都未获得根分叉的部分封闭。

这些结果在其他临床试验中也得到证实，这些试验都证明了GTR治疗对于封闭Ⅲ度根分叉病变的成功率和可预测性都很低。GTR术后12个月和24个月，10例Ⅲ度根分叉病变没有任何一例获得完全的封闭，仅有3例获得部分封闭（Eickholz et al. 1998）；GTR术后24个月，10例Ⅲ度根分叉病变中有6例获得部分封闭（Eickholz and Hausmann 1999）。目前，尚未见Ⅲ度根分叉病变可以获得完全封闭（再进入手术进行评估）的报道（Jepsen et al. 2002）。

7.3.2.2 釉基质衍生物（EMD）

一项病例系列研究评估了单独使用EMD和EMD联合应用生物可吸收膜治疗Ⅲ度根分叉病变的效果（Donos et al. 2004）。9位患者共14例下颌Ⅲ度根分叉病变患牙被分配到3组：4例缺损使用了EMD；3例缺损使用了GTR；7例缺损联合应用EMD和GTR。3种治疗方法没有任何一种可以完全封闭根分叉缺损，不同治疗方法的效果也未见明显差异。术后6个月以及12个月，14例Ⅲ度根分叉病变有6例获得了部分的封闭，剩余的患牙仍然表现为根分叉的贯通性病变。但每个治疗组中纳入的患者数量和根分叉病变数量较少，所以该病例系列研究具有局限性，研究者认为单独使用EMD或联合使用GTR治疗下颌Ⅲ度根分叉病变尚无法预测其再生效果。

7.4 根分叉病变的再生治疗：一步一步的过程

推荐治疗流程如下：

（1）*患者的选择*。必须考虑到可能制约牙周手术成功率的系统性疾病，比如控制不佳的糖尿病和免疫功能不全。患者依从性差、口腔卫生不合格以及吸烟是选择患者最常考虑的因素。医生需要将治疗方案和备选方案告知患者，可能出现的问题以及费用都需要和患者进行商议。根分叉病变的再生手术应该作为全盘治疗计划中的一部分，旨在达到牙周状况和功能的重建。

（2）*患牙的选择*。术区需要具备足够空间的手术入路和未来清洁维护的入路。再生治疗最佳的选择是磨牙Ⅱ度根分叉病变（下颌和上颌颊侧）。基于现有的证据，由于术区入路受限，再生治疗显然不太适合上颌邻面的Ⅱ度根分叉病变。上颌和下颌的Ⅲ度根分叉病变对治疗的反应不同，总的来说，再生性手术和传统手术对Ⅲ度根分叉病变的治疗效果没有明显差异。缺损和位点的特性对根分叉再生手术的效果也会造成影响（Reddy et al. 2015）。例如，厚龈生物型以及未发生退缩的软组织对于GTR术后愈合是有利的。邻面余留骨高度位于根分叉缺损入口的冠方相比平齐或低于根分叉入口时，GTR手术能获得更好的手术效果（图7.1）。另外，牙根之间的距离也可能影响常规的清创效果。只要根尖区没有病变，根管充填就不是牙周再生手术的禁忌证。

（3）*再生性牙周手术*。目的是足够接近缺损处以便可以进行彻底清创以及使用再生性方法。对于孤立的缺损，通常采用垂直松弛切口（图7.2），或者对瓣进行侧向延伸（图7.1）。通过沟内切口和全厚黏骨膜瓣来保存角化组织，同时使用手用器械、洁牙机（可选用金刚砂头）或旋转器械仔细清理肉芽组织和暴露的牙根表面，以及牙根表面的异常结构，如釉突、釉珠。如果EMD是再生性治疗计划的一部分，通常在使用EDTA处理根面2分钟并用无菌生理盐水冲洗后使用。接下来使用骨移植材料/替代物充填根分叉缺损处。另外，无论是否有额外的缺损充填物，都可以使用GTR屏障膜（图7.1和图7.2）。屏障膜通过可吸收线缝合固定，覆盖根分叉入口，促进伤口和血凝块稳定。同时，可以切开骨膜以利于瓣的冠向复位，以便完全覆盖屏障膜。龈瓣通过悬吊缝合和垂直松弛切口处的间断缝合进行冠向复位固定（图7.2），或者采用牙间缝合固定侧向延伸瓣（图7.1）。告知患者术后4周内术区避免使用机械性方法去除牙菌斑，在这段时间内使用氯己定含漱或者局部使用凝胶。术后1周和2周时患者需复诊检查伤口的愈合情况并且拆除缝线。术后4周可以开始进行牙间隙的清洁和机械性去除牙菌斑，同时开始个性化的牙周维持治疗。

7.5 根分叉病变的再生治疗：如何迈出下一步？

根据本章节内容我们可以清楚认识到，根分叉病变再生性治疗的主要挑战是提高Ⅱ度根分叉病变治疗的可预期性（特别是上颌邻面根分叉病变）以及获得Ⅲ度根分叉病变的再生（上颌或下颌）。但是，前面的章节已经详述了动物模型上Ⅲ度根分叉病变的再生治疗的临床和组织学证据，包括在动物模型中使用GTR或GTR联合EMD治疗后获得病变区完全封闭并伴有牙周膜的形成和牙槽骨的再生（Lindhe et al. 1995; Araújo et al. 1998; Donos et al. 2003a, 2003b; Gkranias et al. 2012）。基于这些临床前试验，我们如何向可预期根分叉病变的再生迈出决定性的一步呢？

完全覆盖膜对愈合至关重要，甚至可能比缺损处的形态更重要（Lindhe et al. 1995; Araújo et al. 1997, 1998; Araújo and Lindhe 1998）。但可惜的是，实验动物模型的牙和牙槽骨不同的解剖形态及尺寸降低了在人类病例中的实用性。另外，动物模型中实验性诱导的根分叉缺损可

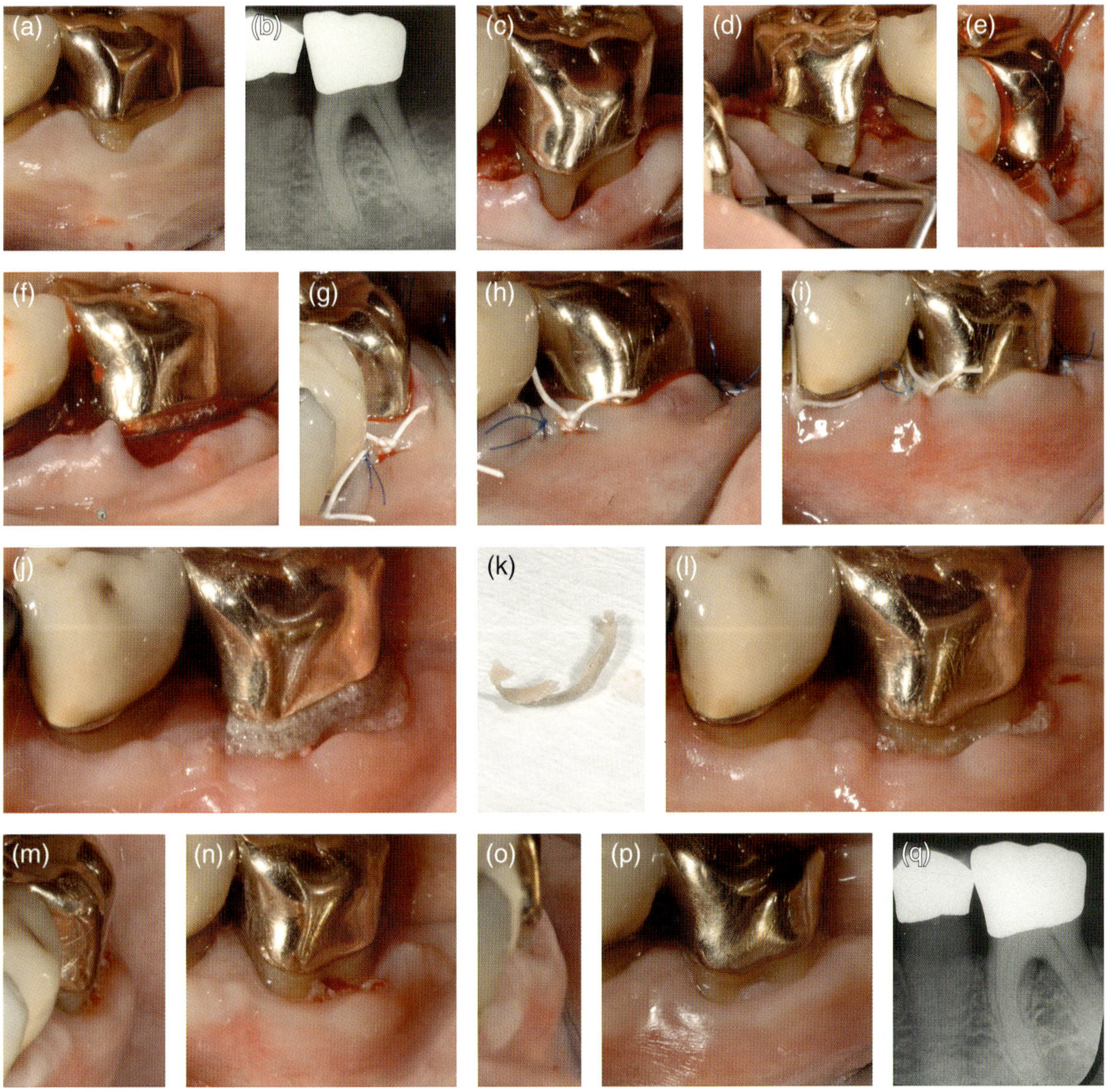

图7.1 （a）基线时36牙（LL6）的牙周测量的结果。近中和远中的探诊深度为2mm；颊侧Ⅱ度根分叉病变，水平向探诊深度为4mm，退缩3mm；（b）36牙影像学检查可见根分叉病变，邻面骨水平位于根分叉穹隆处；（c）翻瓣术：沟内切口/水平松弛切口/黏骨膜瓣/龈乳头去上皮化/前庭沟处骨膜的分离，牙根表面的清创；（d）水平向探诊骨水平为4mm；（e，f）放置生物可吸收基质屏障膜（Guidor™ MSL-configuration, Sunstar Americas, Inc., Schaumburg, IL, USA）以利于引导性组织再生，并使用整体悬吊缝合来固定屏障膜；（g，h）悬吊和间断缝合固定冠向复位瓣；（i）牙周再生手术后1天；（j）术后3周基质膜暴露；（k，l）移除部分暴露的基质膜；（m，n）术后5周；（o，p）术后12个月。水平向和垂直向探诊深度为2mm，退缩3mm；（q）术后12个月的影像学检查。从影像学上看根分叉处获得了几乎完全的骨充填。

能和人类慢性炎症所导致的缺损不同。因此，在将再生治疗作为深的根分叉病损的治疗选择之前，如果人体试验需要获得和动物实验中同样的可预测效果，技术和材料都还需要进一步提高。

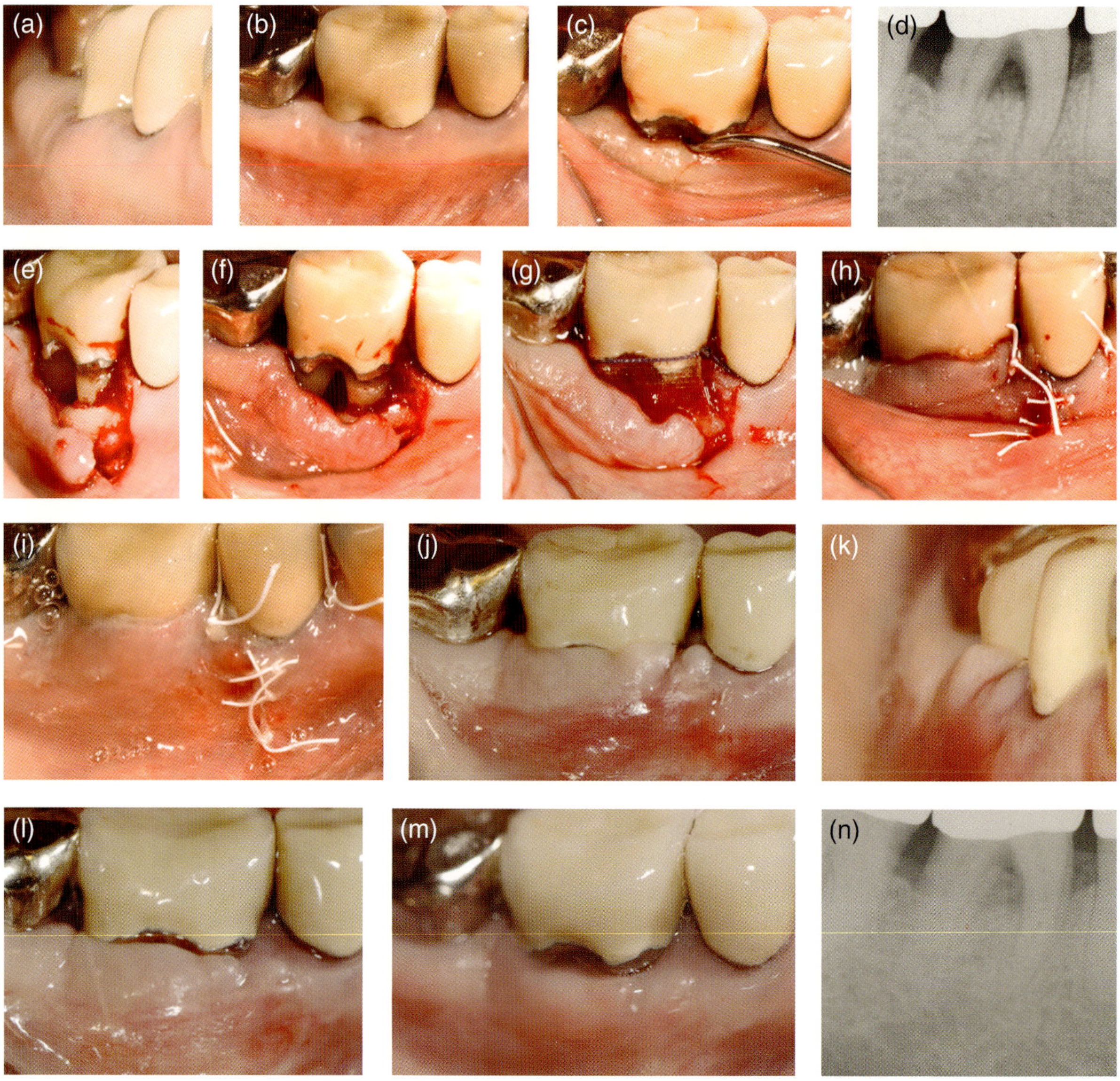

图7.2 （a, b）基线时46牙（LR6）的牙周测量结果。近中和远中的探诊深度为3mm；Ⅱ度根分叉病变。牙根表面清创术和局部使用抗生素治疗急性脓肿和Ⅱ度松动牙2个月后；（c）46牙影像学可见根分叉病变，邻面骨丧失达根分叉水平，远中根很短；（d）水平向探诊骨水平为7mm，牙冠边缘减径，抛光；（e, f）牙根面清创术。瓣的设计：沟内切口/垂直向松弛切口/黏骨膜瓣/近中龈乳头去上皮化/前庭沟处骨膜切开。远中龈乳头保持完整，但是通过制备隧道使其移动并轻微抬高。（g）在根分叉缺损处使用异种骨移植物（BioOss collagen™, Geistlich Biomaterials, Wollhusen, Switzerland）后放置生物可吸收基质屏障（Guidor™ MSL-configuration, Sunstar Americas, Inc., Schaumburg, IL, USA）以利于引导性组织再生；（h）使用悬吊和间断缝合方法固定冠向复位最小旋转瓣；（i）牙周再生手术后1天；（j, k）术后2周；（l）术后3个月；（m）术后9个月，垂直向和水平向探诊深度为2mm；（n）术后 9个月，影像学上观察到根分叉处获得骨充填。

证据小结

- 和翻瓣手术相比，很多再生方法治疗Ⅱ度根分叉病变都是有效的
- Ⅱ度根分叉病变根分叉区的完全封闭是一个不可预测的结果
- Ⅲ度根分叉病变不能通过再生治疗达到可预期的改善

参考文献

[1] Aimetti, M., Romano, F., Pigella, E., and Piemontese, M. (2007). Clinical evaluation of the effectiveness of enamel matrix proteins and autologous bone graft in the treatment of mandibular class II furcation defects: A series of 11 patients. *International Journal of Periodontics and Restorative Dentistry* 27, 441–447.

[2] Araújo, M.G., Berglundh, T., and Lindhe, J. (1997). On the dynamics of periodontal tissue formation in degree III furcation defects: An experimental study in dogs. *Journal of Clinical Periodontology* 24, 738–746.

[3] Araújo, M.G., Berglundh, T., and Lindhe, J. (1998). GTR treatment of degree III furcation defects with 2 different resorbable barriers: An experimental study in dogs. *Journal of Clinical Periodontology* 25, 253–259.

[4] Araújo, M.G., and Lindhe, J. (1998). GTR treatment of degree III furcation defects following application of enamel matrix proteins: An experimental study in dogs. *Journal of Clinical Periodontology* 25, 524–530.

[5] Avera, J.B., Camargo, P.M., Klokkevold, P.R. et al. (1998). Guided tissue regeneration in class II furcation involved maxillary molars: A controlled study of 8 split-mouth cases. *Journal of Periodontology* 69, 1020–1026.

[6] Avila-Ortiz, G., De Buitrago, J.G., and Reddy, M.S. (2015). Periodontal regeneration – furcation defects: A systematic review from the AAP regeneration workshop. *Journal of Periodontology* 86 (Suppl.), S108–S130.

[7] Bajaj, P., Pradeep, A.R., Agarwal, E. et al. (2013). Comparative evaluation of autologous platelet-rich fibrin and platelet-rich plasma in the treatment of mandibular degree II furcation defects: A randomized controlled clinical trial. *Journal of Periodontal Research* 48, 573–581.

[8] Barros, R.R.M., Oliveira, R.R., Novaes, A.B., Jr et al. (2005). Treatment of class II furcation defects with guided tissue regeneration or enamel matrix derivative proteins: A 12-month comparative clinical study. *Perio* 2, 275–284.

[9] Becker, W., Becker, B.E., Berg, L. et al. (1988). New attachment after treatment with root isolation procedures: Report for treated class III and class II furcations and vertical osseous defects. *International Journal of Periodontics and Restorative Dentistry* 3, 2–16.

[10] Blumenthal, N.M. (1993). A clinical comparison of collagen membranes with ePTFE membranes in the treatment of human mandibular buccal Class II furcation defects. *Journal of Periodontology* 64, 454–459.

[11] Bouchard, P., Ouhayoun, J.-P., and Nilvéus, R.E. (1993). Expanded polytetrafluoroethylene membranes and connective tissue grafts support bone regeneration for closing mandibular class II furcations. *Journal of*

Periodontology 64, 1193–1198.

[12] Bowers, G.M., Schallhorn, R.G., McClain, P.K. et al. (2003). Factors influencing the outcome of regenerative therapy in mandibular class II furcations: Part I. *Journal of Periodontology* 74, 1255–1268.

[13] Bremm, L.L., Sallum, A.W., Casati, M.Z. et al. (2004). Guided tissue regeneration in class II furcation defects using a resorbable polylactic acid barrier. *American Journal of Dentistry* 17, 443–446.

[14] Caffesse, R.G., Mota, L., Quinones, C., and Morrison, E. (1997). Clinical comparison of resorbable and non-resorbable barriers for guided tissue regeneration. *Journal of Clinical Periodontology* 24, 747–752.

[15] Camelo, M., Nevins, M.L., Schenk, R.K. et al. (2003). Periodontal regeneration in human class II furcations using purified recombinant human platelet-derived growth factor-BB (rhPDGF-BB) with bone allograft. *International Journal of Periodontics and Restorative Dentistry* 23, 213–225.

[16] Casarin, R.C., Del Peloso, R.E., Nociti, F.H., Jr et al. (2008). A double-blind randomized clinical evaluation of enamel matrix derivative proteins for the treatment of proximal class-II furcation involvements. *Journal of Clinical Periodontology* 35, 429–437.

[17] Casarin, R.C., Ribeiro Edel, P., Nociti, F.H. Jr et al. (2010). Enamel matrix derivative proteins for the treatment of proximal class II furcation involvements: A prospective 24-month randomized clinical trial. *Journal of Clinical Periodontology* 37, 1100–1109.

[18] Castro, A.B., Meschi, N., Temmerman, A. et al. (2017). Regenerative potential of leucocyte- and platelet-rich fibrin. Part A: Intra-bony defects, furcation defects and periodontal plastic surgery: A systematic review and meta-analysis. *Journal of Clinical Periodontology* 44, 67–82.

[19] Caton, J., Greenstein, G., and Zappa, U. (1994). Synthetic bioabsorbable barrier for regeneration in human periodontal defects. *Journal of Periodontology* 65, 1037–1045.

[20] Chen, T.H., Tu, Y.K., Yen, C.C., and Lu, H.K. (2013). A systematic review and meta-analysis of guided tissue regeneration/osseous grafting for the treatment of class II furcation defects. *Journal of Dental Science* 8, 209–224.

[21] Chitsazi, M.T., Farahani, R.M.Z., Pourabbas, M., and Bahaeddin, N. (2007). Efficacy of open flap debridement with and without enamel matrix derivatives in the treatment of mandibular degree II furcation involvement. *Clinical Oral Investigations* 11, 385–389.

[22] Christgau, M., Schmalz, G., Reich, E., and Wenzel, A. (1995). Clinical and radiographical split-mouth-study on resorbable versus non-resorbable GTR-membranes. *Journal of Clinical Periodontology* 22, 306–315.

[23] Cury, P.R., Sallum, E.A., Nociti, F.H. et al. (2003). Long-term results of guided tissue regeneration therapy in the treatment of class II furcation defects: A randomised clinical trial. *Journal of Periodontology* 74, 3–9.

[24] Del Fabbro, M., Bortolin, M., Taschieri, S., and Weinstein, R. (2011). Is platelet concentrate advantageous for the surgical treatment of periodontal diseases? A systematic review and meta-analysis. *Journal of Periodontology* 82, 1100–1111.

[25] Dohan Ehrenfest, D.M., Rasmusson, L., and Albrektsson, T. (2009). Classification of platelet concentrates: From pure platelet-rich plasma (P-PRP) to leucocyte- and platelet-rich fibrin (L-PRF). *Trends in Biotechnology* 27, 158–167.

[26] Donos, N., Glavind, L., Karring, T., and Sculean, A. (2003a). Clinical evaluation of an enamel matrix derivative in the treatment of mandibular degree II furcation involvement: A 36-month case series. *International Journal of Periodontics and Restorative Dentistry* 23, 507–512.

[27] Donos, N., Sculean, A., Glavind, L., Reich, E., and Karring, T. (2003b). Wound healing of degree III furcation involvements following guided tissue regeneration and/or Emdogain. A histologic study. *Journal of Clinical Periodontology* 30, 1061–1068.

[28] Donos, N., Glavind, L., Karring, T., and Sculean, A. (2004). Clinical evaluation of an enamel matrix derivative and a bioresorbable membrane in the treatment of degree III mandibular furcation involvement: A series of nine patients. *International Journal of Periodontics and Restorative Dentistry* 24,

362–369.

[29] Donos, N., Heijl, L., and Jepsen, S. (2010). Application of enamel matrix proteins in furcation defects. In: *Periodontal Regenerative Therapy* (ed. A. Sculean), 103–117. Berlin: Quintessence.

[30] Dos Anjos, B., Novaes, A.B., Jr, Meffert, R., and Porto Barboza, E. (1998). Clinical comparison of cellulose and expanded polytetrafluoroethylene membranes in the treatment of class II furcations in mandibular molars with 6-month re-entry. *Journal of Periodontology* 69, 454–459.

[31] Eickholz, P., and Hausmann, E. (1999). Evidence for healing of class II and III furcations 24 months after GTR therapy: Digital subtraction and clinical measurements. *Journal of Periodontology* 70, 1490–1500.

[32] Eickholz, P., Kim, T.-S., and Holle R. (1997). Guided tissue regeneration with non-resorbable and biodegradable barriers: 6 months results. *Journal of Clinical Periodontology* 24, 92–101.

[33] Eickholz, P., Kim, T.-S., and Holle R. (1998). Regenerative periodontal surgery with non-resorbable and biodegradable barriers: Results after 24 months. *Journal of Clinical Periodontology* 25, 666–676.

[34] Eickholz, P., Kim, T.S., Holle, R., and Hausmann, E. (2001). Long-term results of guided tissue regeneration therapy with non-resorbable and bioabsorbable barriers. I. Class II furcations. *Journal of Periodontology* 72, 35–42.

[35] Eickholz, P., Kim, T.-S., Steinbrenner, H. et al. (2000). Guided tissue regeneration with bioabsorbable barriers: Intrabony defects and class II furcations. *Journal of Periodontology* 71, 999–1008.

[36] Eickholz, P., Pretzl, B., Holle, R., and Kim, T.-S. (2006). Long-term results of guided tissue regeneration therapy with non-resorbable and bioabsorbable barriers. III. Class II furcations after 10 years. *Journal of Periodontology* 77, 88–94.

[37] Figueira, E.A., de Assis, A.O., Montenegro, S.C. et al. (2014). Long-term periodontal tissue outcome in regenerated infrabony and furcation defects: A systematic review. *Clinical Oral Investigations* 18, 1881–-1892.

[38] Flanary, D.B., Twohey, S.M., Gray, J.L. et al. (1991). The use of synthetic skin substitute as a physical barrier to enhance healing in human periodontal furcation defects: A follow up report. *Journal of Periodontology* 62, 684–689.

[39] Garrett, S., Polson, A.M., Stoller, N.H. et al. (1997). Comparison of a bioabsorbable GTR barrier to a non-absorbable barrier in treating human class II furcation defects: A multi-center parallel design randomized single-blind trial. *Journal of Periodontology* 68, 667–675.

[40] Gkranias, N.D., Graziani, F., Sculean, A., and Donos, N. (2012). Wound healing following regenerative procedures in furcation degree III defects: Histomorphometric outcomes. *Clinical Oral Investigation* 16, 239–249.

[41] Gottlow, J., Nyman, S., Lindhe, J. et al. (1986). New attachment formation in the human periodontium by guided tissue regeneration: Case reports. *Journal of Clinical Periodontology* 13, 604–616.

[42] Harris, R.J. (2002). Treatment of furcation defects with an allograft-alloplast-tetracycline composite bone graft combined with GTR: Human histologic evaluation of a case report. *International Journal of Periodontology and Restorative Dentistry* 22, 381–387.

[43] Hoffmann, T., Richter, S., Meyle, J. et al. (2006). A randomized clinical multicentre trial comparing enamel matrix derivative and membrane treatment of buccal class II furcation involvement in mandibular molars. Part III: Patient factors and treatment outcome. *Journal of Clinical Periodontology* 33, 575–583.

[44] Horwitz, J., Machtei, E.E., Reitmeir, P. et al. (2004). Radiographic parameters as prognostic indicators for healing of class II furcation defects. *Journal of Clinical Periodontology* 31, 105–111.

[45] Houser, B.E., Mellonig, J.T., Brunsvold, M.A. et al. (2001). Clinical evaluation of anorganic bovine bone xenograft with a bioabsorbable collagen barrier in the treatment of molar furcation defects. *International Journal of Periodontics and Restorative Dentistry* 21, 161–169.

[46] Hugoson, A., Ravald, N., Fornell, J. et al. (1995). Treatment of class II furcation involvements in

humans with bioresorbable and nonresorbable guided tissue regeneration barriers: A randomized multi-center study. *Journal of Periodontology* 66, 624–634.

[47] Jaiswal, R., and Deo, V. (2013). Evaluation of the effectiveness of enamel matrix derivative, bone grafts, and membrane in the treatment of mandibular class II furcation defects. *International Journal of Periodontics and Restorative Dentistry* 33, e58–e64.

[48] Jepsen, S., Eberhard, J., Herrera, D., and Needleman, I. (2002). A systematic review of guided tissue regeneration for periodontal furcation defects: What is the effect of guided tissue regeneration compared with surgical debridement in the treatment of furcation defects? *Journal of Clinical Periodontology* 29 (Suppl. 3), 103–116.

[49] Jepsen, S., Heinz, B., Jepsen, K. et al. (2004). A randomized clinical trial comparing enamel matrix derivative and membrane treatment of buccal Class II furcation involvement in mandibular molars. Part I: Study design and results for primary outcomes. *Journal of Periodontology* 75, 1150–1160.

[50] Kanoriya, D., Pradeep, A.R., Garg, V., and Singhal S. (2017). Mandibular degree II furcation defects treatment with platelet-rich fibrin and 1% alendronate gel combination: A randomized controlled clinical trial. *Journal of Periodontology* 88, 250–258.

[51] Kinaia, B.M., Steiger, J., Neely, A.L. et al. (2011). Treatment of class II molar furcation involvement: Meta-analyses of re-entry results. *Journal of Periodontology* 82, 413–428.

[52] Koop, R., Merheb, J., and Quirynen, M. (2012). Periodontal regeneration with enamel matrix derivative in reconstructive periodontal therapy: A systematic review. *Journal of Periodontology* 83, 707–720.

[53] Lekovic, V., Kenney, E.B., Carranza, F.A., and Martignoni, M. (1991). The use of autogenous periosteal grafts as barriers for the treatment of class II furcation involvements in lower molars. *Journal of Periodontology* 62, 775–780.

[54] Lekovic, V., Kenney, E.B., Kovacevic, K., and Carranza, F.A. (1989). Evaluation of guided tissue regeneration in class II furcation defects: A clinical re-entry study. *Journal of Periodontology* 60, 694–698.

[55] Lindhe, J., Pontoriero, R., Berglundh, T., and Araujo, M. (1995). The effect of flap management and bioresorbable occlusive devices in GTR treatment of degree III furcation defects: An experimental study in dogs. *Journal of Clinical Periodontology* 22, 276–283.

[56] Luepke, P.G., Mellonig, J.T., and Brunsvold, M.A. (1997). A clinical evaluation of a bioabsorbable barrier with and without decalcified freeze-dried bone allograft in the treatment of molar furcations. *Journal of Clinical Periodontology* 24, 440–446.

[57] Machtei, E.E. (1997). Outcome variables in the study of periodontal regeneration. *Annals of Periodontology* 2, 229–239.

[58] Machtei, E.E., Cho, M.I., Dunford, R. et al. (1994). Clinical, microbiological, and histological factors which influence the success of regenerative periodontal therapy. *Journal of Periodontology* 65, 154–161.

[59] Machtei, E.E., Grossi, S.G., Dunford, R. et al. (1996). Long-term stability of class II furcation defects treated with barrier membranes. *Journal of Periodontology* 67, 523–527.

[60] Maragos, P., Bissada, N.F., Wang, R., and Cole, B.P. (2002). Comparison of three methods using calcium sulfate as a graft/barrier material for the treatment of class II mandibular molar furcation defects. *International Journal of Periodontics and Restorative Dentistry* 22, 493–501.

[61] McGuire, M.K., and Nunn, M.E. (1996). Prognosis versus actual outcome. III. The effectiveness of clinical parameters in accurately predicting tooth survival. *Journal of Periodontology* 67, 666–674.

[62] Mellonig, J.T., Seamons, B.C., Gray, J.L., and Towle, H.J. (1994). Clinical evaluation of guided tissue regeneration in the treatment of grade II molar furcation invasions. *International Journal of Periodontics and Restorative Dentistry* 14, 255–271.

[63] Mellonig, J.T., Valderrama Mdel, P., and Cochran, D.L. (2009). Histological and clinical evaluation of recombinant human platelet-derived growth factor combined with beta tricalcium phosphate for the treatment of human class III furcation defects. *International Journal of Periodontics and Restorative Dentistry* 29, 169–177.

[64] Metzler, D.G., Seamons, B.C., Mellonig, J.T. et al. (1991). Clinical evaluation of guided tissue regeneration in the treatment of maxillary class II molar furcation invasions. *Journal of Periodontology* 62, 353–360.

[65] Meyle, J., Gonzales, J.R., Bodeker, R.H. et al. (2004). A randomized clinical trial comparing enamel matrix derivative and membrane treatment of buccal class II furcation involvement in mandibular molars. *Part II: Secondary outcomes. Journal of Periodontology* 75, 1188–1195.

[66] Miron, R.J., Guillemette, V., Zhang, Y. et al. (2014). Enamel matrix derivative in combination with bone grafts: A review of the literature. *Quintessence International* 45, 475–487.

[67] Miron, R.J., Sculean, A., Cochran, D.L. et al. (2016). Twenty years of enamel matrix derivative: The past, the present and the future. *Journal of Clinical Periodontology* 43, 668–683.

[68] Mombelli, A., Zappa, U., Brägger, U., and Lang, N.P. (1996). Systemic antimicrobial treatment and guided tissue regeneration: Clinical and microbiological effects in furcation defects. *Journal of Clinical Periodontology* 23, 386–396.

[69] Murphy, K.G., and Gunsolley, J.C. (2003). Guided tissue regeneration for the treatment of periodontal intrabony and furcation defects: A systematic review. *Annals of Periodontology* 8, 266–302.

[70] Myhre, A.E., Lyngstadaas, S.P., Dahle, M.K. et al. (2006). Anti-inflammatory properties of enamel matrix derivative in human blood. *Journal of Periodontal Research* 41, 208–213.

[71] Nevins, M., Camelo, M., Nevins, M.L. et al. (2003). Periodontal regeneration in humans using recombinant human platelet-derived growth factor-BB (rhPDGF-BB) and allogenic bone. *Journal of Periodontology* 74, 1282–1292.

[72] Nibali, L., Zavattini, A., Nagata, K. et al. (2016). Tooth loss in molars with and without furcation involvement: A systematic review and meta-analysis. *Journal of Clinical Periodontology* 43, 156–166.

[73] Nokhbehsaim, M., Deschner, B., Winter, J. et al. (2012). Anti-inflammatory effects of EMD in the presence of biomechanical loading and interleukin-1β in vitro. *Clinical Oral Investigations* 16, 275–283.

[74] Paul, B.F., Mellonig, J.T., Towle, H.J., III, and Gray, J.L. (1992). Use of a collagen barrier to enhance healing in human periodontal furcation defects. *International Journal of Periodontics and Restorative Dentistry* 12, 123–131.

[75] Peres, M.F.S., Ribeiro, E.D.P., Casarin, R.C.V. et al. (2013). Hydroxyapatite/β-tricalcium phosphate and enamel matrix derivative for treatment of proximal class II furcation defects: A randomized clinical trial. *Journal of Clinical Periodontology* 40, 252–259.

[76] Pontoriero, R., and Lindhe, J. (1995a). Guided tissue regeneration in the treatment of degree II furcations in maxillary molars. *Journal of Clinical Periodontology* 22, 756–763.

[77] Pontoriero, R., and Lindhe, J. (1995b). Guided tissue regeneration in the treatment of degree III furcation defects in maxillary molars. *Journal of Clinical Periodontology* 22, 810–812.

[78] Pontoriero, R., Lindhe, J., Karring, T. et al. (1988). Guided tissue regeneration in degree II furcation-involved mandibular molars. *Journal of Clinical Periodontology* 15, 247–254.

[79] Pontoriero, R., Lindhe, J., Nyman, S. et al. (1989). Guided tissue regeneration in the treatment of defects in mandibular molars: A clinical study of degree III involvements. *Journal of Clinical Periodontology* 16, 170–174.

[80] Pradeep, A.R., Karvekar, S., Nagpal, K. et al. (2016). Rosuvastatin 1.2 mg in situ gel combined with 1:1 mixture of autologous platelet-rich fibrin and porous hydroxyapatite bone graft in surgical treatment of mandibular class II furcation defects: A randomized clinical control trial. *Journal of Periodontology* 87, 5–13.

[81] Pradeep, A.R., Pai, S., Garg, G. et al. (2009). A randomized clinical trial of autologous platelet-rich plasma in the treatment of mandibular degree II furcation defects. *Journal of Clinical Periodontology* 36, 581–588.

[82] Prathibha, P.K., Faizuddin, M., and Pradeep, A.R. (2002). Clinical evaluation of guided tissue

regeneration procedure in the treatment of grade II mandibular molar furcations. *Indian Journal of Dental Research* 13, 37–47.

[83] Pruthi, V.K., Gelskey, S.C., and Mirbod, S.M. (2002). Furcation therapy with bioabsorbable collagen membrane: A clinical trial. *Journal of the Canadian Dental Association* 68, 610–615.

[84] Queiroz, L.A., Santamaria, M.P., Casati, M.Z. et al. (2016). Enamel matrix derivative and/or synthetic bone substitute for the treatment of manibular class II buccal furcation defects: A 12-months randomized clinical trial. *Clinical Oral Investigations* 20, 1597–1606.

[85] Reddy, M.S., Aichelmann-Reddy, M.E., Avila-Ortiz, G. et al. (2015). A consensus report from the AAP regeneration workshop. *Journal of Periodontology* 86 (Suppl.), S131–S133.

[86] Reynolds, M.A., Aichelmann-Reidy, M.E., Branch-Mays, G.L., and Gunsolley, J.C. (2003). The efficacy of bone replacement grafts in the treatment of periodontal osseous defects: A systematic review. *Annals of Periodontology* 8, 227–265.

[87] Sanz, M., Jepsen, K., Eickholz, P., and Jepsen, S. (2015). Clinical concepts for regenerative therapy in furcations. *Periodontology* 2000 68, 308–332.

[88] Scott, T.A., Towle, H.J., Assad, D.A., and Nicoll, B.K. (1997). Comparison of bioabsorbable laminar bone membrane and non-resorbable ePTFE membrane in mandibular furcations. *Journal of Periodontology* 68, 679–686.

[89] Sculean, A., Ausschill, T.M., Donos, N. et al. (2001). Effects of an enamel matrix protein derivative (Emdogain) on ex vivo dental plaque vitality. *Journal of Clinical Periodontology* 28, 1074–1078.

[90] Sharma, A., and Pradeep, A.R. (2011). Autologous platelet-rich fibrin in the treatment of mandibular degree II furcation defects: A randomized clinical trial. *Journal of Periodontology* 82, 1396–1403.

[91] Siddiqui, Z.R., Jhingram, R., Bains, V.K. et al. (2016). Comparative evaluation of platelet-rich fibrin versus beta-tri-calcium phosphate in the treatment of Grade II mandibular furcation defects using cone-beam computed tomography. *European Journal of Dentistry* 10, 496–506.

[92] Simonpietri-C, J.J., Novaes, E.L., Jr, Batista, E.L., Jr, and Filho, E.J. (2000). Guided tissue regeneration associated with bovine-derived anorganic bone in mandibular class II furcation defects: 6 month results at re-entry. *Journal of Periodontology* 71, 904–911.

[93] Stavropoulos, A., and Wikesjö, U.M. (2012). Growth and differentiation factors for periodontal regeneration: A review on factors with clinical testing. *Journal of Periodontal Research* 47, 545–553.

[94] Stoller, N.H., Johnson, L.R., and Garrett, S. (2001). Periodontal regeneration of a class II furcation defect utilizing a bioabsorbable barrier in a human: A case study with histology. *Journal of Periodontology* 72, 238–242.

[95] Suh, Y.I., Lundgren, T., Sigurdsson, T. et al. (2002). Probing bone level measurements for determination of the depths of Class II furcation defects. *Journal of Periodontology* 73, 637–642.

[96] Troiano, G., Laino, L., Dioguardi, M. et al. (2016). Mandibular class II furcation defect treatment: Effects of the addition of platelet concentrates to open flap: A systematic review and meta-analysis of randomized cinical trials. *Journal of Periodontology* 87, 1030–1038.

[97] Tsao, Y.-.P, Neiva, R., Al-Shammari, K. et al. (2006). Effects of a mineralized human cancellous bone allograft in regeneration of mandibular class II furcation defects. *Journal of Periodontology* 77, 416–425.

[98] Twohey, S.M., Mellonig, J.T., Towle, H.J., and Gray, J.L. (1992). Use of a synthetic skin substitute as a physical barrier to enhance healing in human periodontal furcation defects. *International Journal of Periodontics and Restorative Dentistry* 12, 383–393.

[99] Vernino, A.R., Wang, H.L., Rapley, J. et al. (1999). The use of biodegradable polylactic acid barrier materials in the treatment of grade II periodontal furcation defects in humans. *Part II: A multicenter investigative surgical study. International Journal of Periodontics and Restorative Dentistry* 19, 56–65.

[100] Wallace, S.C., Gellin, R.G., Miller, M.C., and Mishkin, D.J. (1994). Guided tissue regeneration with and

without decalcified freeze-dried bone in mandibular class II furcation invasions. *Journal of Periodontology* 65, 244–254.

[101] Wang, H.L., O'Neal, R.B., Thomas, C.L. et al. (1994). Evaluation of an absorbable collagen membrane in treating class II furcation defects. *Journal of Periodontology* 65, 1029–1036.

[102] Yukna, C.N., and Yukna, R.A. (1996). Multi-center evaluation of bioabsorbable collagen membrane for guided tissue regeneration in human class II furcations. *Journal of Periodontology* 67, 650–657.

第8章
根分叉病变的治疗：切除性手术和修复治疗
Furcation Therapy: Resective Approach and Restorative Options

Roberto Rotundo [1], Alberto Fonzar [2]

[1] 英国伦敦UCL伊斯特曼牙科学院牙周病科
[2] 意大利乌迪内私人诊所

8.1 治疗计划中的解剖学考量

一直以来，无论使用何种治疗方法，伴根分叉病变患牙牙周治疗的有效性较低、牙丧失风险较高，因此根分叉病变的治疗成了牙周治疗成功最大的挑战。再生性治疗可能是根分叉病变理想的治疗方法。然而目前牙周再生性治疗（已在第7章中讨论）的适应证仍然十分有限。一般来说，上颌磨牙邻面Ⅱ度根分叉病变和磨牙Ⅲ度根分叉病变都不适合行再生性治疗。因此，其他治疗方法（例如切除术）被用来治疗根分叉病变。

第5章中一项纵向研究讨论了不同治疗方法治疗磨牙根分叉病变后的存留率。同时，一项系统评价发现，在随访期间，发生率最高的并发症是隧道成形术后根分叉处的龋坏以及截根术后牙根的折裂（Huynh–Ba G et al. 2009）。从解剖学的观点来看，牙根之间的缺损所形成的空间会干扰专业医生和自我的口腔卫生维护，这可能是根分叉病变患牙预后差的原因。此外，很多形态学的因素也可以解释这一现象。根分叉病变程度越严重，伴根分叉病变磨牙对牙周治疗的反应越差（De Sanctis and Murphey 2000）。这类因素（第1章已阐述）包括：

- 根分叉入口宽度
- 牙根的不规则性和粗糙性
- 牙根复合体解剖的复杂性
- 颈部釉质突起
- 釉珠
- 侧副根管

Diagnosis and Treatment of Furcation-Involved Teeth, First Edition. Edited by Luigi Nibali.

Companion website: www.wiley.com/go/nibali/diagnosis

8.2 术前诊断

8.2.1 术前的临床诊断

准确的术前诊断对于正确筛选患有磨牙根分叉病变的牙周病患者是十分重要的。在制订最终的治疗计划前，临床医生应该仔细评估以下指标：

- 患者罹患牙周疾病和龋坏的风险因素
- （牙）根间区的水平向（Hamp et al. 1975）和垂直向（Tarnow and Fletcher 1984）牙周组织的丧失情况
- 牙根复合体的解剖和形态学因素：根柱的长度、根分离角、根间距以及它们的形态和长度
- 每个牙根剩余的附着水平和牙周袋探诊深度（PPD）
- 维持口腔卫生的入路
- 每个牙根牙髓治疗的预后（已行牙髓治疗的患牙）
- 是否需要行牙髓治疗（未行牙髓治疗的患牙）
- 是否需要行修复治疗和对修复条件的评估（比如余留健康牙体结构不足）
- 单颗或多颗磨牙的根分叉病变

以上信息的获取需要结合临床和影像学分析。

8.2.2 术前的影像学诊断

在临床检查中，上颌磨牙和下颌磨牙根分叉病变的检出率分别为3%和9%。结合影像学和临床检查可以将上颌磨牙根分叉病变的检出率提高到65%，但是下颌磨牙只能提高到23%（Ross and Thompson 1978）。临床检查后应常规拍摄平行根尖片和/或垂直咬合翼片来确认牙周探诊检查所获得的信息（Horwitz et al. 2004）。骨密度（特别是下颌磨牙）和腭根的重叠影像（上颌磨牙）可能遮盖部分牙根复合体，此时，影像学检查将很难或无法确认之前探诊检查所发现的缺损。因此，结合临床和影像学检查是准确诊断多根牙根分叉病变的基本手段。

在第2章中已经讨论过，锥形束CT（CBCT）可以提高诊断的准确性，优化牙周病的治疗方案，特别是上颌磨牙的根分叉病变。但是，在使用CBCT诊断牙周病变（包括根分叉病变，Walter et al. 2016）前需要仔细考虑CBCT较高的辐射量和性价比。影像学检查可以帮助临床医生评估以下内容：

- 牙根之间水平向和垂直向的硬组织缺失量
- 根柱的长度
- 牙根的长度、根间距以及形态
- 牙根是否存在融合
- 剩余支持组织的量
- 牙髓病的诊断和预后
- 是否存在桩核修复
- 磨牙根分叉处的龋坏

需要注意的是，两根之间的透射区并不总是意味着根分叉病变。导致牙齿松动度增加的咬合创伤（咬合干扰、磨牙症、紧咬牙）可能沿着牙周膜间隙以及两根之间导致血管的变化，造成牙周膜的重建和牙槽骨的脱矿（Svanberg and Lindhe 1973; Polson et al. 1976a, b）。在这类病例中，射线透射区（探诊不能发现的根分叉病变）以及缺损通常在消除咬合过载后消失。

8.3 根分叉缺损的治疗

多根牙根分叉病变的牙周治疗目标同单根牙一样，都是阻止疾病的进展、保持牙齿的健康和功能，并在一定程度上恢复美观。想要实现这一目标，需清除牙根复合体表面的牙菌斑微生物，创建一个利于自我牙菌斑控制的解剖结构。

磨牙根分叉病变的治疗方法有以下3种：

- *保守治疗*：龈下清创，翻瓣手术，隧道成形术。这些方法主要的目标是清除残留的细菌感染，促进自我牙菌斑控制
- *再生治疗*（已在第6章和第7章讨论）：包括引导性组织再生术、诱导性牙周组织再生（induced periodontal regeneration）和骨移植。这些方法不仅是为了清除残留的细菌感染，更力求通过重建两牙根之间的牙周组织来消除根分叉缺损
- *切除性手术*：分根术、去除部分牙冠的截根术、截根术。这些方法通过完全去除构成根分叉缺损的牙结构和骨结构来消除两牙根之间的病变，这将很大程度改变牙和牙根复合体的形态，使根分叉区完全暴露以利于更好地清除牙菌斑

临床条件下合适治疗方法的选择依赖于很多因素，在治疗前需要仔细评估这些因素：

- 根分叉病变的程度
- 患者的期望值
- 患者的依从性
- 患者对牙周疾病的易感性
- 患者对龋病的易感性
- 剩余附着水平
- 牙齿的战略价值
- 牙根复合体的解剖结构和形态
- 邻牙的牙周状况
- 修复重建治疗的需要
- 牙髓治疗的需要
- 骨数量/质量
- 患者经济方面的考虑

8.4 切除性手术和修复方法

8.4.1 适应证

切除性手术主要适用于磨牙深的Ⅱ度和Ⅲ度根分叉病变，通过构成缺损的牙体（受累根分叉的顶端）和骨（消除骨袋）结构来解剖限制。

不同研究者提出了很多关于切除性手术的定义，所以这些名词在文献中的使用未统一。根据Carnevale等（1995）所述，这些名词定义如下：

8.4.1.1 分根术

分根术是将多根牙的牙根分离后保留所有的牙根（图8.1）。这个方法适用于以下临床条件：

- 磨牙深的Ⅱ度和Ⅲ度根分叉病变
- 根柱断裂或龋坏
- 髓室底穿孔

以下临床情况通常使用分根术：

- 下颌磨牙，分离近远中牙根（前磨牙化）
- 上颌磨牙，分离近颊根和相连的远颊根、腭根
- 上颌磨牙，分离腭根和相连的近颊根、远颊根
- 上颌磨牙，分离3个牙根，这种方法是非常特殊的。在这种情况下，控制牙菌斑是很困难的，甚至不可能

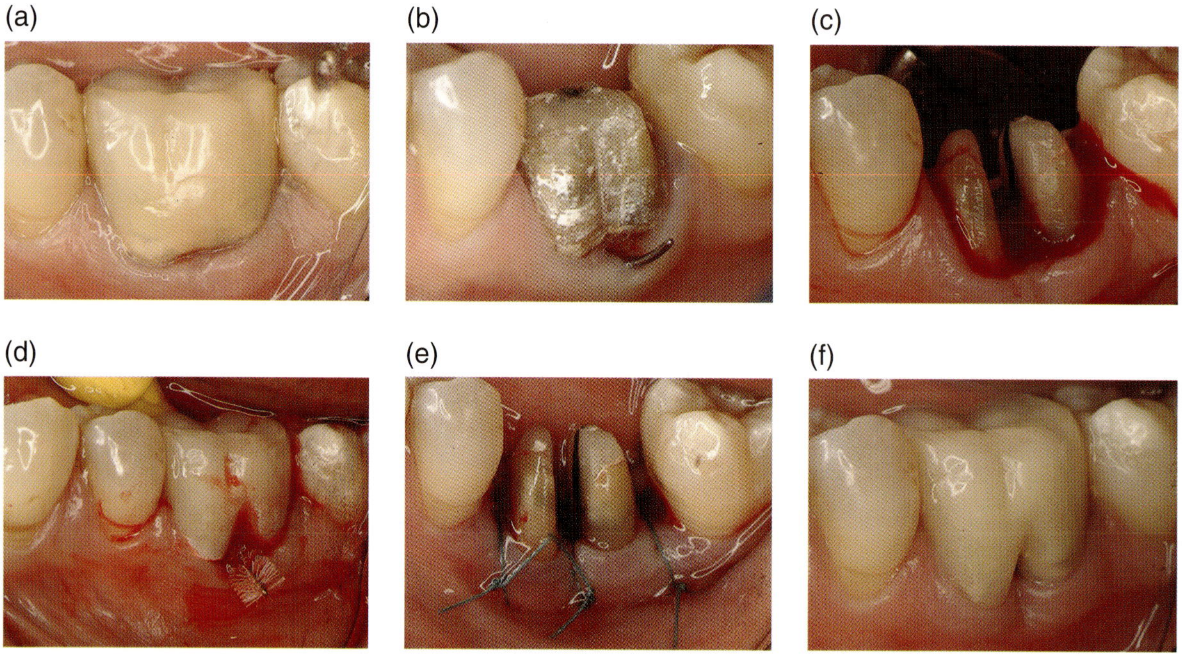

图8.1 对下颌第一磨牙Ⅲ度根分叉病变进行分根术（分离多根牙的牙根并保留所有的牙根）。（a~d）随后将龈瓣根向复位；（e）放置最终修复体；（f）便于自我牙菌斑控制。

8.4.1.2 去除部分牙冠的截根术

此方法是分离多根牙的牙根，拔除分离出的1个或2个牙根并去除其冠方对应的牙冠部分。文献中经常使用这个名词，无论是否处理其对应的牙冠，但最好还是和截根术进行区别，截根术是拔除一个牙根但是不去除其冠方对应的牙冠。截根术通常移除上颌磨牙的远中根，从而避免在保守的治疗中使用全冠修复牙齿。

以下临床情况可使用去除部分牙冠的截根术：

- 磨牙深的Ⅱ度和Ⅲ度根分叉病变伴牙根距离近或长的根柱
- 影响磨牙1个或多个牙根的严重骨丧失，无论是否存在根分叉病变
- 牙根或根柱的断裂或侧穿
- 涉及一个牙根无法治疗的根尖周疾病
- 严重的根面龋或牙根吸收
- 涉及一个牙根严重的牙龈退缩或骨开裂

当考虑使用去除部分牙冠的截根术治疗磨牙的根分叉病变时，临床医生需要在不同治疗方法中做出选择。

下颌磨牙

下颌磨牙只有一个根分叉，因此只有两种可能的治疗方法（图8.2）：

- 去除近中根及部分牙冠
- 去除远中根及部分牙冠

假设2个牙根牙周、牙髓和修复治疗的预后没有区别，在决定切除哪个牙根之前需要考虑以下形态学特征（Majzooub and Kon 1992）：

- 通常近中根表面积更大，但也常具有较深的根面凹陷，这让预备和充填以及患

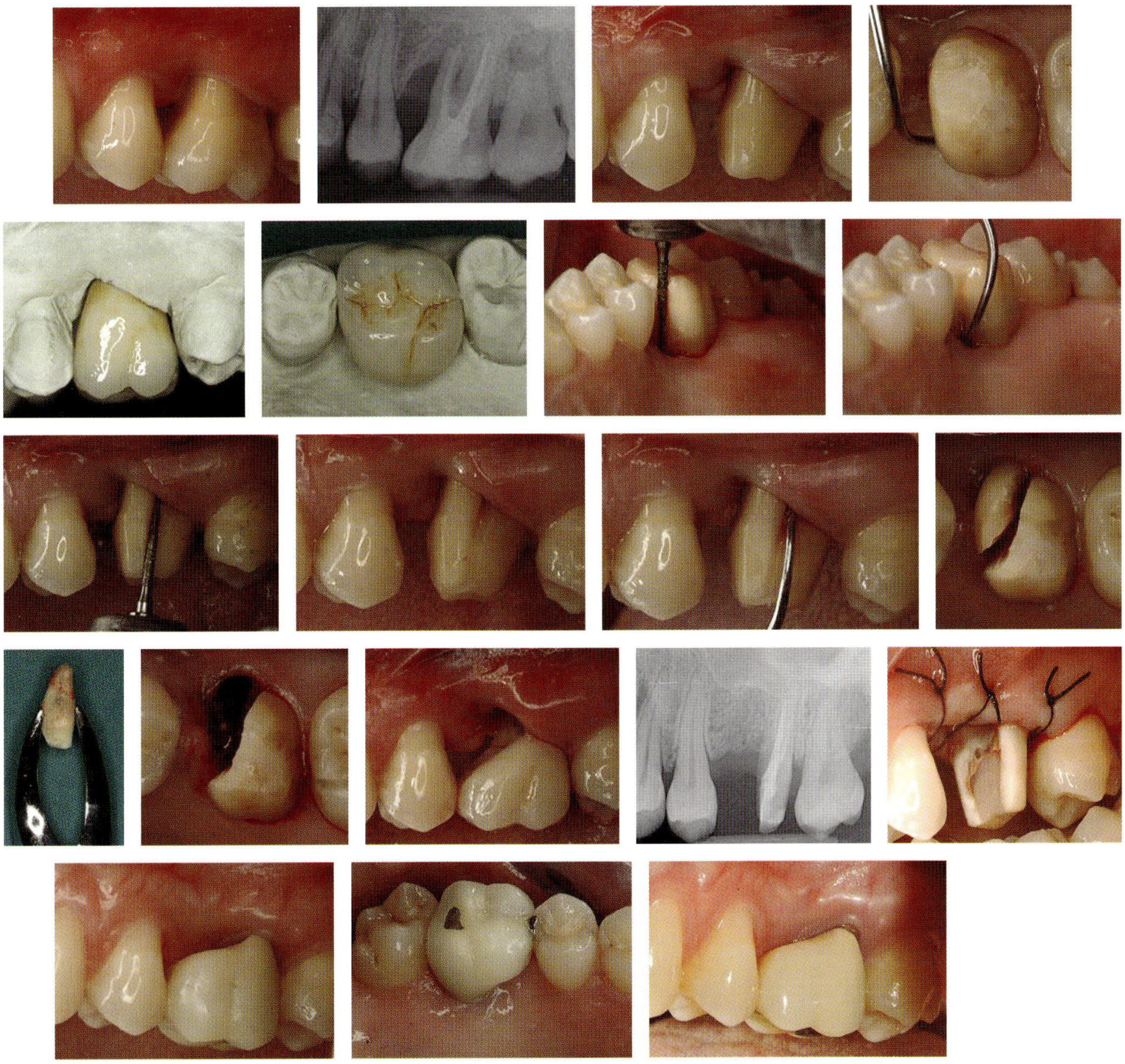

图8.2 截根术：牙髓-牙周联合病变所造成的严重骨丧失，上颌磨牙行近颊根的截根术（切除术），未分离其他两个牙根。图中在近中和颊侧根分叉处呈现Ⅲ度根分叉病变，未累及远中根分叉。牙周手术在牙髓治疗后进行。截根术术后3个月，进行根向复位瓣和临时冠的修复。6个月后，进行最终金属-烤瓷冠粘接，获得了良好的远期（5年）临床效果（最后一张图）。

者的自我牙菌斑控制变得困难。另外，需要强调的是，在牙体预备以及对这2个窄且表浅的根管进行牙髓治疗/再治疗过程中，牙根远中面有穿通的风险

• 远中根是一个相对较大的牙根，通常只有一个宽大的根管，形成椭圆的、凸的横截面，同时伴有较多的牙本质。这些特征使远中根不易根折；牙髓治疗、预备以及充填更容易；同时患者能更好地进行自我牙菌斑控制

上颌磨牙

上颌磨牙有3个根分叉，因此有更多切除牙根的方式可以选择（图8.3）：

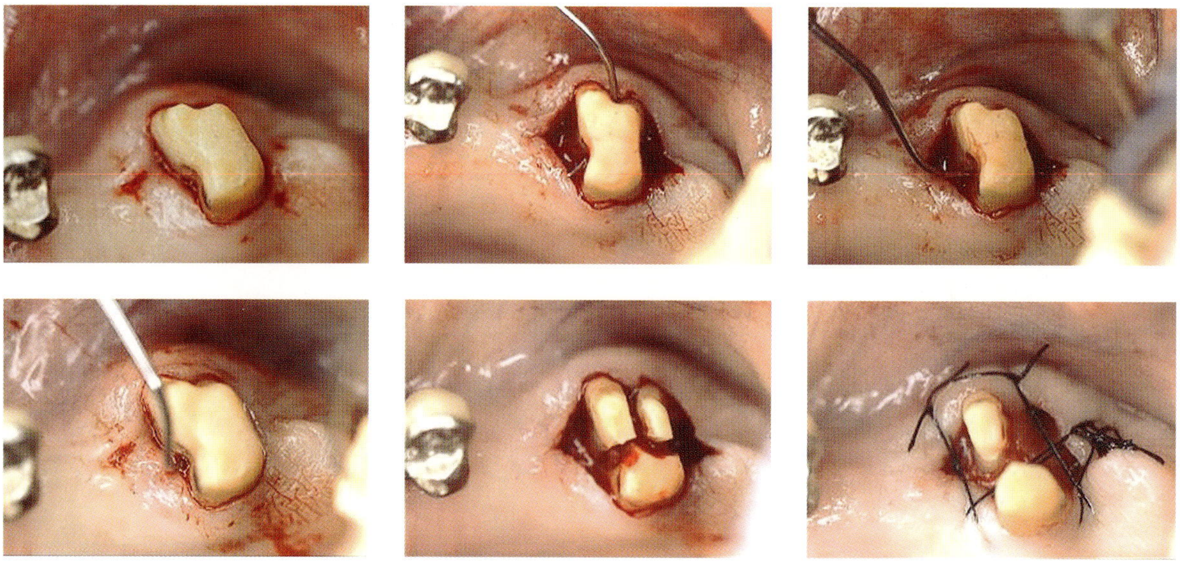

图8.3 对上颌第二磨牙3个牙根进行分根术，拔除（切除术）远颊根。

- 切除近颊根及部分牙冠但不分离其他两个牙根。这种方法用于涉及颊侧和/或近中的根分叉病变（在这种情况下分根术也是适用的），以及近颊根存在深的骨下缺损或无法治疗的牙髓或修复问题。近颊根移除后，剩余根柱平或凸的近中面有利于修复治疗和自我牙菌斑控制
- 切除远颊根但不分离其他两个牙根。这种方法可以用于涉及颊侧和/或远中根分叉的病变，以及远颊根存在深的骨下缺损或无法治疗的牙髓或修复问题。当远颊根被移除后，剩余根柱的远中面常表现出深的凹陷，在牙体预备过程中需要对其进行修整，以利于提高修复体的质量以及患者的自我牙菌斑控制
- 切除腭根但不分离其他两个牙根。这种方法用于涉及近中和/或远中的根分叉病变（在这种情况下分根术也是适用的），或当腭根存在深的骨下缺损或牙髓问题以及无法进行修复治疗的问题

当上颌磨牙的3个根分叉都受累时，分根术后可以拔除其中的1个或2个牙根。在这种情况下，如果可以保留2个牙根（仔细评估牙周、牙髓和修复治疗的预后是先决条件），可以参考以下的选择（图8.4）：

- 3个牙根行分根术后拔除远颊根。统计资料显示，远颊根是最常被拔除的牙根（Rosenberg 1978; Ross and Thompson 1978），通常来说这个牙根最短、根柱较长，因此其周围的支持骨相对较少。

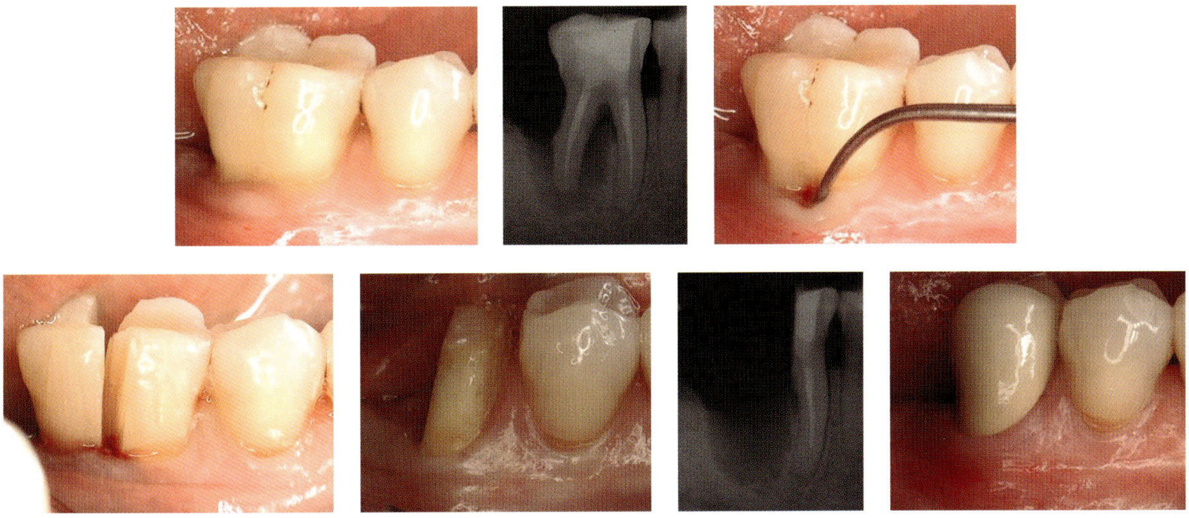

图8.4　对下颌第一磨牙Ⅲ度根分叉病变进行分根术，远中根呈现牙髓-牙周联合病变。进行远中根切除术，保留近中根。3个月恢复期后进行金属-烤瓷全冠修复。

根柱的解剖和形态有利于分离后近中根和腭根之间的自我牙菌斑控制

- 3个牙根行分根术后拔除近颊根。这种方法的使用频率低于前者，因为远颊根太细，同时如果该患牙远中的磨牙存在，几乎不可能实现远中根分叉的自我牙菌斑控制
- 3个牙根行分根术后拔除腭根。由于腭根的解剖特点限制（牙根表面积较大，椭圆的凸的横截面，宽大的牙本质），这种方法的使用频率很低，同时腭根腭侧骨的厚度较大，让这个牙根特别的稳固。当临床医生不得不在拔除近中根和腭根之间做出选择时，他们必须考虑到虽然近中根牙根的表面积和腭根的基本相同甚至更大，但近中根通常有2个甚至3个窄的根管，而腭根是单独的、宽大的根管

8.4.2　科学证据

文献检索到（表8.1）10项研究（仅一项前瞻性研究）报道了截根术后随访至少5年的治疗结果。这些研究显示观察平均5～10年后，截根术后患牙的存留率是60%～100%。Bergenholtz（1972）回顾了45颗牙接受截根术后11年的效果。在对其中20颗患牙5～10年的随访过程中，其中17颗牙仍然保留，2颗牙因为牙周并发症丧失，1颗牙因为牙根穿孔丧失，存留率为85%。Hamp等（1975）报道了87颗牙在接受截根术和/或分根术后5年的存留率为100%。作者认为治疗的成功是因为截根术/或分根术消除了根分叉处的牙菌斑滞留区域、患者能进行自我牙菌斑控制以及定期的牙周维护。

表8.1 使用分根术/截根术治疗磨牙根分叉病变的临床试验

作者	年份	试验类型	牙数	随访时间（平均）	并发症	存留率
Bergenholtz	1972	回顾性研究	45	5～10年	66.6%牙周疾病；33.3%牙根穿孔	85%
Hamp et al.	1975	回顾性研究	87	5年		100%
Langer et al.	1981	回顾性研究	100	10年	47.4%根折；26.3%牙周疾病；18.4%牙髓疾病；7.9%继发龋/龋坏	62%
Buhler	1988	回顾性研究	28	10年	33.3%牙髓疾病；22.2%牙髓-牙周联合病变；22.2%牙周疾病；11.1%根折；111%继发龋/龋坏	67.9%
Carnevale et al.	1991	回顾性研究	488	第1组303颗牙：3～6年 第2组185颗牙：7～11年	33.3%龋坏；33.3%根折；33.3%牙周探诊深度>5mm（第2组）	第2组98.4%
Blomlof et al.	1997	回顾性研究	78	5～10年	81.3%牙周疾病；25%牙髓-牙周联合病变；28.1%牙髓疾病	5年：83% 10年：68%
Carnevale et al.	1998	前瞻性研究	175	10年	33.3%牙髓疾病；25%根面龋；25%牙周疾病；16.7%根折	5年：98.9% 10年：93.1%
Hou et al.	1999	回顾性研究	52	6.7年（5～13年）		100%
Svärdström&Wennström	2000	回顾性研究	47	9.5年（8～12年）	80%根折	89.4%
Dannewitz et al.	2006	回顾性研究	19	约9年（5～12年）	没有报道	92.9%

Langer等（1981）报道了一项长达10年的回顾性研究，此研究纳入了100颗接受了截根术的磨牙（50颗上颌磨牙和50颗下颌磨牙），其10年存留率为62%。最终缺失的磨牙中有18颗（47.4%）因为根折，10颗（26.3%）因为牙周并发症，7颗牙（18.4%）因为牙髓治疗失败，3颗牙（7.9%）因为粘接剂流失导致龋坏被拔除。上颌和下颌治疗失败的比例接近2：1，在术后的第一个5年内仅有15.8%的牙丧失，在第5～7年有55.3%的牙丧失，剩余牙的丧失发生在术后观察期的第8～10年。Buhler（1988）报道了28颗已接受截根术的磨牙长达10年的随访数据，这些磨牙主要作为桥体的基牙，其存留率为67.9%。该研究中牙丧失的主要原因如下：33.3%为牙髓治疗失败，22.2%为牙髓-牙周联合病变，22.2%为牙周因素，11.1%为根折和11.1%为固位力丧失所导致的继发龋。在治疗后的第一个4年内没有牙丧失, 这个发现与Langer等所发现的结果一致。

Carnevale等（1991）发表了一项回顾性研究，该研究分析了经过截根术和/或分根术以及修复重建后的488颗磨牙。303颗牙（62%）随访的时间为3～6年，175颗牙（38%）随访时间为7～11年。仅在随访时间较长的组中有3颗牙丧失（1颗因为龋坏，1颗因为根折，1颗PPD>5mm），患牙存留率为98.9%。与Langer等（1981）和Bühler等（1998）的结论相反，他们发现大多数治疗的失败都发生在早期（3～6年）而不是晚期（7～11年）。作者认为较高的手术成功率归因于良好的口腔卫生习惯和定期的牙周支持治疗。随后Carnevale等（1998）一项随访10年的前瞻性研究发现，截根术后若使用患牙作为基牙进行单冠或固定修复体修复治疗，患牙的5年成功率为98.9%，10年成功率为93%。175颗牙中只有12颗（7%）被拔除，其中4颗是因为牙髓问题，3颗因为根面龋，3颗因为牙周问题，2颗因为根折。

Hou等（1999）在一项病例系列研究中发现25位患者共52颗根分叉病变的磨牙在经过分根术后的存留率为100%，这项研究平均随访观察时间为6.7年（范围为5～13年）。Svardström和Wennström（2000）报道了47颗磨牙截根术后8～12年（平均观察时间为9.5年）的存留率为89.4%，其中5颗牙（10.6%）在随访期间被拔除，根折是拔牙的主要原因（80.0%）。Dannewitz等（2006）对305颗伴根分叉病变的磨牙中的19颗进行了截根术。经过平均9年的观察，其中8颗患牙丧失，存留率为57.9%，但此研究对牙丧失的原因未进行报道。

然而，以上这些研究之间不存在可比性：磨牙治疗前的情况是不同的，所使用的表达术语不一致，治疗的原因也存在差异（牙周问题？牙髓问题？根折？龋坏？），分根术和截根术的每一步所使用的技术也是不同的（牙髓治疗、牙体成形、牙体预备、临时冠和成品冠的形态），回访间隔时间和吸烟习惯也有区别（Mullally and Linden 1996），以上因素的存在对治疗方法的有效性不能得出一致的结论。尽管如此，仍需指出的是，除外这3个试验，经过分根术/截根术后磨牙的平均存留率是非常高的（接近90%），和口腔后牙区植入种植体的存留率相似，而牙拔除的原因主要和牙体并发症以及根折有关，而不是牙周病的复发。

8.4.3　禁忌证

分根术/截根术存在一些重要的解剖和技术禁忌：

- 患者对口腔卫生依从性差

- 患者具有高的龋易感性
- 患者缺乏生活自理能力
- 存留牙根剩余附着水平的不足
- 相邻牙之间严重的骨丧失
- 不利的解剖因素（长的根柱、根间距小、融合根、根间隔的存在）
- 存留牙根无法进行牙髓治疗
- 存留牙根在根管预备时被过度切削
- 牙根严重的龋坏/吸收

我们必须记住这些敏感性技术需要各学科紧密的配合，需要广泛地掌握修复学、牙髓病学和牙周病学知识，以及相较于其他可选治疗方法的成本-收益比的准确评估。就经济成本和生物组织损失而言，由于需要进行牙髓治疗、修复重建以及牙周手术治疗，整个治疗将成为一项费力的治疗方法。

8.4.4 一步一步的治疗程序

鉴于截根术/分根术需要多学科共同合作，同时文献中报道最多的失败基本都是除外牙周破坏的原因所引起的，所以谨慎地选择患者以及准确地执行每一步治疗方案，对于治疗的远期成功是非常重要的。推荐的治疗顺序如下：

8.4.4.1 对患者的选择

这是序列治疗中的第一步也是最基本的一步，因为分根术/截根术不是适用于所有的患者。患者依从性差、龋易感性高以及经济条件有限都是最常见的限制因素。必须告知患者治疗的方案，并且需要和患者讨论可能出现的问题。分根术/截根术旨在成为完整的牙周功能和美学治疗计划中的一部分。

8.4.4.2 对患牙的选择

就像已经提到的，根柱长、牙根之间根间距短、融合根以及存在根间隔是分根术/截根术的禁忌证。当多根牙的牙体是完整的时候需要特别小心，因为这是一项侵入性治疗，需要认真评估所付出的生物学代价。

8.4.4.3 牙髓治疗

牙根和/或充填体的折裂一直以来被认为是分根术/截根术失败的常见原因之一，因此正确的牙髓治疗必须尽可能在冠方（入口尽可能小）和根方（保守预备）多保留牙体组织，避免过度地预备根尖和/或在牙胶尖压缩过程中过度地加压。

虽然活髓牙进行截根术后初始可能没有任何的不适（Smukler and Tagger 1976），但当患牙有活力或牙根充填质量不理想时，牙髓治疗/再治疗应该是治疗的第一步。第一步就进行根管治疗的原因如下：

- 橡皮障的隔离更容易，便于牙髓病专科医生进行牙髓治疗
- 截根术/分根术术前进行牙齿/牙髓治疗的预后评估
- 截根术/分根术术前进行冠修复吗

如果从临床和影像学角度无法确定要切除的牙根，那么每个牙根都需要进行牙髓治疗/再治疗。为了避免不必要的治疗和花费，当对患牙的临床牙周评估存在疑惑时，牙髓治疗可以推迟到分根术/截根术后，但根管治疗需要在术后2周内完成（Smukler and Tagger 1976）。

8.4.4.4 冠修复

牙髓治疗完成后，磨牙的牙冠、髓腔以及根分叉入口根方2～3mm的根管需要进行预备、

酸蚀，使用轻型或化学型复合材料行牙本质粘接以提高材料的固位力。这一步是最重要的，因为牙体结构的替代物应该给基牙提供完整的边缘封闭性以及后期全冠修复长期的固位性以及抗力性。

8.4.4.5　前期修复准备中的分根术/截根术

当预制的暂冠被重衬或是被临时加固，分根术/截根术可以作为修复体重建（修复准备）初始牙体预备的一部分。在牙周手术前而不是牙周手术中行分根术/截根术具有很多重要的临床优势（Carnevale et al. 1981, 1997）：

- 准确评估磨牙的牙周状况可以在早期修订治疗方案。当磨牙存在根分叉病变时，在分根术前不可能准确评估两牙根之间的附着丧失，因此不可能对这颗牙的预后有准确的判断
- 早期消除/减少牙根之间的牙周感染，早期拔除预后无望的牙根。这样可以增强牙根之间骨下缺损的愈合，在切除性骨手术后可形成更有利的骨形态
- 在无法进入的根分叉处创造一个控制牙菌斑的入路
- 手术前使用临时修复体作为牙周夹板以降低患牙的松动度
- 如果根柱短且不存在骨下缺损时，通常可避免行牙周手术

如果诊断困难或者难以进入根分叉，在牙周手术阶段进行分根术或截根术（Carnevale et al. 1990）。

在开始牙体预备/截根术前，最重要的是仔细探查每个牙根，特别是根分叉区，以便从三维的角度确定根分叉入口的位置、根柱的解剖形态以及可能涉及1个或更多牙根的骨下袋（Zappa et al. 1993）。鉴于牙根直径和厚度的减少，应尽可能保守地进行牙体预备，因此牙的肩台最好是刃状。分根术通常没有必要进行局部麻醉，患者对疼痛的感觉可以帮助临床医生避免钻针进入组织，从而降低破坏两牙根之间附着结构的风险。

为了准确地根据牙根的轴向到达龈下牙根的表面，防止软组织损伤，通常使用小直径的火焰钻，并且在开始的时候就去除颊侧和舌侧的釉质突起。每个根分叉（下颌的颊侧和舌侧；上颌的颊侧，近中和远中）的入口都需要通过纵向槽进行“标记”，这个标记可作为分根术/截根术的参考点。火焰钻每次必须向前进入根分叉然后后退，在两个牙根的邻间线角之间移动，以扩大牙根之间已有的空间。一旦根分叉被分离，必须去除根分叉的整个顶部，并在两根之间创造足够的空间以利于使用牙菌斑清除工具。

必须注意的是磨牙近中根的远中面（特别是下颌磨牙）通常存在深的凹面。为了避免削弱近中根或牙根穿孔，应该通过预备远中根的近中面而不是近中根的远中面来获得两牙根之间的理想距离。下颌磨牙近中牙根和远中牙根的近远中面，以及近颊根的颊侧面和腭根的腭侧面必须相互平行（两个牙根都保留的情况下）并平行于邻近基牙，来保证修复体就位的正确轴向，但是由于要扩宽两牙根之间的空间，两牙根的相邻面可以不相互平行。

为确保根分叉病变的整个顶部被去除，可以使用一种弯的牙周探针（Nabers probe）从根–冠向来探查根分叉病变区域可能存在的锐利边缘或凸出物。为了有利于临时牙冠的重衬以及所暴露牙根表面的自我牙菌斑控制，在牙体预备/截根术后，需要使用细的和超细的金刚砂针

来抛光牙根表面，使基牙的线角圆钝。

8.4.4.6 暂冠修复

分根术/截根术完成后，需要重衬和暂时粘接暂冠。为了不破坏邻近软组织和硬组织的愈合，临时修复体的边缘应放置在龈缘水平，同时其边缘需要准确重衬。去除多余的临时粘接剂，同时教会患者使用合适的清洁工具来清理新的邻间隙。当存在修复体长桥或者患者机体异常时，可以通过市售的加强纤维来加固临时修复体，或在制备印模后采用常规金属加强临时修复体替代之前的临时修复体。

8.4.4.7 牙周手术

这个阶段的分根术/截根术目的如下：

- 去除所存留牙根周围可能的锐利骨缺损，创造一个有利于维持良好口腔卫生的骨形态，同时也通过骨切除术来减少拔牙位点牙槽骨的颊舌径。软组织和硬组织处理后的术后维护与进行骨修整的牙周袋消除术相同
- 术中通过基牙的预备来改善牙根轮廓，以利于合适软组织形态的形成和自我牙菌斑控制

翻瓣术后，需要重新预备存留的牙根和没有牙髓活力的基牙，以便去除残留的牙菌斑和牙结石，改善两牙根之间的空间，消除残留的倒凹并减轻牙根表面生理性解剖凹陷。Di Febo（1985）提出，可以通过在牙根的凸面处预备一个斜面来减小凹陷，而不用涉及解剖凹陷，这样可能呈现出一种刃状边缘线（“联合预备”）。

术中预备的修复体边缘不需要延伸到牙槽嵴顶，而是应该将牙体边缘大致预备至结缔组织附着水平。无论在任何情况下都应避免损伤牙周纤维的完整性，同时避免去除健康的牙骨质。术中在预备基牙后、缝合以前，临时修复体必须用自固化的丙烯酸树脂重衬，且修复体的边缘需要修整到距离牙槽嵴3mm处，从而不干扰愈合。

在组织的愈合过程中，患者需要严格控制牙菌斑，包括每月专业医生的口腔清洁和口腔卫生指导。为了减少在随访阶段粘接剂的流失，医生需要去除临时修复体然后重新粘接，同时推荐患者使用邻间清洁工具（Walter et al. 2011）。

8.4.4.8 最终修复体

在牙周组织愈合后、制取最终修复体印模前，我们需要从临床和影像学角度重新评估牙髓治疗、牙周治疗和临时修复后的效果。如果前期治疗效果好，可以开始精修和抛光基牙，无论是否使用很细的排龈线，我们都可以获取最终印模。金属内部框架的设计结构、良好的牙冠设计及其与放置位置的良好结合，对固定桥中经分根术或截根术基牙的长期稳定性起着重要的作用（Carnevale et al. 1991; Newell 1991）。通常在重度牙周炎中，牙齿松动度较大，金属结构的强度和稳定性能够弥补基牙结构上的缺陷（Wang et al. 1994）。同样因为机械力，咬合设计时需要将侧向咬合力减少到最小，留出邻面空间以便进行更好的口腔卫生维护，并且指导患者进行正确的自我牙菌斑维护。治疗完成以后，患者需要进行持续3个月的个性化牙周维护。

8.5 结论

从远期预后来看，常规治疗后伴根分叉病变磨牙的失牙率高于没有根分叉病变的磨牙。治疗失败的原因主要是因为两牙根之间存在缺损，干扰口腔卫生的维护。事实上，即使缺损处临床附着水平的部分获得具有统计学或临床意义，但可能依然无法有效地提高维持期治疗的效果。值得指出的是，针对不同步骤的对比研究较缺乏，因此对于根分叉病变患牙的治疗，还没有科学证据证明哪一种方法更具有优势。患者的自身因素比如年龄、健康状况、依从性、龋易感性，患牙在整个相关治疗计划中的保留价值，对功能和美观的需求，患者的经济条件都会影响临床医生在治疗上的选择。

证据小结

精确和准确地诊断根分叉病变对于其治疗是很重要的。临床医生必须在治疗开始时仔细评估患者及其相关牙/位点的情况，以利于确定治疗缺损的指征和禁忌证。随后，按照以下方法一步一步进行：

- 牙髓治疗和牙体修复
- 分根术/截根术
- 临时修复体
- 牙周手术
- 最终修复体

参考文献

[1] Bergenholtz, A. (1972). Radectomy of multi-rooted teeth. *Journal of the American Dental Association* 85, 870–875.

[2] Blomlof, L., Jansson, L., Appelgren, R. et al. (1997). Prognosis and mortality of root resected molars. *International Journal of Periodontics and Restorative Dentistry* 17, 191–201.

[3] Buhler, H. (1988). Evaluation of root-resected teeth: Results after 10 years. *Journal of Periodontology* 59, 805–810.

[4] Carnevale, G., Di Febo, G., and Fuzzi, M. (1990). A retrospective analysis of the perio-prosthetic aspect of teeth re-prepared during periodontal surgery. *Journal of Clinical Periodontology* 17, 313–316.

[5] Carnevale, G., Di Febo, G., Tonelli, M.P. et al. (1991). A retrospective analysis of the periodontal-prosthetic treatment of molars with interradicular lesions. *International Journal of Periodontics and Restorative Dentistry* 11, 189–205.

[6] Carnevale, G., Di Febo, G., and Trebbi, L. (1981). A patient presentation: Planning a difficult case. *International Journal of Periodontics and Restorative Dentistry* 1, 50–63.

[7] Carnevale, G., Pontoriero, R., and di Febo, G. (1998). Long-term effects of root-resective therapy in furcation-involved molars: A 10- year longitudinal study. *Journal of Clinical Periodontology* 25, 209–214.

[8] Carnevale, G., Pontoriero, R., and Hurzeler, M. (1995). Management of furcation involvement. *Periodontology*

2000 9, 69–89.

[9] Carnevale, G., Pontoriero, R., and Lindhe, J. (1997). Treatment of furcation-involved teeth. In: *Clinical Periodontology and Implant Dentistry*, 3rd edn (ed. J. Lindhe, T. Karring, and N.P. Lang), 682–710. Copenhagen: Munksgaard.

[10] Dannewitz, B., Krieger, J.K., Husing, J., and Eickholz, P. (2006). Loss of molars in periodontally treated patients: A retrospective analysis five years or more after active periodontal treatment. *Journal of Clinical Periodontology* 33, 53–61.

[11] De Sanctis, M., and Murphey K.G. (2000). The role of resective periodontal surgery in the treatment of furcation defects. *Periodontology 2000* 22, 154–168.

[12] Di Febo, G., Carnevale, G., and Sterrantino, S.F. (1985). Treatment of case of advanced peridontitis: Clinical procedures utilizing the 'combined preparation' technique. *International Journal of Periodontics and Restorative Dentistry* 1, 52–63.

[13] Hamp, S.E., Nyman, S., and Lindhe, J. (1975). Periodontal treatment of multirooted teeth: Results after 5 years. *Journal of Clinical Periodontology* 2, 126–135.

[14] Horwitz, J., Machtei, E.E., Reitmeir, P. et al. (2004). Radiographic parameters as prognostic indicators for healing of class II furcation defects. *Journal of Clinical Periodontology* 31, 105–111.

[15] Hou, G.L., Tsai, C.C., and Weisgold, A.S. (1999). Treatment of molar furcation involvement using root separation and a crown and sleeve-coping telescopic denture: A longitudinal study. *Journal of Periodontology* 70, 1098–1109.

[16] Huynh-Ba, G., Kuonen, P., Hofer, D. et al. (2009). The effect of periodontal therapy on the survival rate and incidence of complications of multirooted teeth with furcation involvement after an observation period of at least 5 years: A systematic review. *Journal of Clinical Periodontology* 36, 164–176.

[17] Langer, B., Stein, S.D., and Wagenberg, B. (1981). An evaluation of root resections: A ten-year study. *Journal of Periodontology* 52, 719–722.

[18] Majzooub, Z., and Kon, S. (1992). Tooth morphology following root resection procedures in maxillary molars. *Journal of Periodontology* 63, 290–296.

[19] Mullally, B.H., and Linden, G.J. (1996). Molar furcation involvement associated with cigarette smoking in periodontal referrals. *Journal of Clinical Periodontology* 23, 658–661.

[20] Newell, D.H. (1991). The role of the prosthodontist in restoring root-resected molars: A study of 70 molar root resections. *Journal of Prosthetic Dentistry* 65, 7–15.

[21] Polson, A.M., Meitner, S.W., and Zander, H.A. (1976a). Trauma and progression of marginal periodontitis in squirrel monkeys. IV Reversibility of bone loss due to trauma alone and trauma superimposed upon periodontitis. *Journal of Periodontal Research* 11, 290–298.

[22] Polson, A.M., Meitner, S.W., and Zander, H.A. (1976b). Trauma and progression of marginal periodontitis in squirrel monkeys. III Adaption of interproximal alveolar bone to repetitive injury. *Journal of Periodontal Research* 11, 279–289.

[23] Rosenberg, M.M. (1978). Management of osseous defects. In: *Clinical Dentistry*, vol. 3 (ed. J.W. Clark), 103. Philadelphia, PA: Harper & Row.

[24] Ross, I.F., and Thompson, R.H., Jr (1978). A long term study of root retention in the treatment of maxillary molars with furcation involvement. *Journal of Periodontology* 49, 238–244.

[25] Smukler, H., and Tagger, M. (1976). Vital root amputation: A clinical and histologic study. *Journal of Periodontology* 47, 324–330.

[26] Svanberg, G., and Lindhe, J. (1973). Experimental tooth hypermobility in the dog: A methodological study. *Odontologisk Revy* 24, 269–282.

[27] Svärdström, G., and Wennström, J.L. (2000). Periodontal treatment decisions for molars: An analysis of influencing factors and long-term outcome. *Journal of Periodontology* 71, 579–585.

[28] Tarnow, D., and Fletcher, P. (1984). Classification of the vertical component of furcation involvement. *Journal of Periodontology* 55, 283–284.

[29] Walter. C., Schmidt, J.C., Dula, K., and Sculean, A. (2016). Cone beam computed tomography (CBCT) for diagnosis and treatment planning in periodontology:

A systematic review. *Quintessence International* 47, 25–37.

[30] Walter, C., Weiger, R., and Zitzmann, N.U. (2011). Periodontal surgery in furcation-involved maxillary molars revisited: An introduction of guidelines for comprehensive treatment. *Clinical Oral Investigations* 15, 9–20.

[31] Wang, H.L., Burgett, F.G., Shyr, Y., and Ramfjord, S. (1994). The influence of molar furcation involvement and mobility on future clinical periodontal attachment loss. *Journal of Periodontology* 65, 25–29.

[32] Zappa, U., Grosso, L., Simona, C. et al. (1993). Clinical furcation diagnosis and interradicular bone defects. *Journal of Periodontology* 64, 219–227.

第9章
根分叉隧道成形术
Furcation Tunnelling

Stefan G. Rüdiger

瑞典马尔摩大学牙周病学和公共口腔科

9.1 引言

一直以来人们都认为牙周支持治疗阶段牙的丧失与根分叉病变有关（Graetz et al. 2015; Dannewitz et al. 2016; 见第5章）。无论对于患者还是专业的口腔医生来说，根分叉处存在的嵴和凹陷（Svärdström and Wennström 1988）清洁起来都很困难。在牙周支持治疗阶段，牙菌斑检出率和出血指数的增加通常与牙周组织的破坏有关（Lang et al. 1990; Eickholz et al. 2008）。根分叉隧道成形术是在牙根之间的根分叉处创造一个便于清洁的区域，以便使用常规的牙菌斑控制方式进行清洁（图9.1），从而减少细菌对牙周组织的破坏以及这些位点的复发风险。在这一章将会讨论隧道成形术病例的选择、治疗过程以及远期预后判断的科学依据。

9.2 适应证

当根分叉处牙菌斑清理困难时，根分叉隧道成形术可用于稳定的（松动度不超过Ⅰ度）但有持续性牙槽骨丧失的磨牙（至少是深的Ⅱ度或贯通性Ⅲ度根分叉病变；Hamp et al. 1975），特别是舌侧（下颌磨牙）或近中腭侧（上颌磨牙）深的根分叉病变。如果舌侧（下颌磨牙）或近中腭侧（上颌磨牙）根分叉入口没有骨丧失，同时颊侧Ⅱ度根分叉病变骨的丧失量不超过磨牙颊舌径的一半，患者可以使用牙间隙刷清洁根分叉区以获得牙周的健康。相反，若颊侧根分叉处无牙槽骨丧失，舌侧为Ⅱ度根分叉病变，此时清理舌侧根分叉较为困难，更适合采用隧道成形术来确保舌侧的愈合。

Diagnosis and Treatment of Furcation-Involved Teeth, First Edition. Edited by Luigi Nibali.

Companion website: www.wiley.com/go/nibali/diagnosis

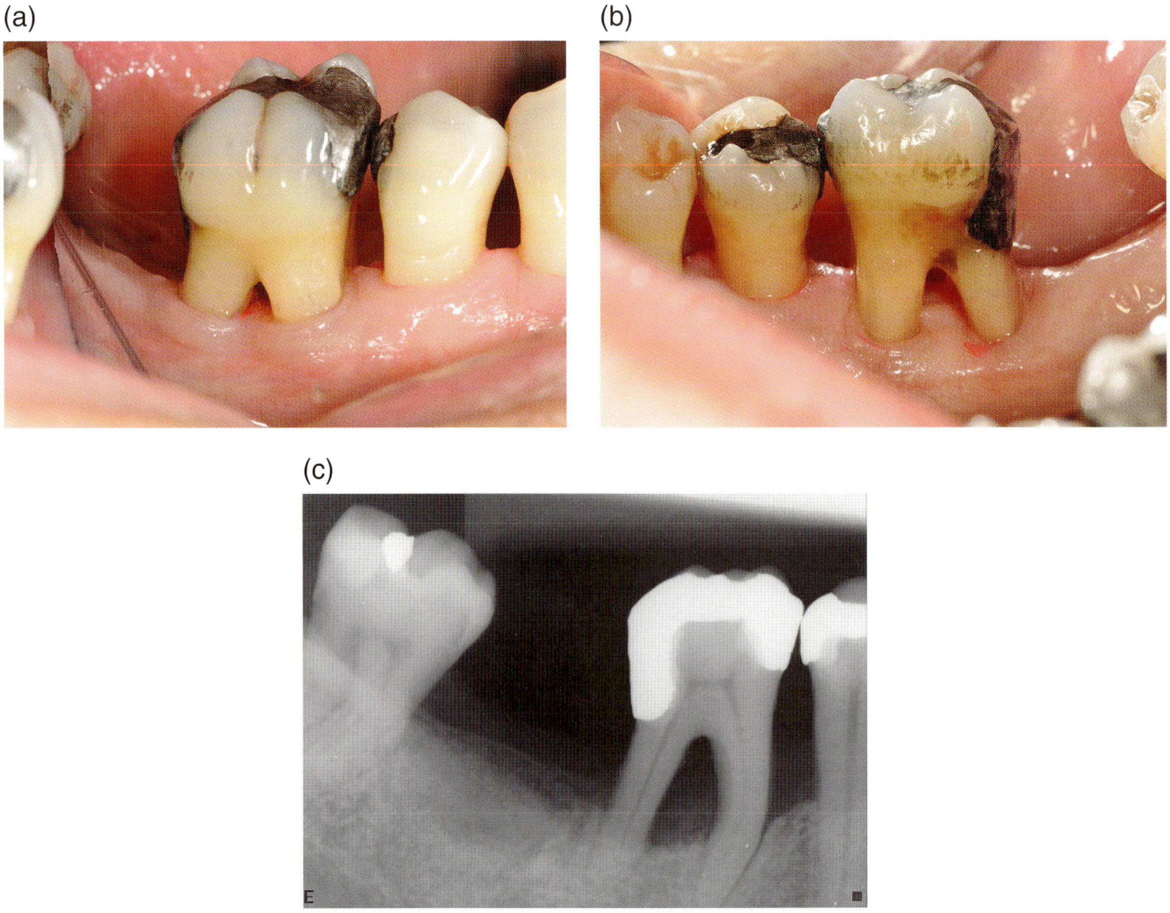

图9.1 牙周维持随访期，效果良好的隧道成形术案例。隧道发挥了7年作用（隧道成形术后7年）。从颊侧（a）和舌侧（b）来看，两个牙根周围可以观察到健康的牙周组织。口内X线片（c）见两个牙根之间牙槽骨致密，这可认为是牙周状态稳定的征象。

进行隧道成形术的前提是所有牙根的周围有足够的牙槽骨。一般来说，所有牙根的牙槽骨水平应该基本相同，并且至少是牙根长度的1/3。骨丧失主要存在于水平方向上，否则切除部分牙冠的截根术可能是更好的方法（见第8章）。

早期我们需要从临床和影像学角度评估颊侧根分叉入口是否容易探入，需要同时考虑根柱的长度和根分叉入口的宽度。根柱的长度不应超过4mm，根分叉入口的宽度至少应有0.5mm。否则，患者很难找到根分叉的入口并且将牙缝刷放入根分叉处。就根柱的直径和根间夹角等解剖因素而言，下颌第一磨牙最适合使用隧道成形术（Chiu et al. 1991; Hou and Tsai 1997; Paolantonio et al. 1998; kerns et al. 1999）。此外，还需要考虑根分叉区自身的角度，窄的根分叉顶部可能阻碍清洁。

从影像学角度来看，由于根分叉区域与腭根通常是重叠的，所以对上颌磨牙的评估更为困难。偏离中心（特别是向远中偏离中心方向）的照片可以帮助从近颊方向投影根分叉区域。和下颌磨牙相比，上颌磨牙根柱通常更长

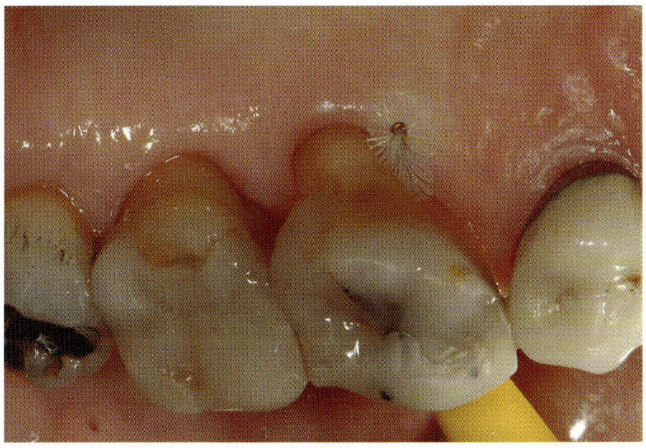

图9.2　牙根的解剖形态引导牙间隙刷从颊侧到近中腭侧根分叉入口。当牙间隙刷放入颊侧根分叉入口，牙根的解剖形态通常会引导牙间隙刷到达近中根分叉入口。

且两颊根间根分叉更窄。上颌复杂的解剖结构使上颌3个牙根之间形成3个根分叉入口。如果将牙间隙刷放入到颊侧根分叉处，牙齿的解剖结构可以引导牙间隙刷去往近中腭侧根分叉入口（图9.2），但是不能清洁远中邻面中份的根分叉远中侧入口（见9.6节）。如果病例选择合适，可以在手术过程中决定是否使用隧道成形术，这样能够更精确地测量根分叉，因为牙结石与肉芽组织会妨碍根分叉处的探诊，从而低估根分叉病变的程度。

决定是否使用隧道成形术需要考虑的另一个因素是这个区域是否有必要行修复治疗。隧道成形术可以避免行修复治疗并且保持完整的牙弓。如果修复治疗是必需的，需要考虑术后患牙丧失的可能性，充分权衡接受隧道成形术后根分叉患牙的预后，从而判断修复体整体的预后。在一项研究中，156颗磨牙接受隧道成形术，术后33颗预后良好，且可以作为固定桥的基牙（Helldén et al. 1989）。特殊的解剖结构以及患者的配合是隧道成形术成功的必要条件，因此这类治疗只能在特定的条件下进行。在牙周专科医生指导下，牙周炎患者在随访期间1%～5%的磨牙（Hamp et al. 1975; Kuhrau et al. 1990; Graetz et al. 2015; Dannewitz et al. 2016）接受了隧道成形术。尽管在教科书中，深的Ⅱ度根分叉病变也是隧道成形术的适应证，但是对牙周维持治疗期的患者进行的一项回顾性队列研究显示，隧道成形术只适用于磨牙的Ⅲ度根分叉病变（Dannewitz et al. 2016）。

9.3　患者的选择

在把隧道成形术作为治疗选择之前，应当评估患者清洁根分叉区的能力。如果采取了隧道成形术而患者不能或不愿清洁，那么就没有达到治疗的目的，患者的依从性也会受到影响。另外，建议不要把根间清洁作为第一次口腔卫生指导的内容，而需要通过患者使用牙间隙刷的能力了解患者的能力和态度。一旦口腔卫生达到标准，清洁根分叉处可作为进行根分叉治疗的准备步骤。

9.4　隧道成形术：手术步骤

如果没有牙周手术的指征，那么非手术治疗是一个可取的办法。例如，如果牙间隙刷可以很轻松地进入颊侧根分叉或者完全通过根分叉区时只有很小的阻力，可尝试使用非手术方法暴露根分叉。如果舌侧根分叉入口处的牙龈妨碍牙间隙刷完全贯通性穿过根分叉区，可以进行舌侧牙龈切除术（图9.3）。

在大多数病例中，牙周翻瓣手术应该保证手术后根分叉区是贯通的。局部麻醉下翻全厚瓣，去除肉芽组织并评估根分叉处的骨水平。

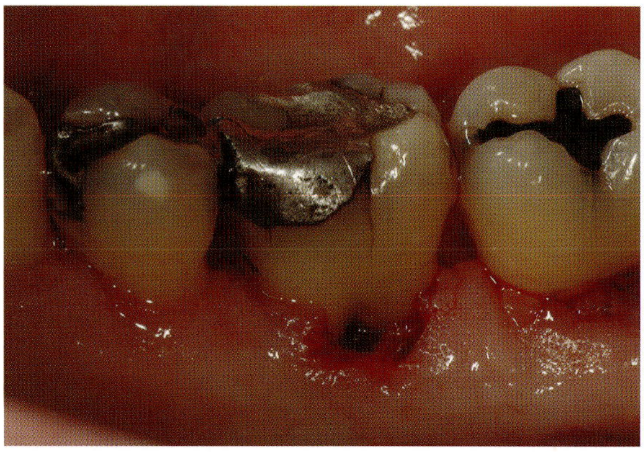

图9.3 通过牙龈切除术预备隧道。如果从颊侧根分叉处进入的牙间隙刷因为软组织的阻挡不能贯通至舌侧根分叉区，在舌侧行牙龈切除术可以贯通整个根分叉区。

在设计翻瓣手术之前，需要重点关注颊侧角化龈的量。如果有大量角化龈，可在根分叉处做扇形切口，行沟内切口后通过去除袋壁组织来暴露根分叉区。另外，当附着龈宽度有限时，为了保留附着龈以利于组织愈合，更倾向于沟内切口而无须做平龈切口。这类病例可以使用全厚瓣，如果可能的话可以附加颊侧减张切口，然后通过骨膜缝合的根向复位瓣以暴露根分叉区（Friedman 1962）。图9.4阐述了两种不同的方法。

一种直的牙周探针或另一种牙间隙刷（比如黄色尺寸0.7; TePe, Malmö, Sweden）可以用来测试其贯通性。如果必须去除部分牙槽骨以利于牙间隙刷的通过，可以使用球钻或Waerhaug金刚砂针。钻针应该先放置于根分叉病变较严重的入口处。术者需要了解根分叉的方向，从两侧根分叉逐步进行骨成形术。成形时应该去除根分叉入口处需要移除的骨嵴，从而保证根分叉区的贯通性（图9.5）。

从根分叉穹隆到牙槽嵴顶的理想距离为5～6mm，这个距离是7号牙间隙刷（3mm）的直径加上龈牙结合部的2～3mm之和，有利于清洁根分叉区，同时还兼顾了根分叉处可能出现的牙龈组织再生，但是目前尚无这方面的研究。与球钻相比，Waerhaug金刚砂针的优点是其鱼雷形状的钻针头可以通过根分叉区。振荡技术（比如压电陶瓷类）也可应用于微创的骨切除术/骨成形术，特别是在根分叉区的内面。刮治和根面平整以后，需要缝合复位固定瓣以保证骨的覆盖，可以使用邻间单颗牙的间断缝合或垂直褥式缝合，通过缝合将根向复位瓣锚定在骨膜上。对于下颌磨牙，缝合线需要穿过根分叉。上颌磨牙牙根特殊的解剖形态使清洁根分叉区更为困难，所以可以修整龈瓣以暴露根分叉（图9.6）。牙周塞治剂可用来防止肉芽组织长入根分叉区。因此，拆除缝线后根分叉处没有肉芽，可以使用牙间隙刷进行清洁。需要注意的是，牙周塞治剂只能放置在根分叉入口处而不能进入根分叉区，否则当从根分叉处移除塞治剂后患者会感觉疼痛。当拆除缝线后，根分叉区组织柔软，不能马上清洁。

相较于普通的翻瓣手术，隧道成形术术后愈合存在一定的矛盾：术后术区是获得二期愈合还是按照牙周医生的意愿获得一期愈合（一期愈合意味术后早期清洁的区域需要组织覆盖，比如根分叉区），术后随访需要着重训练患者找到根分叉的入口。但是就二期愈合而言，即使术区疼痛，也需要鼓励患者早期进行根分叉区的清洁。这个矛盾状态只有根据每个患者的具体情况来解决。在决定采用隧道成形术之前，医生必须了解患者维护口腔卫生的程度。

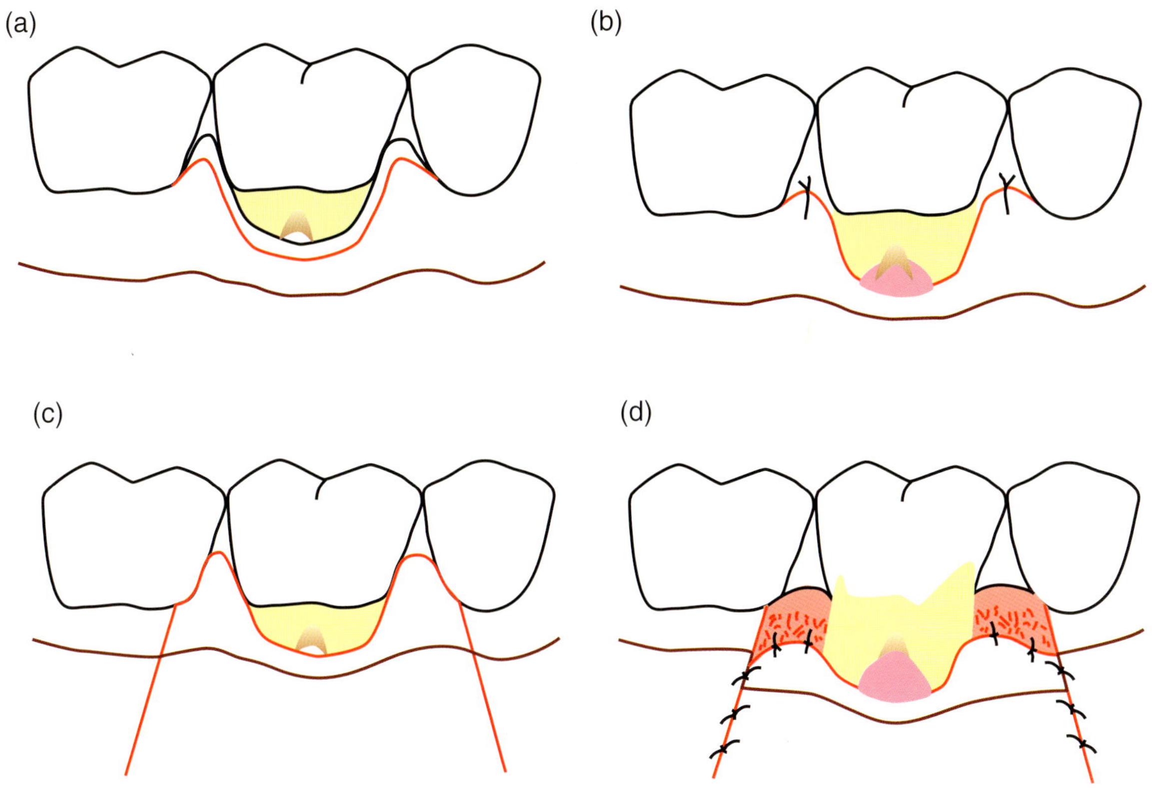

图9.4 需要根据角化龈的量（KG）来选择不同的隧道成形术方法。当角化龈量足够时（a），可以用扇形切口来暴露根分叉区以利于自我牙菌斑控制（b）。当角化龈量不够时（c），使用根向复位瓣来保存角化龈（d）同时暴露根分叉区以利于自我牙菌斑控制。

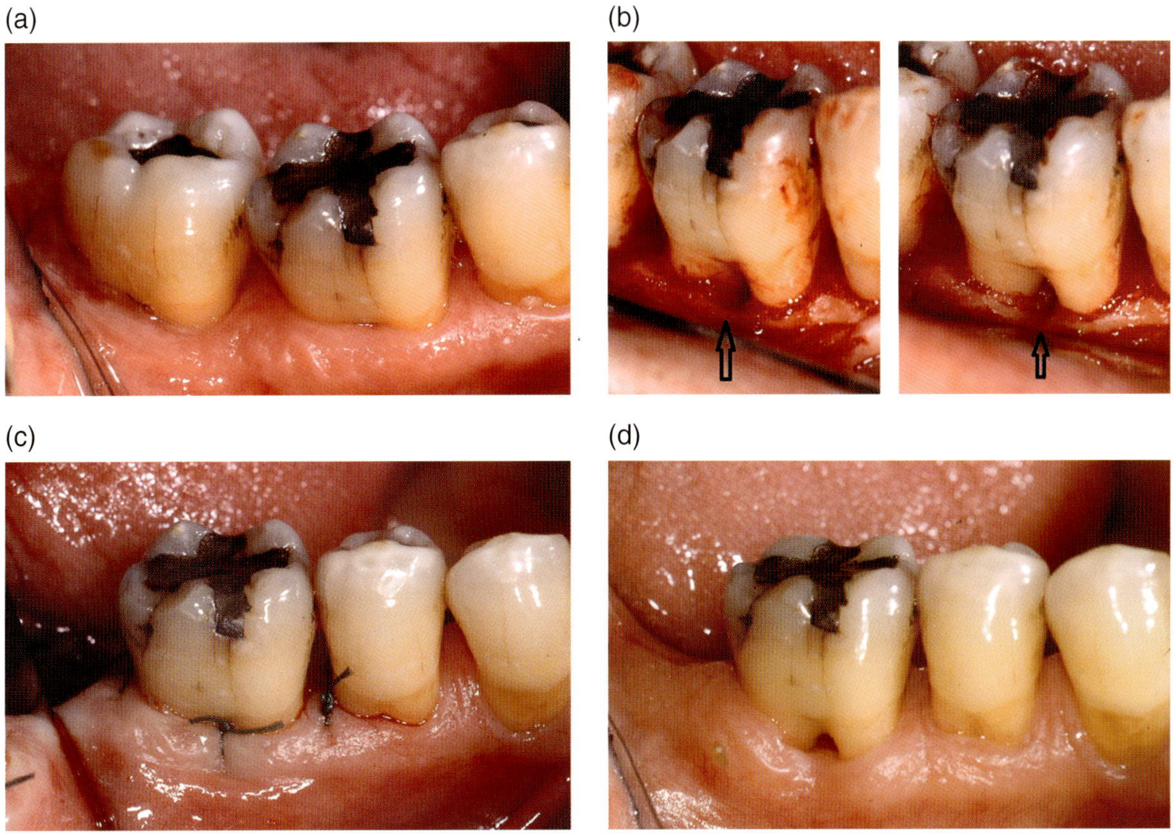

图9.5 隧道成形术中根分叉的骨成形术和缝合。软组织（a）和骨嵴（b）可能会阻挡根分叉入口。通过术中骨成形术（箭头）来获得良好的骨形态，以利于牙间隙刷容易地进入根分叉；通过使缝线穿过根分叉（c）在根分叉处获得良好的软组织愈合（d）。

(a)

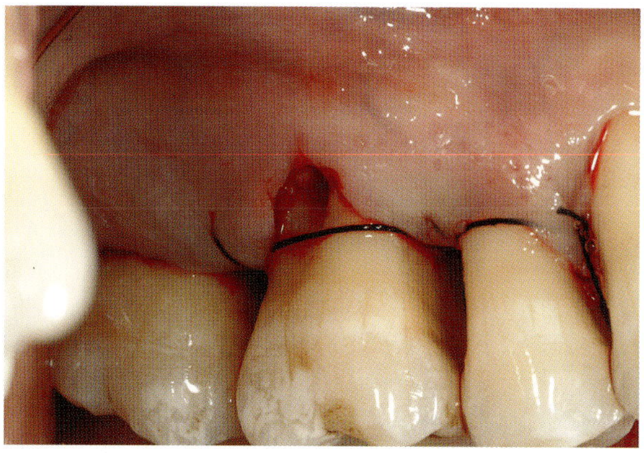

(b)

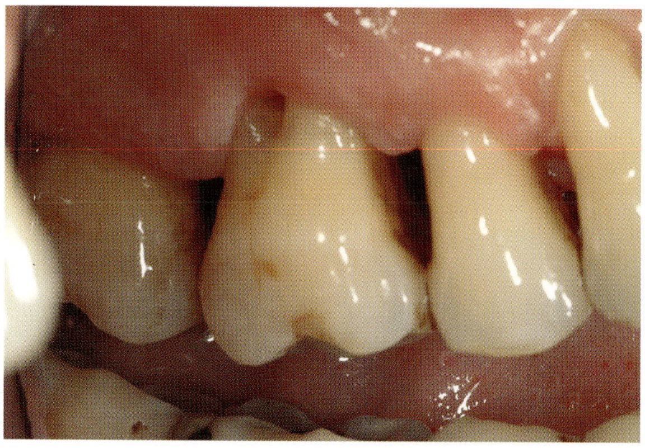

图9.6 在上颌磨牙，牙根的解剖不能形成一个从颊侧到近中根分叉入口的直线路径（和下颌磨牙根分叉相反）。在这类病例中，更建议通过修整龈瓣来打开根分叉，以利于根分叉入口处的开放式愈合（a）；无须放置缝线，这样愈合后能确保患者更好地清洁根分叉区（b）。

9.5 术后随访和根分叉处口腔卫生的维护

通常来说，术后7～10天拆线时，根分叉处的组织触诊疼痛，不适合贯通式地清洁。此时，术中暴露的骨面还没有上皮覆盖可能是触诊起来疼痛的原因。术后第1次口腔卫生指导的关注点应该放在如何将牙间隙刷准确地水平插入根分叉区，对患者指导应该是“将牙间隙刷尽量插入根分叉处”。理想情况下，患者应该在术后第4周和第8周复诊。术后4周时应观察患者是否能将牙间隙刷插入到根分叉的中部，尽可能到达根分叉的舌侧入口。最好使用直的牙间隙刷，但是舌侧牙龈在愈合过程中向冠方生长，必要时可以将牙间隙刷弯曲以避免牙刷在舌侧牙龈处被卡住。同时指导患者感受牙间隙刷的刷头在根分叉内，以保证牙间隙刷可以通过整个根分叉（图9.7）。如果组织过度再生，建议采用牙龈切除术。从解剖学的观点来看，根分叉处牙龈的愈合情况可以体现口腔卫生情况是否良好（图9.8）。

从心理学的角度上来看，很重要的一点是，医生和患者应当完全相信隧道成形术。否则，患者不会学习如何清洁根分叉隧道处。对于诊所来说，这也十分重要，因为有根分叉病变的患者能进行长期的维持治疗才能保证远期良好的预后。

在一些病例中，可能还需要指导患者从腭侧或者舌侧进入根分叉区进行清洁，从而获得最好的清洁效果，但是这种方式患者需要进行大量的训练。

一项试验对根分叉隧道成形术后患者的感受和刷牙习惯（Helldén et al. 1989）进行调查，结果显示，根分叉隧道成形术后大多数患者（92%）未感觉到不适，70%的患者认为很容易清洁根分叉处、80%使用牙间隙刷、27%患者结合使用传统的牙刷和牙间隙刷（见第13章）。

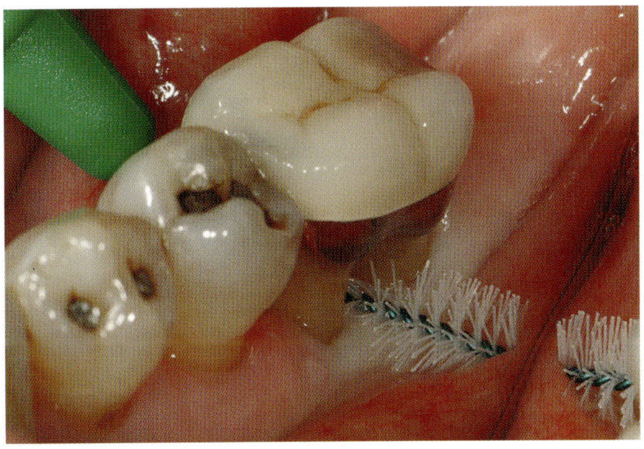

图9.7　仔细的口腔卫生指导。向患者解释清洁根分叉隧道的重要性。要点之一是需要强调必须将牙间隙刷完全插入并穿通根分叉隧道处。患者的舌头要能感受到刷头。

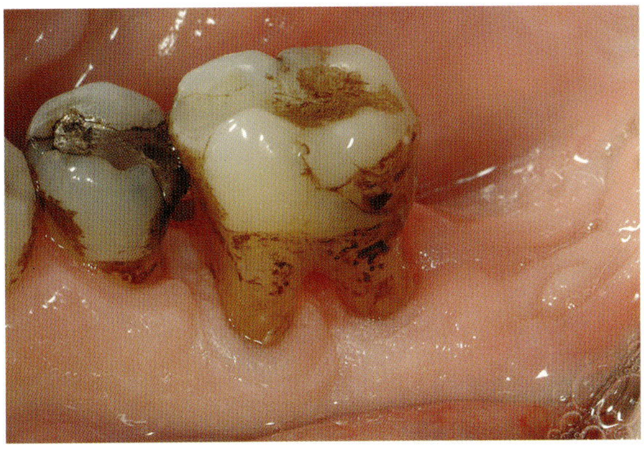

图9.8　牙龈的形态可以体现出患者清洁根分叉的能力。牙根之间的牙龈形态可提示牙间隙刷通过隧道根分叉的路径，提示根分叉隧道成形术后良好的口腔卫生。同时可以观察到牙龈紧密地附着于根面。

9.6　患牙的类型

对于下颌磨牙来说，刷牙的步骤很简单。通常来说牙间隙刷可以轻松地放入整个根分叉，并且从一个方向进另一个方向出。上颌磨牙的3个根分叉让清洁过程更为复杂。在多数病例中，牙根的解剖形态引导牙间隙刷从颊侧根分叉到达近中根分叉处，大多数病例近中根分叉入口位于近腭轴角处。通常情况下，直的牙间隙刷不能通过根分叉。因此，必须指导患者将牙间隙刷进行弯曲以通过整个根分叉，或者可以指导患者从舌侧放入牙间隙刷。

上颌磨牙远中根分叉的入口位于邻面的中份。远中邻牙存在时，很难清洁远中根分叉入口。但是，当牙间隙刷通过牙齿之间的间隙进行邻面清洁时刷毛会打开，也可能清洁到根分叉入口。这就解释了为什么当上颌磨牙有从颊侧到近中的功能性根分叉隧道时，即便不是总能清洁到远中根分叉，患牙仍然可以长久保留。当相邻的后牙缺失时，患者清洁患牙的灵活性增加，可能可以创造一个功能性双隧道（图9.9）。文献中较少提及双隧道成形术。Helldén等（1989）报道了33例上颌磨牙的双隧道成形术，但是他们并未详细说明这类隧道成形术的治疗效果。一篇包含两例双侧双隧道的病例研究证实，这类患牙经过两年多的支持治疗仍可以保持稳定（Rüdiger 2001）。

无论是上颌还是下颌第二磨牙的根分叉病变，对患者而言，到达病损区的难度都很高。首先，对口角的牵拉以及第二磨牙的位置阻碍了牙间隙刷正确放置在根分叉入口。其次，第二磨牙牙根的分叉度（上颌颊根）小于第一磨牙，并且第二磨牙根柱通常长于第三磨牙（Kerns et al. 1999）。

有文献报道一例上颌第一前磨牙的根分叉隧道成形术，但并未详细说明根分叉隧道成形术如何在控制口腔卫生方面发挥作用，以及这颗经过隧道成形术的前磨牙是否是需要拔除的牙齿（Hamp et al. 1975）。由于上颌第一前磨牙

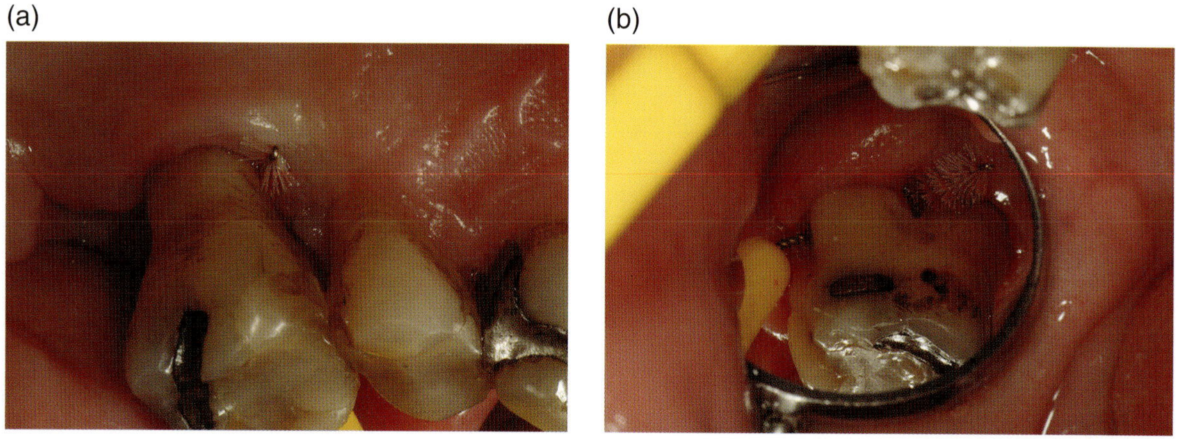

图9.9 在极少数病例中，可以创造出双隧道。在这个病例中，可以通过颊侧根分叉入口到达远中根分叉入口处（a）；患者已掌握通过颊侧根分叉入口到达近中和远中入口（b）。

根分叉的两个入口都在邻面，如果没有牙扭转或者邻牙缺失，很难探到根分叉的入口。而且大多数上颌第一前磨牙（63%）是融合根，具有根分叉的牙齿中，只有10%的分叉点在牙根的颈1/3，即有可能被清洁（Joseph et al. 1996; 见第1章）。因此，上颌第一前磨牙在牙弓中的位置及其牙根的解剖结构都提示其不适合采用隧道成形术。在15年的牙周诊疗中，作者只接诊过一例上颌第一前磨牙根分叉的贯通性病变。该病例中，第二前磨牙缺失且第一前磨牙有一定程度的扭转，在这种情况下牙间隙刷可以通过根分叉。这颗患牙的牙槽骨吸收已达根尖1/3（图9.10）。治疗初期观察到患牙情况有一定的改善，但是当患者3个月后复诊时，牙槽骨吸收达根尖，最终拔除了该患牙。

9.7 牙髓反应

隧道成形术会暴露较大面积的牙根。因为多根牙根分叉区常存在副根管，术后可能会出现牙髓反应（Lowman et al. 1973; Vertucci and Williams 1974; Niemann et al. 1993; Zuza et al. 2006）。但是，根分叉处只有一小部分（10%）副根管连通髓腔和牙周膜；大多数都是盲根管，一侧在髓腔或牙周膜开口，另一侧终止在牙本质（Zuza et al. 2006）。另外，即使可以在副根管中观察到牙髓炎症，只有当炎症波及主根尖孔时才会发生牙髓坏死（Langeland et al. 1974）。这些解剖学和组织学上的发现证实了临床观察结果，即牙髓反应并不是根分叉隧道成形术后主要的并发症（表9.1）。

9.8 根分叉隧道处出现龋坏

隧道成形术后的磨牙根分叉处存在根面龋的风险。根分叉根面龋发病率的范围从4.4%到57.1%（表9.1）。据报道，经过10年的牙周支持治疗，牙周治疗后根面龋的发生率为82%～90%

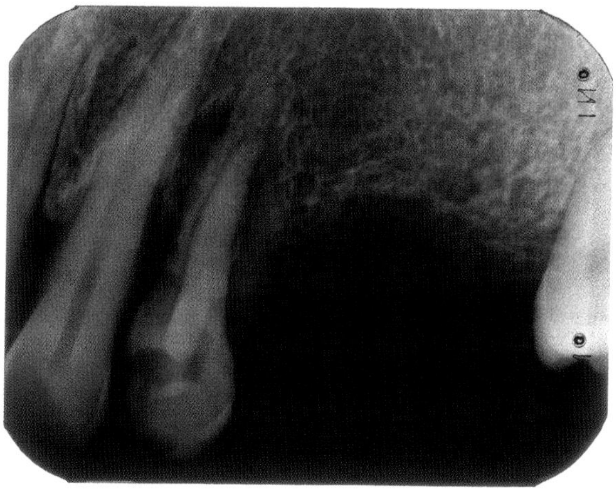

图9.10　上颌左侧第一前磨牙近中牙槽骨吸收达根尖1/3，这颗牙进行了根分叉隧道成形术。临床上，根分叉入口的近中牙龈肿胀，对应影像学接近根尖区的透射影。即使能够很好地使用牙间隙刷，牙周炎仍然在进展。几个月后患牙由于失去其稳定性而不得不被拔除。

（Ravald and Hamp 1981; Reiker et al. 1999），所以根分叉隧道成形术后的根面龋不是特别现象。由于临床上很难发现根分叉隧道处的龋坏，故当临床症状明显时，龋坏往往已经超过了能进行修复的范围，从而不可避免被拔除（图9.11和图9.12）。

9.9　牙周维持期

牙周维持阶段的关键点是在当患者完成牙周治疗后。患者转诊诊所进行的介绍和指导对隧道成形术患牙的预后至关重要，通常建议每3个月进行牙周支持治疗，提醒患者根分叉隧道的存在是一项重要的心理学上的干预措施。已有证据证实接受隧道成形术的患牙经过多年的牙周支持治疗后仍可以保留（表9.1）。在牙周支持治疗期间，龋坏是牙丧失主要的原因。有迹象表明，10年维持期后存在一个节点，此时牙齿丧失的百分比显著上升（Dannewitz et al. 2006, 2016）。许多试验（表9.1）推荐使用氟来防止根分叉隧道处龋坏的发生，但也有试验发现（Topoll and Lange 1987, Eickholz et al.），在隧道成形术后失牙的患者中，不采用以上推荐方法的患者数量非常多。因此仍需大量试验来得出一个结论，为隧道成形术后磨牙的长期存留提供指导。

证据小结

- 牙周疾病的治疗中，1%～5%的磨牙可使用隧道成形术
- 隧道成形术最好的候选牙是下颌第一磨牙
- 牙周治疗后，隧道成形术后大多数磨牙能够成功保留多年，但在10年后预后变差
- 在牙周维持治疗期，龋坏是隧道成形术后导致失牙最常见的并发症

表9.1 对多根牙根分叉隧道成形术后随访研究的总结

作者/年代	样本量 n	随访时间（平均数±标准差/变化范围）	试验类型	牙数	接受隧道成形术牙的类型	牙周支持治疗（SPT）；氟化物的应用	拔除的隧道成形术牙/所有复查的隧道成形术牙（%）	拔除患牙的原因
Hamp et al. 1975	100	5	多根牙术后的前瞻性随访研究	310颗多根牙，其中7（2.3%）颗牙接受了隧道成形术	6颗下颌第一磨牙，1颗上颌第一前磨牙	3～6个月	3/7=42.9%	龋坏
Topoll and Lange 1987	28	1～8；平均3.4	磨牙隧道成形术后的回顾性随访研究	34颗隧道成形术后的磨牙	32颗下颌磨牙，2颗上颌磨牙接受腭根切除术	3～4个月；14名患者被推荐使用氟化物预防（使用凝胶）	没有特别说明	—
Helldén et al. 1989	107	0.8～8.9；平均3.1	磨牙隧道成形术后的回顾性随访研究；102/107患者和149/156隧道术后的患牙被复查	156颗隧道成形术后的磨牙	52颗下颌磨牙，91颗上颌磨牙，其中33颗是双隧道成形术	3～6个月；建议所有患者使用含氟牙膏，同时直接用在隧道处，用0.025%氟化液体漱口	10/149=6.7%	6/10颗患牙因为龋坏拔除；其他原因没有详细说明
Kuhrau et al. 1990	59	4～8；平均5.8	磨牙SPT期的回顾性随访研究	275颗磨牙，其中14（5.1%）颗牙接受了隧道成形术	14颗下颌磨牙	常规SPT，没有特别说明随访间隔时间	2/14=14.3%	龋坏
Eickholz et al. 1991	56	1～5；平均2.0	下颌磨牙隧道成形术后SPT期的回顾性随访研究；49/56患者和68/76隧道成形术后的磨牙被复查	76颗接受隧道成形术治疗的下颌磨牙	76颗下颌磨牙	3个月，39名患者被推荐在隧道处使用浓缩氟化凝胶	5/68=7.4%	没有详细说明
Little et al. 1995	18	5.8±0.83	磨牙隧道成形术后前瞻性随访研究	18颗接受隧道成形术治疗的磨牙	13颗下颌磨牙，5颗上颌磨牙	3个月	2/18=11.1%	龋坏
Feres et al. 2006	18	2～10	磨牙隧道成形术后SPT期的回顾性随访研究	30颗接受隧道成形术治疗的磨牙	没有特别说明	间隔3～6个月行专业预防，在隧道处应用氟化凝胶，口腔卫生指导	没有特别说明	

续表

作者/年代	样本量 n	随访时间（平均数±标准差/变化范围）	试验类型	牙数	接受隧道成形术牙的类型	牙周支持治疗（SPT）；氟化物的应用	拔除的隧道成形术牙/所有复查的隧道成形术牙（%）	拔除患牙的原因
Kaltschmitt et al. 2006	41	1～13	磨牙隧道成形术后SPT期的回顾性随访研究	56颗接受隧道成形术治疗的磨牙	6颗上颌磨牙，50颗下颌磨牙	不同程度的SPT	8/56=14.3%；7颗下颌磨牙；1颗上颌磨牙	没有详细说明
Dannewitz et al. 2006	71	8.9 5.2～12.2	磨牙SPT期的回顾性随访研究	505颗磨牙，其中14（2.3%）颗牙接受了隧道成形术	1颗上颌磨牙，13颗下颌磨牙	根据个性化风险评估，间隔3个月、6个月、12个月；平均每年复诊（1.9±0.6）次	1/14=7.1%	没有详细说明
Dannewitz et al. 2016	136*	13.2±2.8	磨牙SPT期的回顾性随访研究	1015颗磨牙，其中14（1.4%）颗牙接受了隧道成形术	1颗上颌磨牙，13颗下颌磨牙	根据个性化风险评估，间隔3个月、6个月、12个月；平均每年复诊（1.8±0.5）次	5/14=35.7%	没有详细说明

* Dannewitz等（2006）已报道了这项试验中的37例病例。

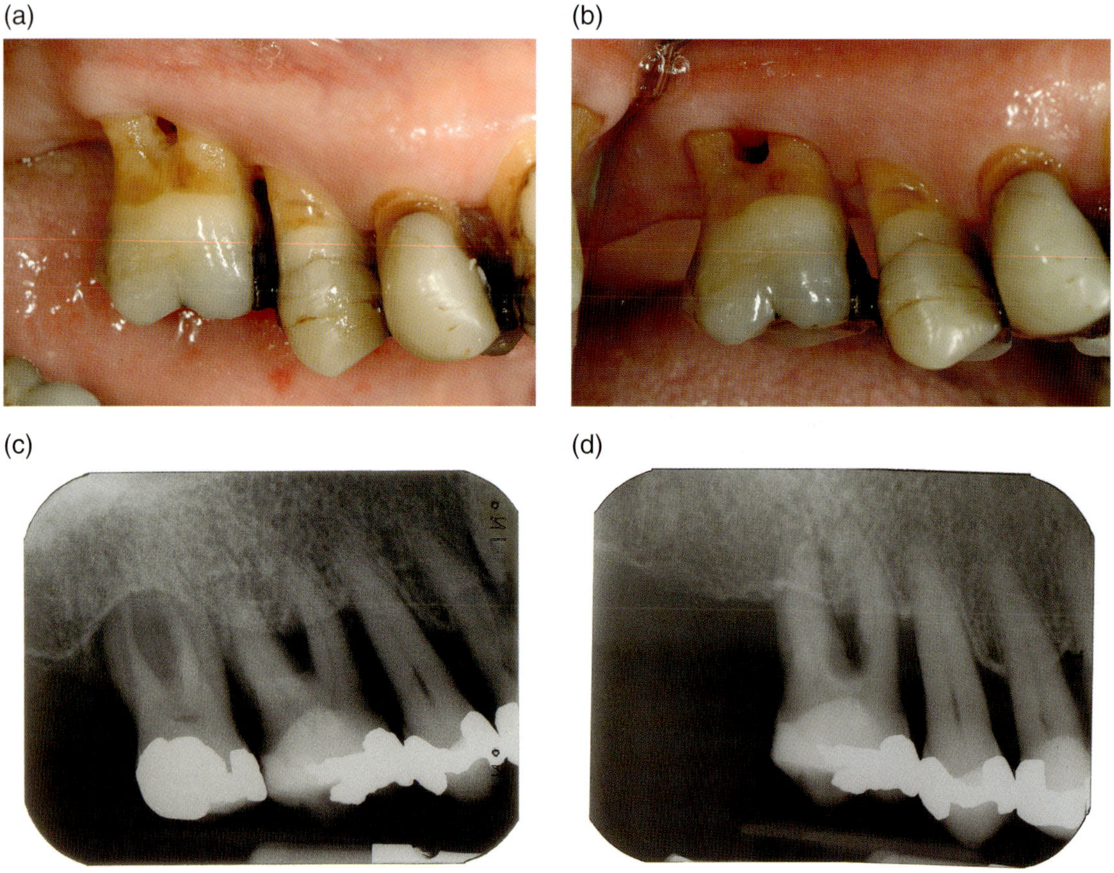

图9.11

图9.12

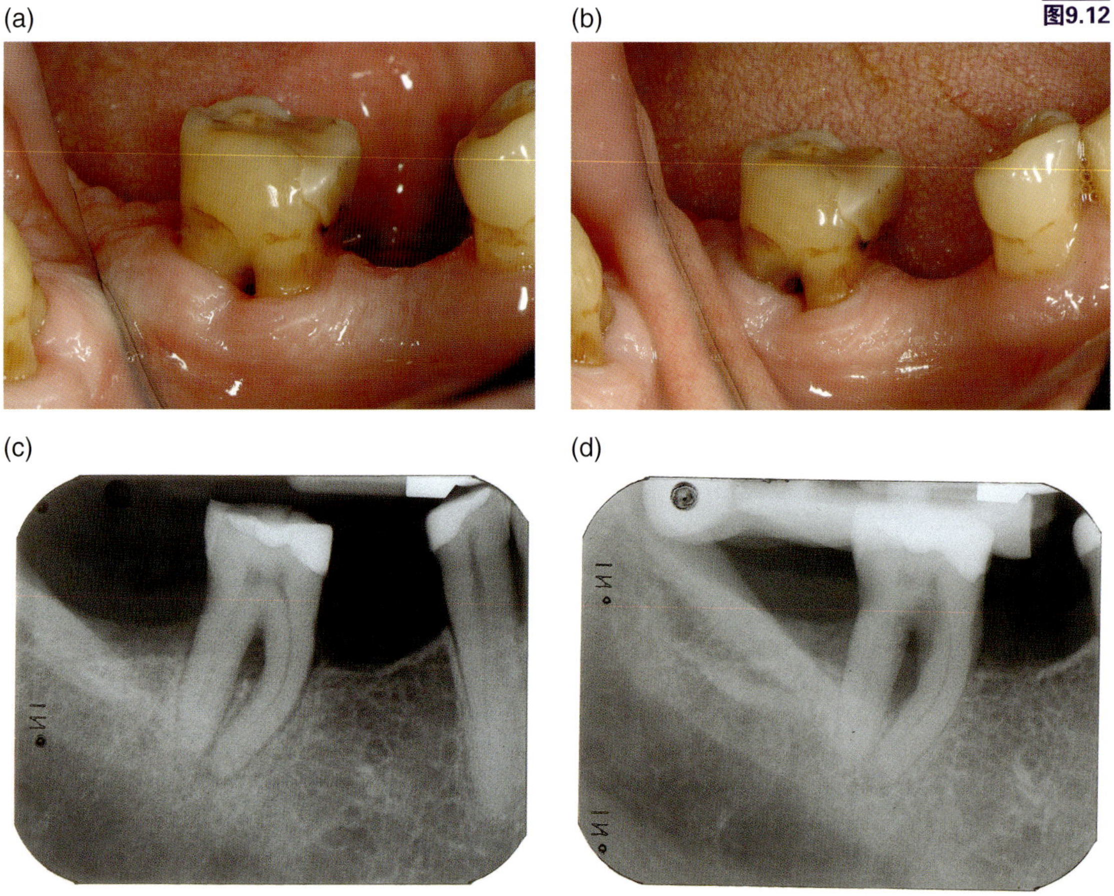

图9.11和图9.12 根分叉隧道成形术后龋坏的发生。在这2个病例中，龋坏发生在根分叉处——（a）和（c）龋坏发生前；（b）和（d）已成龋坏。龋坏的发生与牙周支持治疗阶段不完善的口腔卫生相关，这种病境在单纯的临床检查中容易被遗漏，因此在牙周支持治疗阶段，影像学检查可以在早期发现龋坏。

参考文献

[1] Chiu, B.M., Zee, K.Y., Corbet, E.F., and Holmgren, C.J. (1991). Periodontal implications of furcation entrance dimensions in Chinese first permanent molars. *Journal of Periodontology* 62, 308–311.

[2] Dannewitz, B., Krieger, J.K., Hüsing, J., and Eickholz, P. (2006). Loss of molars in periodontally treated patients: A retrospective analysis five years or more after active periodontal treatment. *Journal of Clinical Periodontolology* 33, 53–61.

[3] Dannewitz, B., Zeidler, A., Hüsing, J. et al. (2016). Loss of molars in periodontally treated patients: Results 10 years and more after active periodontal therapy. *Journal of Clinical Periodontolology* 43, 53–62.

[4] Eickholz, P., Kaltschmitt, J., Berbig, J. et al. (2008). Tooth loss after active periodontal therapy. 1: Patient-related factors for risk, prognosis, and quality of outcome. *Journal of Clinical Periodontolology* 43, 165–174.

[5] Eickholz, P., Topoll, H.H., Hucke, H.P., and Lange, D.E. (1991). Postoperative Befunde nach Tunnelierung furkationsbeteiligter Unterkiefermolaren (Grad III) [Postsurgical findings after tunnel preparation in mandibular molars with class III furcation involvement]. *Deutsche Zahnärztliche Zeitschrift* 45, 356–357.

[6] Feres, M., Araujo, M.W., Figueiredo, L.C., and Oppermann, R.V. (2006). Clinical evaluation of tunnelled molars: A retrospective study. *Journal of the International Academy of Periodontology* 8, 96–103.

[7] Friedman, N. (1962). Mucogingival surgery: The apically repositioned flap. *Journal of Periodontolology* 33, 328–340.

[8] Graetz, C., Schützhold, S., Plaumann, A. et al. (2015). Prognostic factors for the loss of molars: An 18-years retrospective cohort study. *Journal of Clinical Periodontolology* 42, 943–950.

[9] Hamp, S.-E., Nyman, S., and Lindhe, J. (1975). Periodontal treatment of multirooted teeth: Results after 5 years. *Journal of Clinical Periodontology* 2, 126–135.

[10] Helldén, L.B., Elliot, A., Steffensen, B., and Steffensen, J.E.M. (1989). Prognosis of tunnel preparations in treatment of class III furcations: A follow-up study. *Journal of Periodontology* 60, 182–187.

[11] Hou, G.L., and Tsai, C.C. (1997). Types and dimensions of root trunk correlating with diagnosis of molar furcation involvements. *Journal of Clinical Periodontology* 24, 129–135.

[12] Joseph, I., Varma, B.R., and Bhat, K.M. (1996). Clinical significance of furcation anatomy of the maxillary first premolar: A biometric study on extracted teeth. *Journal of Periodontology* 67, 386–389.

[13] Kaltschmitt, J., Radek, M., Dannewitz, B., and Eickholz, P. (2006). Success of tunnel preparations in molars with class III furcation involvement. *Journal of Clinical Periodontology* 33 (7), 116.

[14] Kerns, D.G., Greenwell, H., Wittwer, J.W. et al. (1999). Root trunk dimensions of 5 different tooth types. *International Journal of Periodontics and Restorative Dentistry* 19, 83–91.

[15] Kuhrau, N., Kocher, T., and Plagmann, H.C. (1990). Parodontalbehandlung furkationsbefallener Zähne: Mit oder ohne Radektomie? [Periodontal treatment of furcally involved teeth: With or without root resection?]. *Deutsche Zahnärztliche Zeitschrift* 45, 455–457.

[16] Lang, N.P., Adler, R., Joss, A., and Nyman, S. (1990). Absence of bleeding on probing: An indicator of periodontal stability. *Journal of Clinical Periodontology* 17, 714–721.

[17] Langeland, K., Rodrigues, H., and Dowden, W. (1974). Periodontal disease, bacteria, and pulpal histopathology. *Oral Surgery, Oral Medicine, Oral Pathology* 37, 257–270.

[18] Little, L.A., Beck, F.M., Bagci, B., and Horton, J.E. (1995). Lack of furcal bone loss following the tunnelling procedure. *Journal of Clinical Periodontology* 22, 637–641.

[19] Lowman, J.V., Burke R.S., and Pelleu G.B. (1973). Patent accessory canals: Incidence in molar furcation region. *Oral Surgery, Oral Medicine, Oral Pathology* 36, 580–584.

[20] Niemann, R.W., Dickinson, G.L., Jackson, C.R. et al. (1993). Dye ingress in molars: Furcation to chamber floor. *Journal of Endodontics* 19, 293–296.

[21] Paolantonio, M., di Placido, G., Scarano, A., and Piattelli, A. (1998). Molar root furcation: Morphometric and morphologic analysis. *International Journal of Periodontics and Restorative Dentistry* 18, 489–501.

[22] Ravald, N., and Hamp, S.-E. (1981). Prediction of root surface caries in patients treated for advanced periodontal disease. *Journal of Clinical Periodontology* 8, 400–414.

[23] Reiker, J., van der Velden, U., Barendregt, D.S., and Loos, B.G. (1999). A cross-sectional study into the prevalence of root caries in periodontal maintenance patients. *Journal of Clinical Periodontology* 26, 26–32.

[24] Rüdiger, S.G. (2001). Mandibular and maxillary furcation tunnel preparations: Literature review and a case report. *Journal of Clinical Periodontology* 28, 1–8.

[25] Svärdström, G., and Wennström, J.L. (1988). Furcation topography of the maxillary and the mandibular first molars. *Journal of Clinical Periodontology* 15, 271–275.

[26] Topoll, H.H., and Lange, D.E. (1987). Die Tunnelierung mehrwurzliger Zähne: Ergebnisse 8 Jahre post operationem. [Tunnel preparation of multirooted teeth: Results 8 years after surgery]. *Deutsche Zahnärztliche Zeitschrift* 42, 445–449.

[27] Vertucci, F.J., and Williams, R.G. (1974). Furcation canals in the human mandibular first molar. *Oral Surgery, Oral Medicine, Oral Pathology* 38, 308–314.

[28] Zuza, E.P., Toledo, B.E., Hetem, S. et al. (2006). Prevalence of different types of accessory canals in the furcation area of third molars. *Journal of Clinical Periodontology* 77, 1755–1761.

第10章
根分叉病变的创新性及辅助性治疗：成功的证据及对未来的展望
Innovative and Adjunctive Furcation Therapy: Evidence of Success and Future Perspective

Luigi Nibali, Elena Calciolari

英国伦敦玛丽女王大学（QMUL）巴茨和伦敦医学与牙学院，牙科研究所，口腔临床研究中心，免疫生物学和再生医学中心

10.1 引言

本书前部分章节回顾了与磨牙根分叉病变相关的解剖结构，以及临床医生在治疗磨牙根分叉病变时所遇到的挑战。近年来，技术的发展催生了一系列可辅助治疗磨牙根分叉病变的仪器设备和技术手段。本章旨在对近年来根分叉病变治疗方式所发生的变化进行回顾总结，同时展示提供这些新型治疗方法的临床疗效证据，并推测未来可能的有效治疗手段。随着迷你刮治器和超声细线器在临床的应用，牙周非手术治疗，包括根分叉病变的治疗，取得了显著进展，此部分已在第3章进行阐述。以下我们将介绍一些新兴治疗手段，它们可能成为前面提到的“传统”治疗方法的“替代选择”。

10.2 牙周内镜

大约20年前，为了克服传统闭合式根面机械治疗的局限性，让临床医生能进行可视化的根面清创，有学者提议使用牙周内镜（Ozawa et al. 1999）。牙周内镜是为探查牙周炎患者牙周深袋内的情况并进行成像显示而特别设计的，其优点在于能对龈下根面进行成像和放大（可放大24倍到48倍；Kwan 2005）。微型超声器械联合内镜的使用可更准确、保守、微创地进行根面清创（Geisinger et al. 2007），降低了之后需要手术治疗的可能性。由于伴有根分叉病变的磨牙存在不易到达清洁的部位，因此内镜可能成为其理想的治疗方式。然而，Michaud和其团队（2007）应用体式显微镜对35对分别接受

Diagnosis and Treatment of Furcation-Involved Teeth, First Edition. Edited by Luigi Nibali.

Companion website: www.wiley.com/go/nibali/diagnosis

内镜辅助龈下刮治和根面平整（SRP）或仅使用传统SRP治疗的多根牙进行拍照，评估后发现两组牙结石清除率并无显著性差异。最近另一项随机半口对照研究在对患者一个象限进行传统SRP治疗，另一个象限使用内镜辅助SRP治疗，得到了与前述相同的结论（Blue et al.2013）。不过，内镜辅助SRP组的牙周炎症指标如探诊出血（BOP）、牙龈指数（GI）与单纯SRP组相比明显降低。

尽管牙周内镜对于具有牙周手术禁忌证的患者以及对传统非手术治疗效果不佳的位点是一个极具吸引力的选择，然而，牙周内镜在以下情况中的使用仍面临困难，如窄根分叉区、弯曲根、牙根距离过近以及存在修复体悬突等（Kwan 2005）。此外，除了内镜高昂的费用，我们还需要注意内镜的操作难度较高，且需要针对性的训练和艰苦的学习过程。

10.3 激光治疗

在过去20年间，激光治疗牙周炎得到了越来越广泛的关注。激光“laser”一词是“light amplification by stimulated emission of radiation”首字母的缩写，广泛指代任何可以发射平行、空间相关性光的装置。激光可以根据其激发媒介（气体激光和固体激光）、组织适用性（硬组织和软组织）、波长范围和应用风险进行分类（Verma et al. 2012）。牙科激光的波长主要在电磁波频率的近、中、远红外范围内（EMS; Lomke, 2009）。

在牙周治疗中，已有不同类型的激光应用于去除袋内上皮（Borrajo et al. 2004; Saglam et al. 2014; Ustun et al. 2014）、去除龈下牙结石（Eberhard et al. 2003; Schwarz et al. 2003; Lopes et al. 2010）、降低细菌量（Moritz et al. 1998; Yaneva et al. 2014）、根面去污（Barone et al. 2002）以及促进牙周再生（Dogan et al. 2016; Taniguchi et al. 2016）。

目前辅助使用牙科激光治疗的相关研究质量欠佳，不足以支持其在治疗慢性牙周炎、侵袭性牙周炎或在牙周维持治疗中的作用（Cobb 2016）。事实上，美国牙周病学会（American Academy of Periodontology, AAP）在2011年的报告中指出，牙科激光无论是作为单一治疗手段还是辅助牙周非手术治疗，对减少龈下细菌量以及根面清创都没有明确助益，这一结论至今无明显变化。最近发表的Meta分析指出：应用Nd：YAG或二极管激光联合牙周非手术治疗对短期（6个月）内牙周袋探诊深度（PPD）和探诊出血（BOP）的减少比仅使用机械清创更显著（Roncati and Gariffo 2014; Sgolastra et al. 2014）。然而，他们同样强调，所纳入的研究质量欠佳，要想得出更可靠的结论仍需要更多随访时间长、设计完善、平行设计且具有足够统计检验效力的独立随机对照试验，并提供合适的激光参数设置数据。

除了有限的科学研究证据以外，目前使用激光治疗磨牙根分叉病变还受其他因素限制，如较高的仪器使用费（这使得对患者证明使用激光的合理性较为困难），需要对操作者进行额外的教育/培训（包括不同波长的不同特性以及多项基本物理原理），以及需要落实安全措施。另外，更为重要的是，目前不同激光的最佳使用参数仍缺少证据支持，包括波长、能量密度、输出功率、电池间距离、照射频率/持续时间、激光聚焦点等。

据作者所知，目前只有有限的研究应用激光治疗磨牙根分叉病变，其研究结果和其他牙周炎患牙治疗结果一致。在一项随机对照双盲试验中，de Andrade等（2008）对17名患者患牙的Ⅱ度根分叉病变分别进行了单一SRP治疗或SRP联合脉冲Nd：YAG激光治疗，并比较其临床参数和微生物参数上的差异。结果显示，联合激光治疗可有效减少治疗后即刻的菌落形成单位（CFU），但6周后两组之间无明显差异。此外，在牙周临床参数上，两组之间不论在基线水平还是治疗后6周都未见明显差异。最近另一项半口对照研究使用铒-铬：钇-钪-镓-石榴石（erblum, chromium: yttrium-scandium-gallium-garnet，Er, Cr: YSGG）激光联合SRP治疗磨牙的Ⅱ度或Ⅲ度根分叉病变（Ge et al. 2017）。结果显示，在治疗后6周和12周，激光辅助治疗组PPD和BOP的降低比对照组（仅进行SRP）更为显著，同时视觉模拟评分法（VAS）得出的疼痛分数在激光治疗组也相对更低。

另一种引人注意的基于激光的治疗方式是所谓的“光照疗法”，又称为激光凝固法或低水平激光治疗（LLLT），此方法是将激光设定为低剂量模式，以达到缓解疼痛或炎症、诱导免疫调节、促进伤口愈合以及组织再生的目的（Ander et al. 2015）。近年来有研究提示LLLT能增强成骨细胞增殖和分化能力（Amid et al. 2014），提高成纤维细胞中胶原和血管内皮细胞生长因子的表达水平（Martignago et al. 2015），促进核酸生成（Saperia et al. 1986），增加线粒体呼吸链及三磷酸腺苷（ATP）的合成（Agrawal et al. 2014）。要探究LLLT的潜在疗效，还需在未来继续开展联合使用LLLT进行牙周再生治疗或磨牙根分叉病变治疗的研究。另一种应用于牙周领域的光照疗法是抗菌光动力疗法，它将LLLT和光敏剂联合应用，旨在利用活性氧分子消灭牙周袋中的病原菌。此方法将在后续小节中进行论述。

10.4　光动力疗法

光动力疗法（PDT）的基本原理源于需要在不引起细菌耐药的条件下产生抗菌效果。光动力治疗通过使用染料（光敏剂）接触细菌胞膜使细菌处于光敏状态，随即被特定能量和波长的光线照射杀灭。更确切地说，激光的作用是激活光敏剂分子以达到可以和氧分子反应产生单态氧的高能三重态，这种状态可以反过来破坏细菌胞膜结构。甲苯胺蓝（TBO）和亚甲蓝（MB）因其具有低毒性、可黏附于革兰阴性菌胞膜的阳离子电荷、吸收红光、从单态快速转变为三态、长时间维持三态以及光照产物产量高等理想特性而被用作光敏剂（Atieh 2010; Soukos and Goodson 2011; Gursoy et al. 2013）。

虽然PDT的原始概念早在100多年前就被提出，但却是在近几年才开始逐渐被应用于临床各领域中，如肿瘤学、皮肤病学和口腔医学（Konopka and Goslinski 2007）。PDT的特性让它成为牙周非手术或手术治疗阶段中一种极具潜力的治疗手段，能够在不引起细菌耐药性的前提下增强机械清除牙菌斑的效果（Andrade et al. 2013; Sgolastra et al. 2013a, b; Souza et al. 2016）。研究显示，在体外使用TBO和635nm激光激发可以对牙周袋中的致病菌进行光照灭活（Qin et al. 2008）。尽管一些动物模型和临床研究显示其具有一定的治疗潜力，1篇系统评价和Meta分析综合了7篇应用PDT辅助或替代龈下清创的随机对照试验后发现，PDT不能提高临床治疗效果。部分研究显示细菌量［牙龈卟啉单胞菌（*Porphyromonas gingivalis*）］有所减少，但在其他研究中则无此变化。目前尚无相反的结果报道（Sgolastra et al. 2013a）。上述研究团队随后又对此方向进行了新的系统评价和Meta分析，同时纳入了随机对照试验和平行设计研究（Sgolastra et al 2013b）。移除离群研究后，Meta分析结果显示治疗后3个月时PPD的减少（0.19, 95% CI=0.007～0.31, P=0.002）和CAL的获得（0.37, 95% CI=0.26～0.47, P<0.0001）具有统计学差异。不过，上述数据的临床意义有限，且在治疗后6个月时，组间各项临床参数无明显差异。值得注意的是，亚组分析结果显示，当光照时间达到60秒时，PPD的减少量和临床附着的获得量更明显。

由于对根分叉行机械性清创较为困难，PDT可能是治疗根分叉病变的理想方法，可在基础治疗、手术治疗或维持治疗阶段应用PDT以达到减少细菌量和促进愈合的作用。PDT的优点在于其可在牙周袋中局部使用，可避免用药过量，减少副作用，同时避免导致口腔内其他位点的菌群紊乱（而全身应用抗菌药则会存在这些问题；Wainwright 1998; Hamblin and Hasan 2004）。图10.1展示了1例使用PDT治疗根分叉病变的病例。

De Almeida和其团队（2008）以实验性大鼠牙周炎模型为基础，回顾性评估PDT对根分叉区骨丧失的影响，发现PDT组相比对照组骨丧失量更少，一组仅局部使用MB，一组仅进行7天的LLLT治疗［（1.986 ± 0.417）mm^2］。治疗后15天时，PDT组［（1.641 ± 0.115）mm^2］和MB［（1.991 ± 0.294）mm^2］组骨丧失水平明显低于对照组［（4.062 ± 0.416）mm^2］和LLLT组［（2.641 ± 0.849）mm^2］。

目前所知，仅少量的RCT试验有针对性地

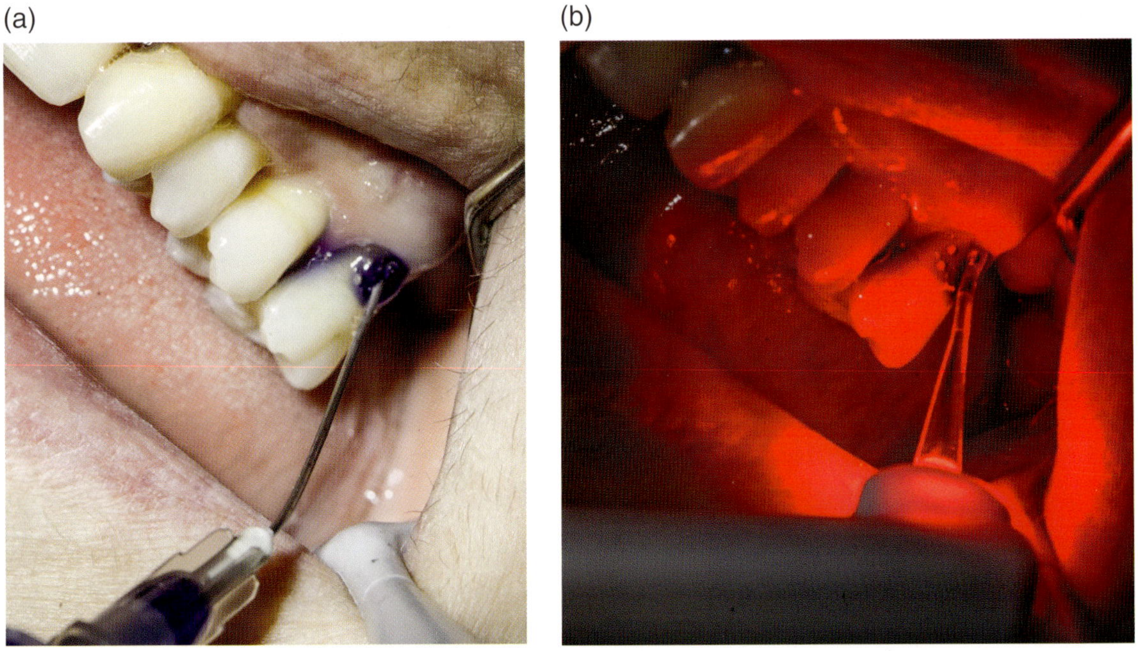

图10.1 慢性牙周炎患者左上颌第一磨牙（UL6）Ⅱ度根分叉病变（FI），在超声非手术清创后进行了光动力治疗。（a）在根分叉区涂布亚甲蓝染料；（b）PDT光照激活染料。

探究了PDT对磨牙根分叉病变的作用。1篇双盲RCT试验评估了PDT对慢性牙周炎患者Ⅱ度根分叉病变的治疗效果（Luchesi et al. 2013）；其中21名患者进行SRP并辅助使用光敏剂（对照组），另外16名患者进行SRP并联合PDT治疗（实验组），两组患者均完成6个月的随访。结果显示，尽管PDT辅助SRP治疗6个月后，龈沟液中的炎症介质水平和牙龈卟啉单胞菌、福赛坦氏菌浓度降低，但CAL和PPD无论在术后3个月或6个月，两组间均无显著性差异。但是，我们在分析结果时应考虑到这项试验缺乏真正的阴性对照组，即光敏剂的存在可能有利于对照组的治疗效果。另外，此研究采用单次PDT辅助SRP，而重复使用PDT可能达到更好的治疗效果（Lulic et al. 2009）。在1项半口对照RCT中，Andrade等（2013）收集了14位计划拔除双侧下颌Ⅲ度根分叉病变磨牙的信息。对照侧仅接受传统SRP治疗，而实验侧则接受SRP和一个疗程的PDT治疗。在基础治疗45天后对Ⅲ度根分叉病变患牙进行手术治疗，对照组进行翻瓣术+SRP，实验组进行翻瓣术+SRP+PDT。收集术后21天的新生肉芽组织，聚合酶链反应（PCR）检测显示实验组TIMP-2/MMP-2和OPG/RANKL的mRNA水平显著升高，提示PDT治疗可有效调节细胞外基质水平和促进骨改建。

10.5 喷砂装置

在持续终生的牙周维护治疗中，患牙的根面会受到治疗器械的持续磨损，因此治疗时在有效清创的同时应力求达到创伤最小化。基于以上考虑，喷砂是常规机械治疗的有效替代手段，喷砂技术在牙科领域的应用已有超过60年的历史（Petersilka 2011）。喷砂主要将磨料粉引入压缩空气形成的气流中，通过去除牙体表面黏附的沉积物或平整其质地来达到清洁和抛光牙面的目的。磨料摩擦的过程取决于磨料微粒的性质（形状、几何形态、硬度）和使用的水压、气压（Perersilka 2011）。

自20世纪80年代，碳酸氢钠喷砂开始被应用于清除龈上牙菌斑和色素（Berkstein et al. 1987; Barnes et al. 1990）。但由于碳酸氢钠可能损伤牙骨质，目前尚不建议将碳酸氢钠喷砂粉用于牙骨质和牙本质表面（Atkinson et al. 1984; Horning et al. 1987; Petersilka et al. 2003a）。此外，这类喷砂装置可能会造成可逆的软组织刺激和损伤，例如上皮糜烂伴下方结缔组织暴露（Hunter et al. 1989; Kontturi-Narhi et al. 1989; Kozlovsky et al. 2005）。为了克服以上缺陷并使软、硬组织损伤最小化，甘氨酸喷砂装置应运而生。一些临床研究已证明甘氨酸喷砂系统能有效清除龈下牙菌斑生物膜，但目前尚无关于甘氨酸喷砂在单根牙和多根牙之间疗效差异的相关研究。一项随机半口对照试验结果显示，在牙周维持治疗阶段，甘氨酸喷砂与手用刮治器相比，能更有效地降低3～5mm牙周袋中的细菌CFU（Petersilka et al. 2003b, c）。另1项随机半口对照试验未发现SRP和龈下喷砂在降低微生物数量方面存在显著性差异；但患者反馈甘氨酸喷砂更舒适，而操作者也更节约时间（Moene et al. 2010）。上述研究仅探究了较浅的牙周袋（≤5mm），Flemmig和其团队（2012）的最近一项研究纳入了袋深为4～9mm的牙周袋，结果显示甘氨酸龈下喷砂相比传统SRP能更有效地清除龈下牙菌斑生物膜，并引导口腔微生物向有利的方向转变（总体活菌数更低）。

总而言之，不论是在牙周治疗还是牙周维持治疗阶段，喷砂都是传统机械治疗的有效替代方案。甘氨酸喷砂似乎更容易被患者接受，且目前尚无不良反应事件报道。不过，一些病例报道了喷砂治疗后出现肺气肿的情况（全部成功治愈）（Finlayson and Stevens 1988; Fruhaul et al. 2005），所以在治疗前需要告知患者这类少见的并发症。目前新型的喷砂粉仍处于研究中，如木糖醇喷砂粉（Hagi et al. 2013, 2015），未来也会有相关随机试验对其临床疗效进行考证。另外，也提议开展相关研究探索喷砂技术对磨牙根分叉病变，尤其是多根牙的疗效。

10.6 抗菌药的局部应用

牙周炎是由病原微生物引起的，抗菌药联合机械清创被认为是有效的牙周治疗方法。需要牢记的是，使用超声洁牙尖或刮治器机械破坏龈下牙菌斑生物膜对于牙周袋愈合是必要的（Badersten et al. 1984），而在局部使用抗菌药可进一步减少微生物的数量并促进组织愈合。局部抗菌药物采用不同的运载系统进行缓释（药物在24小时内以有效浓度释放）或控释给药（药物可维持有效浓度并超过24小时）（Herreta et al. 2012; Jepsen and Jepsen 2016）。一些关于牙周的文献中报道了抗菌剂（包括氯己定、氯化钠和聚维酮碘）和抗生素（包括四环素和甲硝唑）的使用，并且其中一些药物可以在市面上获得。系统评价结果显示局部使用抗生素辅助龈下清创可在短期内显著改善牙周临床参数如PPD和CAL（Hanes and Purvis 2003; Bonito et al. 2005; Matesanz-Perez et al. 2013）。尚无长期研究观察局部使用抗生素对牙周稳定性或牙齿丧失的影响。

正如此前所反复观察到的，由于对根分叉缺损区的清创存在困难以及根分叉区微生物负载量高，所以对于患牙的根分叉病变，局部联合使用抗菌剂是可行的。然而是否有证据支持局部使用抗菌剂在磨牙根分叉病变的愈合和维持上的作用？Tonetti和他的团队（1998）进行了一项随机多中心对照试验，试验共纳入127名存在上颌磨牙Ⅱ度根分叉病变的患者，这些磨牙在牙周维持治疗阶段仍存在探诊出血。所有患者均接受了SRP和口腔卫生指导，同时在实验组的根分叉病变位点辅助使用了四环素纤维。随访6个月后进行牙周临床指标检查记录。研究者发现，尽管治疗3个月后试验组的BOP和PPD降低程度比对照组更高，但在治疗6个月后两组间无显著性差异。这一结果与另一项纳入了32名慢性牙周炎患者的临床研究结果一致。这些患者统一接受超声牙周袋内/根面清创后，被随机分配进行进一步的超声治疗伴或不伴局部使用8.8%多西环素凝胶（Tomasi and Wennstrom 2011），再治疗后3个月和9个月时进行临床指标的检查。再治疗包括局部抗菌药的使用，促使50%的Ⅰ度根分叉位点得到封闭，而仅使用机械清创的位点中仅29%得到封闭（$P>0.05$）；且在实验组中Ⅱ度根分叉病变处牙周袋深度减小的位点达17%，而在对照组中仅为11%（$P>0.05$）。两组间“根分叉病变分度的改善”结局变量未见差异，这提示局部联合使用多西环素并不能改善非手术牙周治疗后磨牙根分叉病变的情况（Tomasi and Wennstrom 2011）。

有两项随机对照试验曾研究聚维酮碘辅助SRP治疗Ⅱ度根分叉病变的效果，结果显示使用此种抗菌剂的效果有限（Ribeiro Edel et al. 2010）或无明显临床效果（Del Peloso Ribeiro et al. 2006）。一项随机平行对照研究共纳入了45名Ⅱ度根分叉病变的患者，比较了在超声龈下清洁后分别使用精油［essential oils（EOs）］、氯己定［chlorhexidine（CHX）］或蒸馏水（对照组）进行冲洗后的临床疗效（Yilmaz and Bayindir 2012）。在治疗后1个月和3个月时EOs组BOP减少程度明显优于CHX组和对照组，而其他牙周临床参数均无明显改善。图10.2展示了1例局部使用抗菌药治疗上颌磨牙根分叉病变的病例。

10.7 抗菌药的全身应用

自20世纪70年代起便提出全身使用抗生素辅助治疗牙周炎，鉴于其对龈下微生物群的影响，最初主要用于早发性牙周炎患者。Baer and Socransky（1979）随访了一批牙周病患者（现可归为侵袭性牙周炎），这些患者均接受了口腔卫生指导、非手术治疗、手术治疗并联合全身使用抗生素，发现抗生素如四环素和青霉素对牙周炎的处理是有效的，包括在牙周翻瓣刮治术中的应用。随后，甲硝唑因其对伴放线聚集杆菌（*Aggregatibacter actinomyecetemcomitans*）（那时称为伴放线放线杆菌，*Actinobacillus actinomycetemcomitans*；Saxen and Asikainen 1993）的作用而被应用于牙周治疗中。随着研究者们对全身辅助使用抗生素的关注日益增加，实验室研究发现伴放线聚集杆菌在甲硝唑和阿莫西林共孵育的条件下对甲硝唑的摄取率高于仅使用甲硝唑孵育的条件下（Pavicic et al. 1995）。此后，一些文献报道联合使用阿莫西林-甲硝唑辅助SRP的治疗方式可有效提高牙周临床参数（PPD减少，CAL获得增加）（van Winkelhoff et al. 1992; Winkel et al. 2001）。虽然较多随机安慰剂对照试验主要关注阿莫西林和甲硝唑的联合使用，但其他很多抗生素或它们的联合应用已被应用于牙周辅助治疗，包括对慢性牙周炎和侵袭性牙周炎的治疗。

大多数的原始研究文献和系统评价仅报道了短期效果（例如治疗后6个月或12个月），因此，要了解其远期效果是很困难的。系统评价发现全身使用抗菌药辅助SRP治疗相比单纯SRP治疗或SRP辅以安慰剂治疗能更好地改善临床效果（PPD减少，CAL获得增加）。PPD额外减少量从0.3mm到0.5mm不等，同时CAL额外获得量从0.2mm到0.4mm不等（全口平均量），且在侵袭性牙周炎中更为显著（Herrera et al. 2002, 2012; Sgolastra et al. 2012a, b; Buset et al. 2015）。一些长期随访试验得出的结果却相反。一项共纳入506名中度到重度牙周炎患者的研究，随访27个月后观察到，试验组（联用阿莫西林和甲硝唑）附着丧失水平明显减少（Harks et al. 2015）。一项前瞻性研究使用盐酸四环素辅助SRP进行治疗，每天服药4次，每次250mg，持续服用3周，进行长达13年的随访观察后发现，药物的短期效果随时间的推移而消失（Ramberg et al. 2001）。一篇最近发表的系统评价指出，从治疗后3个月到随访1年后，全身辅助使用抗生素的临床疗效随时间推移而逐渐减弱（Keestra et al. 2015）。因此，全身辅助使用抗生素的长期疗效仍然受到质疑。

此外，当判断是否联用抗生素进行治疗时需慎重考虑其可能带来的不良事件以及抗生素耐药性的发生。一般来说，由于对深牙周袋位点进行机械清创的有效性相对有限，在此类位点辅助使用抗生素效果更好（Guerrero et al. 2005）。同样，使用抗生素也能达到辅助治疗根分叉病变的效果。然而，目前尚无相关研究验证上述假设。据目前所知，仅有一项大型临床试验的亚组分析数据尝试回答这一问题，即

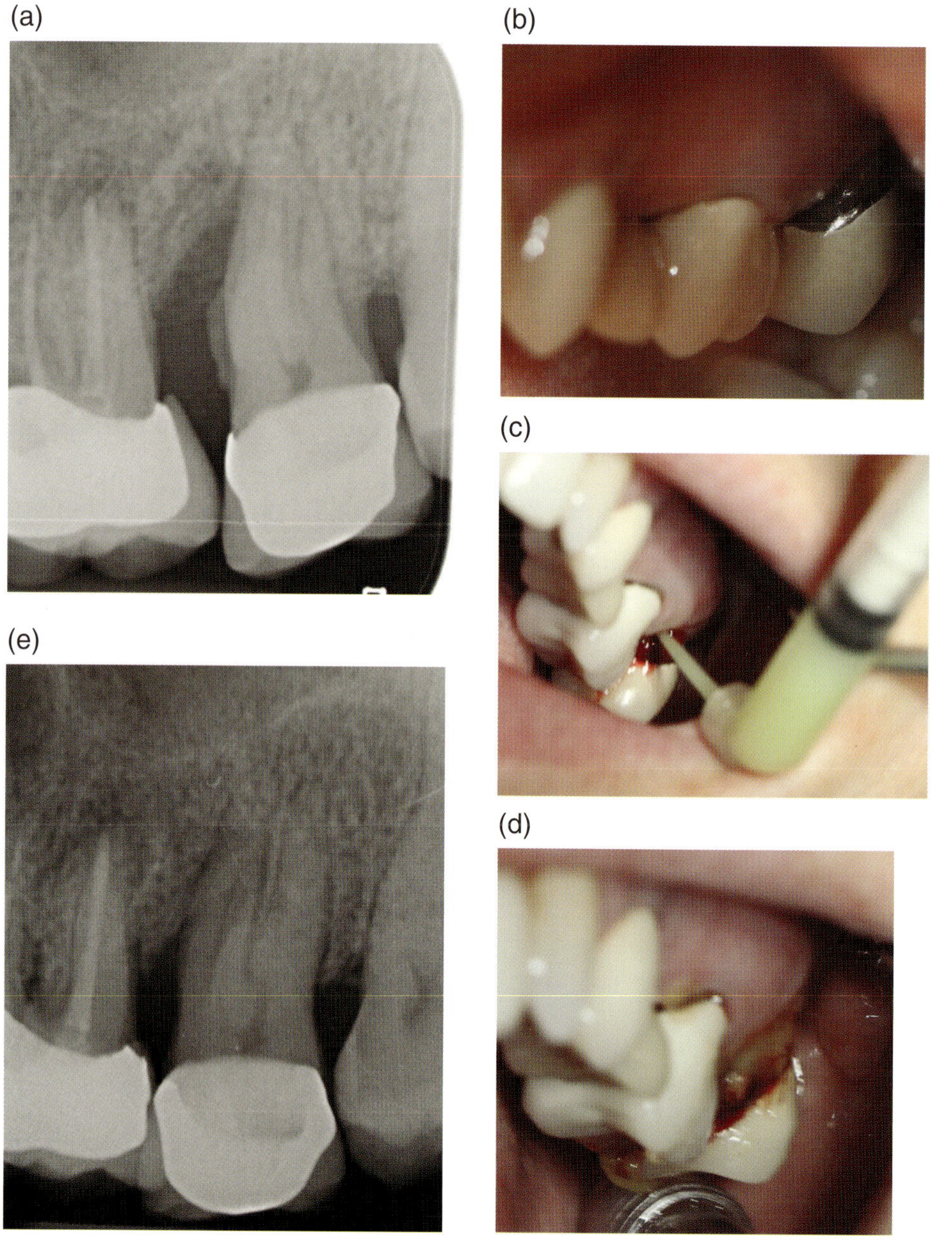

图10.2 上颌第二磨牙近中Ⅱ度根分叉病变伴近中骨下袋（牙周袋探诊深度10mm）和大量的龈下沉积物，非手术清创后局部使用抗生素。（a）根尖片；（b）口内照；（c）根分叉区和牙周袋的近颊处使用抗生素；（d）抗生素从袋内溢出；（e）治疗6个月后行影像学再评估，显示骨下袋出现骨充填，缺损区探诊深度减少（牙周袋探诊深度6mm，Ⅰ度根分叉病变）。

全身使用阿莫西林和甲硝唑辅助机械清创是否能有效改善磨牙和前磨牙根分叉病变位点的牙周临床参数（Eickholz et al. 2016）。尽管联用抗生素进行治疗后试验组根分叉位点的PPD和CAL相比安慰剂对照组均显著改善，但两组间根分叉病变程度未见差异。

10.8 益生菌

当提到牙周炎的发病机制时，目前广泛认为牙周炎的发生需要易感宿主和牙周致病菌的同时存在（Socransky and Haffajee 1992）。现认为牙周炎是一种微生态失衡的结果，以正常龈下牙菌斑生物膜向更具致病性的龈下牙菌斑生物膜转变为特点（Hajishengallis and Lamont 2012）。因此，越来越多的目光关注：益生菌的使用是否有可能将口腔微生物群重新转变回健康、平衡的状态。

益生菌被定义为：当活菌量达到一定数目时对宿主表现为健康有益的菌类（FAO/WHO 2001）。最常见的益生菌主要来源于两种菌属：乳酸菌属和双歧杆菌属。益生菌在口腔中的作用机制包括调节宿主免疫炎症反应，产生抗菌物质（例如乳酸、过氧化氢和细菌素类物质）直接抑制牙周致病菌以及通过竞争排斥体系造成间接作用，“有益”的细菌能通过竞争相同生态位和营养物质来降低致病菌增殖与黏附的概率（Laleman and Teughels 2015）。不过，近期有3篇评估益生菌治疗对牙周病患牙整体疗效的系统评价发表。其中，Matsubara和其团队（2016）对纳入的12项随机对照试验（包括半口对照和平行对照设计）进行分析后发现，单独使用口腔益生菌或益生菌联合SRP都是可行的（无不良反应报道），并且两种治疗方法都能改善牙周临床参数和牙周致病菌水平。而Martin-Cabezas及其团队对仅使用SRP治疗和SRP联合罗伊乳酸杆菌（*Lactobacillus reuteri*）研究的随机对照试验进行系统评价。Meta分析对治疗后短期结果的评价显示，SRP联合益生菌治疗组和仅进行SRP组相比，其CAL增加量（–0.42mm，P=0.002）和BOP降低量（–14.66，P=0.003）具有统计学差异。另外，当根据牙周袋深度进行分层分析时，益生菌治疗对中度（–0.18，P=0.001）和深牙周袋（–0.67，P<0.001）的改善明显。最后，Gruner等（2016）对各类益生菌用于治疗龋病和牙周炎的随机对照试验进行分析。Meta分析结果显示，益生菌治疗可有效降低BOP率（标准均数差, SMD: –1.15; 95%CI=–1.68/–0.62）、PPD（SMD: –0.86; 95%CI=–1.55/–0.17）和牙龈指数（SMD: –0.86; 95%CI=–1.52/–0.20），但对牙菌斑指数或CAL无明显影响。遗憾的是，目前尚无试验研究益生菌治疗是否对根分叉病变有效。

尽管临床数据量十分可观，但现有研究中的纳入人群（实验性龈炎患者、健康者、慢性牙周炎患者、侵袭性牙周炎患者）、评估参数（牙菌斑或唾液中的微生物参数、牙菌斑指数、PPD、CAL等）、所采用的实验方案（单纯益生菌治疗、SRP后联合益生菌治疗）和所使用益生菌的种类等存在异质性，导致无法得出可靠结论。未来仍需要开展更多的研究以论证某一具体益生菌在口腔健康中的作用和它们使用的最佳浓度及赋形剂。

10.9 手术创新

牙周手术技术不断发展，力求创伤最小化，从而降低发病率和患者不适。微创牙周手术技术的发展包括显微手术器械和放大工具的使用，以尽可能多保存软组织（Harrel 1999）。切口方式、翻瓣术和缝合技术都通过一系列龈乳头保留技术（Takei et al. 1985; Cortellini et al. 1995, 1999）和新兴的微创手术治疗（Cortellini and Tonetti 2007, 2009; Trombelli et al. 2009）进行了改良，从双侧翻瓣转变为单侧翻瓣。以上技术主要用于治疗骨下袋，且已被证实与传统牙周手术相比可达到良好的临床效果并且能有效减少组织创伤。值得注意的是，近期一些随机对照试验显示，当术区血凝块达到良好的稳定性后，移植材料的使用可能对骨下袋没有任何额外助益（Trombelli et al. 2010; Cortellini and Tonetti 2011; Ribeiro et al. 2011; Mishra et al. 2013）。缩小手术翻瓣区、减小创伤和促进稳定的血凝块形成同样适用于根分叉区的手术。不过，这些手术技术已被明确不适用于根分叉病变治疗（Cortellini and Tonetti 2007），并且目前对于磨牙根分叉病变尚缺乏特定的、创新性的手术治疗方法。

10.10 根分叉区的充填

一些研究者曾尝试采用充填材料（如离子型水门汀或羟基磷灰石钙水门汀）封闭根分叉缺损区。此种方法和本书中讨论的局部缺损区的牙周再生和维持低水平细菌负荷的原则相悖。毫无疑问，治疗结局最终以失败收场，并且加重了牙周临床指标和牙丧失的风险（Anderegg and Metzler 2000; Fowler and Breault 2001; Rupprecht et al. 2001）。因此，再次强调当根分叉病损区无法达到牙周再生时，其牙菌斑清除的重要性，不论是自我牙菌斑控制还是专业医生维护，抑或两者皆有。

10.11 结论

研究者和临床医生都试图找出能成功治疗牙周炎尤其是磨牙根分叉病变的有效手段。毫无疑问，口腔卫生指导以及龈下清创至关重要，可能在不久后新兴技术可以为复杂病例的治疗提供帮助。一些能提高根分叉缺损内牙菌斑清除有效性、缩短治疗时间和提高患者舒适度的手段，如牙周内镜、激光、喷砂或抗菌剂（局部或全身使用抗生素、光动力疗法）以及益生菌，都被验证可用于辅助治疗以及根分叉缺损区的长期支持治疗。遗憾的是，尽管已有一些研究得到了较好的结果，目前仍缺少以上治疗手段对根分叉病变临床疗效的可靠证据。未来仍需要开展更多设计完善的研究以阐明这些新兴治疗方法的额外疗效。

证据小结

- 磨牙根分叉病变的治疗迫切需要新手段、新方法来提高临床治疗的有效性、患者舒适度和长期疗效
- 抗菌剂（局部使用抗生素、光动力治疗）和益生菌以及提高牙菌斑生物膜清除效果的手段（牙周内镜、激光、喷砂仪器）目前正处于研究阶段，可能适用于一些特定的根分叉病变病例
- 以上可能有效的治疗方法在常规应用于治疗磨牙根分叉病变前，需要全面系统地评估它们临床治疗的有效性、使用成本和学习曲线

参考文献

[1] Agrawal, T., Gupta, G.K., Rai, V. et al. (2014). Preconditioning with low-level laser (light) therapy: Light before the storm. *Dose Response* 12, 619–649. doi:10.2203/dose-response.14-032.Agrawal.

[2] American Academy of Periodontology (2011). American Academy of Periodontology statement on the efficacy of lasers in the non-surgical treatment of inflammatory periodontal disease. *Journal of Periodontology* 82, 513–514. doi:10.1902/jop.2011.114001.

[3] Amid, R., Kadkhodazadeh, M., Ahsaie, M.G., and Hakakzadeh, A. (2014). Effect of low level laser therapy on proliferation and differentiation of the cells contributing in bone regeneration. *Journal of Lasers in Medical Science* 5, 163–170.

[4] Anderegg, C.R., and Metzler, D.G. (2000). Retention of multi-rooted teeth with class III furcation lesions utilizing resins: Report of 17 cases. *Journal of Periodontology* 71, 1043–1047. doi:10.1902/jop.2000.71.6.1043.

[5] Anders, J.J., Lanzafame, R.J., and Arany, P.R. (2015). Low-level light/laser therapy versus photobiomodulation therapy. *Photomedicine and Laser Surgery* 33, 183–184. doi:10.1089/pho.2015.9848.

[6] Andrade, P.F., Garlet, G.P., Silva, J.S. et al. (2013). Adjunct effect of the antimicrobial photodynamic therapy to an association of non-surgical and surgical periodontal treatment in modulation of gene expression: A human study. *Journal of Photochemistry and Photobiology B* 126, 119–125. doi:10.1016/j.jphotobiol.2013.06.012.

[7] Atieh, M.A. (2010). Photodynamic therapy as an adjunctive treatment for chronic periodontitis: A meta-analysis. *Lasers in Medical Science* 25, 605–613. doi:10.1007/s10103-009-0744-6.

[8] Atkinson, D.R., Cobb, C.M., and Killoy, W.J. (1984). The effect of an air-powder abrasive system on in vitro root surfaces. *Journal of Periodontology* 55, 13–18. doi:10.1902/jop.1984.55.1.13.

[9] Badersten, A., Nilveus, R., and Egelberg, J. (1984) Effect of nonsurgical periodontal therapy. II. Severely advanced periodontitis. *Journal of Clinical Periodontology* 11, 63–76.

[10] Baer, P.N., and Socransky, S.S. (1979). Periodontosis: Case report with long-term follow-up. *Periodontal Case Reports* 1, 1–6.

[11] Barnes, C.M., Russell, C.M., Gerbo, L.R. et al. (1990). Effects of an air-powder polishing system on orthodontically bracketed and banded teeth. *American Journal of Orthodontics and Dentofacial Orthopedics* 97, 74–81. doi:10.1016/S0889-5406(05)81712-3.

[12] Barone, A., Covani, U., Crespi, R., and Romanos, G.E. (2002). Root surface morphological changes after focused versus defocused CO_2 laser irradiation: A scanning electron microscopy analysis. *Journal of Periodontology* 73, 370–373. doi:10.1902/jop.2002.73.4.370.

[13] Berkstein, S., Reiff, R.L., McKinney, J.F., and Killoy, W.J. (1987). Supragingival root surface removal during maintenance procedures utilizing an air-powder abrasive system or hand scaling: An in vitro study. *Journal of Periodontology* 58, 327–330. doi:10.1902/jop.1987.58.5.327.

[14] Blue, C.M., Lenton, P., Lunos, S. et al. (2013). A pilot study comparing the outcome of scaling/root planing with and without Perioscope technology. *Journal of Dental Hygiene* 87, 152–157.

[15] Bonito, A.J., Lux, L., and Lohr, K.N. (2005). Impact of local adjuncts to scaling and root planing in periodontal disease therapy: A systematic review. *Journal of Periodontology* 76, 1227–1236. doi:10.1902/jop.2005.76.8.1227.

[16] Borrajo, J.L., Varela, L.G., Castro, G.L. et al. (2004). Diode laser (980 nm) as adjunct to scaling and root planing. *Photomedicine and Laser Surgery* 22, 509–512. doi:10.1089/pho.2004.22.509.

[17] Buset, S.L., Zitzmann, N.U., Weiger, R., and Walter, C. (2015). Non-surgical periodontal therapy supplemented with systemically administered azithromycin: A systematic review of RCTs. *Clinical*

Oral Investigations 19, 1763–1775. doi:10.1007/s00784-015-1499-z.

[18] Cobb, C.M. (2016). Is there clinical benefit from using a diode or Nd:YAG laser in the treatment of periodontitis? *Journal of Periodontology* 87, 1117–1131. doi:10.1902/jop.2016.160134.

[19] Cortellini, P., Prato, G.P., and Tonetti, M.S. (1995). The modified papilla preservation technique: A new surgical approach for interproximal regenerative procedures. *Journal of Periodontology* 66, 261–266. doi:10.1902/jop.1995.66.4.261.

[20] Cortellini, P., Prato, G.P., and Tonetti, M.S. (1999). The simplified papilla preservation flap: A novel surgical approach for the management of soft tissues in regenerative procedures. *International Journal of Periodontics and Restorative Dentistry* 19, 589–599.

[21] Cortellini, P., and Tonetti, M.S. (2007). A minimally invasive surgical technique with an enamel matrix derivative in the regenerative treatment of intra-bony defects: A novel approach to limit morbidity. *Journal of Clinical Periodontology* 34, 87–93. doi:10.1111/j.1600-051X.2006.01020.x.

[22] Cortellini, P., and Tonetti, M.S. (2009). Improved wound stability with a modified minimally invasive surgical technique in the regenerative treatment of isolated interdental intrabony defects. *Journal of Clinical Periodontology* 36, 157–163. doi:10.1111/j.1600-051X.2008.01352.x.

[23] Cortellini, P., and Tonetti, M.S. (2011). Clinical and radiographic outcomes of the modified minimally invasive surgical technique with and without regenerative materials: A randomized-controlled trial in intra-bony defects. *Journal of Clinical Periodontology* 38, 365–373. doi:10.1111/j.1600-051X.2011.01705.x.

[24] de Almeida, J.M., Theodoro, L.H., Bosco, A.F. et al. (2008). In vivo effect of photodynamic therapy on periodontal bone loss in dental furcations. *Journal of Periodontology* 79, 1081–1088. doi:10.1902/jop.2008.070456.

[25] de Andrade, A.K., Feist, I.S., Pannuti, C.M. et al. (2008). Nd:YAG laser clinical assisted in class II furcation treatment. *Lasers in Medical Science* 23, 341–347. doi:10.1007/s10103-007-0482-6.

[26] Del Peloso Ribeiro, E., Bittencourt, S., Ambrosano, G.M. et al. (2006). Povidone-iodine used as an adjunct to non-surgical treatment of furcation involvements. *Journal of Periodontology* 77, 211–217. doi:10.1902/jop.2006.050095.

[27] Dogan, G.E., Aksoy, H., Demir, T. et al. (2016). Clinical and biochemical comparison of guided tissue regeneration versus guided tissue regeneration plus low-level laser therapy in the treatment of class II furcation defects: A clinical study. *Journal of Cosmetic Laser Therapy* 18, 98–104. doi:10.3109/14764172.2015.1114637.

[28] Eberhard, J., Ehlers, H., Falk, W. et al. (2003). Efficacy of subgingival calculus removal with Er:YAG laser compared to mechanical debridement: An in situ study. *Journal of Clinical Periodontology* 30, 511–518.

[29] Eickholz, P., Nickles, K., Koch, R. et al. (2016). Is furcation involvement affected by adjunctive systemic amoxicillin plus metronidazole? A clinical trials exploratory subanalysis. *Journal of Clinical Periodontology* 43, 839–848. doi:10.1111/jcpe.12594.

[30] FAO/WHO (2001). *Report of joint FAO/WHO expert consultation on evaluation of health and nutritional properties of probiotics in food including powder milk with live lactic acid bacteria*. Cordoba: Food and Agriculture Organization/World Health Organization.

[31] Finlayson, R.S., and Stevens, F.D. (1988). Subcutaneous facial emphysema secondary to use of the Cavi-Jet. *Journal of Periodontology* 59, 315–317. doi:10.1902/jop.1988.59.5.315.

[32] Flemmig, T.F., Arushanov, D., Daubert, D. et al. (2012). Randomized controlled trial assessing efficacy and safety of glycine powder air polishing in moderate-to-deep periodontal pockets. *Journal of Periodontology* 83, 444–452. doi:10.1902/jop.2011.110367.

[33] Fowler, E.B., and Breault, L.G. (2001). Failure of resin ionomers in the retention of multi-rooted teeth with Class III furcation involvement: A rebuttal case report. *Journal of Periodontology* 72, 1084–1091. doi:10.1902/jop.2001.72.8.1084.

[34] Fruhauf, J., Weinke, R., Pilger, U. et al. (2005). Soft tissue cervicofacial emphysema after dental treatment: Report of 2 cases with emphasis on the differential

diagnosis of angioedema. *Archives of Dermatology* 141, 1437–1440. doi:10.1001/archderm.141.11.1437.

[35] Ge, L., Zhang, Y., and Shu, R. (2017). Er,Cr:YSGG laser application for the treatment of periodontal furcation involvements. *Photomedicine and Laser Surgery* 35, 92–97. doi:10.1089/pho.2016.4145.

[36] Geisinger, M.L., Mealey, B.L., Schoolfield, J., and Mellonig, J.T. (2007). The effectiveness of subgingival scaling and root planing: An evaluation of therapy with and without the use of the periodontal endoscope. *Journal of Periodontology* 78, 22–28. doi:10.1902/jop.2007.060186.

[37] Gruner, D., Paris, S., and Schwendicke, F. (2016). Probiotics for managing caries and periodontitis: Systematic review and meta-analysis. *Journal of Dentistry* 48, 16–25. doi:10.1016/j.jdent.2016.03.002.

[38] Guerrero, A., Griffiths, G.S., Nibali, L. et al. (2005). Adjunctive benefits of systemic amoxicillin and metronidazole in non-surgical treatment of generalized aggressive periodontitis: A randomized placebo-controlled clinical trial. *Journal of Clinical Periodontology* 32, 1096–1107. doi:10.1111/j.1600-051X.2005.00814.x.

[39] Gursoy, H., Ozcakir-Tomruk, C., Tanalp, J., and Yilmaz, S. (2013). Photodynamic therapy in dentistry: A literature review. *Clinical Oral Investigations* 17, 1113–1125. doi:10.1007/s00784-012-0845-7.

[40] Hagi, T.T., Hofmanner, P., Eick, S. et al. (2015). The effects of erythritol air-polishing powder on microbiologic and clinical outcomes during supportive periodontal therapy: Six-month results of a randomized controlled clinical trial. *Quintessence International* 46, 31–41. doi:10.3290/j.qi.a32817.

[41] Hagi, T.T., Hofmanner, P., Salvi, G.E. et al. (2013). Clinical outcomes following subgingival application of a novel erythritol powder by means of air polishing in supportive periodontal therapy: A randomized, controlled clinical study. *Quintessence International* 44, 753°761. doi:10.3290/j.qi.a30606.

[42] Hajishengallis, G., and Lamont, R.J. (2012). Beyond the red complex and into more complexity: The polymicrobial synergy and dysbiosis (PSD) model of periodontal disease etiology. *Molecular Oral Microbiology* 27, 409–419. doi:10.1111/j.2041-1014.2012.00663.x.

[43] Hamblin, M.R., and Hasan, T. (2004). Photodynamic therapy: A new antimicrobial approach to infectious disease? *Photochemical and Photobiological Sciences* 3, 436–450. doi:10.1039/b311900a.

[44] Hanes, P.J., and Purvis, J.P. (2003). Local anti-infective therapy: Pharmacological agents. A systematic review. *Annals of Periodontology* 8, 79–98. doi:10.1902/annals.2003.8.1.79.

[45] Harks, I., Koch, R., Eickholz, P. et al. (2015). Is progression of periodontitis relevantly influenced by systemic antibiotics? A clinical randomized trial. *Journal of Clinical Periodontology* 42, 832–842. doi:10.1111/jcpe.12441.

[46] Harrel, S.K. (1999). A minimally invasive surgical approach for periodontal regeneration: Surgical technique and observations. *Journal of Periodontology* 70, 1547–1557. doi:10.1902/jop.1999.70.12.1547.

[47] Herrera, D., Matesanz, P., Bascones-Martinez, A., and Sanz, M. (2012). Local and systemic antimicrobial therapy in periodontics. *Journal of Evidence Based Dental Practice* 12, 50–60. doi:10.1016/S1532-3382(12)70013-1.

[48] Herrera, D., Sanz, M., Jepsen, S. et al. (2002). A systematic review on the effect of systemic antimicrobials as an adjunct to scaling and root planing in periodontitis patients. *Journal of Clinical Periodontology* 29 (Suppl. 3), 136–159; discussion 160–162.

[49] Horning, G.M., Cobb, C.M., and Killoy, W.J. (1987). Effect of an air-powder abrasive system on root surfaces in periodontal surgery. *Journal of Clinical Periodontology* 14, 213–220.

[50] Hunter, K.M., Holborow, D.W., Kardos, T.B. et al. (1989). Bacteraemia and tissue damage resulting from air polishing. *British Dental Journal* 167, 275–278.

[51] Jepsen, K., and Jepsen, S. (2016). Antibiotics/antimicrobials: Systemic and local administration in the therapy of mild to moderately advanced periodontitis. *Periodontology 2000* 71, 82–112. doi:10.1111/prd.12121.

[52] Keestra, J.A., Grosjean, I., Coucke, W. et al. (2015). Non-surgical periodontal therapy with systemic antibiotics in patients with untreated chronic periodontitis: A systematic review and meta-analysis. *Journal of Periodontal Research* 50, 294–314. doi:10.1111/jre.12221.

[53] Konopka, K., and Goslinski, T. (2007). Photodynamic therapy in dentistry. *Journal of Dental Research* 86, 694–707.

[54] Kontturi-Narhi, V., Markkanen, S., and Markkanen, H. (1989). The gingival effects of dental airpolishing as evaluated by scanning electron microscopy. *Journal of Periodontology* 60, 19–22. doi:10.1902/jop.1989.60.1.19.

[55] Kozlovsky, A., Artzi, Z., Nemcovsky, C.E., and Hirshberg, A. (2005). Effect of air-polishing devices on the gingiva: Histologic study in the canine. *Journal of Clinical Periodontology* 32, 329–334. doi:10.1111/j.1600-051X.2005.00678.x.

[56] Kwan, J.Y. (2005). Enhanced periodontal debridement with the use of micro ultrasonic, periodontal endoscopy. *Journal of the California Dental Association* 33, 241–248.

[57] Laleman, I., and Teughels, W. (2015). Probiotics in the dental practice: A review. *Quintessence International* 46, 255–264. doi:10.3290/j.qi.a33182.

[58] Lomke, M.A. (2009). Clinical applications of dental lasers. *General Dentistry* 57, 47–59.

[59] Lopes, B.M., Theodoro, L.H., Melo, R.F. et al. (2010). Clinical and microbiologic follow-up evaluations after non-surgical periodontal treatment with erbium:YAG laser and scaling and root planing. *Journal of Periodontology* 81, 682–691. doi:10.1902/jop.2010.090300.

[60] Luchesi, V.H., Pimentel, S.P., Kolbe, M.F. et al. (2013). Photodynamic therapy in the treatment of class II furcation: A randomized controlled clinical trial. *Journal of Clinical Periodontology* 40, 781–788. doi:10.1111/jcpe.12121.

[61] Lulic, M., Leiggener Gorog, I., Salvi, G.E. et al. (2009). One-year outcomes of repeated adjunctive photodynamic therapy during periodontal maintenance: A proof-of-principle randomized-controlled clinical trial. *Journal of Clinical Periodontology* 36, 661–666. doi:10.1111/j.1600-051X.2009.01432.x.

[62] Martignago, C.C., Oliveira, R.F., Pires-Oliveira, D.A. et al. (2015). Effect of low-level laser therapy on the gene expression of collagen and vascular endothelial growth factor in a culture of fibroblast cells in mice. *Lasers in Medical Science* 30, 203–208. doi:10.1007/s10103-014-1644-y.

[63] Martin-Cabezas, R., Davideau, J.L., Tenenbaum, H., and Huck, O. (2016). Clinical efficacy of probiotics as an adjunctive therapy to non-surgical periodontal treatment of chronic periodontitis: A systematic review and meta-analysis. *Journal of Clinical Periodontology* 43, 520–530. doi:10.1111/jcpe.12545.

[64] Matesanz-Perez, P., Garcia-Gargallo, M., Figuero, E. et al. (2013). A systematic review on the effects of local antimicrobials as adjuncts to subgingival debridement, compared with subgingival debridement alone, in the treatment of chronic periodontitis. *Journal of Clinical Periodontology* 40, 227–241. doi:10.1111/jcpe.12026.

[65] Matsubara, V.H., Bandara, H.M., Ishikawa, K.H. et al. (2016). The role of probiotic bacteria in managing periodontal disease: A systematic review. *Expert Revies of Anti Infection Therapy* 14, 643–655. doi:10.1080/14787210.2016.1194198.

[66] Michaud, R.M., Schoolfield, J., Mellonig, J.T., and Mealey, B.L. (2007). The efficacy of subgingival calculus removal with endoscopy-aided scaling and root planing: A study on multirooted teeth. *Journal of Periodontology* 78, 2238–2245. doi:10.1902/jop.2007.070251.

[67] Mishra, A., Avula, H., Pathakota, K.R., and Avula, J. (2013). Efficacy of modified minimally invasive surgical technique in the treatment of human intrabony defects with or without use of rhPDGF-BB gel: A randomized controlled trial. *Journal of Clinical Periodontology* 40, 172–179. doi:10.1111/jcpe.12030.

[68] Moene, R., Decaillet, F., Andersen, E., and Mombelli, A. (2010). Subgingival plaque removal using a new air-polishing device. *Journal of Periodontology* 81, 79–88. doi:10.1902/jop.2009.090394.

[69] Moritz, A., Schoop, U., Goharkhay, K. et al. (1998).

Treatment of periodontal pockets with a diode laser. *Lasers in Surgical Medicine* 22, 302–311.

[70] Ozawa, T., Tsuchida, M., Yamazaki, Y. et al. (1999). Clinical application of a fiberscope for periodontal lesions: Case reports. *Quintessence International* 30, 615–622.

[71] Pavicic, M.J., van Winkelhoff, A.J., Pavivic-Temming, Y.A., and de Graaff, J. (1995). Metronidazole susceptibility factors in Actinobacillus actinomycetemcomitans. *Journal of Antimicrobial Chemotherapy* 35, 263–269.

[72] Petersilka, G.J. (2011). Subgingival air-polishing in the treatment of periodontal biofilm infections. *Periodontology* 2000 55, 124–142. doi:10.1111/j.1600-0757.2010.00342.x.

[73] Petersilka, G.J., Bell, M., Mehl, A. et al. (2003a). Root defects following air polishing. *Journal of Clinical Periodontology* 30, 165–170.

[74] Petersilka, G.J., Steinmann, D., Haberlein, I. et al. (2003b). Subgingival plaque removal in buccal and lingual sites using a novel low abrasive air-polishing powder. *Journal of Clinical Periodontology* 30, 328–333.

[75] Qin, Y., Luan, X., Bi, L. et al. (2008). Toluidine blue-mediated photoinactivation of periodontal pathogens from supragingival plaques. *Lasers in Medical Science* 23, 49–54. doi:10.1007/s10103-007-0454-x.

[76] Ramberg, P., Rosling, B., Serino, G. et al. (2001). The long-term effect of systemic tetracycline used as an adjunct to non-surgical treatment of advanced periodontitis. *Journal of Clinical Periodontology* 28, 446–452.

[77] Ribeiro, F.V., Casarin, R.C., Junior, F.H. et al. (2011). The role of enamel matrix derivative protein in minimally invasive surgery in treating intrabony defects in single-rooted teeth: A randomized clinical trial. *Journal of Periodontology* 82, 522–532. doi:10.1902/jop.2010.100454.

[78] Ribeiro Edel, P., Bittencourt, S., Sallum, E.A. et al. (2010). Non-surgical instrumentation associated with povidone-iodine in the treatment of interproximal furcation involvements. *Journal of Applied Oral Science* 18, 599–606.

[79] Roncati, M., and Gariffo, A. (2014). Systematic review of the adjunctive use of diode and Nd:YAG lasers for nonsurgical periodontal instrumentation. *Photomedicine and Laser Surgery* 32, 186–197. doi:10.1089/pho.2013.3695.

[80] Rupprecht, R.D., Horning, G.M., and Towle, H.J., III (2001). A clinical evaluation of hydroxyapatite cement in the treatment of Class III furcation defects. *Journal of Periodontology* 72, 1443–1450. doi:10.1902/jop.2001.72.10.1443.

[81] Saglam, M., Kantarci, A., Dundar, N., and Hakki, S.S. (2014). Clinical and biochemical effects of diode laser as an adjunct to nonsurgical treatment of chronic periodontitis: A randomized, controlled clinical trial. *Lasers in Medical Science* 29, 37–46. doi:10.1007/s10103-012-1230-0.

[82] Saperia, D., Glassberg, E., Lyons, R.F. et al. (1986). Demonstration of elevated type I and type III procollagen mRNA levels in cutaneous wounds treated with helium-neon laser: Proposed mechanism for enhanced wound healing. *Biochemistry and Biophysics Reserch Communications* 138, 1123–1128.

[83] Saxen, L., and Asikainen, S. (1993). Metronidazole in the treatment of localized juvenile periodontitis. *Journal of Clinical Periodontology* 20, 166–171.

[84] Schwarz, F., Sculean, A., Berakdar, M. et al. (2003). In vivo and in vitro effects of an Er:YAG laser, a GaAlAs diode laser, and scaling and root planing on periodontally diseased root surfaces: A comparative histologic study. *Lasers in Surgery and Medicine* 32, 359–366. doi:10.1002/lsm.10179.

[85] Sgolastra, F., Gatto, R., Petrucci, A., and Monaco, A. (2012a). Effectiveness of systemic amoxicillin/metronidazole as adjunctive therapy to scaling and root planing in the treatment of chronic periodontitis: A systematic review and meta-analysis. *Journal of Periodontology* 83, 1257–1269. doi:10.1902/jop.2012.110625.

[86] Sgolastra, F., Petrucci, A., Gatto, R., and Monaco, A. (2012b). Effectiveness of systemic amoxicillin/metronidazole as an adjunctive therapy to full-mouth scaling and root planing in the treatment of aggressive periodontitis: A systematic review and meta-analysis.

Journal of Periodontology 83, 731–743. doi:10.1902/jop.2011.110432.

[87] Sgolastra, F., Petrucci, A., Gatto, R. et al. (2013a). Photodynamic therapy in the treatment of chronic periodontitis: A systematic review and meta-analysis. *Lasers in Medical Science* 28, 669–682. doi:10.1007/s10103-011-1002-2.

[88] Sgolastra, F., Petrucci, A., Severino, M. et al. (2013b). Adjunctive photodynamic therapy to non-surgical treatment of chronic periodontitis: A systematic review and meta-analysis. *Journal of Clinical Periodontology* 40, 514–526. doi:10.1111/jcpe.12094.

[89] Sgolastra, F., Severino, M., Petrucci, A. et al. (2014). Nd:YAG laser as an adjunctive treatment to nonsurgical periodontal therapy: A meta-analysis. *Lasers in Medical Science* 29, 887–895. doi:10.1007/s10103-013-1293-6.

[90] Socransky, S.S., and Haffajee, A.D. (1992). The bacterial etiology of destructive periodontal disease: Current concepts. *Journal of Periodontology* 63, 322–331. doi:10.1902/jop.1992.63.4s.322.

[91] Soukos, N.S., and Goodson, J.M. (2011). Photodynamic therapy in the control of oral biofilms. *Periodontology 2000* 55, 143–166. doi:10.1111/j.1600-0757.2010.00346.x.

[92] Souza, E., Medeiros, A.C., Gurgel, B.C., and Sarmento, C. (2016). Antimicrobial photodynamic therapy in the treatment of aggressive periodontitis: A systematic review and meta-analysis. *Lasers in Medical Science* 31, 187–196. doi:10.1007/s10103-015-1836-0.

[93] Takei, H.H., Han, T.J., Carranza, F.A., Jr et al. (1985). Flap technique for periodontal bone implants: Papilla preservation technique. *Journal of Periodontology* 56, 204–210. doi:10.1902/jop.1985.56.4.204.

[94] Taniguchi, Y., Aoki, A., Sakai, K. et al. (2016). A novel surgical procedure for Er:YAG laser-assisted periodontal regenerative therapy: Case series. *International Journal of Periodontics and Restorative Dentistry* 36, 507–515. doi:10.11607/prd.2515.

[95] Tomasi, C., and Wennstrom, J.L. (2011). Locally delivered doxycycline as an adjunct to mechanical debridement at retreatment of periodontal pockets: Outcome at furcation sites. *Journal of Periodontology* 82, 210–218. doi:10.1902/jop.2010.100308.

[96] Tonetti, M.S., Cortellini, P., Carnevale, G. et al. (1998). A controlled multicenter study of adjunctive use of tetracycline periodontal fibers in mandibular class II furcations with persistent bleeding. *Journal of Clinical Periodontology* 25, 728–736.

[97] Trombelli, L., Farina, R., Franceschetti, G., and Calura, G. (2009). Single-flap approach with buccal access in periodontal reconstructive procedures. *Journal of Periodontology* 80, 353–360. doi:10.1902/jop.2009.080420.

[98] Trombelli, L., Simonelli, A., Pramstraller, M. et al. (2010). Single flap approach with and without guided tissue regeneration and a hydroxyapatite biomaterial in the management of intraosseous periodontal defects. *Journal of Periodontology* 81, 1256–1263. doi:10.1902/jop.2010.100113.

[99] Ustun, K., Erciyas, K., Sezer, U. et al. (2014). Clinical and biochemical effects of 810nm diode laser as an adjunct to periodontal therapy: A randomized split-mouth clinical trial. *Photomedicine and Laser Surgery* 32, 61–66. doi:10.1089/pho.2013.3506.

[100] van Winkelhoff, A.J., Tijhof, C.J., and de Graaff, J. (1992). Microbiological and clinical results of metronidazole plus amoxicillin therapy in *Actinobacillus actinomycetemcomitans*-associated periodontitis. *Journal of Periodontology* 63, 52–57. doi:10.1902/jop.1992.63.1.52.

[101] Verma, S.K., Maheshwari, S., Singh, R.K., and Chaudhari, P.K. (2012). Laser in dentistry: An innovative tool in modern dental practice. *National Journal of Maxillofacial Surgery* 3, 124–132. doi:10.4103/0975-5950.111342.

[102] Wainwright, M. (1998). Photodynamic antimicrobial chemotherapy (PACT). *Journal of Antimicrobial Chemotherapy* 42, 13–28.

[103] Winkel, E.G., Van Winkelhoff, A.J., Timmerman, M.F. et al. (2001). Amoxicillin plus metronidazole in the treatment of adult periodontitis patients: A double-blind placebo-controlled study. *Journal of Clinical Periodontology* 28, 296–305.

[104] Yaneva, B., Firkova, E., Karaslavova, E., and Romanos, G.E. (2014). Bactericidal effects of using

a fiber-less Er:YAG laser system for treatment of moderate chronic periodontitis: Preliminary results. *Quintessence International* 45, 489–497. doi:10.3290/j.qi.a31803.

[105] Yilmaz, H.G., and Bayindir, H. (2012). Clinical evaluation of chlorhexidine and essential oils for adjunctive effects in ultrasonic instrumentation of furcation involvements: A randomized controlled clinical trial. *International Journal of Dental Hygiene* 10, 113–117. doi:10.1111/j.1601-5037.2011.00538.x.

第11章
根分叉病变：为何大费周章？是选择治疗还是拔除后做种植牙？
Furcation: Why Bother? Treat the Tooth or Extract and Place an Implant?

Nikos Mardas [1], *Stephen Barter* [2]

[1] 英国伦敦玛丽女王大学（QMUL）巴茨和伦敦医学与牙学院，牙科研究所，口腔临床研究中心，免疫生物学和再生医学中心
[2] 英国伊斯特本私人诊所

11.1 种植牙 vs 多根牙：临床问题是什么？

前述章节已明确指出对于牙周病患者，上下颌后牙区是牙周病侵袭程度最严重且最终导致牙丧失的部位（Hirschfeld and Wasserman 1978; McFall 1982; McGuire and Nunn 1996），而根分叉病变则是公认的导致附着丧失和牙丧失的局部危险因素。对于存在根分叉病变的患牙进行再生性（Avila-Ortiz 2015）或切除性（Langer et al. 1981; Carnevale et al. 1991; Blomlöf et al. 1997）手术治疗的可预期性千差万别，并且其预后取决于多种局部（和根分叉局部解剖特点有关）及全身因素。尽管根分叉病变的治疗有了一定进展，但单根牙的牙周治疗成功率仍然更高，也使它们的预后评估相比多根牙来说更容易些（McGuire 1991）。

因此，患者相关因素、治疗成本以及口腔医生的临床经验和培训常影响临床决策：究竟是治疗还是拔除一个存在根分叉病变的多根牙（Zitzmann et al. 2011; Donos et al. 2012）。

对存在骨丧失的根分叉病变患牙评估其牙周治疗的预后存在难度，而且目前种植牙被广泛应用，这些现状均推动临床决策从治疗患牙转变为采用种植牙进行替代。换言之，当我们可以拔除这些难治的、存在根分叉病变的磨牙并使用种植体替代时，为何还要大费周章地进行治疗呢？这种主张拔掉预后存疑的根分叉病变患牙，然后采用种植牙进行替代的观念主要是基于以下临床假设：

- 根分叉病变患牙发病率高、治疗效果可预期性低，治疗时间长、成本高，常包括复杂的牙周手术治疗、牙髓治疗和修

Diagnosis and Treatment of Furcation-Involved Teeth, First Edition. Edited by Luigi Nibali.

Companion website: www.wiley.com/go/nibali/diagnosis

复治疗，后续还需要漫长的牙周支持治疗

- 避开其更高昂的成本不说，种植支持式义齿的长期存留率更高（Moraschini et al. 2015），由此在对比成本和效益方面，种植牙可能是更好的修复方案（Brägger et al. 2005; Bouchard et al. 2009）
- 与根分叉病变患牙手术后可能导致牙齿松动、根面敏感和牙龈退缩相比，种植体支持式义齿可以达到更好的功能和美观效果
- 早期进行策略性的拔牙可以防止进一步的骨吸收，从而有利于种植治疗，避免因为常见的上下颌后牙区解剖因素限制造成的治疗困难（Kao 2008）

以上所有的假设都能根据现有临床证据进行深入讨论。尽管所报道的种植体存留率较高，但它们的存留率不一定长于牙周情况稳定的牙周病患牙（Donos et al. 2012），尤其是上颌后牙，在此部位的多种局部因素（骨量和骨质量、邻近结构的解剖特点、植骨需求）都可能降低种植体存留率（Drago 1992; Becker et al. 1999; Graziani et al. 2004; Pjetursson et al. 2008）。当对有牙周病史的患者进行种植时，此类患者生物学并发症（种植体周围炎）的发病率更高，并和牙周病具有相似的发病机制及全身危险因素（如吸烟、糖尿病）。

因而，种植牙在牙周病患者中成功率和存留率都低于牙周健康者（Donos et al 2012; Sousa et al. 2016a）。重度牙周病通常导致后牙区更严重的根分叉病损，增加了替代根分叉病变患牙的种植体周围骨吸收的程度（Hardt et al. 2002），并且增加了种植体的脱落率（Sousa et al. 2016a）。在目前唯一一篇对照研究中，Fugazzotto（2001）报道了种植体（97%）和截根术后的磨牙（96.8%）在使用0~13年后具有相似的成功率。此外，近来更多的成本-效果研究结果显示，牙周治疗的成本比种植体或烤瓷桥治疗及维护的成本更低（Pretzl et al. 2009; Fardal et al. 2013）。这当然和种植固定义齿更高概率的机械并发症有明显关系（Brägger et al. 2005; Albrecktsson et al. 2012）。此部分内容将在第12章进一步详细讨论。因此，我们并不能根据患者主观偏好或美学效果来做出决定，因为目前尚没有相关研究比较牙周治疗根分叉病变患牙和种植体的美学或基于患者报告的结局（Lang et al. 2012）。

基于以上证据，我们可以认为种植牙并不是根分叉病变患牙的替代方案，而是保牙治疗失败或无法进行治疗时用以修复缺失磨牙的一种解决方案。因而，在对每一个临床方法做决策时，应周全考虑各类因素，不能仅仅出于为种植体保留骨量就选择早期拔除患牙。需要考虑的影响因素如下：

- 伴根分叉病变的患牙在整体修复治疗方案中的策略性作用
- 根分叉病变牙周治疗的可预测性基于对以下因素的评估：
  - 局部因素：根分叉病变程度、剩余附着水平、有无龋坏、牙髓并发症、修复问题
  - 全身性因素：吸烟、糖尿病或可影响牙周病患牙寿命的特定药物（潜在可能影响种植体）
  - 患者对于维持高质量口腔卫生水平和频繁的牙周支持治疗的依从性
- 种植体支持式修复体的可预期性基于对以下因素的评估：

- 和解剖结构局限性相关的余留骨量，以及为克服以上限制骨增量手术的复杂性
- 可能影响骨增量效果或种植体寿命的全身因素
- 患者的依从性和他们承受必要的手术和修复治疗的能力

• 患者对美观、功能、治疗周期和治疗类型的期望

• 应向患者提供详细的成本-效益分析，其中需要包含最初和后续支持治疗以及每种治疗方法相关并发症的治疗费用

一旦决定拔除根分叉病变的患牙，植入种植体面临的主要临床问题聚焦于余留牙槽骨是否能为种植体提供充足的高度而不需要进行骨增量。每个牙弓中的解剖学考量不同，且情况在不断变化，同一患者的不同位点间都可能存在显著性差异。上述内容以及达到“充足”牙槽骨高度的条件和种植体的长度都将在本章节后续内容中进行论述。

11.2 种植体植入上下颌后牙区的解剖学考量

11.2.1 骨“质”

Leckholm和Zard（1985）根据骨皮质和骨松质比例将骨的“质量”概念划分为4个亚型，自此后不断有其他骨质分类方法被提出。不过，骨质不仅仅由皮质骨和松质骨的密度决定，而是由一组因素构成，如血管化程度、细胞活性、胶原成分含量还有无机晶体尺寸，以及累积的细微损伤和骨代谢率。

通常认为上颌骨质较差，因其皮质骨板更薄、骨小梁结构更稀疏，往上颌结节方向脂肪成分含量逐渐变高，从而导致其骨密度更低。一些研究者认为，在第四类骨中植入种植体的失败率较高（Goiato et al. 2014）。但是也有研究报道在致密的下颌骨中种植体失败率更高（van Steenberghe et al. 2003）。

下颌骨后份的骨密度也可能截然不同。当牙槽嵴宽度随着牙丧失而变窄时，皮质骨板可能逐渐靠拢，骨板间骨小梁间隙则越来越小。相反的，即使是在厚皮质骨板中也能发现髓腔中存在稀疏的骨小梁，要达到种植体初期稳定性可能比较困难。

血管化程度较低的骨所具有的骨小梁室更小，可能导致骨中氧张力降低、活体骨细胞减少，并影响后续的骨愈合和骨结合（van Steenberghe et al. 2003）。不过，也有报道显示骨质“差”和“好”对种植体存留率无明显影响，尤其是当种植体具有微粗糙表面时（Stanford 2010）。

术者本身可能也是一个重要的混杂因素，因为要在软质骨上达到种植体的初期稳定性更困难。反之，在没有精细技术、锐利的钻针和充分冷却的条件下，对密质骨进行骨劈开更具挑战性，可能导致骨过热而引起局部骨坏死，并在新骨充分形成生物学稳定性前就导致种植体初期机械稳定性的快速丧失（Bashutski et al. 2009）。

在密质骨中植入种植体时植入扭矩过大也可能引起“压缩性坏死”（Chrcanovic and Custódio 2009），对微血管系统及骨小梁结构造成超出骨生理性修复能力的损伤。相似的机制已经在整形外科手术中进行了报道（Winwood et al. 2006）。

在上颌后区使用骨凿以期通过压缩而非在松质骨上打孔来改善骨密度的研究也得到了相

似的结论（Blanco et al. 2008）。通过此种方式压缩骨并不能提高骨密度，反而可能由于未意识到的微血管损伤引起骨小梁损伤，最终导致骨改建需求增加。

总而言之，除骨质外，还有许多因素包括位点特异性变化、患者特异性变化，以及术者的经验和技巧都对种植体植入的转归有着重要影响。

11.2.2 骨丧失和种植体定位

众所周知，牙拔除后牙槽嵴会出现吸收和改建。牙槽骨和基骨丧失的相对量因不同个体间的差异而不尽相同，甚至在同一个体的不同位点也不相同，这影响了种植体植入时是否需要进行骨增量。当磨牙因牙周病导致的骨丧失到达或超过根分叉而被拔除，意味着拔牙前牙槽骨吸收程度更大，最终可导致拔牙后更大的骨缺损（图11.1）。

牙槽嵴保存术是一种可能减少拔牙后牙槽嵴空间变化的治疗理念（MacBeth et al. 2017），降低了在植入种植体时行额外牙槽嵴增量的临床需求，由此起到辅助种植体植入的作用（Mardas et al. 2015）。不过前述潜在的优势也许并不直接适用于磨牙区域，因此临床医生的临床决策应该基于对所有局部和患者相关因素的准确诊断（如牙位、拔牙原因、治疗时长、愈合时间、成本、效益比、患者期望及偏好）。

拔牙后牙槽嵴向根方-舌方吸收，导致牙槽嵴顶向中间移动且可用的垂直骨高度减少（Cawood and Howell 1988）。前一变化可能导致种植体在牙槽嵴的植入位置过度趋近中份；后

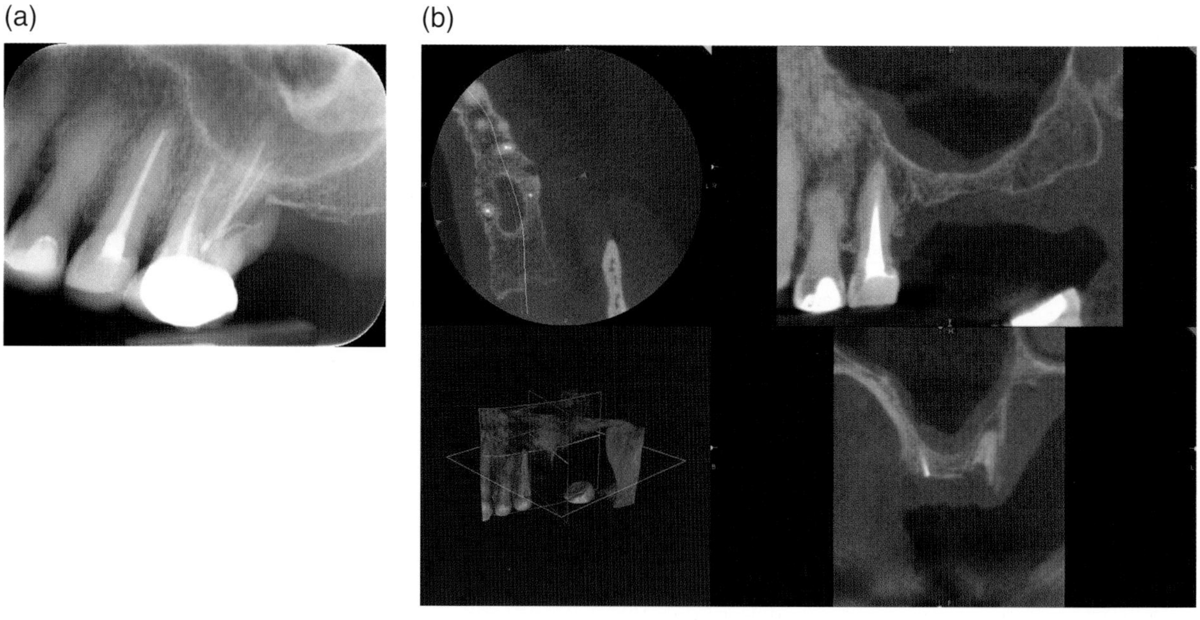

图11.1 （a）左上颌第一磨牙牙髓-牙周联合病变；（b）拔牙后进行计算机断层扫描（CT），结果显示牙槽骨垂直骨高度降低和牙根残留。

一变化则可能引起种植体植入垂直位置比邻牙位置更深，或者因为邻近一些重要解剖结构而使种植体植入复杂化。

如今，仅仅将种植体植入可用的骨量中，以期在种植体整合后进行修复已不再被认同。根据“以修复为导向的种植治疗”原则，种植体应当根据预期修复方案被放置在正确的位置上。所以，不论最终预期的修复结局如何，理想的种植体位置应该在一开始就计划妥当。除此之外，种植体周围组织健康的不间断维护应该是术前计划的基本内容，尤其是存在高生物学并发症风险的牙周炎易感患者。术前种植体修复计划应基于以下要素制订：

- 修复体放置于恰当的位置以获得平衡殆
- 植入种植体时，避免植体从附着黏膜上穿出
- 避免修复体如盖嵴式桥体的邻面悬突，不论是由种植体支持式牙冠还是由贴面材料模仿的粉色牙龈引起。以上结构都将产生滞留区域，可能阻碍患者进行有效的口腔清洁并且给临床医生进行种植体探诊造成困难
- 避免在种植体基台邻面和邻牙骨嵴顶之间产生明显的垂直偏差，否则种植体周围的软组织将可能形成较深的假性牙周袋，同样会导致滞留区的出现
- 即使在后牙区，美观同样可能成为问题。上颌常见“磨牙到磨牙”型微笑，尤其在女性中。拔除前磨牙的正畸治疗可能导致磨牙向近中移动，更容易看到磨牙区。尽管要避免种植体牙冠长于邻牙几乎是不可能的，但使用外形正确的牙冠来填充颊廊间隙对于美观和功能是至关重要的

骨丧失使一些解剖结构变得更表浅，而这种变化会给种植体植入造成各种问题。在上颌磨牙区，主要问题在于上颌窦的气化程度；在下颌，下牙槽神经的位置和下颌下腺窝是最需注意的问题。在临床实践中，以上问题通常通过骨增量手术或采用短种植体来处理。

11.3　下颌磨牙区的种植体植入

下颌后份骨高度可能随着多根牙的拔除而丧失。随着骨丧失的进展，剩余牙槽骨距离下牙槽神经管也越来越近。根据个体局部解剖条件，这种变化一般会使下牙槽神经位置过于表浅而导致种植体植入困难或不适合植入种植体。

手术钻针或种植体本身可能通过压迫、穿透或横切神经管对其中的下牙槽神经造成损伤。由于神经存在于神经管中，在预备组织瓣、翻瓣或龈瓣牵拉过程中均存在医源性损伤风险。

仔细的术前评估十分必要，要将下牙槽神经的一系列变化因素纳入考虑范畴，包括存在双神经管、多神经管或多颏孔情况（Carter and Keen 1971; Naitoh et al. 2009）。

下牙槽神经损伤存在多种形式，即使最小的损伤都有可能发生不可逆的神经病损（Seddon 1942）。神经损伤后随即发生的感觉改变常伴随着神经痛的发生，对生活质量的影响和对心理上造成的困扰将持续终身（Lam et al. 2003）。

我们需要认识到的很重要一点是，即使在没有真正穿通神经管的情况下，因为神经管中的炎症水肿压迫（神经失用症）、出血（血

红蛋白具有神经毒性），依旧可以造成神经损伤（Regan and Rogers 2003）。当实际发生或疑似发生神经损伤时必须立即采取恰当的应急措施；早期干预可降低造成终身影响的风险（Renton and Yilmaz 2012）。

一旦多根牙缺失、无牙颌空间扩大，垂直向骨丧失的加重同样会使下颌下间隙位置变得更加表浅。在此间隙中存在许多血管分支，一旦不小心穿通下颌舌侧的骨皮质损伤间隙中的组织可引起明显出血。在极少部分病例中提及，出血可能波及气道，从而威胁到生命（Niamtu 2001; Dubois et al. 2010）。

因此，术前准确的临床检查和影像学检查是至关重要的，骨切除术必须和重要解剖结构之间保持足够的安全距离。

11.3.1 下颌磨牙区种植的骨增量

当下颌神经管上方的垂直骨高度不足以安全植入种植体时，短牙弓或非种植体支持式修复体无疑是预后最好的选择，并且应时刻牢记这一点，而不是拿可能出现的医源性神经损伤去冒险。

对于存在骨吸收的下颌磨牙位点植入种植体时，临床医生有以下选择可供参考：

- 水平骨增量（当垂直高度不存在问题时）
- 垂直骨增量
- 使用更短的种植体

由于下牙槽神经侧方移位术并发症发生率高，且不是一种常用的技术，也没有大量临床和科学研究文献进行参考，所以在此不进行讨论。

垂直骨增量技术已经讨论了许多年，包括上置法植骨术和牵张成骨术。不过这些技术促进垂直骨容量的再生能力受到解剖、生物学要求，还有术者临床操作中所遇困难的限制（Rocchietta et al. 2008）。

因为一些常见的原因，如：研究少，技术和材料差别大，缺乏适当的评价指标，甚至是对最基本的骨增量术前后骨水平的评价，所以据此来判断不同方法的临床疗效是很困难的（Keestra et al. 2016）。

相似的评价体系同样适用于水平骨增量（Esposito et al. 2009）。因此，考虑使用替代性短或小直径的种植体是合理的。

11.4 上颌磨牙区种植的骨增量

对于存在骨吸收的上颌磨牙位点植入种植体时，临床医生有以下选择可供参考：

- 水平骨增量（当垂直高度不存在问题时）
- 通过侧方造口术进行上颌窦底提升植骨术（经典上颌窦提升术）
- 通过种植体骨劈开术（也称“冲压式上颌窦提升术”，“sinus tap”和其他名称）进行上颌窦底提升植骨术
- 使用更短的种植体

11.4.1 水平骨增量

水平（横向）骨增量的理念已被充分诠释（Donos et al. 2008; Chappuis et al. 2017），在引导性骨再生基本原则条件下可观察到预期的效果：

- 空间维持性和形态可塑性
- 稳定血凝块
- 有效隔离移植物（防止软组织侵入）
- 充分的血管和细胞供应

为了满足首要和次要需求，移植材料和膜必须具有足够的强度以维持移植物的形态并消除其轻微的移动。三壁缺损能充分容纳颗粒型移植物从而避免以上问题，另外在非空间容纳性缺损中，通常使用一大块的加强材料或半刚性的加强膜，这样也能避免以上问题的发生。

现在广泛认为屏障膜的功能是达到预期效果的基本要素，特别是在使用颗粒型移植材料时。

任何游离移植物都必须具有足够的细胞和血供以供存活，而这主要来源于邻近的健康骨。当考虑同期植入种植体时，因为种植体可在宿主骨和移植材料间形成屏障，术者必须谨慎小心并根据缺损形态植入种植体。

11.4.2　上颌窦提升术

Boyne和James在1980年应用侧方造口术首次提出了上颌窦提升术，从此上颌窦提升术被证实是一种安全且可预测的技术，对上颌窦的健康和功能无持续影响（Timmenga et al. 2003）。其总原则是通过骨窗直达上颌窦并且完全抬高Schneiderian膜（上颌窦内黏膜），在窦腔下为具有生物相容性的支架材料的植入创造空间，以引导新骨生长，从而为种植体的植入提供充足的基床。和其他手术一样，上颌窦提升术同样可能出现并发症；因此任何进行操作的手术医生都应训练有素、经验丰富，能够妥善处理术中和术后并发症。

导致慢性鼻窦炎症状的主要并发症是Schneiderian膜穿孔，同时伴随着移植材料进入上颌窦中。移植材料分隔丧失可能导致炎症反应、窦口通畅性消失（van den Bergh et al. 2000; Wiltfang et al. 2000; Doud Galli et al. 2001）和黏膜纤毛运输系统受损，最终可能发展为需要通过鼻内镜手术清除窦内移植物。现有报道膜穿孔的发生率从10%到50%以上不等（Timmenga et al. 1997; Block et al. 1998; Schwartz-Arad et al. 2004; Pikos 2008; Pjetursson et al. 2008）。许多研究者认为，在某一特定尺寸大小范围内的膜穿孔，是可以通过胶原膜修补的（Becker et al. 2008）；而其他学者则对此技术的效果持怀疑态度（Aimetti et al. 2001）。

即使不发生膜穿孔，对于鼻窦疾病易感者而言，仍存在术后发生慢性鼻窦炎的可能性（Timmenga et al. 1997）。因此获得准确的病史对于患者的评估十分重要。

有证据表明，一些引导性骨移植物能达到和自体骨一样可靠的骨形成效果，如DBBM，由此消除了供区存在的必要性，并且简化了整个手术过程（Handschel et al. 2009; Kim et al. 2009）。另外在移植材料植入后用屏障膜覆盖窦口处，种植体预后更好（Jensen and Terheyden 2009），为了获得最佳修复位置，种植体的位置应尽可能偏颊侧，并且膜的使用可能对于软组织对移植物侧面的侵入有着显著作用（Choi et al. 2009）。

不过，上颌窦底提升骨增量不能替代牙槽骨；它可以提供不同体积的骨量以辅助种植体植入。根据侧方骨丧失程度，在此类骨床中植入的种植体可能和缺失牙的位置无明显关联。一些临床医生认为，为了让种植体的植入有利于固定修复，水平向骨增量也是必要的（Chiapasco and Zaniboni 2009）。在这种情况下，水平向骨增量并不总是可行，尤其当邻牙存在骨丧失时：任何骨丧失在垂直向上的重建都将面临技术难度大及效果难预测的问题。

种植体存留率差别很大，与所报道的非增量的上颌后牙区相等（61.7%～100%，平均

91.8%; Wallace and Froum 2003）或稍微更多变些（非上颌窦增量73%～100%，以患者为基础的上颌窦增量36%～100%；以种植体为基础的上颌窦增量和非增量75%～100%；Graziani et al. 2004），提示种植体类型和术者经验的差异都是重要的因素。

11.4.3 冲压式上颌窦底提升术

此技术最初在1998年由Summers提出，随后经过几次反复修改以简化窦下增量过程。其基本的理论是在盲视下通过种植体骨劈开术在不造成Schneiderian膜穿孔的条件下上提窦底。大多数详细描述此技术的报道都是在剩余牙槽嵴高度（rAH）充足的情况下开展的。当Schneiderian膜疑似穿孔时，在无任何骨移植物情况下植入种植体，以降低由于移植物颗粒进入上颌窦导致上颌窦炎的风险，这些因素都不会影响种植体的效果。

对种植体使用骨凿技术成功的重要决定因素在于rAH高度（Toffler 2004）。随着rAH高度降低，对移植物高度的要求增加。这意味着上颌窦提升程度增加，可能导致Schneiderian膜穿孔的概率增加（Nkenke et al. 2002; Velloso 2006）。然而，采用这种“盲”法不能可靠地检测膜穿孔的情况（Ferrigno et al. 2006; Ardekian et al. 2006）。其他和骨劈开术相关的风险包括良性阵发性体位性眩晕（Iida et al. 2000; Kaplan et al. 2003; Di Girolamo et al. 2005; Chiarella et al. 2005; Kim et al. 2010），种植体植入时（Galindo et al. 2005; Chiapasco et al. 2009），甚至植入数年后脱入上颌窦（Udea and Kaneda 1992; Iida et al. 2000）。

即使可以通过种植体骨劈开术在不导致膜穿孔的情况下植入适量的增量材料，骨的增加将从骨壁开始，因为血管和成骨细胞主要来源于这里（Jensen et al. 1998）。已有研究证明使用骨劈开术植入的材料出现明显的改建，并且实际骨增加量局限于种植体周围少量的新增骨，12个月后根尖几乎没有骨的存在（Brägger et al. 2004; Leblebicioglu et al. 2005）。另外，上颌后牙区咬合负载主要由皮质层承担并分散到颌骨和颧突（Gross and Nissan 2001; Gross et al. 2001; Yacoub et al. 2002）。种植体表面骨接触程度不仅由有效的rAH决定，同时还由移植物的量决定；不过如果移植物未同窦壁接触，那么对分担负载的作用可忽略不计（Tepper et al. 2002）。再生骨的质量对于减轻自体骨的压力同样十分重要，否则可能导致骨嵴的吸收（Fanascu et al. 2003）。

据此我们提出，是否存在一个临界骨高度值，在此骨高度条件下，骨劈开术相对侧方开窗术对种植体存留率更具优势。一项关于这两种方法的Meta回归分析指出，骨高度和种植体存留率之间存在相关性，采用侧方开窗术时rAH至少需要4mm；而和骨劈开术则无明显相关性，但纳入研究中的rAH和种植体存留率差异大并且采用了多种不同的技术（Chao et al. 2010）。

虽然冲压式上颌窦底提升术被广泛应用，但这项技术的循证支持证据存在显著的异质性，要得出一个有效的结论十分困难（Tan et al. 2008）。对短种植体的相关研究也得到了相似的存留率，同时一些研究者认为种植体穿通入窦底不会造成伤害（Brånemark et al. 1984; Pierreisnard et al. 2003）。

鉴于采用侧方开窗术进行上颌窦提升时所增加的总体治疗时间、并发症的发病率，以及对骨劈开术意义的疑虑，在能够避免此类额外

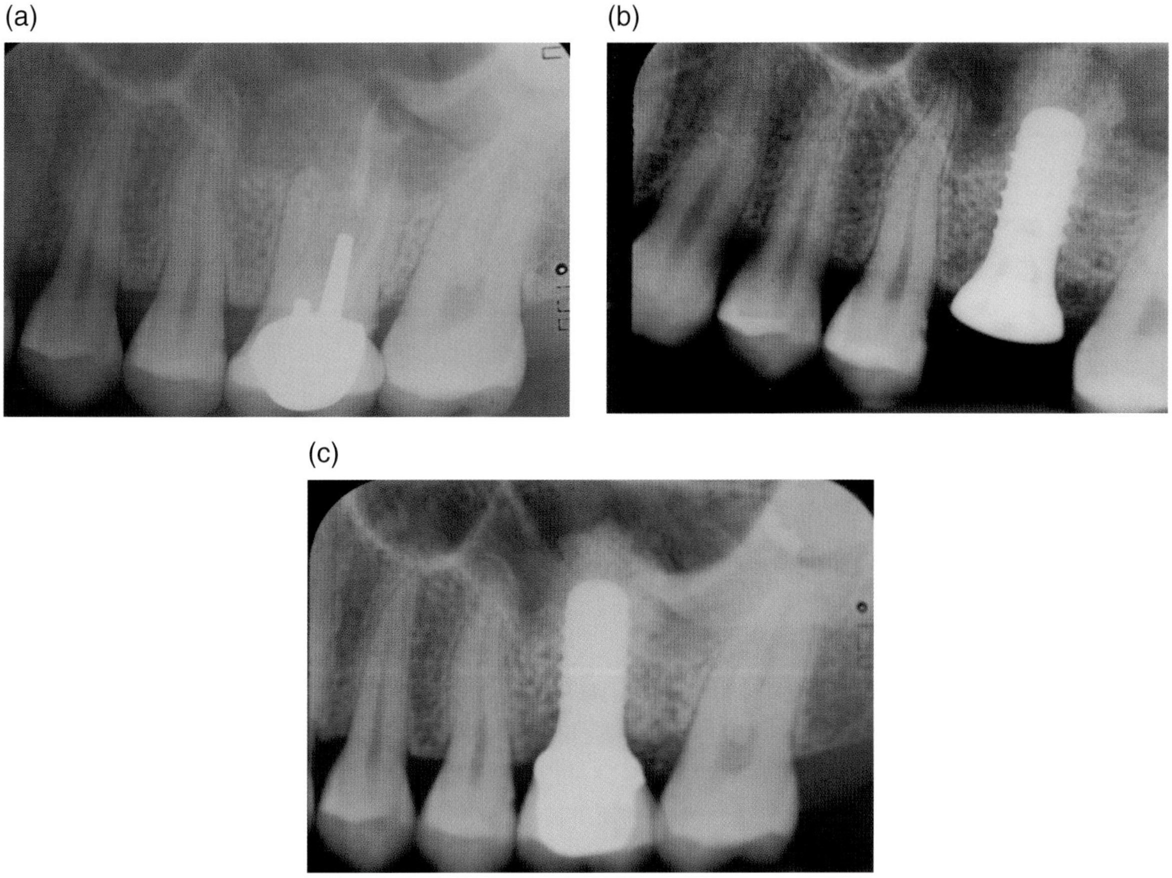

图11.2　（a）左上颌第一磨牙根折；（b）拔牙后3个月行冲压式上颌窦底提升术同时植入骨移植材料，植入种植体；（c）3个月后进行种植体支持式冠修复。

手术的情况下，我们值得对开展此类手术的必要性提出质疑。图11.2展示了一例采用冲压式上颌窦底提升术和种植体植入手术的病例。

11.5　短种植体

骨内长度≤8mm的种植体被定义为短种植体（Renouard and Nisand 2006），并且认为长度≤6mm的属于超短种植体（Deporter 2013）。当一些解剖结构（上颌窦、下颌管）限制了拔牙后剩余的骨体积，在上、下颌后份，短种植体可作为骨增量手术的替代方案，不过仍要求具有足够的牙槽嵴宽度，来容纳直径≥3.75mm的标准种植体。短种植体为无法接受复杂骨增量手术的患者提供了一种创伤更小的治疗方式，从而降低了并发症的发生率、发病率、费用以及治疗时间（Nisand and Renouard 2014; Thoma et al. 2015）。另外，短种植体通常呈现更大的冠根比，尤其是在上下颌间距离增加的情况下，这种情况下可能导致不良的负荷以及更多机械并发症（Quaranta et al. 2014）。不过，高冠根比是否会导致牙槽骨过度吸收和种植失败仍不明确（Garaicoa-Pazmino et al. 2014）。有研究提出在种植体设计、表面处理方法和不同的种植体植入方式上进行改良来解决这些问题（Deporter 2013）。但是最后值得注意的是，短种植体病例中种植体周围炎的发生率会比长种植体更显著。

系统评价结果显示，具有粗糙表面的短种植体和长种植体的中期存留率相当（Annibali et al. 2012; Atieh et al. 2012）。大多数报道的种植失败主要发生在早期，同期下颌种植体存留率更高。然而减径的短种植体（直径<3.75mm）在使用3～5年后，失败率更高（高达10%）（das Neves et al. 2006）。目前关于超短种植体的有效研究数据仍然有限。一项研究显示，6mm长度的种植体植入1年后的平均存留率为93.7%（Srinivasan et al. 2014）。

对于修复上颌磨牙而言，在牙槽嵴剩余高度≥5mm时，短种植体可能是上颌窦底提升的一种有效的替代方案。短种植体植入16～18个月后的存留率与长种植体经上颌窦提升后相似（99% vs 99.5%; Thoma et al. 2015），而接受了上颌窦提升术患者术后并发症的发生率明显更高。其中膜穿孔（图11.3）是最常见的并发症，不过膜穿孔对种植体存留率无显著影响。

同样，当下颌后份剩余牙槽嵴高度≥5mm时，短种植体也可以是同期或阶段性垂直骨增量手术的一种替代治疗。Felice等（2014）曾报道，在5年的功能负载后，上颌后牙区长为6.6mm的短种植体存留率和长种植体经垂直骨增量后的存留率相似，并且术后并发症更少。最近一项基于4例随机对照试验的系统评价（同上述基本是同一团队）发现，在同一课题组中，两类种植体在经两种方式植入后短期的存留率（95.1% vs 96.2%）以及牙槽骨的维持水平相似（Nisand et al. 2015）。但是，垂直骨增量术后患者的并发症发生率更高，其中56%病例出现了暂时性神经感觉异常，而短种植体组此概率仅为17%。其他的并发症还包括移植物折裂、无法植入长种植体、软组织开裂等。

就短期存留率而言，短种植体的结果令人满意，但仍缺乏其可以作为上颌窦提升或垂直骨增量替代方案的远期观察结果。同时，不同修复体（单冠或联冠、悬臂）类型对骨水平或种植体存留率的影响程度仍不清楚。针对这个问题，曾有人提议短种植体应该仅在骨质较好的条件下使用，且要避免非工作侧咬合干扰和即刻负载。

11.6 种植体生物学并发症

一些纵向研究报道了种植体10年存留率的变化范围从92.8%到97.1%不等（Albrektsson and Donos 2012; Srinivasan et al. 2014），因此种植体可作为替代缺失牙的有效治疗手段。然而，种植体依然存在失败的可能性。种植失败可以分为生物性（早期或原发性，晚期或继发性）、机械性、技术性、医源性和患者适应性欠佳等（Heitz-Mayfield et al. 2014）。

生物学并发症（特别是种植体周围炎）通常是最难控制的并发症。种植体周围炎是一种由多菌种生物膜失衡引起的慢性感染，且具有位点及患者特异性（Edmiston et al. 2015; Hajishengallis 2015）。

种植体周围炎影响骨结合种植体周围的软硬组织，最终导致骨丧失和种植体周袋的形成（Zitzmann and Berglundh 2008）。有报道称种植体周围炎患病率大约为所有种植体的10%，所有患者的20%（在种植体植入5～10年后随访；

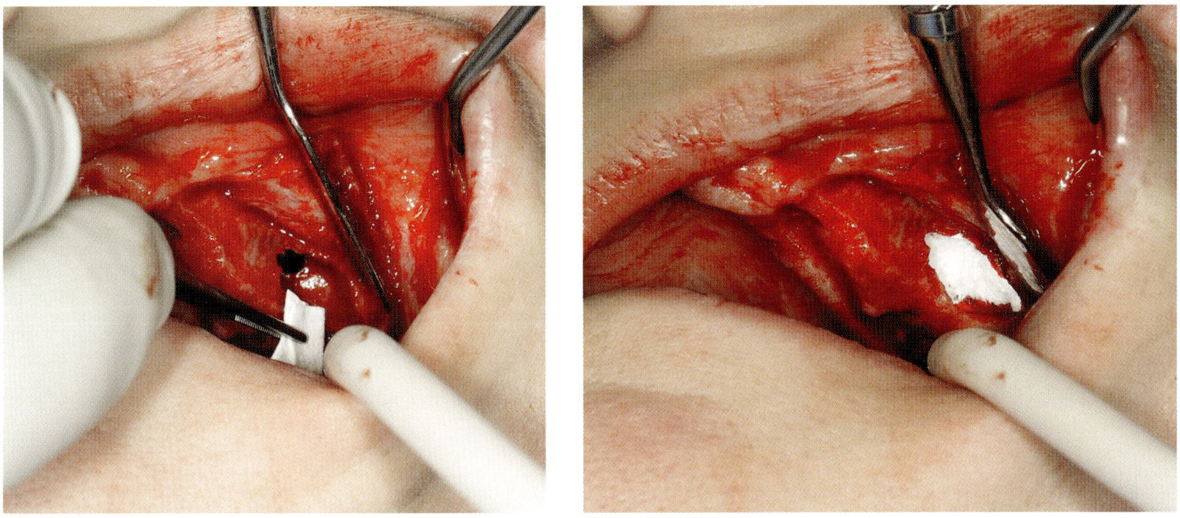

图11.3　上颌窦侧方开窗提升术中发生上颌窦黏膜穿孔，使用可吸收膜进行修复。

Mombelli et al. 2012），从1%到47%不等［估计加权平均数（EMD）22%，95%可信区间（CI）= 14%～30%；Derks and Tomasi 2015］。不过，在具有牙周炎病史的患者中，种植体周围炎的患病率（以患者为单位）高达39.3%（Marrone et al. 2013），同时这类患者的种植体存留率和成功率都要低于牙周健康者（Sousa et al. 2016）。此外，牙周病的类型和严重程度对种植体生物学并发症的发生率也有负面影响（Mengel et al. 2007; Gatti et al. 2008; De Boever et al. 2009; Levin et al. 2011; Roccuzzo et al. 2014）。

和种植体周围炎关系密切的其他危险因素还有吸烟、过量的粘接剂、口腔卫生差、缺乏牙周支持治疗（Renvert and Quirynen 2015），不过种植体周围组织疾病和糖尿病、饮酒的相关性证据有限，同时种植体周围组织疾病和角化黏膜缺失、遗传特性、种植体表面特性、负载时间以及种植体在牙弓中的位置相关性的研究证据也有限，且具有一定的争议（Heitz-Mayfield 2008; Dereka et al. 2012; Renvert and Polyzois 2015）。

种植体周围炎的治疗关键在于扰乱并去除牙菌斑、消除炎症，最终抑制疾病进展（Heitz-Mayfield and Mombelli 2014）。目前建议的治疗手段主要以现有的完善的牙周炎临床治疗方案为基础，包括机械与非机械清创手段、手术和非手术治疗相结合，辅助使用抗生素、抗菌剂和激光治疗等（Lindhe and Meyle 2008）。尽管清除致病菌与它们的残留物对于获得稳定的临床效果至关重要，种植体表面形态、疾病初始的严重程度以及缺损的形态，都可能影响非手术及手术治疗的效果（Schwarz et al. 2006,

2010; Sousa et al. 2016）。尽管有证据显示非手术方法对种植体表面的清洁可以有效减少细菌负载量，但是仅靠非手术方法治疗种植体周围炎是不够的，无法得到令人满意的临床效果（Renvert et al. 2008, 2009）。一项关于治疗效果的Meta分析对翻瓣清创、手术切除、骨移植再生、引导性组织再生等几种主要的手术方法进行比较（Chan et al. 2014），在后续病例报道结果中，再生治疗效果波动最大。出于这个原因，一些临床医生认为取出种植体是控制进行性种植体周围炎唯一可预测的手段，并且提出预防是控制种植体周围生物学并发症最有效的方法。

证据小结

- 种植治疗并不是根分叉病变患牙进行牙周治疗的替代方案，而是当其他治疗方法不适合或已经无法继续保留牙弓中患牙时的一种修复手段
- 根分叉病变患牙脱落或拔除常导致广泛的骨丧失从而使种植体植入复杂化：上颌为上颌窦，下颌为下牙槽神经和下颌下腺窝。在临床实践中这些解剖限制通常需要通过骨增量手术进行处理，而这类手术常增加了治疗的复杂度、费用、治疗时间以及并发症发生的风险
- 短种植体是垂直骨增量手术的替代方案；不过它们的长期疗效还未经充分的评估
- 生物学并发症尤其是种植体周围炎在具有牙周炎病史的患者中十分常见。在拔除根分叉病变患牙并进行种植治疗前，需要向患者解释和讨论可能出现的风险，并同时告知他们目前种植体周围炎的治疗方法是有限的

参考文献

[1] Aimetti, M., Romagnoli, R., Ricci, G., and Massei G. (2001). Maxillary sinus elevation: The effect of macrolacerations and microlacerations of the sinus membrane as determined by endoscopy. *International Journal of Periodontics and Restorative Dentistry* 21, 581–589.

[2] Albrektsson, T., Donos, N., and Working Group 1 (2012). Implant survival and complications: The third EAO consensus conference 2012. *Clinical Oral Implants Research* 23 (Suppl. 6), 63–65.

[3] Annibali, S., Cristalli, M.P., Dell'Aquila, D. et al. (2012). Short dental implants: A systematic review. *Journal of Dental Research* 91, 25–32.

[4] Ardekian, L., Oved-Peleg, E., Mactei, E.E., and Peled, M. (2006). The clinical significance of sinus membrane perforation during augmentation of the maxillary sinus. *Journal of Oral and Maxillofacial Surgery* 64, 277–282.

[5] Atieh, M.A., Zadeh, H., Stanford, C.M., and Cooper, L.F. (2012). Survival of short dental implants

for treatment of posterior partial edentulism: A systematic review. *International Journal of Oral and Maxillofacial Implants* 27, 1323–1331.

[6] Avila-Ortiz, G., De Buitrago, J.G., and Reddy, M.S. (2015). Periodontal regeneration – furcation defects: A systematic review from the AAP Regeneration Workshop. *Journal of Periodontology* 86 (Suppl. 2), S108–S130. doi: 10.1902/jop.2015.130677.

[7] Bashutski, J.D., D'Silva, N.J., Wang, H.L. (2009). Implant compression necrosis: Current understanding and case report. *Journal of Periodontology* 80, 700–704. doi:10.1902/jop.2009.080581.

[8] Becker, S.T., Terheyden, H., Steinriede, A. et al. (2008). Prospective observation of 41 peforations of the Schneiderian membrane during sinus floor elevation. *Clinical Oral Implants Research* 19, 1285–1289.

[9] Becker, W., Becker, B.E., Alsuwyed, A., and Al-Mubarak, S. (1999). Long-term evaluation of 282 implants in maxillary and mandibular molar positions: A prospective study. *Journal of Periodontology* 70, 896–901.

[10] Blanco, J., Suárez, J., Novio, S. et al. (2008). Histomorphometric assessment in human cadavers of the peri-implant bone density in maxillary tuberosity following implant placement using osteotome and conventional techniques. *Clinical Oral Implants Research* 19, 505–510.

[11] Block, M., Kent, J., Kallukaran, F. et al. (1998). Bone maintenance 5 to 10 years after sinus grafting. *Journal of Oral and Maxillofacial Surgery* 56, 706–714.

[12] Blomlöf, L., Jansson, L., Appelgren, R. et al. (1997). Prognosis and mortality of root-resected molars. *International Journal of Periodontics and Restorative Dentistry* 17, 190–201.

[13] Bouchard, P., Renouard, F., Bourgeois, D. et al. (2009). Cost-effectiveness modeling of dental implant vs. bridge. *Clinical Oral Implants Research* 20, 583–587.

[14] Boyne, P.J., and James, R.A. (1980). Grafting of the maxillary sinus floor with autogenous marrow and bone. *Journal of Oral Surgery* 38, 613–616.

[15] Brägger, U., Gerber, C., Joss, A. et al. (2004). Patterns of tissue remodelling after placement of ITI dental implants using an osteotome technique: A longitudinal radiographic case cohort study. *Clinical Oral Implants Research* 15, 158–166.

[16] Brägger, U., Krenander, P., and Lang, N.P. (2005). Economic aspects of single-tooth replacement. *Clinical Oral Implants Research* 16, 335–341.

[17] Brånemark, P.-I., Adell, R., Albrektsson, T. et al. (1984). An experimental and clinical study of osseointegrated implants penetrating the nasal cavity and maxillary sinus. *Journal of Oral and Maxillofacial Surgery* 42, 497–505.

[18] Carnevale, G., Di Febo, G., Tonelli, M.P. et al. (1991). A retrospective analysis of the periodontal-prosthetic treatment of molars with interradicular lesions. *International Journal of Periodontics and Restorative Dentistry* 11, 189–205.

[19] Carter, R.B., and Keen, E.N. (1971). The intramandibular course of the inferior alveolar nerve. *Journal of Anatomy* 108, 433–440.

[20] Cawood, J.I., and Howell, R.A. (1988). A classification of the edentulous jaws. *International Journal of Oral and Maxillofacial Surgery* 17, 232–236.

[21] Chan, H.-L., Lin, G.-H., Suarez, F. et al. (2014). Surgical management of peri-implantitis: A systematic review and meta-analysis of treatment outcomes. *Journal of Periodontology* 85, 1027–1041.

[22] Chao, Y.L., Chen, H.H., Mei, C.C. et al. (2010). Meta-regression analysis of the initial bone height for predicting implant survival rates of two sinus elevation procedures. *Journal of Clinical Periodontology* 37, 456–465.

[23] Chappuis, V., Cavusoglu, Y., Buser, D., and von Arx, T. (2017). Lateral ridge augmentation using autogenous block grafts and guided bone regeneration: A 10-year prospective case series study. *Clinical Implant Dentistry and Related Research* 19, 85–96.

[24] Chiapasco, M., Felisati, G., Maccari, A. et al. (2009). The management of complications following displacement of oral implants in the paranasal sinuses: A multicenter clinical report and proposed treatment protocols. *International Journal of Oral and Maxillofacial Surgery* 38, 1273–1278.

[25] Chiapasco, M., and Zaniboni, M. (2009). Methods to treat the edentulous posterior maxilla: Implants with

sinus grafting. *Journal of Oral and Maxillofacial Surgery*, 67, 867–871.

[26] Chiarella, G., Leopardi, G., De Fazio, L. et al. (2008). Benign paroxysmal positional vertigo after dental surgery. *European Archives of Oto□Rhino□Laryngology* 265, 119–122.

[27] Choi, K., Kan, J.Y.K., Boyne, P.J. et al. (2009). The effects of resorbable membrane on human maxillary sinus graft: A pilot study. *International Journal of Oral and Maxillofacial Implants* 24, 73–80.

[28] Chrcanovic, B.R., and Custódio, A.L. (2009). Mandibular fractures associated with endosteal implants. *Oral and Maxillofacial Surgery* 13, 231–238. doi:10.1007/s10006-009-0171-7.

[29] das Neves, F.D., Fones, D., Bernardes, S.R. et al. (2006). Short implants: An analysis of longitudinal studies. *International Journal of Oral and Maxillofacial Implants* 21, 86–93.

[30] De Boever, A.L., Quirynen, M., Coucke, W. et al. (2009). Clinical and radiographic study of implant treatment outcome in periodontally susceptible and non-susceptible patients: A prospective long-term study. *Clinical Oral Implants Research* 20, 1341–1350.

[31] Deporter D. (2013). Short dental implants: What works and what doesn't? A literature interpretation. *International Journal of Periodontics and Restorative Dentistry* 33, 457–464.

[32] Dereka, X., Mardas, N., Chin, S. et al. (2012). A systematic review on the association between genetic predisposition and dental implant biological complications. *Clinical Oral Implants Research* 23, 775–788.

[33] Derks, J., and Tomasi, C. (2015). Peri-implant health and disease: A systematic review of current epidemiology. *Journal of Clinical Periodontology* 42 (Suppl. 16), S158–S171.

[34] Di Girolamo, M., Napolitano, B., Arullani, C.A. et al. (2005). Paroxysmal positional vertigo as a complication of osteotome sinus floor elevation. *European Archives of Oto-Rhino-Laryngology* 262, 631–633.

[35] Donos, N., Laurell, L., and Mardas, N. (2012). Hierarchical decisions on teeth vs. implants in the periodontitis-susceptible patient: The modern dilemma. *Periodontology 2000* 59, 89–110.

[36] Donos, N., Mardas, N., and Chadha, V. (2008). Clinical outcomes of implants following lateral bone augmentation: Systematic assessment of available options (barrier membranes, bone grafts, split osteotomy). *Journal of Clinical Periodontology* 35(18 Suppl), 173–202.

[37] Doud Galli, S.K., Lebowitz, R.A., Giacchi, R.J. et al. (2001). Chronic sinusitis complicating sinus lift surgery. *American Journal of Rhinology* 15, 181–186.

[38] Drago, C.J. (1992). Rates of osseointegration of dental implants with regard to anatomical location. *Journal of Prosthodontics* 1, 29–31.

[39] Dubois, L., de Lange, J., Baas, E., and Van Ingen, J. (2010). Excessive bleeding in the floor of the mouth after endosseous implant placement: A report of two cases. *International Journal of Oral and Maxillofacial Surgery* 39, 412–415.

[40] Edmiston, C.E., McBain, A.J., Roberts, C., and Leaper, D. (2015). Clinical and microbiological aspects of biofilm-associated surgical site infections. *Advances in Experimental Medicine and Biology* 830, 47–67.

[41] Esposito, M., Grusovin, M.G., Felice, P. et al. (2009). The efficacy of horizontal and vertical bone augmentation procedures for dental implants: A Cochrane systematic review. *European Journal of Oral Implantology* 2, 167–184.

[42] Fanuscu, M.I., Iida, K., Caputo, A.A., and Nishimura, R.D. (2003). Load transfer by an implant in a sinus-grafted maxillary model. *International Journal of Oral and Maxillofacial Implants* 18, 667–674.

[43] Fardal, Ø., and Grytten, J. (2013). A comparison of teeth and implants during maintenance therapy in terms of the number of disease-free years and costs: An in vivo internal control study. *Journal of Clinical Periodontology* 40, 645–651.

[44] Felice, P., Cannizzaro, G., Barausse, C. et al. (2014). Short implants versus longer implants in vertically augmented posterior mandibles: A randomised controlled trial with 5-year after loading follow-up.

European Journal of Oral Implantology 7, 359–369.

[45] Fugazzotto, P.A. (2001). A comparison of the success of root resected molars and molar position implants in function in a private practice: Results of up to 15-plus years. *Journal of Periodontology* 72, 1113–1123.

[46] Galindo, P., Sánchez-Fernández, E., Avila, G. et al. (2005). Migration of implants into the maxillary sinus: Two clinical cases. *International Journal of Oral and Maxillofacial Implants* 20, 291–285.

[47] Garaicoa-Pazmino, C., Suarez-Lopez del Amo, F., Monje, A. et al. (2014). Influenceof crown/implant ratio on marginal bone loss: A systematic review. *Journal of Periodontology* 85, 1214–1221.

[48] Gatti, C., Gatti, F., Chiapasco, M., and Esposito, M. (2008). Outcome of dental implants in partially edentulous patients with and without a history of periodontitis: A 5-year interim analysis of a cohort study. *European Journal of Oral Implantation* 1, 45–51.

[49] Goiato, M.C., dos Santos, D.M., Santiago, J.F. Jr et al. (2014). Longevity of dental implants in type IV bone: A systematic review. *International Journal of Oral and Maxillofacial Surgery* 43, 1108–1116. doi:10.1016/j.ijom.2014.02.016.

[50] Graziani, F., Donos, N., Needleman, I. et al. (2004). Comparison of implant survival following sinus floor augmentation procedures with implants placed in pristine posterior maxillary bone: A systematic review. *Clinical and Oral Implants* 15, 677–682.

[51] Gross, M.D., and Nissan, J. (2001). Stress distribution around maxillary implants in anatomic photoelastic models of varying geometry. Part II. *Journal of Prosthetic Dentistry* 85, 450–454.

[52] Gross, M.D., Nissan, J., and Samuel, R. (2001). Stress distribution around maxillary implants in anatomic photoelastic models of varying geometry. Part I. *Journal of Prosthetic Dentistry* 85, 442–449.

[53] Hajishengallis, G. (2015). Periodontitis: From microbial immune subversion to systemic inflammation. *Nature Reviews: Immunology* 15, 30–44.

[54] Handschel, J., Simonowska, M., Naujoks, C. et al. (2009). A histomorphometric meta-analysis of sinus elevation with various grafting materials. *Head & Face Medicine* 5, 12.

[55] Hardt, C.R.E., Gröndahl, K., Lekholm, U., and Wennström, J.L. (2002). Outcome of implant therapy in relation to experienced loss of periodontal bone support. *Clinical Oral Implants Research* 13, 488–494.

[56] Heitz-Mayfield, L.J. (2008). Peri-implant diseases: Diagnosis and risk indicators. *Journal of Clinical Periodontology* 35 (Suppl. 8), 292–304.

[57] Heitz-Mayfield, L.J.A., and Mombelli, A. (2014). The therapy of peri-implantitis: A systematic review. *International Journal of Oral and Maxillofacial Implants* 29, 325–345.

[58] Heitz-Mayfield, L.J., Needleman, I., Salvi, G.E., and Pjetursson, B.E. (2014). Consensus statements and clinical recommendations for prevention and management of biologic and technical implant complications. *International Journal of Oral and Maxillofacial Implants* 29 (Suppl.), 346–350.

[59] Hirschfeld, A., and Wasserman, B. (1978). A long-term survey of tooth loss in 600 treated periodontal patients. *Journal of Periodontology* 49, 225–237.

[60] Iida, S., Tanaka, N., Kogo, M., and Matsuya, T. (2000). Migration of a dental implant into the maxillary sinus: A case report. *International Journal of Oral and Maxillofacial Surgery* 29, 358–359.

[61] Jensen, O.T., Shulman, L.B., Block, M.S., and Iacono, V.J. (1998). Report of the Sinus Consensus Conference of 1996. *International Journal of Oral and Maxillofacial Implants* 13 (Suppl.), 11–45.

[62] Jensen, S.S., and Terheyden, H. (2009). Bone augmentation procedures in localized defects in the alveolar ridge: Clinical results with different bone grafts and bone-substitute materials. *International Journal of Oral and Maxillofacial Implants* 24, 218–236.

[63] Kao, R.T. (2008). Strategic extraction: A paradigm shift that is changing our profession. *Journal of Periodontology* 79, 971–977.

[64] Kaplan, D.M., Attal, U., and Kraus, M. (2003). Bilateral benign paroxysmal positional vertigo following a tooth implantation. *Journal of Laryngology and Otology* 117, 312–313.

[65] Keestra, J.A.J., Barry, O., de Jong, L., and Wahl, G. (2016). Long-term effects of vertical bone augmentation: A systematic review. *Journal of Applied Oral Science* 24, 3–17.

[66] Kim, M.S., Lee, J.K., Chang, B.S., and Um, H.S. (2010). Benign paroxysmal positional vertigo as a complication of sinus floor elevation. *Journal of Periodontology and Implant Science* 40, 86–89.

[67] Kim, Y.K., Yun, P.Y., Kim, S.G., and Lim, S.C. (2009). Analysis of the healing process in sinus bone grafting using various grafting materials. *Oral Surgery, Oral Medicine, Oral Pathology, Oral Radiology, Endodontology* 107, 204–211.

[68] Lam, N.P., Donoff, R.B., Kaban, L.B., and Dodson, T.B. (2003). Patient satisfaction after trigeminal nerve repair. *Oral Surgery, Oral Medicine, Oral Pathology, Oral Radiology, Endodontology* 95, 538–543.

[69] Lang, N.P., Zitzmann, N.U.; Working Group 3 of the VIII European Workshop on Periodontology (2012). Clinical research in implant dentistry: Evaluation of implant-supported restorations, aesthetic and patient-reported outcomes. *Journal of Clinical Periodontology* 39, 133–138.

[70] Langer, B., Stein, S.D., and Wagenberg, B. (1981). An evaluation of root resections: A ten-year study. *Journal of Periodontology* 52, 719–722.

[71] Leblebicioglu, B., Ersanli, S., Karabuda, C. et al. (2005). Radiographic evaluation of dental implants placed using an osteotome technique. *Journal of Periodontology* 76, 385–390.

[72] Lekholm, U., and Zarb, G.A. (1985). Patient selection and preparation. In: *Tissue Integrated Prostheses: Osseointegration in Clinical Dentistry* (ed. P.I. Branemark, G.A. Zarb, and T. Albrektsson), 199–209. Chicago, IL: Quintessence.

[73] Levin, L., Ofec, R., Grossmann, Y., and Anner, R. (2011). Periodontal disease as a risk for dental implant failure over time: A long-term historical cohort study. *Journal of Clinical Periodontology* 38, 732–737.

[74] Lindhe, J., and Meyle, J.; Group D of European Workshop on Periodontology (2008). Peri-implant diseases: Consensus Report of the Sixth European Workshop on Periodontology. *Journal of Clinical Periodontology* 35 (Suppl. 8), 282–285. doi:10.1111/j.1600-051X.2008.01283.x.

[75] MacBeth, N., Trullenque-Eriksson, A., Donos, N., and Mardas, N. (2017). Hard and soft tissue changes following alveolar ridge preservation: A systematic review. *Clinical Oral Implants Research* 28, 982–1004.

[76] Mardas, N., Trullenque-Eriksson, A., MacBeth, N. et al. (2015). Does ridge preservation following tooth extraction improve implant treatment outcomes: A systematic review. Group 4: Therapeutic concepts & methods. *Clinical Oral Implants Research* 26 (Suppl. 11), 180–201.

[77] Marrone, A., Lasserre, J., Bercy, P., and Brecx, M.C. (2013). Prevalence and risk factors for peri-implant disease in Belgian adults. *Clinical Oral Implants Research* 24, 934–940.

[78] McFall, W.T., Jr (1982). Tooth loss in 100 treated patients with periodontal disease: A long-term study. *Journal of Periodontology* 53: 539–549.

[79] McGuire, M.K. (1991). Prognosis versus actual outcome: A long-term survey of 100 treated periodontal patients under maintenance care. *Journal of Periodontology* 62, 51–58.

[80] McGuire, M.K., and Nunn, M.E. (1996). Prognosis versus actual outcome. *III. The effectiveness of clinical parameters in accurately predicting tooth survival. Journal of Periodontology* 67, 66–74.

[81] Mengel, R., Behle, M., and Flores-de-Jacoby, L. (2007). Osseointegrated implants in subjects treated for generalized aggressive periodontitis: 10-year results of a prospective, long-term cohort study. *Journal of Periodontology* 78, 2229–2237.

[82] Mombelli, A., Müller, N., and Cionca, N. (2012). The epidemiology of peri-implantitis. *Clinical Oral Implants Research* 23 (Suppl. 6), 67–76.

[83] Moraschini, V., Poubel, L.A., Ferreira, V.F., and Barboza Edos, S. (2015). Evaluation of survival and success rates of dental implants reported in longitudinal studies with a follow-up period of at least 10 years: A systematic review. *International Journal of Oral and Maxillofacial Surgery* 44, 377–388.

[84] Naitoh, M., Hiraiwa, Y., Aimiya, H. et al. (2009).

Accessory mental foramen assessment using cone-beam computed tomography. *Oral Surgery, Oral Medicine, Oral Pathology, Oral Radiology, Endodontology* 107, 289–294.

[85] Niamtu, J., III (2001). Near-fatal airway obstruction after routine implant placement. *Oral Surgery, Oral Medicine, Oral Pathology, Oral Radiology, Endodontology* 92, 597–600.

[86] Nisand, D., Picard, N., and Rocchietta, I. (2015). Short implants compared to implants in vertically augmented bone: A systematic review. *Clinical Oral Implants Research* 26 (Suppl. 11), 170–179. doi:10.1111/clr.12632.

[87] Nisand, D., and Renouard, F. (2014). Short implant in limited bone volume. *Periodontology 2000* 66, 72–96.

[88] Nkenke, E., Schlegel, A., Schultze-Mosgau, S. et al. (2002). The endoscopically controlled osteotome sinus floor elevation: A preliminary prospective study. *International Journal of Oral and Maxillofacial Implants* 17, 557–566.

[89] Pierrisnard, L., Renouard, F., Renault, P., and Barquins, M. (2003). Influence of implant length and bicortical anchorage on implant stress distribution. *Clinical Implant Dentistry and Related Research* 5, 254–262.

[90] Pikos, M.A. (2008). Maxillary sinus membrane repair: Update on technique for large and complete perforations. *Implant Dentistry* 17, 24–31.

[91] Pjetursson, B.E., Tan, W.C., Zwahlen, M., and Lang, N.P. (2008). A systematic review of the success of sinus floor elevation and survival of implants inserted in combination with sinus floor elevation. *Journal of Clinical Periodontology* 35, 216–240.

[92] Pretzl, B., Wiedemann, D., Cosgarea, R. et al. (2009). Effort and costs of tooth preservation in supportive periodontal treatment in a German population. *Journal of Clinical Periodontology* 36, 669–676.

[93] Quaranta, A., Piemontese, M., Rappelli, G. et al. (2014). Technical and biological complications related to crown to implant ratio: A systematic review. *Implant Dentistry* 23, 180–187.

[94] Regan, R., and Rogers, B. (2003). Delayed treatment of haemoglobin neurotoxicity. *Journal of Neurotrauma* 20, 111–120.

[95] Renouard, F., and Nisand, D. (2006). Impact of implant length and diameter on survival rates. *Clinical Oral Implants Research* 17 (Suppl. 2), 35–51.

[96] Renton, T., and Yilmaz, Z. (2012). Managing iatrogenic trigeminal nerve injury: A case series and review of the literature. *International Journal of Oral and Maxillofacial Surgery* 41, 629–637.

[97] Renvert, S., and Polyzois, I. (2015). Risk indicators for peri-implant mucositis: A systematic literature review. *Journal of Clinical Periodontology* 42, S172–S186.

[98] Renvert, S., and Quirynen, M. (2015). Risk indicators for peri-implantitis: A narrative review. *Clinical Oral Implants Research* 26, 15–44.

[99] Renvert, S., Roos-Jansåker, A.M., and Claffey, N. (2008). Non-surgical treatment of peri-implant mucositis and peri-implantitis: A literature review. *Journal of Clinical Periodontology* 35 (Suppl. 8), 305–315. doi:10.1111/j.1600-051X.2008.01276.x.

[100] Renvert, S., Samuelsson, E., Lindahl, C., and Persson, G.R. (2009). Mechanical non-surgical treatment of peri-implantitis: A double-blind randomized longitudinal clinical study. *I: Clinical results. Journal of Clinical Periodontology* 36, 604–609. doi:10.1111/j.1600-051X.2009.01421.x.

[101] Rocchietta, I., Fontana, F., and Simion, M. (2008). Clinical outcomes of vertical bone augmentation to enable dental implant placement: A systematic review. *Journal of Clinical Periodontology* 35, 203–215.

[102] Roccuzzo, M., Bonino, L., Dalmasso, P., and Aglietta, M. (2014). Long-term results of a three arms prospective cohort study on implants in periodontally compromised patients: 10-year data around sandblasted and acid-etched (SLA) surface. *Clinical Oral Implants Research* 25, 1105–1112.

[103] Schwartz-Arad, D., Herzberg, R., and Dolev, E. (2004). The prevalence of surgical complications of the sinus graft procedure and their impact on implant survival. *Journal of Periodontology* 75, 511–516.

[104] Schwarz, F., Papanicolau, P., Rothamel, D. et al. (2006). Influence of plaque biofilm removal on reestablishment of the biocompatibility of contaminated titanium surfaces. *Journal of Biomedical*

Material Research 77, 437–444.

[105] Schwarz, F., Sahm, N., Schwarz, K., and Becker, J. (2010). Impact of defect configuration on the clinical outcome following surgical regenerative therapy of peri-implantitis. *Journal of Clinical Periodontology* 37, 449–455.

[106] Seddon, H.J. (1942). *A classification of nerve injuries. British Medical Journal* 2, 237–239.

[107] Sousa, V., Mardas, N., Farias, B. et al. (2016a). A systematic review of implant outcomes in treated periodontitis patients. *Clinical Oral Implants Research* 27: 787–844.

[108] Sousa, V., Mardas, N., Spratt, D. et al. (2016b). Experimental models for contamination of titanium surfaces and disinfection protocols. *Clinical Oral Implants Research* 27, 1233–1242.

[109] Srinivasan, M., Vazquez, L., Rieder, P. et al. Survival rates of short (6 mm) micro-rough surface implants: A review of literature and meta-analysis. *Clinical Oral Implants Research* 25, 539–545.

[110] Stanford, C.M. (2010). Surface modification of biomedical and dental implants and the processes of inflammation, wound healing and bone formation. *International Journal of Molecular Sciences* 11, 354–369. doi:10.3390/ijms11010354.

[111] Summers, R. (1998). Sinus floor elevation with osteotomes. *Journal of Esthetic Dentistry* 10, 164–171.

[112] Tan, W.C., Lang, N.P., Zwahlen, M., and Pjetursson, B.E. (2008). A systematic review of the success of sinus floor elevation and survival of implants inserted in combination with sinus floor elevation. Part II: Transalveolar technique. *Journal of Clinical Periodontology* 35(Suppl. 8), 241–254.

[113] Tepper, G., Haas, R., Zechner, W. et al. (2002) Three-dimensional finite element analysis of implant stability in the atrophic posterior maxilla: A mathematical study of the sinus floor augmentation. *Clinical Oral Implants Research* 13, 657–665.

[114] Thoma, D.S., Zeltner, M., Hüsler, J. et al.; EAO Supplement Working Group 4 (2015). Short implants versus sinus lifting with longer implants to restore the posterior maxilla: A systematic review. *Clinical Oral Implants Research* 26 (Suppl. 11), 154–169.

[115] Timmenga, N.M., Raghoebar, G.M., Boering, G., and van Weissenbruch, R. (1997). Maxillary sinus function after sinus lifts for the insertion of dental implants. *Journal of Oral and Maxillofacial Surgery* 55, 936–939.

[116] Timmenga, N.M., Raghoebar, G.M., Boering, G. et al. (2003). Maxillary sinus floor elevation surgery: A clinical, radiographic and endoscopic evaluation. *Clinical Oral Implants Research* 14, 322–328.

[117] Toffler, M. (2004). Osteotome-mediated sinus floor elevation: A clinical report. *International Journal of Oral and Maxillofacial Implants* 19, 266–273.

[118] Ueda, M., and Kaneda, T. (1992). Maxillary sinusitis caused by dental implants: Report of two cases. *Journal of Oral and Maxillofacial Surgery* 50, 285–287.

[119] van den Bergh, J.P., Bruggenkate ten, C.M., Disch, F.J., and Tuinzing, D.B. (2000). Anatomical aspects of sinus floor elevations. *Clinical Oral Implants Research* 11, 256–265.

[120] van Steenberghe, D., Quirynen, M., Molly, L., and Jacobs, R. (2003). Impact of systemic diseases and medication on osseointegration. *Periodontology 2000* 33, 163–171.

[121] Velloso, G.R., Vidigal, G.M., de Freitas, M.M. et al. (2006). Tridimensional analysis of maxillary sinus anatomy related to sinus lift procedure. *Implant Dentistry* 15, 192–196.

[122] Wallace, S.S., and Froum, S.J. (2003). Effect of maxillary sinus augmentation on the survival of endosseous dental implants: A systematic review. *Annals of Periodontology* 8, 328–343.

[123] Wang, H.-L., Burgett, F.G., Shyr, Y., and Ramfjord, S. (1994). The influence of molar furcation involvement and mobility on future clinical periodontal attachment loss. *Journal of Periodontology* 65, 25–29.

[124] Wiltfang, J., Schultze-Mosgau, S., Merten, H.A. et al. (2000). Endoscopic and ultrasonographic evaluation of the maxillary sinus after combined sinus floor augmentation and implant insertion. *Oral Surgery, Oral Medicine, Oral Pathology, Oral Radiology, Endodontology* 89, 288–291.

[125] Winwood, K., Zioupos, P., Currey, J.D. et al. (2006).

The importance of the elastic and plastic components of strain in tensile and compressive fatigue of human cortical bone in relation to orthopaedic biomechanics. *Journal of Musculoskeletal and Neuronal Interactions* 6, 134–141.

[126] Yacoub, N., Ismail, Y.H., and Mao, J.J. (2002). Transmission of bone strain in the craniofacial bones of edentulous human skulls upon dental implant loading. *Journal of Prosthetic Dentistry* 88, 192–199.

[127] Zitzmann, N.U., and Berglundh, T. (2008). Definition and prevalence of peri-implant diseases. *Journal of Clinical Periodontology* 35, 286–291.

[128] Zitzmann, N.U., Scherrer, S.S., Weiger, R. et al. (2011). Preferences of dental care providers in maintaining compromised teeth in relation to their professional status: Implants instead of periodontally involved maxillary molars? *Clinical Oral Implants Research* 22, 143–150.

第12章
是否值得？根分叉病变的卫生经济学

Is it Worth it? Health Economics of Furcation Involvement

Falk Schwendicke[1], Christian Graetz[2]

[1] 德国柏林夏洛蒂医科大学口腔内科和口腔预防科
[2] 德国克里斯蒂安–阿尔伯特基尔大学保存齿科和牙周病科

12.1 根分叉病变的卫生经济学相关性

越来越多的患者能在一生中保留他们的绝大多数牙齿，包括多根牙。以德国为例，大约1/3的65岁及以上的成年人能保留他们所有的第一磨牙或第二磨牙（Jordan and Micheelis 2016）。大量的余留牙将会产生大量的牙周治疗需求（Jordan and Micheelis 2016; Holtfreter et al. 2010; Kassebaum et al. 2014）。另外，和过去相比，失牙患者如今更愿意去修复缺失牙，这可能主要同日益增长的修复需求以及种植支持式冠修复的广泛应用相关（Micheelis and Schiffer 2006; Roos–Jansaker et al. 2006）。

牙齿的保留和修复都会产生一定的费用，这方面的费用不仅和患者息息相关（当需要他们自己负担时），也跟公立或民营保险公司有关（保险公司需要权衡所花费的成本和最终的健康收益，以及患者对此类昂贵治疗手段的需求；也就是此类治疗在公立或民营领域的合理性）。治疗费用同时也与社会公平相关，治疗费用可能决定了所采取的治疗内容，从而拉大了和那些无法承担治疗费用的人的健康状况之间的差距（Zhong 2010）。

通常来讲，牙周系统治疗能长期保留大多数牙周病患牙（Hatch et al. 2001; Loesche et al. 2002; Fardal et al. 2004; Chambrone and Chambrone 2006; Eickholz et al. 2008; Graetz et al. 2017a,b, 2011, 2013, 2015; Johansson et al. 2013; Salvi et al. 2014）。在许多病例中，牙周支持治疗（SPT）花费有限，牙周炎患者的保牙治疗在患者能负担的程度范围内（Pretzl et al. 2009; Fardal and Grytten 2013; Schwendicke et al. 2016b）。

然而，很难长期保留存在根分叉病变的

Diagnosis and Treatment of Furcation-Involved Teeth, First Edition. Edited by Luigi Nibali.

Companion website: www.wiley.com/go/nibali/diagnosis

多根牙（主要为磨牙），正如第5章中讨论的一样，其存留时间可能和根分叉病变程度相关（Checchi et al. 2002; König et al. 2002; Dannewitz et al. 2006a; Johansson et al. 2013; Graetz et al. 2015）。最终的结果是，保留此类患牙需要更为复杂、昂贵的治疗，以及在牙周维持治疗阶段更为频繁的复诊，这可能对保牙治疗的总体费用有较大影响（Pretzl et al. 2009; Lee et al. 2012; Schwendicke et al. 2014）。

鉴于保留或替代磨牙的需求不断增长，且两种方案在多数较完善的牙科诊疗条件下都能选择，成本问题日益突出。在合理的医疗环境中，由于资金有限加上同领域竞争激烈，对于治疗该疾病的花费和对不同治疗方式成本-效果的量化十分重要。对于磨牙的根分叉病变而言，这意味着需要预估每年支持治疗的费用，并将其和其他治疗可能需要的费用进行对比，如拔牙后采用种植体支持式冠修复、固定修复或可摘义齿修复。同时，预算估计最好涵盖除牙周治疗外的牙髓治疗、充填治疗和修复治疗。另外，应充分了解保留根分叉患牙相比采用修复替代方案甚至缺失根分叉患牙的功能性（或其他效用）的优劣，以与预期费用进行权衡。最后，对成本和效用（或其他任何种类的健康收益）的评估都应在支付人和消费者相关投资回报期内进行；即远期疗效。

12.2 卫生经济学分析

卫生经济学分析一般根据以下评估结果论定（Vernazza et al. 2012）：

- *疾病-成本研究*：研究控制或解决某种疾病或症状所需的治疗投入。这种成本通常称为直接成本。疾病成本研究还会进一步计算间接成本（例如要到达医生或牙医处的成本）和机会成本（例如在此期间因无法工作造成的成本）
- *成本-效果研究*：评估相对于治疗效果所需的成本。效果通常表示在现实环境或人为干预（随机对照）条件下得到的临床结果（一颗牙的存留时间，修复体的存留时间）。注意，虽然被定义为效果，但卫生经济学研究并没有如此严格的划分
- *成本-效用分析*：计算成本和其所产生的实用性，就像“质量校正生命年”或“伤残校正生命年”。他们包含了一部分人对某种健康状态的主观评价（通常是患者）。我们需要评估这些效用，虽然这个过程并不简单，且目前未广泛开展基于牙齿价值的评估（一个经过充填治疗的牙齿对比一个完好无损的牙齿的效用如何？一个存在牙周病损但无症状的磨牙相比一个健康磨牙的效用如何？）
- *成本-效益分析*：将效果或效用-健康结局-转化为货币价值。此类研究理论上允许在同一度量水平上对比投入和临床疗效，但其方法学尚未被完全认可，且目前在牙科学中很少应用

所有类型的分析都可以用以下两种方式之一来进行操作。第一种包括使用（再使用）原始数据，例如队列研究或病例对照研究。比如，队列研究允许估算由工作人员（通过记录工作人员工时并且对不同员工每小时成本进行分解）和材料（分解单价和已使用的单位）引起的具体成本。这样的微细成本计算使得非常详细的实际成本估算能够进行。除此之外，这

些研究可以估量所进行治疗的效果（如1颗牙能保留多久）。随机对照试验通常也收集成本数据，让不同的治疗策略之间能进行相互比较（如刮治和根面平整与翻瓣清创术）。

虽然第二种方法不是通过临床研究的原始数据框架而是通过数学模型进行分析，它同样包含了数据的再使用。模型研究构建了一个可以反映一颗患牙或一位患者（即模型）临床（天然）路径的假设。牙齿或患者可以从一种健康状态转变到另一种（例如，伴有根分叉病变的磨牙无根分叉区龋坏→伴有根分叉病变的磨牙同时存在根分叉区龋坏），而这种转变的机会取决于转移概率。对应每一种转变都需要假定一种治疗方法（例如应用氟化物保护漆阻止损伤，或者修复治疗）然后生成费用。这类模型很多都是通过Monte Carlo微观模拟进行分析，此类模拟允许引入参数的不确定性。这种方法通过模拟一定数目的患者（例如1000人），从参数的一定范围中随机抽取其转移概率（或其他不确定参数）。然后在一系列时间点再次模拟该人群的采样过程（如1000人），从而估计每一位患者和每个人群的变化。通常来说，这种模型对几组人群研究的持续时间比大多数临床试验（随机对照试验极少随访患者数十年）更长，因为其大多数数据来源于综述及Meta分析，所以这类模型具有更高的可信度。不过，这种模型限制其应用于其他设定条件下，且对其有效性的判定只能与已做假定一致。同时他们还需要通过敏感性分析验证有效性，评估不确定因素对研究的影响。

现有关于磨牙根分叉病变的卫生经济学分析研究主要是疾病–成本研究，其数据从前瞻性或回顾性队列研究中获取；或者是采用模型论证保留或取代伴根分叉病变患牙不同治疗策略的成本和成本–效果。

12.3 根分叉病变的治疗成本

一些临床研究试图评估保留伴根分叉病变磨牙的成本。其中大多数患牙都经过了成功积极的牙周治疗（APT），并将常规定期复诊作为SPT的一部分。

例如，一项德国的回顾性研究分析了已接受牙周基础治疗及后续治疗（包括龈下清创）的患者的磨牙情况（Graetz et al. 2015）。对这类磨牙的治疗策略旨在改善根分叉入路，使该区域内的个人牙菌斑控制和专科医生的口腔卫生维护能够顺利进行（图12.1）。

对牙周袋探诊深度（PPD）<5mm且无探诊出血的磨牙进行保守性的刮治和根面平整（SRP），而对PPD≥5mm伴出血或PPD≥6mm无论是否出血的患牙，则需进行翻瓣手术（Kocher and Plagmann 1999）。去除部分牙冠截根术或隧道成形术主要用于已行牙髓治疗并且呈现进行性骨丧失的磨牙，以及根分叉区存在龋坏的磨牙（图12.2）。

隧道成形术仅适用于下颌磨牙，在无法使用去除部分牙冠截根术，且下颌磨牙颊、舌侧均存在Ⅱ度根分叉病变或存在Ⅲ度根分叉病变、口腔清洁入路受限情况下，此时通常伴随持续存在的炎症。不同回顾性研究证明了常规SPT中采用这种治疗方法磨牙的远期稳定性（Graetz et al. 2017b, 2013, 2015；图12.3）。

德国医疗保健项目对治疗成本进行评估。对此，支付者（不管是否是属于法定保险项目、患者自己或者他们的私人保险）产生的任何费用都将根据德国项目目录的收费项进行评估。作者依据牙周治疗、充填治疗、牙髓或修

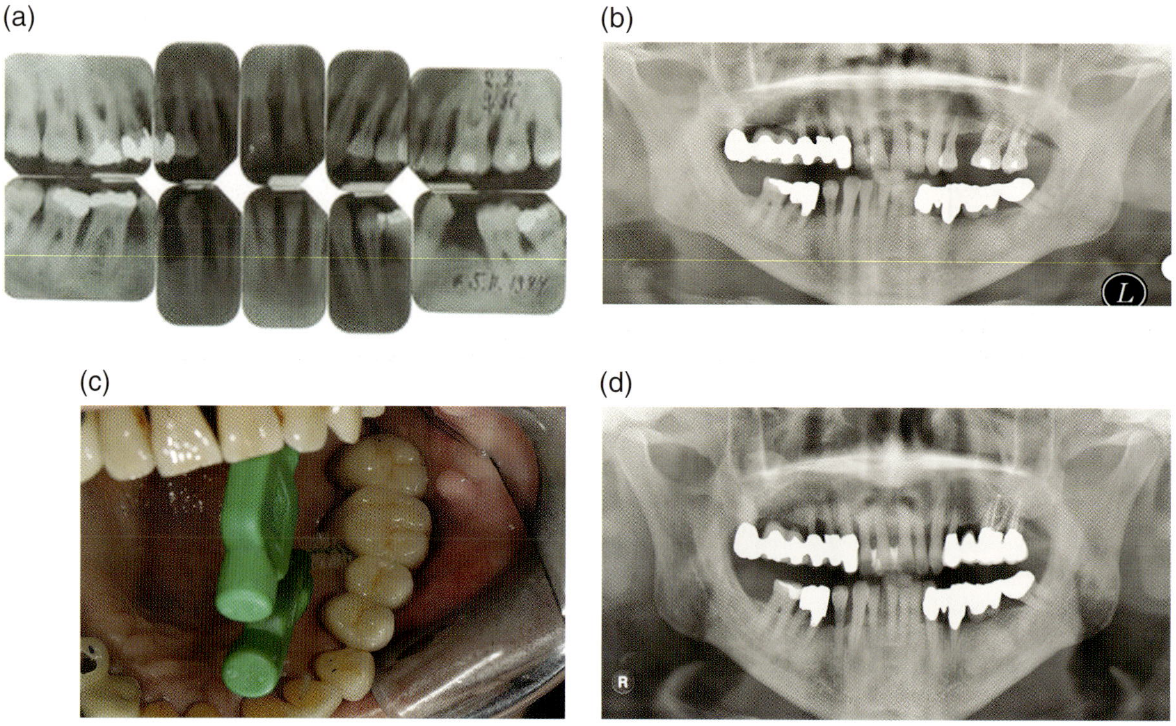

图12.1 男性，42岁，不吸烟。诊断为慢性牙周炎，全口牙槽骨水平向吸收，所有第一和第二磨牙Ⅱ～Ⅲ度根分叉病变（Hamp et al. 1975）（a为初诊原始状态）。患者接受了刮治及根面平整后，所有后牙进行了翻瓣清创治疗。牙周维持治疗持续22年后（b），右上后牙进行了牙髓治疗并对此牙进行了三切术，随后进行修复治疗。此后可采用牙间隙刷清洁根分叉区（c）。这种状态稳定保持了7年（d为最后一次复查）。

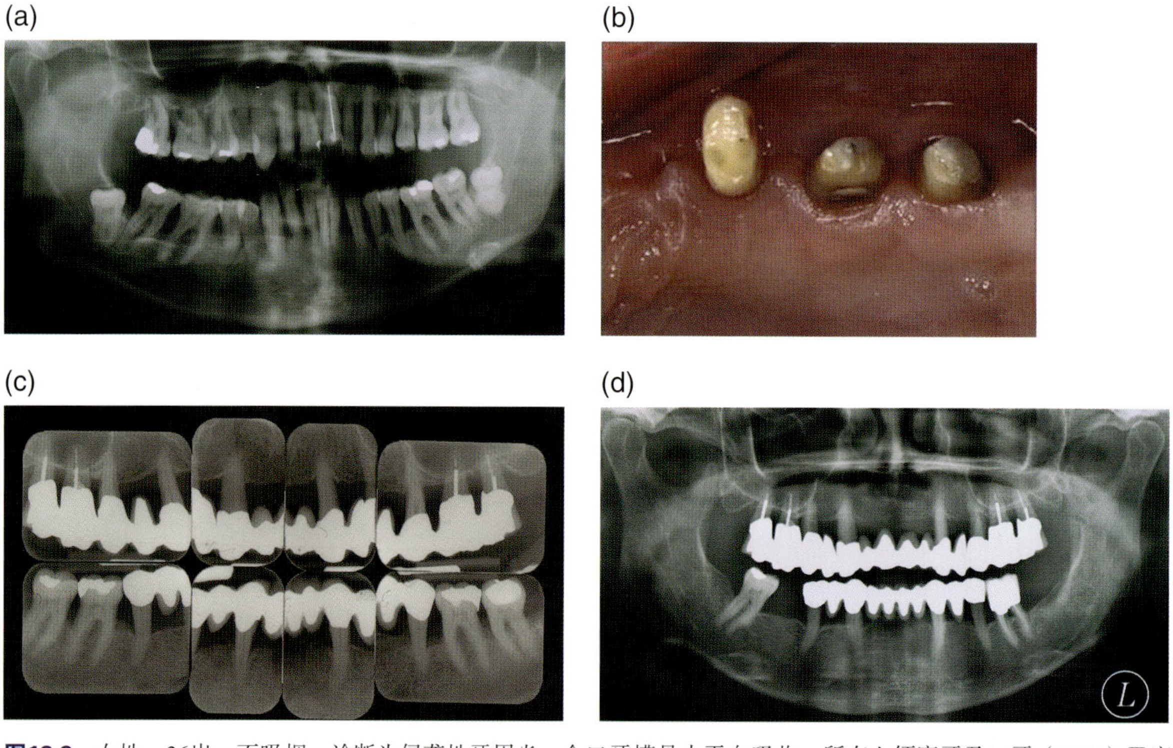

图12.2 女性，36岁，不吸烟。诊断为侵袭性牙周炎，全口牙槽骨水平向吸收，所有上颌磨牙及14牙（UR4）Ⅲ度根分叉病变（Hamp et al. 1975）、所有下颌磨牙Ⅱ度根分叉病变（Hamp et al. 1975）（a为初诊原始状态）。牙周基础治疗即刮治及根面平整治疗后，对所有前磨牙及磨牙进行翻瓣清创治疗。再评估后进入牙周维持治疗，1.5年后所有上颌磨牙颊根均被截除，然后进行固定修复治疗（b）。2年（c）和17年（d）后未观察到附着丧失的进展。46牙（LR6）由于折裂被拔除。

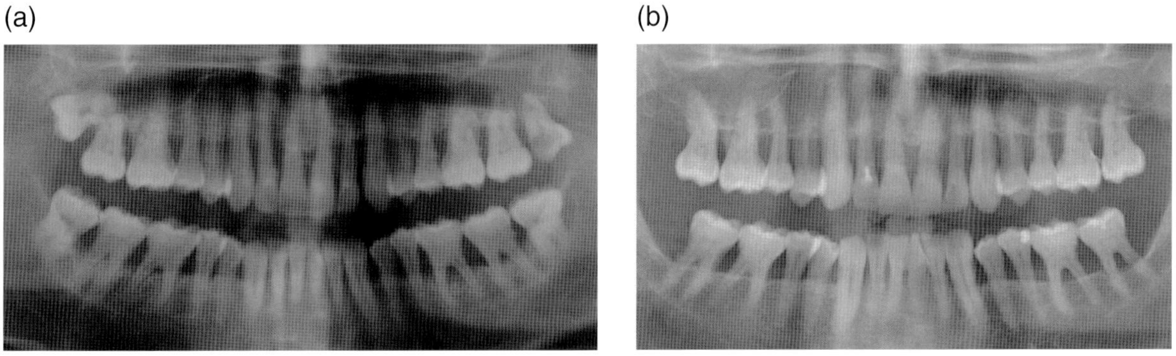

图12.3　男性，47岁，吸烟。慢性牙周炎伴全口牙槽骨水平向吸收，所有上颌磨牙及右下颌磨牙Ⅱ度根分叉病变（Hamp et al. 1975），左下颌磨牙Ⅲ度根分叉病变（Hamp et al. 1975）（a为初诊原始状态）。所有磨牙接受翻瓣清创治疗，左下颌磨牙接受隧道成形术。患者在SPT阶段的第8年戒烟。牙周常规维持治疗28年后（b），牙周状态保持稳定。

复治疗的数量确定需要提供的资源，而以上治疗数量则是从病历记录中获取。每颗牙的资源消耗和收费项目对应的花费都被计算在内。对大于一颗牙（如检查、抗生素）进行的治疗则根据现存余留牙进行分配。而对每颗牙进行收费的项目则无须分配（如SRP）。

一项研究（Schwendicke et al. 2016a）对379名患者［平均初始年龄45.7岁，标准差（SD）10.0岁］的2306颗磨牙进行了评价。其中大多数磨牙（72.8%）在APT随访16.5年（SD 6.8年）后不存在PPD>4mm。在SPT阶段，平均每年接受0.07次（SD 0.12）SRP（表12.1），平均每年接受0.04次（SD 0.11）翻瓣清创（FD）。这个数字在年长人群、PPD≥5mm的磨牙、松动牙以及初诊时已接受过修复治疗者中更高。截根术主要针对上颌磨牙、Ⅲ度松动的磨牙、磨牙Ⅲ度根分叉病变、骨吸收以及那些经过牙髓治疗、存在根尖周病变或有过修复治疗史的患牙。几乎没有磨牙接受牙髓治疗、充填治疗或修复治疗，而有修复治疗史的磨牙更倾向需要接受牙髓治疗或修复再治疗。最后一项评估内容是SPT，每位患者平均每年SPT复诊数为2.49次（SD 0.12）。

基于以上对所用资源的预估，平均每颗磨牙在所有治疗上的年支出为18.28欧元（SD 16.91），其中仅在牙周治疗（表12.2）上的支出就为13.04欧元（SD 9.58）。以上预算的可靠性已经通过不同的健康保险所计算的患者的支出费用进行了验证（牙医收取不同的费用）。伴有根分叉病变、PPD≥5mm、有骨吸收、需要接受牙髓或修复治疗以及根尖周病损磨牙的整体治疗成本显著增加。如果从患者水平进行分析，平均年支出为137.86欧元（SD 370.03）。这些支出和吸烟状态之间存在明显相关性（当下吸烟患者比非吸烟患者的支出更高）。

另一项研究评估了存在牙周病损但治疗成功的患牙在超过10年的SPT中所接受的治疗内容，同样也是依据德国健康保健系统进行（Pretzl et al. 2009）。该研究发现10年来平均每年进行了0.34次SRP（包括首诊SRP）。可以从以上两项研究中发现，保留病损磨牙只需较少的治疗次数。保留牙齿所需牙周总的治疗成本从6欧元到13欧元不等，低于其他替代治疗方案（如种植牙或固定修复体）。研究结果还显

表12.1 存留牙齿每年治疗次数：平均值（标准差）。不同组间治疗次数差异已加粗显示（$P<0.05$，ANOVA）。对于两组以上的比较，不同上标字母表示Bonferroni post-hoc检验后治疗数目具有显著性差异（$P<0.05$）。

参数	N	深部刮治/根面平整	手术翻瓣清创	截根	维持治疗	牙髓治疗	充填治疗	修复治疗
患者年龄 T0时								
<50	738	**0.09 (0.17)**	**0.04 (0.09)**	0.01 (0.04)	**2.48 (0.12)**	0.01 (0.04)	0.00 (0.01)	0.01 (0.03)
≥50	1568	**0.06 (0.08)**	**0.05 (0.12)**	0.01 (0.04)	**2.51 (0.12)**	0.01 (0.04)	0.00 (0.01)	0.01 (0.03)
性别								
男	950	0.07 (0.10)	0.04 (0.12)	0.01 (0.05)	2.48 (0.12)	0.01 (0.05)	0.00 (0.01)	0.01 (0.03)
女	1356	0.07 (0.10)	0.04 (0.11)	0.01 (0.03)	2.49 (0.13)	0.01 (0.03)	0.00 (0.01)	0.01 (0.03)
诊断								
侵袭性牙周炎	453	0.07 (0.13)	0.04 (0.12)	0.01 (0.03)	2.49 (0.10)	0.01 (0.04)	0.00 (0.01)	0.01 (0.03)
慢性牙周炎	1853	0.06 (0.09)	0.05 (0.09)	0.01 (0.04)	2.49 (0.10)	0.01 (0.04)	0.00 (0.01)	0.01 (0.03)
牙数T0时								
≥24	1760	0.06 (0.12)	0.04 (0.10)	0.01 (0.03)	2.49 (0.10)	0.01 (0.04)	0.00 (0.01)	0.01 (0.03)
<24	546	0.08 (0.12)	0.05 (0.11)	0.01 (0.06)	2.50 (0.10)	0.01 (0.04)	0.00 (0.01)	0.01 (0.03)
吸烟状态								
不吸烟	1458	0.07 (0.09)	0.04 (0.10)	0.00 (0.04)	2.48 (0.11)	0.01 (0.04)	0.00 (0.01)	0.01 (0.03)
曾吸烟	547	0.07 (0.13)	0.05 (0.15)	0.00 (0.06)	2.49 (0.15)	0.01 (0.04)	0.00 (0.01)	0.01 (0.03)
吸烟	301	0.07 (0.10)	0.05 (0.11)	0.00 (0.02)	2.50 (0.11)	0.01 (0.02)	0.00 (0.01)	0.01 (0.03)
颌位								
上颌	1108	0.07 (0.14)	0.05 (0.11)	**0.01 (0.06)**	2.49 (0.13)	0.01 (0.05)	0.00 (0.01)	0.01 (0.03)
下颌	1198	0.07 (0.09)	0.03 (0.11)	**0.00 (0.02)**	2.48 (0.12)	0.01 (0.03)	0.00 (0.01)	0.01 (0.03)
最大PPD T1时								
<5mm	1678	**0.06 (0.08)**	**0.03 (0.108)**	0.01 (0.03)	**2.47 (0.09)**	0.01 (0.03)	0.00 (0.01)	0.01 (0.03)
≥5mm	628	**0.09 (0.19)**	**0.08 (0.16)**	0.01 (0.06)	**2.52 (0.17)**	0.01 (0.05)	0.00 (0.01)	0.01 (0.03)

续表

参数	N	深部刮治/根面平整	手术翻瓣清创	截根	维持治疗	牙髓治疗	充填治疗	修复治疗
松动度 T0时								
0	1833	0.07 (0.13)	**0.03 (0.07)**[a]	**0.00 (0.02)**[a]	**2.48 (0.09)**[a]	0.01 (0.04)	0.00 (0.01)	0.01 (0.03)
1	332	0.06 (0.09)	**0.07 (0.16)**[b]	**0.01 (0.05)**[b]	**2.50 (0.15)**[b]	0.01 (0.05)	0.00 (0.01)	0.02 (0.03)
2	77	0.05 (0.07)	**0.11 (0.27)**[c]	**0.01 (0.03)**[b]	**2.52 (0.26)**[b]	0.01 (0.04)	0.00 (0.00)	0.01 (0.03)
3	64	0.08 (0.12)	**0.15 (0.27)**[c]	**0.04 (0.19)**[c]	**2.61 (0.27)**[c]	0.01 (0.04)	0.00 (0.02)	0.01 (0.03)
根分叉病变 T1时								
0	1105	0.07 (0.13)	**0.03 (0.09)**[a]	**0.00 (0.04)**[a]	**2.47 (0.11)**[a]	**0.01 (0.03)**[a]	**0.00 (0.01)**[a]	**0.01 (0.02)**[a]
1	652	0.07 (0.10)	**0.04 (0.06)**[a]	**0.01 (0.03)**[a]	**2.48 (0.07)**[a]	**0.01 (0.04)**[a]	**0.00 (0.01)**[a]	**0.01 (0.03)**[a]
2	356	0.07 (0.11)	**0.07 (0.13)**[b]	**0.01 (0.03)**[a]	**2.51 (0.14)**[b]	**0.01 (0.03)**[a]	**0.00 (0.01)**[a]	**0.01 (0.03)**[a]
3	193	0.06 (0.12)	**0.11 (0.23)b**	**0.03 (0.11)**[b]	**2.54 (0.22)**[b]	**0.03 (0.08)**[b]	**0.01 (0.02)**[b]	**0.02 (0.05)**[b]
骨丧失 T0时								
>50%	980	0.07 (0.15)	0.06 (0.14)	**0.01 (0.06)**[a]	**2.50 (0.15)**[a]	**0.01 (0.05)**[a]	0.00 (0.01)	0.01 (0.03)
25%～50%	882	0.07 (0.10)	0.04 (0.10)	**0.00 (0.02)**[b]	**2.48 (0.11)**[b]	**0.01 (0.03)**[b]	0.00 (0.01)	0.01 (0.03)
<25%	444	0.07 (0.06)	0.02 (0.04)	**0.00 (0.02)**[b]	**2.46 (0.06)**[b]	**0.01 (0.03)**[b]	0.00 (0.01)	0.01 (0.03)
牙髓治疗								
不需	2163	0.07 (0.12)	0.04 (0.11)	**0.01 (0.02)**	**2.48 (0.12)**	**0.01 (0.04)**	0.00 (0.01)	**0.01 (0.03)**
需要	143	0.07 (0.10)	0.04 (0.16)	**0.06 (0.14)**	**2.52 (0.16)**	**0.01 (0.02)**	0.00 (0.01)	**0.02 (0.04)**
根尖周病损								
不存在	2243	0.07 (0.12)	0.05 (0.11)	**0.01 (0.04)**	2.49 (0.12)	0.01 (0.04)	0.00 (0.01)	**0.01 (0.03)**
存在	63	0.05 (0.10)	0.03 (0.18)	**0.04 (0.10)**	2.53 (0.13)	0.01 (0.04)	0.00 (0.01)	**0.03 (0.07)**
修复治疗								
不需要	1460	0.07 (0.13)	**0.04 (0.12)**	**0.00 (0.02)**	2.49 (0.13)	**0.01 (0.04)**	0.00 (0.01)	**0.00 (0.00)**
需要	846	0.07 (0.10)	**0.09 (0.09)**	**0.01 (0.06)**	2.48 (0.10)	**0.01 (0.05)**	0.00 (0.01)	**0.03 (0.04)**

ANOVA=方差分析；N=磨牙数量；PPD=牙周袋探诊深度；T=时间。

表12.2 患牙保留期间每年平均牙周治疗和总体治疗支出：平均值（标准差）。基本病例分析（私人参保患者）和敏感性分析（公共参保患者）如下所示。不同组间支出差异已加粗显示（*P*<0.05，ANOVA）。对于两组以上比较，不同上标字母表示Bonferroni post-hoc检验后治疗数目具有显著性差异（*P*<0.05）。

参数	N	基本病例分析		敏感性分析	
		每年总体治疗支出	每年牙周治疗支出	每年总体治疗支出	每年牙周治疗支出
患者年龄T0时					
<50	738	19.45(17.71)	13.74(11.98)	21.08(21.77)	15.99(16.66)
≥50	1568	17.70(16.52)	12.62(8.22)	18.44(17.22)	14.05(10.23)
性别					
男	950	17.44(16.83)	12.61(7.25)	18.48(16.91)	14.18(8.66)
女	1356	18.82(16.90)	13.26(10.90)	19.83(19.99)	15.01(14.84)
诊断					
侵袭性牙周炎	453	17.11(13.64)	13.25(6.41)	18.15(13.99)	14.81(7.99)
慢性牙周炎	1853	18.51(17.59)	12.93(10.25)	19.55(19.79)	14.64(13.52)
牙数T0时					
≥24	1760	17.33(16.20)	**12.61(8.99)**	18.23(17.99)	**14.10(14.66)**
<24	546	21.19(18.74)	**14.20(11.23)**	22.82(20.91)	**16.55(14.97)**
吸烟状态					
不吸烟	1458	18.33(17.51)	12.91(10.39)	19.32(19.82)	14.58(14.14)
曾吸烟	547	17.64(16.51)	13.28(8.97)	19.10(18.29)	15.07(10.82)
吸烟	301	18.73(14.49)	12.90(5.89)	19.40(14.02)	14.41(6.55)
颌位					
上颌	1108	19.04(18.49)	13.60(11.12)	20.51(21.19)	15.56(15.00)
下颌	1198	17.50(15.33)	12.50(7.86)	18.15(16.27)	13.88(9.91)
最大PPD T1时					
<5mm	1678	**17.34(15.69)**	**12.38 (9.26)**	**17.96(17.12)**	**13.82(12.49)**
≥5mm	628	**20.62(19.50)**	**14.71(10.32)**	**22.92(22.33)**	**16.96(12.98)**
松动度T0时					
0	1833	**17.33(14.27)**[a]	**12.38 (6.49)**[a]	**17.96 (14.60)**[a]	**13.82 (8.60)**[a]
1	332	**21.12 (21.17)**[a]	**14.41 (12.23)**[b]	**22.82 (23.39)**[b]	**16.61 (15.78)**[b]
2	77	**21.00 (22.45)**[a]	**15.59 (13.01)**[b]	**23.27 (26.46)**[b]	**17.29 (14.03)**[b]
3	64	**26.98 (37.77)**[b]	**20.12 (32.67)**[c]	**37.01 (54.486)**[c]	**27.77 (47.66)**[c]

续表

参数	N	基本病例分析		敏感性分析	
		每年总体治疗支出	每年牙周治疗支出	每年总体治疗支出	每年牙周治疗支出
根分叉病变 T1时					
0	1105	**16.50 (13.27)[a]**	**11.95 (6.75)[a]**	**17.04 (14.69)[a]**	**13.19 (8.91)[a]**
1	652	**16.72 (11.72)[a]**	**12.49 (5.12)[a]**	**17.64 (11.36)[a]**	**14.00 (6.45)[b]**
2	356	**20.60 (16.99)[b]**	**14.20 (9.07)[b]**	**22.06 (18.29)[b]**	**16.04 (11.14)[b]**
3	193	**29.07 (35.69)[c]**	**18.64 (23.59)[c]**	**33.69 (42.37)[c]**	**23.35 (32.62)[c]**
骨丧失 T0时					
>50%	980	**19.71 (19.25)[a]**	**14.28 (13.02)[a]**	**21.74 (23.54)[a]**	16.55 (17.51)
25%～50%	882	**17.68 (16.47)[b]**	**12.51 (6.49)[b]**	**18.15 (16.14)[b]**	13.81 (8.12)
<25%	444	**16.15 (11.00)[b]**	**11.16 (3.23)[b]**	**16.25 (9.13)[b]**	12.34 (3.55)
牙髓治疗					
不需	2163	**17.52 (14.84)**	**12.50 (6.23)**	**18.25 (15.09)**	**13.83 (7.42)**
需要	143	**29.28 (33.97)**	**21.20 (28.77)**	**35.84 (45.82)**	**27.95 (40.89)**
根尖周病损					
不存在	2243	**17.70(14.66)**	**12.74 (7.68)**	**18.67 (15.92)**	**14.28 (9.78)**
存在	63	**36.19 (49.92)**	**22.15 (34.36)**	**42.75 (60.09)**	**29.50 (49.65)**
修复治疗					
不需要	1460	**13.80 (12.71)**	12.99 (10.05)	**15.90 (17.53)**	**14.58 (13.30)**
需要	846	**25.91 (20.25)**	13.04 (8.89)	**25.14 (19.43)**	**14.81 (11.41)**

ANOVA=方差分析；N=磨牙数量；PPD=牙周袋探诊深度；T=时间。

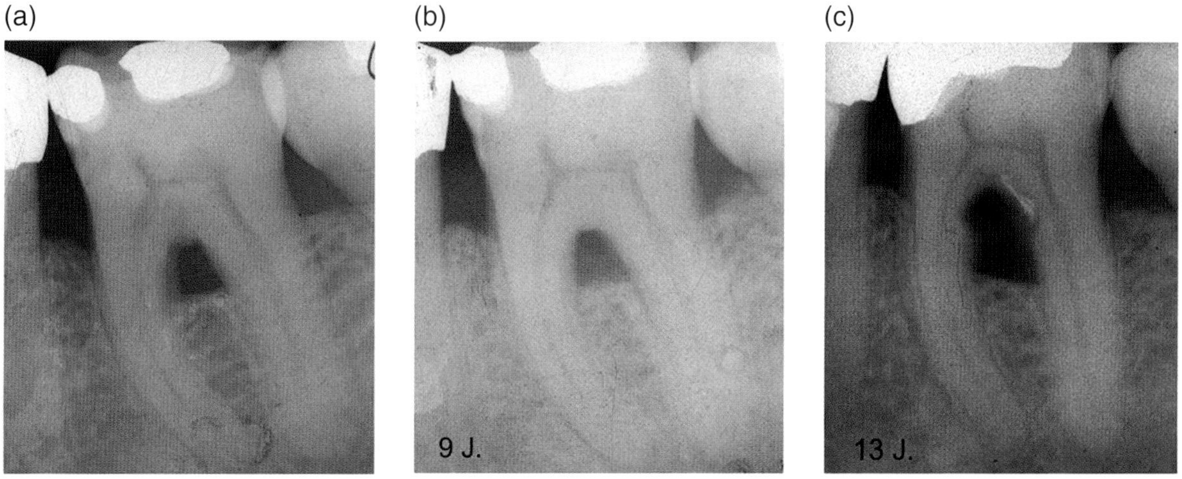

图12.4　下颌第一磨牙Ⅲ度根分叉病变，接受隧道成形术后（Hamp et al. 1975）在家中进行自我牙菌斑维护（a）。此状态稳定维持超过9年（b），13年后（c）根分叉区出现龋坏导致牙髓病变，最终拔除患牙。

示，牙周治疗支出占据了长期整体治疗支出的近2/3；那意味着大多数磨牙并未产生高昂的牙髓治疗或充填治疗费用（如在整个观察期间仅在2%的患牙中发现了根分叉处的龋坏）。在这两项研究中，存在骨吸收、严重根分叉病变或作为修复体基牙的患牙，以及上颌磨牙，需要在牙周治疗方面付出更多努力，但侵袭性牙周炎和慢性牙周炎之间无明显差异。操作者应该意识并掌握这些预测指标，因为它们不仅决定了临床治疗成功的概率，也决定了确保成功所需付出的努力，同时也指导是否保留患牙。需要注意的是，经过修复治疗的磨牙治疗费用通

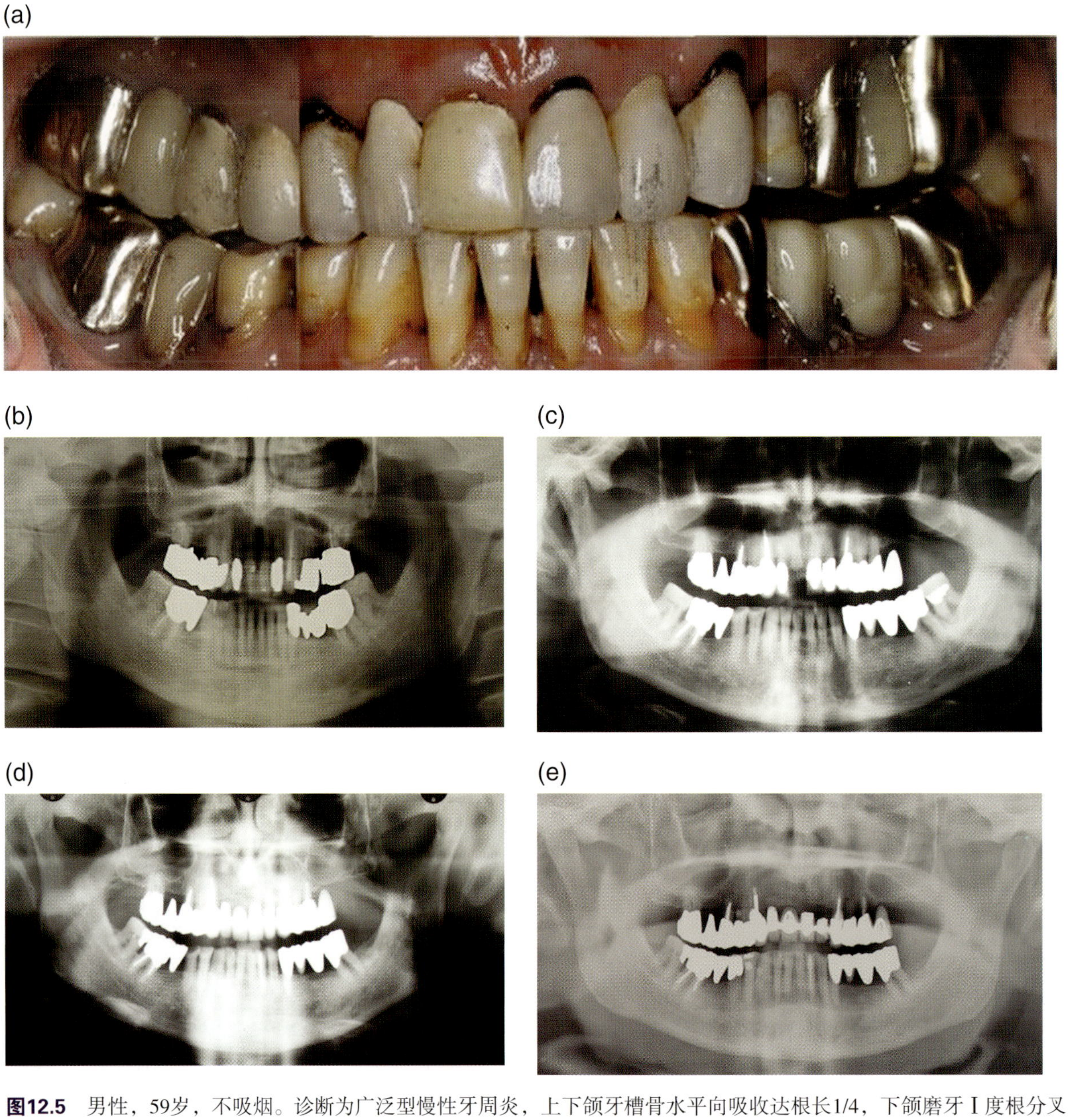

图12.5 男性，59岁，不吸烟。诊断为广泛型慢性牙周炎，上下颌牙槽骨水平向吸收达根长1/4，下颌磨牙Ⅰ度根分叉病变，上颌磨牙Ⅱ度根分叉病变（Hamp et al. 1975）（a，b）。拔除17牙（UR7）（由于根面龋），所有前磨牙和磨牙均进行牙周基础治疗，包括刮治及根面平整，以及翻瓣清创治疗。再评估后进入定期牙周维持治疗阶段，1年后患牙进行固定修复。7年后，11牙折裂（c）并进行固定修复（d）。此稳定状态维持了29年（e为最后一次复查）。

常更高，因其不仅仅需要牙周治疗，可能还需要修复再治疗（由于龋坏、折裂、崩瓷）或牙髓治疗（Goodacre et al. 2003; Walton 2013；同样见图12.4）。

研究显示，如果在牙周治疗前已进行过修复治疗，那么患牙再次进行治疗的风险明显增高（Pretzl et al. 2008; Graetz et al. 2013）；不过，若是修复治疗在成功完成牙周基础治疗后，在系统的SPT过程中，则不会造成额外的治疗需要和成本（Yi et al. 1995; Lulic et al. 2007; Fardal and Linden 2010; Graetz et al, 2013; 图12.5）。

总的来说，目前极有限的证据认为，保留患根分叉病变的磨牙比保留无根分叉病变磨牙或非磨牙需要耗费更多工夫，且对治疗的成本有一定影响。这种倾向在磨牙重度根分叉病变（Ⅲ度根分叉病变）中表现更为明显，但在Ⅰ度根分叉病变中则不太典型。更重要的是，保留患牙的总体治疗费用有限，每年仅有少量费用用于保留此类磨牙。基于以上发现，比较保留患牙的支出和其他替代方案的支出具有重要意义。

12.4　根分叉病变磨牙保留治疗的成本-效果分析

目前仅有少数研究数据比较了不同治疗方案对保留伴根分叉病变磨牙治疗的成本-效果。最近的一项研究使用了一种数学模型来评估替代方案治疗牙周病感染的、伴根分叉病变的活髓牙的成本-效果，同时比较了保牙方案与种植体支持式冠修复（ISC）方案。保牙治疗方案种类包括：

- 传统非手术治疗根分叉病变，包括SRP
- SRP和手术治疗（例如翻瓣清创术）
- 对于Ⅱ度或Ⅲ度根分叉病变患牙进行牙根切除术（包括牙半切术、三切术或截根术）
- 引导组织再生（GTR，包括植入骨替代材料和放置可吸收膜）
- 隧道成形术（TU，仅对下颌磨牙而言）

有研究对比了保牙治疗和拔牙后采用ISC替代患牙的方案。

此研究评估患牙（基础治疗及后续支持治疗）或种植牙（多年）单位保留时间的成本-效果，即终身治疗成本。根据德国医疗保健内容，对磨牙的Ⅰ度根分叉病变、下颌磨牙的Ⅱ/Ⅲ度根分叉病变以及上颌磨牙的Ⅱ/Ⅲ度根分叉病变的分析全部单独进行。

研究模拟了一个预期平均剩余寿命为29.7年、初始年龄为50岁的男性患者。所使用的模型包含基线健康状态和不同的随访健康状态（图12.6），模拟了牙周病患牙或ISC的自然病程。

针对成本评估做了以下假设分析：

- 所有基础治疗包含完整的病例评估，包括口腔卫生评价、建议及动机分析、影像学检查、洁刮治和抛光、再评估以及已经提出的必要治疗，如麻醉、可能的牙髓治疗、手术治疗或修复治疗，还有短期的术后护理
- 牙周或种植体的支持治疗包括6个月一次的再评估、洁刮治和抛光、龈下再治疗和抗菌液冲洗，还有每2年一次的影像学再评估。对于非种植牙的天然牙，还可以进行根面氟化物处理
- 建模涉及严重的并发症问题——可导致天然牙或种植牙脱落（例如牙周并发症、无法治疗的根面龋以及无法治疗的种植体周围炎或种植体折裂等）；或非

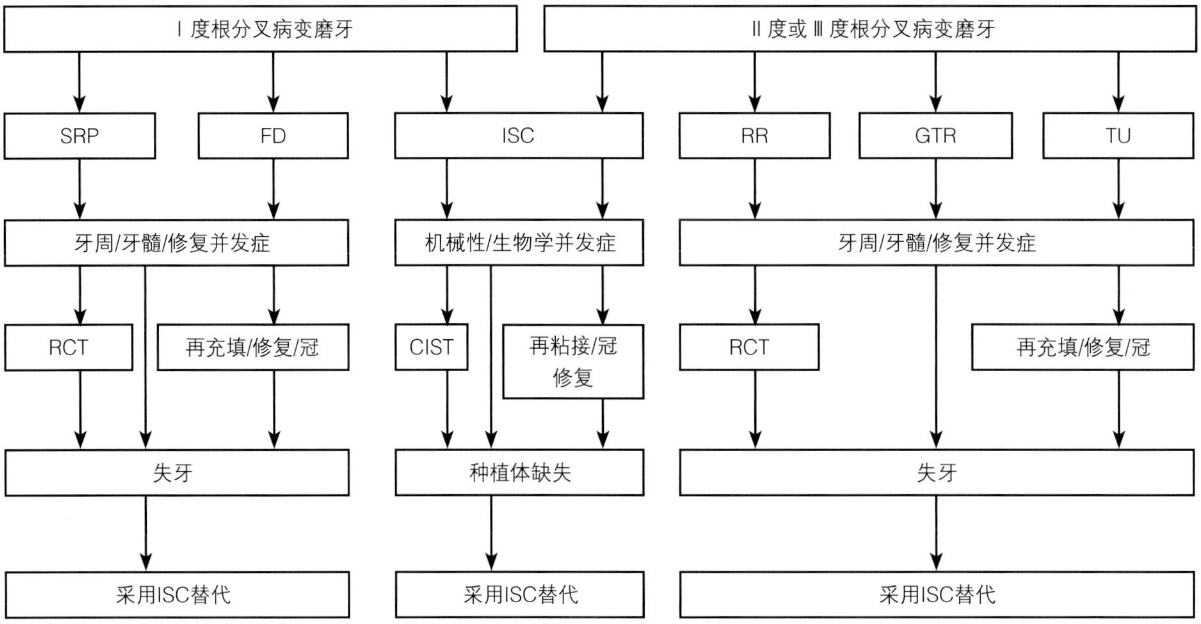

图12.6 状态转换图。对磨牙的Ⅰ度和Ⅱ/Ⅲ度根分叉病变的分析分开进行，对比不同治疗方案对不同病变程度的疗效。所有牙周治疗都要与种植体支持式冠修复（ISC）进行对比。对所有牙齿进行牙周、牙髓和修复并发症建模，分别模拟重度并发症（导致失牙）和非重度并发症（可治疗）。对于种植牙，作者构建了机械性（冠脱落、基台折裂、种植体折裂）和生物学并发症（种植体周围炎），同样分别模拟重症和非重症型失败病例。若是可治疗的并发症，天然牙和种植牙可进行后续治疗，但会产生费用。对于此类治疗并非最终治疗的病例同样需要构建模型，例如可能需要进行另一类治疗（修复后进行再充填）。最后，假定缺失牙或种植体被种植体支持式冠修复体替代。需要注意的是，在这些基于病例的分析中，所有治疗失败的患牙或种植体应被（再）替代。为了探究此假设的效果，要进行敏感性分析。CIST=累加阻断性支持治疗；FD=翻瓣清创术；GTR=引导性组织再生；RCT=根管治疗；RR=切除部分牙冠的截根术；SRP=刮治和根面平整；TU=隧道成形术。

严重并发症——如充填体边缘可治疗的根面龋、对治疗敏感的种植体周围炎、牙冠或基台脱落。处理并发症同样会增加治疗成本，包括修补或重做充填体、再粘接或重新固位牙冠或基台，以及治疗种植体周围炎（Mombelli and Lang 1998）

对于磨牙Ⅰ度根分叉病变而言，SRP相比ISC来说不仅成本更低而且效果更好。不过和FD对比，ISC虽然费用更高但同样也更有效（种植体保留时间更长）。不论上下颌，通过保牙方案治疗磨牙的Ⅱ/Ⅲ度根分叉病变，比拔除患牙后使用ISC替代所耗成本更低且更有效（图12.7）。

这个成本-效果的分级即使在最差病例假设模型中依旧有效，即得出种植治疗比保牙治疗方案支出成本更高，并且不论成本如何推算结果都保持稳定。

保牙治疗的花费明显低于拔牙后的修复治疗，主要是由于ISC首诊治疗费用较高，同时ISC再治疗花费（无须非常频繁）也相对较高。例如，治疗种植体周围炎不仅难度高同时花费

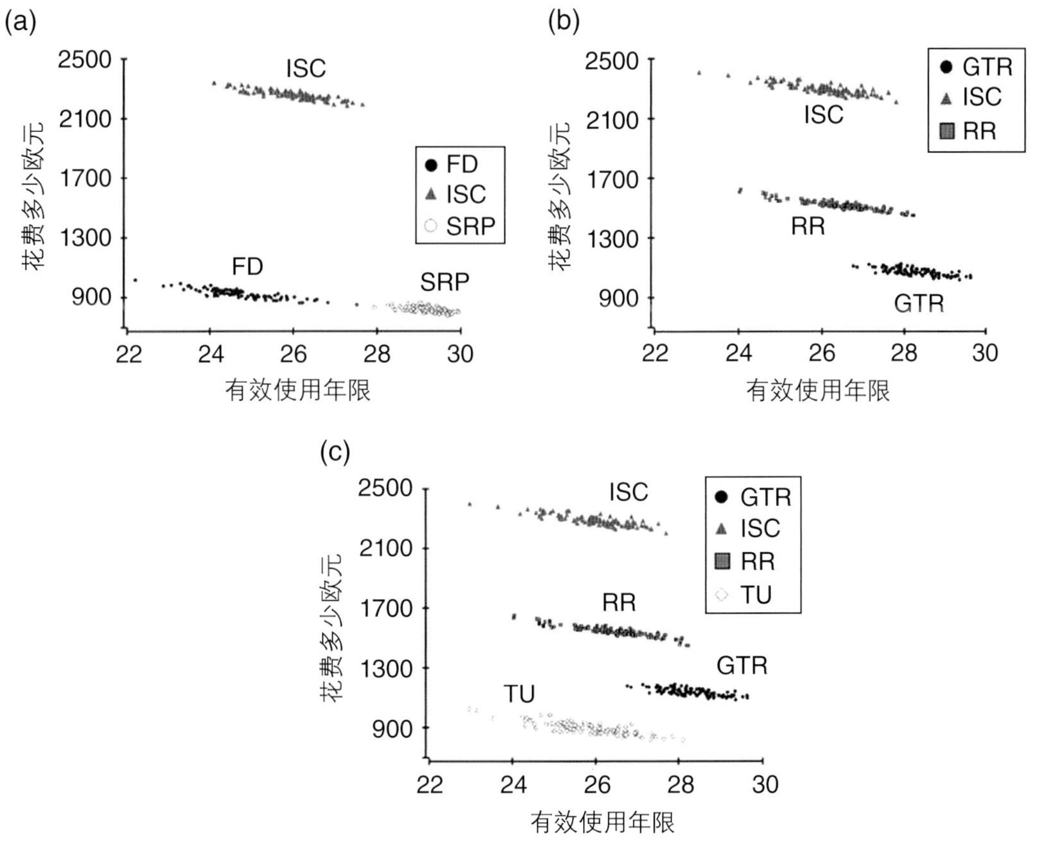

图12.7 磨牙根分叉病变不同治疗方案的成本-效果分析。对于患牙Ⅰ度根分叉病变，作者将传统刮治和根面平整（SRP）、翻瓣清创术（FD）以及种植体支持式冠修复（ISC）进行对比。对于磨牙的Ⅱ/Ⅲ度根分叉病变，作者将ISC和截根术（RR）、引导组织再生（GTR）、隧道成形术（TU，下颌磨牙）进行对比。如图展示了成本-效果平面图（a～c），证明了按效果（天然牙或种植牙年数）计量的生命期折算成本（y轴）。在Ⅰ度根分叉病变（a）病例中，SRP比ISC成本更低、效果更好，而FD相比于ISC，不仅效果欠佳且成本更高。对于上颌（b）或下颌（c）磨牙的Ⅱ度或Ⅲ度根分叉病变，ISC主要以保留全牙列方案为主。

高，因为治疗非生物学并发症（崩瓷、修复冠脱落、折裂）涉及高昂材料费用和牙科技术员的人工费。此结论和许多其他医疗条件下的观察性研究结论一致（Fardal and Grytten 2013; Martin et al. 2014）。

更具体地说，拔除Ⅰ度根分叉病变的患牙后进行修复治疗是不划算的（此研究中，通过SRP和SPT治疗的磨牙，10年存留率为97%）。磨牙的Ⅰ度根分叉病变和无根分叉病变相比，对牙齿的成功治疗无明显影响（Salvi et al. 2014; Graetz et al. 2015），此结论和前述一致（已做讨论，详见表12.1和表12.2）。FD没有ISC效果好，但却比SRP所需成本更高。因此，对于治疗磨牙的Ⅰ度根分叉病变，这些治疗手段是否比SRP更经济有效目前仍存疑（Heitz-Mayfield et al. 2002）。通常，由于治疗所获得的效果有限并需大量附加成本，对于FD和SRP成本-效果的比较一直存在争议（Antczak-Bouckoms and Weinstein 1987）。不过，某些现象提示进行FD后支持治疗复诊所需花费低于SRP，这可能可以抵消部分初始高昂的治疗费用（Miremadi et al. 2015）。

对于磨牙的Ⅱ/Ⅲ度根分叉病变（或者取代患牙）最佳处理方式的选择存在很大的不确定性。本书前述章节已详尽讨论了相关治疗方案的选择（主要在第7～第9章）。RR相对较贵，不仅牙周治疗产生费用，根管治疗（需要注意的是，正如已经讨论过的，RR主要应用于已经接受了根管治疗的磨牙）和冠修复同样会产生费用（Carnevale et al. 1991; Huynh-Ba et al. 2009; Schwendicke et al. 2013）。考虑到RR后患牙预期存留率的范围——Schwendicke等（2013）发现10年存留率为91%；Helldén等（1989）发现3.5年存留率为93%；Blomlöf等（1997）发现10年存留率为68%；Little等发现7年存留率为83%（1995；已在第8章中进行了回顾），RR如此高昂的治疗费用是否划算仍存在不确定性。

目前通过现有研究可以确定的是，由于不同牙周治疗的适应证不同，我们实际上无法对各种治疗方式进行比较（RR无法像SRP或其他治疗一样适用于任何患牙）。还需记住的是，不同牙周治疗对患者积极性及依从性程度的要求有所不同。例如，隧道成形术可能需要积极性较高的患者以维持隧道清洁、预防根面龋（Hamp et al. 1975）。但是，对于隧道成形术是否导致根面龋的高风险仍旧存疑（Little et al. 1995; Dannewitz et al. 2006b; Feres et al. 2006）；一项德国的队列研究报道了此类研究，他们发现在随访16.5年后，磨牙根面龋发生率仅为2%（Schwendicke et al. 2016a）。保留患牙的替代治疗并不是治疗磨牙根分叉病变唯一可行的选择；缩短牙弓仍然可以维持足够的功能和个人

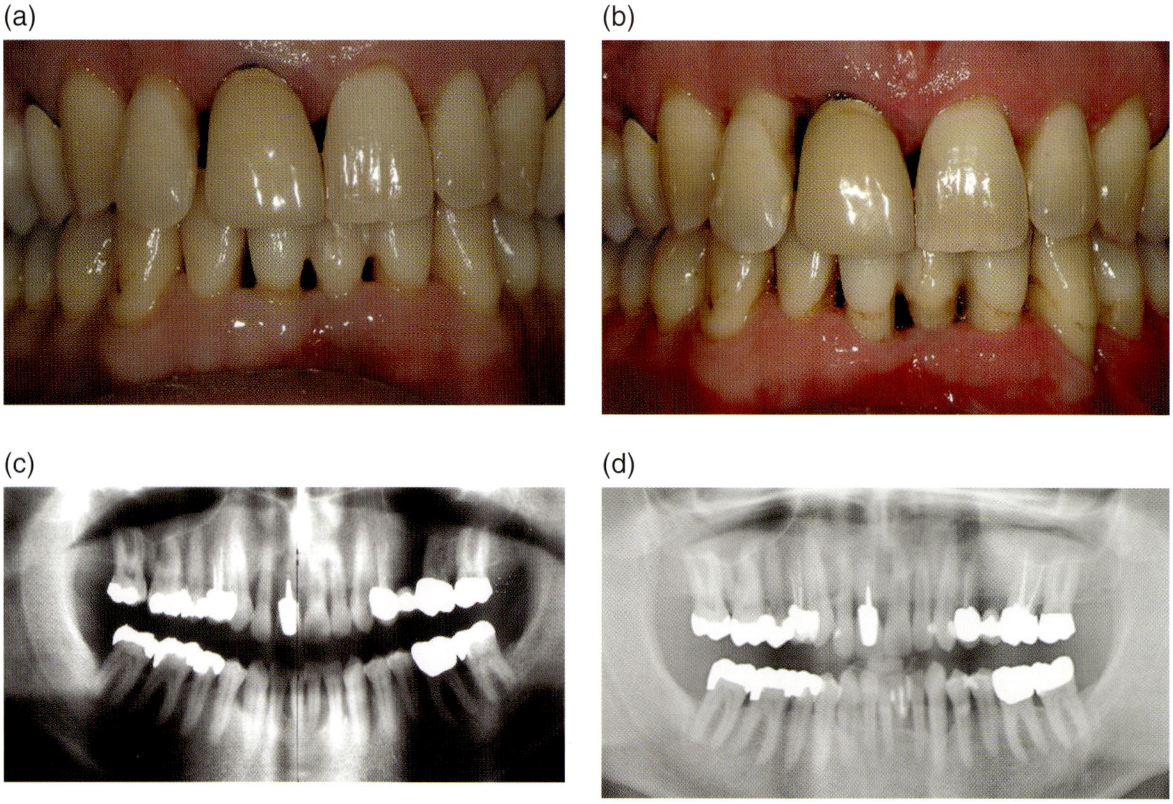

图12.8 男性，46岁，广泛型慢性牙周炎拔牙术后即刻种植31牙（LL1）（a, b: 拔牙前），在长达10年的牙周维持治疗中维持长期稳定状态（c, d）。

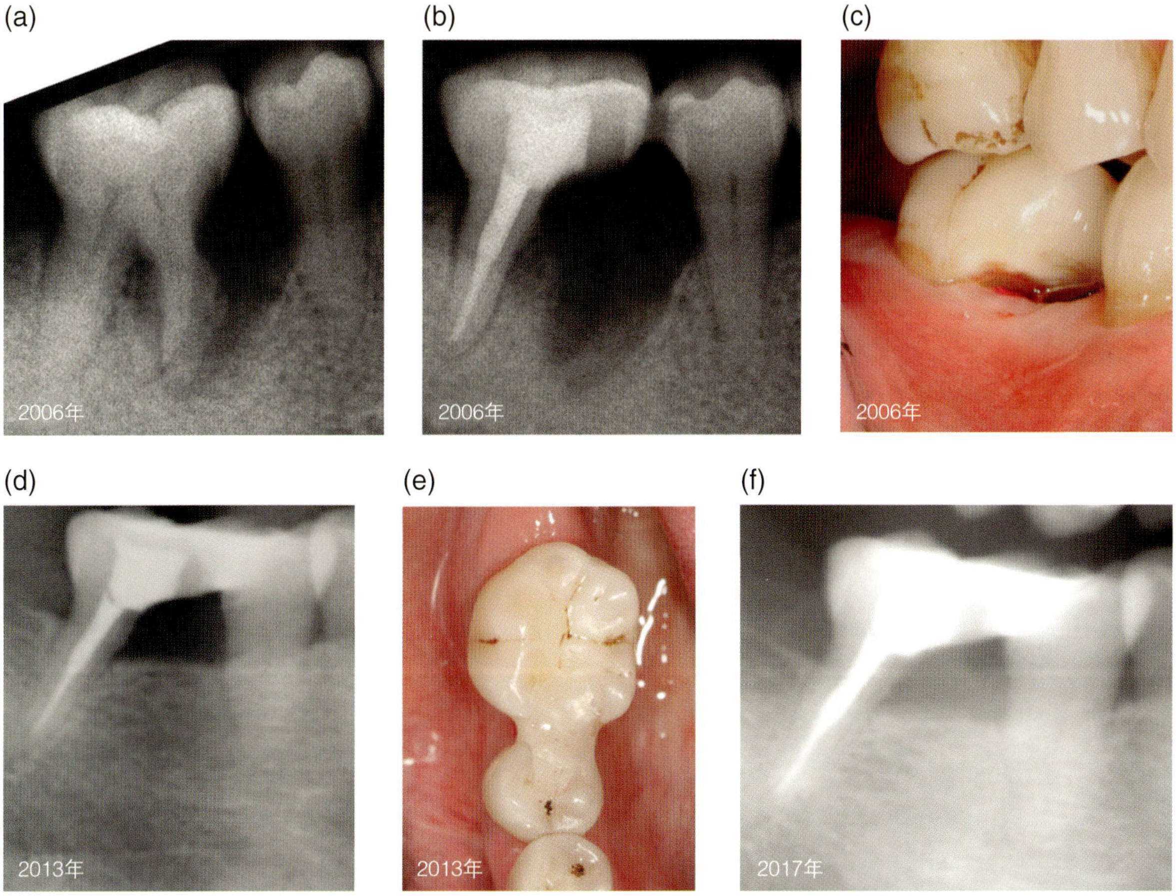

图12.9 女性，47岁，广泛型慢性牙周炎伴46牙（LR6）近中根吸收（a）。46牙完善根管治疗后截除近中根（b）后直接应用纤维增强桥体修复（c），以进行45牙（LR5）、46牙牙周夹板固定。在超过11年的牙周维持治疗过程中维持长期稳定状态（d~f）。

口腔健康（Wolfart et al. 2014），并且仅产生较少的初始和长期治疗费用（Faggion et al. 2011; Wolfart et al. 2012）。再次重申，目前可获得的有效数据不足以明确缺失、被取代或所保留患牙的经济价值或实用价值，从而无法对不同治疗方案进行合理比较。

12.5 研究空白（Research Gaps）

牙科粘接技术增加了处理根分叉病变患牙的治疗选择。采用牙周夹板固定不同牙齿、已切除的牙根，甚至使用已拔除牙齿作为粘接桥体，不仅可以应用在前牙区，也可应用在后牙区（图12.8和图12.9）。从临床经验中可以提出假设，使用玻璃纤维增强带在前牙区能达到和传统粘接桥（马里兰桥）相似的维持时间，但同样存在出现并发症的可能性，即粘接脱离和断裂（Miettined and Millar 2013）。不过，目前仍然缺乏有效可靠的数据资料、治疗的成本–效果分析，以及患者对该治疗方法重视程度的研究资料。

越来越多关于成本–效果分析的数据资料正在涌现，其中大部分来源于队列研究或模型研究。源自随机试验的效果数据记录目前并不常见，因此推荐进行相关研究。成本-效用分析或成本-效益分析甚至更少见，主要原因是患者目前对单颗患牙的保留、替代或缺失的主观价值评估仍不清楚。

12.6 结论

鉴于目前许多发达国家的人口变化以及老年人口的流行病学变化，老龄人群保有的牙数比以往任何时候都要多，无论是在公共健康还是健康经济学方面，保留伴根分叉病变的磨牙都是十分重要的。一系列该方面的各型研究陆续开展，主要是描述保留磨牙的成本，还有对比不同保牙和取代方案的成本-效果。基于这些研究结果，保留伴根分叉病变的患牙需要比保留非根分叉病变的患牙付出更多的努力。不过，最终产生的年均治疗费用仍然不多。治疗支出中很大一部分用于牙周治疗，而不是其他治疗（充填、牙髓、修复治疗）。许多因素都可能导致更多的治疗需求，从而导致治疗成本的增加，如骨丧失、严重的根分叉病变、牙齿松动或修复体基台问题。口腔医生需要在做治疗决定时考虑这些影响因素。若是将不同处理磨牙根分叉病变的方案进行对比，保留患牙可能比使用ISC替代患牙所需的成本更低。这主要可能因为种植体治疗和维护所需成本高于保留患牙。

总而言之，口腔医生应该不仅仅将目光局限于现有报道的某种治疗方法的成功率或存留率（如种植体的高存留率），相反，应该考虑治疗方案的长期效果和再治疗的可能性，以及他们的可行性及治疗成本。保留伴根分叉病变的磨牙既是可行的，同样也是划算的。

证据小结

- 存在根分叉病变的磨牙可以长期保留，但其治疗成本高于无根分叉病变的患牙
- 根分叉病变磨牙治疗成本随病变程度、骨丧失及松动度增加而上升
- 然而，拔除患牙并采用种植体支持式冠修复方案取代患牙所耗费的成本并不比保留患牙的成本低
- 口腔医生应该考虑风险因素以及保牙或拔牙的治疗需求

参考文献

[1] Antczak-Bouckoms, A.A., and Weinstein, M.C. (1987). Cost-effectiveness analysis of periodontal disease control. *Journal of Dental Research* 66, 1630–1635.

[2] Blomlof, L., Jansson, L., Appelgren, R. et al. (1997). Prognosis and mortality of root-resected molars. *International Journal of Periodontics and Restorative Dentistry* 17, 190–201.

[3] Carnevale, G., Di Febo, G., Tonelli, M.P. et al. (1991). A retrospective analysis of the periodontal-prosthetic treatment of molars with interradicular lesions. *International Journal of Periodontics and Restorative*

Dentistry 11, 189–205.

[4] Chambrone, L.A., and Chambrone, L. (2006). Tooth loss in well-maintained patients with chronic periodontitis during long-term supportive therapy in Brazil. *Journal of Clinical Periodontolpgy* 33, 759–764. doi:10.1111/j.1600-051X.2006.00972.x.

[5] Checchi, L., Montevecchi, M., Gatto, M.R., and Trombelli, L. (2002). Retrospective study of tooth loss in 92 treated periodontal patients. *Journal of Clinical Periodontology* 29, 651–656.

[6] Dannewitz, B., Krieger, J.K., Husing, J., and Eickholz, P. (2006a) Loss of molars in periodontally treated patients: A retrospective analysis five years or more after active periodontal treatment. *Journal of Clinical Periodontology* 33, 53–61. doi:10.1111/j.1600-051X.2005.00858.x.

[7] Dannewitz, B., Krieger, J.K., Hüsing, J., and Eickholz, P. (2006b). Loss of molars in periodontally treated patients: A retrospective analysis five years or more after active periodontal treatment. *Journal of Clinical Periodontology* 33, 53–61. doi:10.1111/j.1600-051X.2005.00858.x.

[8] Eickholz, P., Kaltschmitt, J., Berbig, J. et al. (2008). Tooth loss after active periodontal therapy. 1: Patient-related factors for risk, prognosis, and quality of outcome. *Journal of Clinical Periodontology* 35, 165–174. doi:10.1111/j.1600-051X.2007.01184.x.

[9] Faggion, C.M., Jr, Giannakopoulos, N.N., and Listl, S. (2011). How strong is the evidence for the need to restore posterior bounded edentulous spaces in adults? Grading the quality of evidence and the strength of recommendations. *Journal of Dentistry* 39, 108–116. doi:10.1016/j.jdent.2010.11.002.

[10] Fardal, O., and Grytten, J. (2013). A comparison of teeth and implants during maintenance therapy in terms of the number of disease-free years and costs: An in vivo internal control study. *Journal of Clinical Periodontology* 40, 645–651. doi:10.1111/jcpe.12101.

[11] Fardal, O., Johannessen, A.C., and Linden, G.J. (2004). Tooth loss during maintenance following periodontal treatment in a periodontal practice in Norway. *Journal of Clinical Periodontology* 31, 550–555. doi:10.1111/j.1600-051X.2004.00519.x.

[12] Fardal, O., and Linden, G.J. (2010). Long-term outcomes for cross-arch stabilizing bridges in periodontal maintenance patients: A retrospective study. *Journal of Clinical Periodontology* 37, 299–304. doi:10.1111/j.1600-051X.2009.01528.x.

[13] Feres, M., Araujo, M.W., Figueiredo, L.C., and Oppermann, R.V. (2006). Clinical evaluation of tunneled molars: A retrospective study. *Journal of the International Academy of Periodontology* 8, 96–103.

[14] Goodacre, C J., Bernal, G., Rungcharassaeng, K., and Kan, J.Y. (2003). Clinical complications in fixed prosthodontics. *Journal of Prosthetic Dentistry* 90, 31–41. doi:10.1016/s0022391303002142.

[15] Graetz, C., Dörfer, C.E., Kahl, M. et al. (2011). Retention of questionable and hopeless teeth in compliant patients treated for aggressive periodontitis. *Journal of Clinical Periodontology* 38, 707°714. doi:10.1111/j.1600-051X.2011.01743.x.

[16] Graetz, C., Schutzhold, S., Plaumann, A. et al. (2015). Prognostic factors for the loss of molars: An 18-years retrospective cohort study. *Journal of Clinical Periodontology* 42, 943–950. doi:10.1111/jcpe.12460.

[17] Graetz, C., Schwendicke, F., Kahl, M. (2013). Prosthetic rehabilitation of patients with history of moderate to severe periodontitis: A long-term evaluation. *Journal of Clinical Periodontology* 40, 799–806. doi:10.1111/jcpe.12124.

[18] Graetz, C., Sälzer, S., Plaumann, A., Schlattmann, P., Kahl, M., Springer, C., Dörfer, C., and Schwendicke, F. (2017a). Tooth loss in generalized aggressive periodontitis: Prognostic factors after 17 years of supportive periodontal treatment. *J Clin Periodontol* 44, 612–619. doi:10.1111/jcpe.12725.

[19] Graetz, C., Plaumann, A., Schlattmann, P., Kahl, M., Springer, C., Sälzer, S., Gomer, K., Dörfer, C., and Schwendicke, F. (2017b). Long-term tooth retention in chronic periodontitis – results after 18 years of a conservative periodontal treatment regimen in a university setting. *J Clin Periodontol* 44, 169–177. doi:10.1111/jcpe.12680.

[20] Hamp, S.E., Nyman, S., and Lindhe, J. (1975).

Periodontal treatment of multirooted teeth: Results after 5 years. *Journal of Clinical Periodontology* 2, 126–135.

[21] Hatch, J.P., Shinkai, R.S., Sakai, S. et al. (2001). Determinants of masticatory performance in dentate adults. *Archives of Oral Biology* 46, 641–648.

[22] Heitz-Mayfield, L.J., Trombelli, L., Heitz, F. et al. (2002). A systematic review of the effect of surgical debridement vs non-surgical debridement for the treatment of chronic periodontitis. *Journal of Clinical Periodontology* 29 (Suppl. 3), 92–102; discussion 160–162.

[23] Helldén, L.B., Elliot, A., Steffensen, B., and Steffensen, J.E. (1989). The prognosis of tunnel preparations in treatment of class III furcations: A follow-up study. *Journal of Periodontology* 60, 182–187. doi:10.1902/jop.1989.60.4.182.

[24] Holtfreter, B., Kocher, T., Hoffmann, T. et al. (2010). Prevalence of periodontal disease and treatment demands based on a German dental survey (DMS IV). *Journal of Clinical Periodontology* 37, 211–219. doi:10.1111/j.1600-051X.2009.01517.x.

[25] Huynh-Ba, G., Kuonen, P., Hofer, D. et al. (2009). The effect of periodontal therapy on the survival rate and incidence of complications of multirooted teeth with furcation involvement after an observation period of at least 5 years: A systematic review. *Journal of Clinical Periodontology* 36, 164–176. doi:10.1111/j.1600-051X.2008.01358.x.

[26] Johansson, K.J., Johansson, C.S., and Ravald, N. (2013). The prevalence and alterations of furcation involvements 13 to 16 years after periodontal treatment. *Swedish Dental Journal* 37, 87–95.

[27] Jordan, A.R., and Micheelis, W. (2016). Fünfte Deutsche Mundgesundheitsstudie (DMS V). Köln: Deutscher Ärzte-Verlag.

[28] Kassebaum, N.J., Bernabe, E., Dahiya, M. et al. (2014). Global burden of severe periodontitis in 1990–2010: A systematic review and meta-regression. *Journal of Dental Research* 93, 1045–1053. doi:10.1177/0022034514552491.

[29] Kocher, T., and Plagmann, H.C. (1999). Root debridement of molars with furcation involvement using diamond-coated sonic scaler inserts during flap surgery: A pilot study. *Journal of Clinical Periodontology* 26, 525–530.

[30] König, J., Plagmann, H.C., Rühling, A., and Kocher, T. (2002). Tooth loss and pocket probing depths in compliant periodontally treated patients: A retrospective analysis. *Journal of Clinical Periodontology* 29, 1092–1100. doi:cpe291208 [pii].

[31] Lee, K.L., Corbet, E.F., and Leung, W.K. (2012). Survival of molar teeth after resective periodontal therapy: A retrospective study. *Journal of Clinical Periodontology* 39, 850–860. doi:10.1111/j.1600-051X.2012.01918.x.

[32] Little, L.A., Beck, F.M., Bagci, B., and Horton, J.E. (1995). Lack of furcal bone loss following the tunnelling procedure. *Journal of Clinical Periodontology* 22, 637–641.

[33] Loesche, W.J., Giordano, J.R., Soehren, S., and Kaciroti, N. (2002). The nonsurgical treatment of patients with periodontal disease: Results after five years. *Journal of the American Dental Association* 133, 311–320.

[34] Lulic, M., Bragger, U., Lang, N.P. et al. (2007). Ante's (1926) law revisited: A systematic review on survival rates and complications of fixed dental prostheses (FDPs) on severely reduced periodontal tissue support. *Clinical Oral Implants Research* 18 (Suppl. 3), 63–72. doi:10.1111/j.1600-0501.2007.01438.x.

[35] Martin, J.A., Fardal, O., Page, R.C. et al. (2014). Incorporating severity and risk as factors to the Fardal cost-effectiveness model to create a cost-benefit model for periodontal treatment. *Journal of Periodontology* 85, e31–e39. doi:10.1902/jop.2013.130237.

[36] Micheelis, W., and Schiffer, U. (2006). *Vierte Deutsche Mundgesundheitsstudie (DMS□IV)*. Köln: Deutscher Zahnärzte.

[37] Miettinen, M., and Millar, B.J. (2013). A review of the success and failure characteristics of resin-bonded bridges. *British Dental Journal* 215, E3. doi:10.1038/sj.bdj.2013.686.

[38] Miremadi, S.R., De Bruyn, H., Steyaert, H. et al. (2015). A randomized controlled trial comparing surgical and non-surgical periodontal therapy: A 3-

year clinical and cost-effectiveness analysis. *Journal of Clinical Periodontology* 42, 740–747. doi:10.1111/jcpe.12434.

[39] Mombelli, A., and Lang, N.P. (1998). The diagnosis and treatment of peri-implantitis. *Periodontology 2000* 17, 63–76.

[40] Pretzl, B., Kaltschmitt, J., Kim, T.S. et al. (2008). Tooth loss after active periodontal therapy. 2: Tooth-related factors. *Journal of Clinical Periodontology* 35, 175–182. doi:10.1111/j.1600-051X.2007.01182.x.

[41] Pretzl, B., Wiedemann, D., Cosgarea, R. et al. (2009). Effort and costs of tooth preservation in supportive periodontal treatment in a German population. *Journal of Clinical Periodontology* 36, 669–676. doi:10.1111/j.1600-051X.2009.01409.x.

[42] Roos-Jansaker, A.M., Lindahl, C., Renvert, H., and Renvert, S. (2006). Nine- to fourteen-year follow-up of implant treatment. Part II: Presence of peri-implant lesions. *Journal of Clinical Periodontology* 33, 290–295. doi:10.1111/j.1600-051X.2006.00906.x.

[43] Salvi, G.E., Mischler, D.C., Schmidlin, K. et al. (2014). Risk factors associated with the longevity of multi-rooted teeth: Long-term outcomes after active and supportive periodontal therapy. *Journal of Clinical Periodontology* 41, 701–707. doi:10.1111/jcpe.12266.

[44] Schwendicke, F., Graetz, C., Stolpe, M., and Dorfer, C.E. (2014). Retaining or replacing molars with furcation involvement: A cost-effectiveness comparison of different strategies. *Journal of Clinical Periodontology* 41, 1090–1097. doi:10.1111/jcpe.12315.

[45] Schwendicke, F., Plaumann, A., Stolpe, M. et al. (2016a). Retention costs of periodontally compromised molars in a German population. *Journal of Clinical Periodontology* 43, 261–270. doi:10.1111/jcpe.12509.

[46] Schwendicke, F., Stolpe, M., Meyer-Lueckel, H. et al. (2013). Cost-effectiveness of one- and two-step incomplete and complete excavations. *Journal of Dental Research* 90, 880–887.

[47] Schwendicke, F., Stolpe, M., Plaumann, A., and Graetz, C. (2016b). Cost-effectiveness of regular versus irregular supportive periodontal therapy or tooth removal. *Journal of Clinical Periodontology* 43, 940–947. doi:10.1111/jcpe.12595.

[48] Vernazza, C., Heasman, P., Gaunt, F., and Pennington, M. (2012). How to measure the cost-effectiveness of periodontal treatments. *Periodontology* 2000 60, 138–146. doi:10.1111/j.1600-0757.2011.00406.x.

[49] Walton, T.R. (2013). The up to 25-year survival and clinical performance of 2,340 high gold-based metal-ceramic single crowns. *International Journal of Prosthodontics* 26, 151–160. doi:10.11607/ijp.3136.

[50] Wolfart, S., Marre, B., Wostmann, B. et al. (2012). The randomized shortened dental arch study: 5-year maintenance. *Journal of Dental Research* 91, 65 s–71 s. doi:10.1177/0022034512447950.

[51] Wolfart, S., Muller, F., Gerss, J. et al. (2014). The randomized shortened dental arch study: Oral health-related quality of life. *Clinical Oral Investigations* 18, 525–533. doi:10.1007/s00784-013-0991-6.

[52] Yi, S.W., Ericsson, I., Carlsson, G.E., and Wennstrom, J.L. (1995). Long-term follow-up of cross-arch fixed partial dentures in patients with advanced periodontal destruction: Evaluation of the supporting tissues. *Acta Odontologica Scandinavica* 53, 242–248.

[53] Zhong, H. (2010). On decomposing the inequality and inequity change in health care utilization: Change in means, or change in the distributions? *International Journal of Health Care Finance and Economics* 10, 369–386. doi:10.1007/s10754-010-9085-z.

第13章
磨牙根间的深间隙：患者的看法

Deep Gaps between the Roots of the Molars: A Patient's Point of View

Luigi Nibali

英国伦敦玛丽女王大学（QMUL）巴茨和伦敦医学与牙学院，牙科研究所，口腔临床研究中心，免疫生物学和再生医学中心

13.1 引言

牙科正朝着以患者为中心的方向发展，更加关注患者的看法并力求提高他们的生存质量。从根本上来说，我们作为临床医生，应意识到牙周袋探诊深度和探诊出血减少仅仅是疾病发展过程中的替代检测指标，并不一定能反映出患者的期望和需求。此外，由于个体的差异，同样的治疗方法并非对每个患者有效。然而，牙周文献中的绝大部分研究多关注于临床指标，却忽略了诸如费用以及对患者生存质量的影响等方面。同样，本书的前几章侧重点是临床参数、骨水平以及牙周医生定义的治疗“成功”，却未提及患者的感受。本章将回顾与根分叉病变相关的生存质量研究。鉴于这方面的资料很少，我们将提供几例接受过根分叉病变治疗患者的反馈，以便给读者提供本书中讨论的治疗接受者的视角。

13.2 牙周病学中的患者报告结局指标

近几十年来，功能和心理健康等社会环境评估指标（Locker 1988）已经逐渐应用于牙科领域。这些指标旨在评估与口腔健康所产生的影响有关的参数，它们并非由临床医生客观评估。世界卫生组织（WHO）将生存质量定义为个人在其所生活的文化和价值体系内与其目标、期望、标准和关注点相关的对自身生活状况的感受体验（WHOQOL Group 1994）。它是一个范围广泛的概念，受多种复杂因素影响，包括个体的生理健康、心理状态、独立能力、社会关系、个人信仰以及与周围环境的关系。美国牙科协会强调了生存质量指标的重要性，

Diagnosis and Treatment of Furcation-Involved Teeth, First Edition. Edited by Luigi Nibali.

Companion website: www.wiley.com/go/nibali/diagnosis

并指出："口腔健康是一种在功能、结构、美观、生理和社会心理方面的良好状态，对个体的全身健康和生存质量至关重要"（Glick and Meyer 2014; Glick et al. 2017）。

在过去10年中，患者报告结局指标（Patient-reported outcome measures, PROMs）逐渐作为研究的重点纳入牙周的研究中（Aslund et al. 2008; Buset et al. 2016）。PROMs被定义为用于获取疾病或治疗对患者生活（包括日常活动和良好状态）的主观影响的标准化指标（US Department of Health and Human Services et al. 2009）。健康相关生存质量（Health-related quality of life, HRQoL）和口腔健康相关生存质量（Oral health-related quality of life, OHRQoL）常作为医学及牙科学领域中PROMs的指标。相关调查问卷提供了关于健康或疾病状态（结构/功能/活动/参与）的数据，同时其他调查问卷如口腔对日常生活的影响量表（the Oral Impact on Daily Performance, OIDP）和口腔健康影响量表（the Oral Health Impact Profile, OHIP-14）评估了在预定时期内口腔疾病对日常生活的影响（疾病预防/功能障碍/功能丧失）（Adulyanon et al. 1996; Slade 1997）。它们属于通用OHRQoL指标，并不是专门为牙周炎患者设计的。换言之，它们用于评估总体口腔情况的影响，而不限于特定疾病/情况。然而，它们已应用于牙周病患者的研究中，其基于的假设（但大概率未经验证）为，在这些患者中，报道的口腔影响大多数是由特定的口腔情况所引起，此处特指牙周情况。在这些通用OHRQoL指标中，OIDP允许使用特定情况版本，基于该版本，患者将报告的口腔影响归因于特定的"原因"，或者说"情况"。此外，大部分指标仅评估口腔影响的频率（即他们大多有这样的经历），而OIDP同时评估了口腔影响的频率和严重程度。尽管各有不同，但所有问卷都着重涵盖了口腔健康在生理、心理和社会方面对日常生活的影响。

相关文献未局限于口腔健康领域，而扩展使用通用HRQoL指标。EuroQol问卷（EQ-5D-5L）是HRQoL的一种评估方法，包括对活动性、疼痛/不适、自理能力、焦虑/抑郁和一般行为的自我评估，由患者在5个等级上进行记录（Herdman et al. 2011）。然而目前尚不能明确该评估结果反映的是牙周病还是在同一患者身上并存的其他疾病（或它们的联合）。一项横断面研究随机抽取了709名45～50岁的澳大利亚人，通过使用EuroQoL问卷可以区分出不同程度牙周疾病的影响（从牙龈炎到牙周炎；Brennan et al. 2007）。例如，牙周袋深度≥6mm的患者疼痛/不适的发生率为25.8%，而牙龈炎患者的疼痛/不适的发生率为6.1%。另一项研究对264名患者进行OHIP-14和OIDP定制问卷调查、总体自我报告以及对牙科治疗的需求等调查时，大多数患者（61.0%）认为自己的口腔健康情况不佳，203名患者（76.9%）认为自己需要治疗，这突显了以患者为导向的治疗需求的重要性（Lawal et al. 2015）。

一篇关于牙周炎对OHRQoL影响的系统评价建议，尽管大多数研究表明牙周炎具有不利影响，但由于方法和报告之间的异质性，以及其他口腔情况的混杂，因而难以得出确切的结论（Al-Harthi et al. 2013）。近期一项系统性评价发现临床牙周病的范围及严重程度与OHRQoL之间具有相关性（Buset et al. 2016）。这些系统评价中尚无关于根分叉病变治疗的具体研究。

一些研究试图调查牙周治疗对以患者为中心的结局的效果。在英国的一项关于牙周炎患者的研究中，在基线和治疗后一个月对45例患者进行了OIDP指数评估（Tsakos et al. 2010）；其中，17名患者接受了彻底的牙周治疗，28名接受了“保守的”牙周护理。通用版本和特定情况版本的OIDP均用于评估牙周状况，该研究的目的之一是评估这种测定方式在不同牙周患者中的最小重要差异。治疗后平均OIDP评分显著低于基线水平，表明生存质量在改善，且各治疗组之间没有差异。总的来说，OIDP的通用版本和特定情况版本表现相似，但在使用特定情况版本时，差异更明显，效果更显著。因此，此研究提供的证据支持使用特定情况版本。即便在患有重度牙周炎的患者群体中也是如此，尽管此时几乎所有的口腔问题都是由牙周情况所引起（而非其他口腔情况），没有人预料到两者之间会存在差异。据估计，OIDP中5分的差异对应于临床上有意义的差异，从而为使用此方法时OHRQoL的变化提供了参考依据（Tsakos et al. 2010）。

在一项随机对照临床试验中，对90名患者进行了OIDP和OHRQoL问卷调查，这些患者被分成两组：刮治及根面平整组（SRP, n=45）和一步法“全口去感染”组（Full mouth disinfection, FMD, n=45）。随后分别在治疗后30天和180天两个时间点对所有患者进行再评估。接受SRP和FMD治疗的患者治疗后所有牙周临床参数和OHRQoL均有改善，但治疗组间无显著性差异（Santuchi et al. 2016）。在MakinoOi及其合作者（2016）对中、重度慢性牙周炎的一项研究中，经过非手术治疗以及进一步的手术治疗后，患者OHRQoL（在区域疼痛和进食/咀嚼功能方面）的改善与临床参数的改善一致。手术治疗后的改善较明显，而在维持治疗期间没有进一步改善。一项随机对照试验评估了两种口腔健康教育方案，即用两种不同的通用指标对87名慢性牙周炎患者的OHRQoL进行评估：通用口腔健康评估指数（the General Oral Health Assessment Index, GOHAI）（该指数对症状进行评估）和英国口腔健康相关生存质量指标（OHQoL-UK）（它评估口腔健康的影响，使用“健康”概念，不仅仅是没有疾病）。两组经过牙周非手术治疗后，GOHAI和OHQoL-UK组都观察到OHRQoL的改善，但两组间无显著性差异。这项研究还评估了这些测量方法的最小重要差异，再次为观察到的差异提供了参考依据（Jonsson and Öhrn 2014）。较早的一项系统性回顾调查了牙周手术治疗对OHRQoL的影响。当时，在全文筛选后仅有3个研究符合纳入标准，且结果是矛盾的。同样，这些研究中也没有关于根分叉病变治疗的具体研究（Shanbhag et al. 2012）。

13.3　根分叉病变中的患者报告结局指标

Helldén及其同事（1989）在一项隧道成形术治疗磨牙根分叉病变的回顾性研究中采用了临床和患者报告结局。在1977年到1985年间，107例患者中共156颗牙接受了隧道成形术。1986年，召回所有患者进行再评估，其中102名患者参加了复诊。所有纳入的患牙均为Ⅲ度根分叉病变，并实施了隧道成形术。在翻起全厚瓣后，用球钻对根分叉入口处进行加宽，然后用骨锉扩大，以便为术后牙根间的牙菌斑控制创造空间，然后根向复位龈瓣、缝合并覆盖手术敷料。待敷料去除后，向患者展示如何在隧道区域使用牙间隙刷进行清洁。大部分患者用0.1%的氯己定含漱4～6周，且每次术后随访都对患牙使用一次氟化物制剂。每3～6个月随访维护，持续2年后，患者回到转诊前全科牙医处继续随访。术后平均随访时间为37.5个月。进行临床再评估前，向患者询问下列5个有关他们根分叉病变患牙的问题：

（1）隧道区有任何不适吗?

（2）隧道区有牙龈出血吗?

（3）牙齿对冷或热敏感吗?

（4）进入隧道区域清洁容易吗?

（5）您使用什么样的口腔卫生辅助工具来清洁隧道区域?

随访期结束时，102颗牙齿中有10颗被拔除，7颗实施了牙半切术或截根术，11颗出现早期根面龋，12颗出现龋坏。根据患者反馈，大多数患者无任何不适（92%）、无牙龈出血（72%）或无冷热敏感（95%）。大多数患者使用普通牙刷（98%）清洁牙齿外表面和一支牙间隙刷清洁隧道区域（80%）。尽管清理牙菌斑存在一些困难，但大部分根分叉区域（70%）的清洁操作还是相对容易的。Helldén及其同事的研究做了先驱性的尝试，尽管没有使用经过验证的问卷，但获得了关于根分叉病变患者的主观感受的信息。美国牙周病学学会近期对牙周根分叉缺损的再生进行了系统性回顾，发现所回顾的研究中没有一项采用了患者报告结局。作者强调了在根分叉研究中引入这一内容的必要性（Avila-Ortiz et al. 2015）。

13.4 患者反馈

鉴于与根分叉病变相关的PROMs数据非常匮乏，召回一些经作者治疗后的患者，他们提供了根分叉治疗体验的反馈。本节将提供这些内容。

患者反馈1（女性，70岁，隧道成形术后10年）

“10年前，我右下最后一颗牙做了外科手术，我被告知并留意到了这颗牙牙根之间的缝隙。现在我觉得，在清洁牙齿的过程中我会主动清洁牙根内部，感觉和清洁其他牙没什么不同。偶尔那颗牙上会粘一些食物。我会定期看卫生士和牙周医生，现在已经习惯了。”

患者反馈2（男性，65岁，隧道成形术后12年）

“第一次看牙周医生时我的口腔状况很糟糕。每次刷牙牙龈都会出血，我担心牙齿脱落，但又不知道如何改善它们。那个时候我没有意识到牙龈疾病导致的骨丧失意味着牙根之间的根分叉缝隙很难甚至不可能得到清洁，这为细菌提供了聚集地，导致疾病持续恶化。我的牙周医生实施了几次手术来翻开牙龈，使我能够清洁这些间隙，并向我展示怎样使用小牙间隙刷。从那时起，我已经能够彻底清洁到牙齿，没有任何出血，而且疾病症状消失了。我仍然失去了一些牙齿，其中3颗被替换为了种植牙，这些牙齿加上我余留的天然牙足以让我有效地进食。我一直害怕戴假牙，这似乎是不可避免的，但12年多过去了，我的疾病一直控制良好，我仍相信未来可以避免使用假牙。”

患者反馈3（男性，60岁，隧道成形术后10年）

“几年前，我的右上牙因为牙周病做

了手术，非常幸运的是，几年后该区域仍保持在不错的健康水平。术后我希望通过自己的努力来维持这个状态，我似乎已经做到了。我有一个严格遵守的清洁规则，早晚两次，每次大约花15分钟。包括使用牙间隙刷、牙线、“抗敏感”牙膏和质量好的电动牙刷进行清洁，然后使用牙间隙刷完成更多的清洁工作。当口内感觉敏感时，我使用特殊的凝胶刷牙。虽然这样的清洁很费时，而且我必须得养成良好个人习惯，但我相信这是值得的，并且我会尽我所能避免将来牙齿继续丧失。我的总体口腔健康情况得到很大改善。我也相信全身健康会因为口腔健康的改善而改善。我非常感谢通过这种定期护理和管理的方法，延长了我牙齿的寿命。愿这一切保持下去！”

患者反馈4（男性，50岁，磨牙隧道成形术后6年，对侧磨牙拔除并替换为种植牙）

“经过牙医的治疗，我右下颌一颗牙齿被拔除，左下颌牙齿进行了手术保留了下来。在我右侧的颌骨和拔牙区，等拔牙区的骨头长起来后，进行了种植以保护和支持该区域的其他牙齿。我左下颌牙齿施行的手术意味着我的牙齿保住了。我的牙医在两个牙根之间插了一小段管道，以便我能够清洁牙齿和牙根区域。我现在需要做的是每天用牙间隙刷清洁牙齿和牙根间的区域，这种操作完全没有痛感而且很容易做到。”

患者反馈5（女性，45岁，截根术后10年）

“在我被转诊去看牙周医生治疗牙龈后不久，在一次就诊中，后牙被拔除了，并做了3次手术清理牙根，那时我才开始意识到，如果不做任何改变，我极有可能会失去好些牙齿。然后，我开始了持续的治疗，每6个月去看牙周医生，每6个月去看卫生士，而且那时我还在吸烟。后来我终于戒烟了，治疗还在进行，我仍保有大部分的牙齿，我打算维持这个状态。我希望有一次性彻底治愈的疗法，但我会听从医生的方案并继续进行持续的维护治疗。”

患者反馈6（男性，63岁，磨牙拔除种植修复后5年）

“就我作为牙科患者的经历而言，我认为自己可以算是专家。我得过龋齿、牙龈疾病，拔过牙，然后做了冠桥修复。我非常努力维护口腔卫生，但我承认我也许能做得更好。在过去的几年里，我后牙的冠桥修复体出现了一些问题，有美观方面的担忧，还有几次炎症发作和不适感。我认为这是因为冠桥修复体下的牙菌斑堆积引起的。几年前，我的一颗磨牙最终被拔除，并替换上了种植牙。拔牙后我不得不等几个月才最终在种植体上戴上牙冠，但我明白这是正常的程序。我觉得种植牙就像正常牙齿一样，一直以来都在那里，我不再感到任何不适或发炎。”

13.5 对患者反馈的思考

虽然得承认这绝不是一个有代表性的患者样本，并且向临床治疗医生报告反馈可能存在偏倚，但这些反馈中出现了几个重要的信息。显然，这些患者积极性很高，而且长期致力于保留牙齿。他们有效地改变了口腔健康习惯，包括戒烟（“我终于戒烟了”）和努力改善口腔卫生（“我有一个严格遵守的清洁规则，早、晚各一次，每次大约需要花15分钟”）。在某些情况下，这似乎没有对患者造成负担（“我现在每天都用牙间隙刷清洁牙齿和牙根之间的缝隙，完全不痛苦，而且很容易做到”），而在另一些情况下它成了负担（“但我打算听从医生的方案并进行持续的维护治疗”）。在这些患者看来，在根分叉隧道区域内进行清洁操作是相对容易的事（“我会主动清洁牙根内部，感觉和清洁其他牙没什么不同”）。

患者对治疗的看法也很重要，从对隧道手术理解得很好（“根分叉之间的间隙很难或无法清洁到，并且为细菌提供了一个聚集地，导致疾病进展和恶化。牙周医生做了几次手术翻开牙龈，让我能够清理这些间隙”）到更有想象力的解读（“我的牙医在两个牙根之间插入了一小段管道，让我能够清洁牙齿和牙根区域”）。用种植牙替代先前患有严重牙周病的磨牙的经历在患者看来是非常正面的（“我后牙的冠桥修复体有一些问题。既有美学方面的担忧，又有几次炎症发作和不适感。……我的一颗磨牙最终被拔掉，换成了一颗种植牙。……我感觉种植牙就像一颗正常的牙齿，一直以来都在那里，我不再有任何不适感或发炎”）。

13.6 PROMs在根分叉治疗中的应用

随着人们逐渐意识到患者报告结局在医学领域中的重要性，将来应该能看到OHRQoL指标在根分叉病变治疗研究中的应用。Heldeln及其同事（1989，见前面的讨论）对患者的感受进行了开创性的研究，但接下来应该用验证过的OHRQoL指标开展进一步的研究，可能通过制定一些特定情况的有效问卷，同时考虑到根分叉区的敏感性、易清洁性，以及拔牙后是否修复的选择等。需要通过定性研究以找出根分叉患者主要关注的问题来推动这种特定情况指标的制定。

更重要的是，在比较不同根分叉病变治疗方法（如保守治疗、截根术和拔牙种植治疗的比较）的长期随机对照试验中，如果用PROMs作为结局将非常理想，可以为治疗过程对患者生存质量、临床和经济考量的影响提供答案，且有助于制定根分叉病变的治疗指南。在日常临床实践中，除单纯的临床和经济上的考量，还应对牙周治疗相关的患者感受进行评估。既可以在制订治疗计划的阶段作为考量因素之一，也可以作为评估治疗有效性的一个结局指标。

致谢

感谢伦敦大学学院George Tsakos博士在本章准备和修订时给予的帮助和宝贵建议。

证据小结

- 关注患者偏好和看法是制订治疗计划的核心内容。因此，患者报告结局指标（PROMs）正成为牙周研究中必不可少的结局指标
- 根分叉病变患者的PROMs数据目前仍十分匮乏
- 根分叉病变相关的PROMs调查应与临床和经济结合起来考虑，作为制订根分叉病变治疗计划的基础

参考文献

[1] Adulyanon, S., Vourapukjaru, J., and Sheiham, A. (1996). Oral impacts affecting daily performance in a low dental disease Thai population. Community Dentistry and Oral Epidemiology 24, 385–389.

[2] Al-Harthi, L.S., Cullinan, M.P., Leichter, J.W., and Thomson, W.M. (2013). The impact of periodontitis on oral health-related quality of life: A review of the evidence from observational studies. Australian Dental Journal 58, 274–277.

[3] Aslund, M., Suvan, J., Moles, D.R. et al. (2008). Effects of two different methods of non-surgical periodontal therapy on patient perception of pain and quality of life: A randomized controlled clinical trial. Journal of Periodontology 79,1031–1040.

[4] Avila-Ortiz, G., De Buitrago, J.G., and Reddy, M.S. (2015). Periodontal regeneration – furcation defects: A systematic review from the AAP Regeneration Workshop. Journal of Periodontology 86 (Suppl. 2), S108–S130.

[5] Brennan, D.S., Spencer, A.J., and Roberts-Thomson, K.F. (2007). Quality of life and disability weights associated with periodontal disease. Journal of Dental Research 86, 713–717.

[6] Buset, S.L., Walter, C., Friedmann, A. et al. (2016). Are periodontal diseases really silent? A systematic review of their effect on quality of life. Journal of Clinical Periodontology 43, 333–344.

[7] Glick, M., and Meyer, D.M. (2014). Defining oral health: A prerequisite for any health policy. Journal of the American Dental Association 145, 519–520.

[8] Glick, M., Williams, D.M., Kleinman, D.V. et al. (2017). Reprint of: A new definition for oral health supported by FDI opens the door to a universal definition of oral health. Journal of Dentistry 57, 1–3.

[9] Helldén, L.B., Elliot, A., Steffensen, B., and Steffensen, J.E.M. (1989). Prognosis of tunnel preparations in treatment of class III furcations: A follow-up study. Journal of Periodontology 60, 182–187.

[10] Herdman, M., Gudex, C., Lloyd, A. et al. (2011). Development and preliminary testing of the new five-level version of EQ-5D (EQ-5D-5L). Quality of Life Research 20, 1727–1736.

[11] Jönsson, B., and Öhrn, K. (2014). Evaluation of the effect of non-surgical periodontal treatment on oral health-related quality of life: Estimation of minimal important differences 1 year after treatment. Journal of Clinical Periodontology 41, 275–282.

[12] Lawal, F.B., Taiwo, J.O., and Arowojolu, M.O. (2015). Comparison of two oral health-related quality of life measures among adult dental patients. Oral Health and Preventative Dentistry 13, 65–74.

[13] Locker, D. (1988). Measuring oral health: A conceptual framework. Community Dental Health 5, 3–18.

[14] Makino-Oi, A., Ishii, Y., Hoshino, T. et al. (2016). Effect of periodontal surgery on oral health-related quality of life in patients who have completed initial periodontal therapy. Journal of Periodontal Research 51, 212–220.

[15] Santuchi, C.C., Cortelli, J.R., Cortelli, S.C. et al. (2016). Scaling and root planing per quadrant versus one-stage full-mouth disinfection: Assessment of the impact of chronic periodontitis treatment on quality of life – a clinical randomized, controlled trial. Journal of Periodontology 87, 114–123.

[16] Shanbhag, S., Dahiya, M., and Croucher, R. (2012). The impact of periodontal therapy on oral health-related quality of life in adults: A systematic review. Journal of Clinical Periodontology 39, 725–735.

[17] Slade, G.D. (1997) Derivation and validation of a short-form oral health impact profile. Community Dentistry and Oral Epidemiology 25, 284–290.

[18] Tsakos, G., Bernabé, E., D'Aiuto, F. et al. (2010). Assessing the minimally important difference in the oral impact on daily performances index in patients treated for periodontitis. Journal of Clinical Periodontology 37, 903–909.

[19] U.S. Department of Health and Human Services, Food and Drug Administration, Center for Drug Evaluation and Research (CDER) et al. (2009). Guidance for industry: Patient-reported outcome measures: Use in medical product development to support label claims. Rockville, MD: FDA.

[20] WHOQOL Group (1994). Development of the WHOQOL: Rationale and current status. International Journal of Mental Health 23, 24–56.

第14章 基于文献回顾评估两项临床案例

Assessment of Two Example Cases Based on a Review of the Literature

Luigi Nibali

英国伦敦玛丽女王大学（QMUL）巴茨和伦敦医学与牙学院，牙科研究所，口腔临床研究中心，免疫生物学和再生医学中心

为了将本书中的知识应用于根分叉病变的治疗中，以下将展示两个示例病例，并根据前面13章中每章获得的相关证据对它们进行讨论。

14.1 病例1（上颌）

患者，50岁，男性。主诉刷牙出血和牙龈退缩。自述身体健康，无吸烟史，无牙周病家族史。口腔卫生状况良好，全口牙菌斑指数<10%；有广泛牙龈退缩，仅上颌磨牙有局限性的牙周袋探诊深度（PPD）>4mm。在制订治疗计划前，根据前几章提供的证据，对病例进行剖析。

14.1.1 解剖结构（见第1章）

图14.1中双侧上颌第一和第二磨牙均具有相对“正常”的解剖结构，每颗磨牙都有3个牙根，明显呈不同角度向远中弯曲。根柱看起来相当短，显得根锥体部分更长。16牙（UR6）和26牙（UL6）根间距较宽，而17牙（UR7）和27牙（UL7）根间距较窄。没有发现第1章中所描述的诱发因素，如双根分叉嵴、釉突和釉珠。

14.1.2 诊断（见第2章）

二维影像学检查在根分叉病变的诊断中并不完全可靠，但牙根间的透射区域，加上邻间骨水平位于根分叉入口的根方，表明16牙、17牙和27牙可能存在Ⅲ度根分叉病变。26牙是否有根分叉病变仍存疑。用带刻度的Nabers探针进行临床探诊，可证实16牙、17牙、27牙存在三向Ⅲ度根分叉病变（颊侧、近中和远中）（Hamp et al. 1975）。这与使用Glickman（1953）分类及Ammons和Harrington改良分类

Diagnosis and Treatment of Furcation-Involved Teeth, First Edition. Edited by Luigi Nibali.

Companion website: www.wiley.com/go/nibali/diagnosis

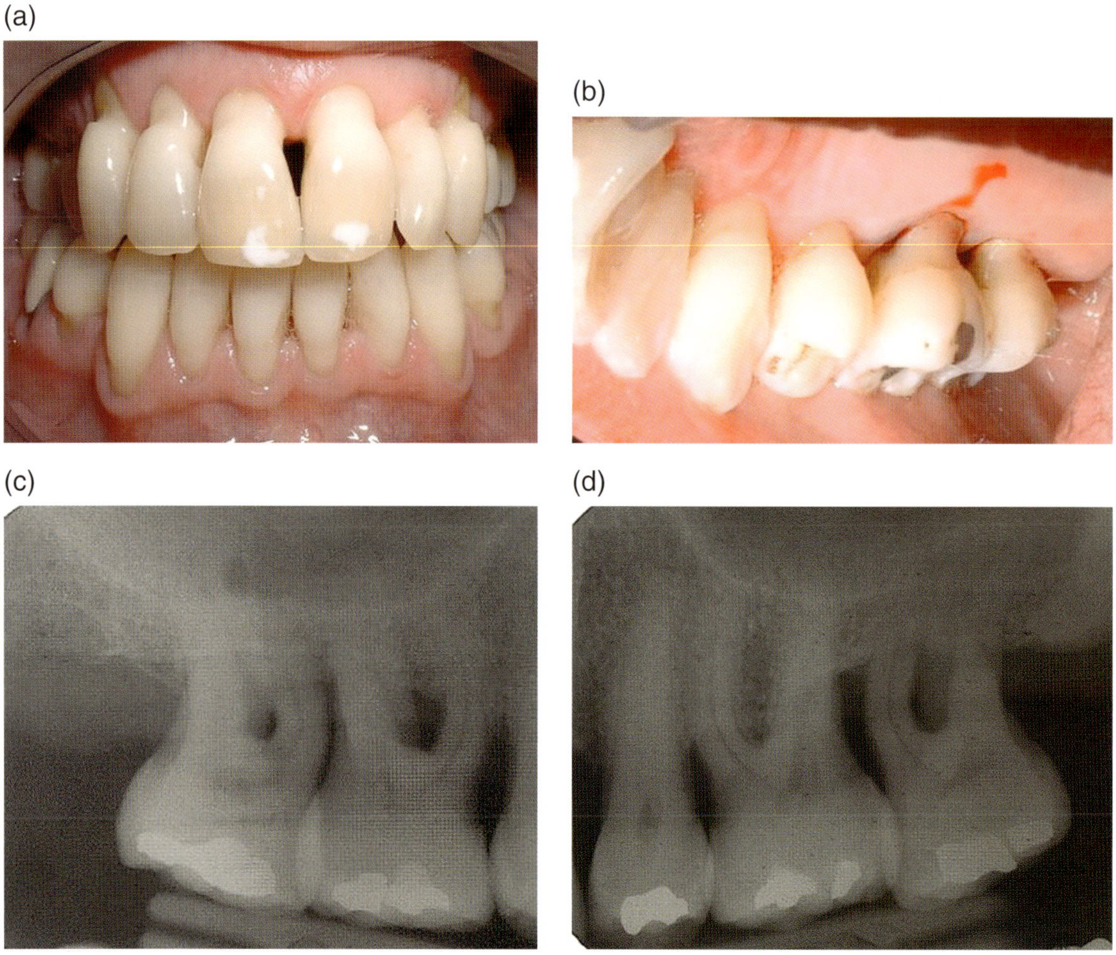

图14.1 病例1。口内照正面观（a）和右上腭（b），上颌磨牙基线时根尖片（c，d），初诊时仅这些牙牙周袋探诊深度>4mm。

（2006；表2.4）给出的诊断相同。26牙仅远中记录为Ⅰ度根分叉病变。表14.1记录了垂直亚分类（Tarnow and Fletcher 1984）。表格中的综合诊断系统对16牙的临床和影像学情况进行了总结。

14.1.3 基础治疗（见第3章）

大多数根分叉区的入口处非常狭窄（<0.75mm），本病例中的根分叉可能也如此。已证实超声洁牙尖，尤其是细线形洁牙尖，比手用器械更适合狭窄根分叉区的清创（Matia et al. 1986; Sugaya et al. 2002），特别是Ⅱ度和Ⅲ度根分叉病变区（Leon and Vogel 1987）。Micro Mini Five® Gracey刮治器可能也对清洁狭窄的根分叉入口有一定帮助（见第3章）。然而，与颊侧根分叉相比，邻面根分叉对机械清创的治疗反应可能会更差（Del Peloso Ribeiro et al. 2007）。同时，比起开放式手术，闭合式（非手术）清创，相对来说会残留更多牙结石（Matia et al. 1986; Fleischer et al. 1989）。虽然患者已经表现出非常好的口腔卫生状况，但口腔卫生指导作为牙周基础治疗的一部分仍至关重要。研究表明，在牙间位点用带刷毛或橡胶质地的牙间隙刷来去除牙菌斑的效果比仅使用

表14.1　病例1，根据Muller和Eger（1999）设计的系统对16牙根分叉病变的诊断

患者PL（50岁）					**16牙**	
松动度（0，1，2，3）					0	
伸长（0，1）					0	
敏感性测试（1：阳性；2：阴性）					1	
牙髓dx（0：好；1：需要治疗）					0	
龋齿/修复（0：无龋；1：较小的龋损或充填体；2：大范围龋损，大面积充填体；3：人造冠）					1	
影像学诊断	**近中根**		**远中根**		**腭根**	
	M	D	M	D	M	D
骨丧失	2	2	2	2	1	1
	m/d根	m/p根	d/p根			
根分离度	1	1	1			
根间夹角	1	1	1			
临床诊断						
	mb	b	db	mp	p	dp
BOP（0，1）	1	0	1	1	0	0
牙菌斑（0，1）	0	0	0	0	0	1
PPD	6	6	6	6	3	7
vCAL	7	7	8	9	6	9
hCAL	—	6	—	6	—	6
度	—	ⅢB	—	ⅢB	—	ⅢC

骨丧失：0（≤1/3根长），1（1/3～2/3根长），2（≥2/3根长）；
根分离度：0（<1/3），1（>1/3）；根间夹角（degree of divergence）：0（≤30°），1（>30°）；
B=颊侧；BOP=探诊出血；CAL=临床附着丧失；D=远中；h=水平；M=近中；P=腭侧；PPD=牙周袋探诊深度；v=垂直。

牙线或刷牙更好（Christou et al. 1998; Abouassi et al. 2014）。因此，我们应与患者多交流，鼓励其在磨牙区使用大小、形状合适的牙间隙刷。

14.1.4　牙髓状况（见第4章）

4颗上颌磨牙虽然都有充填体，但还未伤及牙髓。然而，根分叉区常有副根管，可能通过炎症反应在牙髓和牙周之间形成交通。17牙（腭根处）疑似有一个小透射区，因此建议患者进行牙髓活力测试。结果显示磨牙（16牙、17牙、26牙、27牙）活力测试均为阳性。因此不需要行根管治疗，但在治疗和维护期间，建议继续对牙髓活力进行监测。

14.1.5 远期预后（见第5章）

有根分叉病变的磨牙比没有根分叉病变的磨牙在牙周系统治疗（非手术和手术）后失牙的风险更高（随访15年后失牙的概率是没有根分叉病变磨牙的2倍）。对于Ⅲ度根分叉病变的磨牙，失牙的相对风险大约是Ⅰ度根分叉病变磨牙的3倍，是Ⅱ度根分叉病变磨牙的2倍（Nibali et al. 2016）。在一项5～53年的维护治疗期随访项目中，有30%的Ⅲ度根分叉病变磨牙最终脱落（Nibali et al. 2016）。然而目前尚缺乏专门针对上颌Ⅲ度根分叉病变磨牙或专门针对第一或第二磨牙数据的Meta分析。根据这些数据，这些牙可能值得尝试保留。治疗方案还需要在以下各节中进行评估。根据已有文献，我们建议制订一套严格的治疗后维护计划，包括每3～4个月的牙周检查记录、龈上和龈下清创以及口腔卫生强化和宣教（Nibali et al. 2016）。

14.1.6 再生（见第6章和第7章）

牙周治疗的首要目标是尽可能使丧失的牙周支持组织再生。尽管在动物模型中，有磨牙Ⅲ度根分叉病变再生成功的案例（第6章），但在人体研究结果中，不支持对上颌磨牙的Ⅲ度根分叉病变进行再生治疗（见第7章）。在一项纳入11名患者的随机对照试验中，采用半口对照设计比较了引导骨组织再生术（GTR）和翻瓣清创术（OFD）对上颌邻面Ⅲ度根分叉缺损的治疗效果（Pontoriero and Lindhe 1995）。基线和6个月时进行翻瓣检查，无论GTR还是OFD，22个Ⅲ度根分叉病变即使连部分封闭均未获得。基于这些数据，该病例中这些牙齿的根分叉病变不适合使用再生治疗。

14.1.7 切除性治疗（见第8章）

共识认为，若不能通过再生手术封闭根分叉，至少应通过外科手术来消除根分叉病变或者使其易于清洁。对于重度根分叉病变，像本病例中的磨牙，可以考虑使用分根术、截根术或去除部分牙冠的截根术。尤其当其中一个根受累程度远比其他根严重时，更适合选择上述方法。但是，在牙齿完整的情况下应谨慎使用这些侵入性手术治疗，因为这会涉及相当大的生物学成本，必须先进行仔细的评估。本病例中，16牙、17牙和27牙余留牙根由于牙周附着组织不足，且牙髓活力检测为阳性，因此截根术不是最佳的治疗选择。

14.1.8 隧道成形术（见第9章）

当根分叉区牙菌斑难以清除时，对于稳固的（不超过Ⅰ度松动）且伴严重根间骨丧失（最好是Ⅲ度根分叉病变）的根分叉病变磨牙，应考虑实施根分叉隧道成形术。通常来说，所有牙根应具有等量牙周支持骨，至少覆盖根长的1/3，且主要为水平向吸收。根柱长度不应超过4mm，根分叉开口直径至少0.5mm。本病例中，17牙、16牙和27牙均满足上述标准，患者充分配合，口腔卫生维持和态度良好，以及患龋风险相对较低，因此隧道成形术是不错的治疗选择。然而，应注意到文献中仅有极少关于三向隧道术治疗上颌Ⅲ度根分叉病变远期成功的报道（Helldén et al. 1989）。

14.1.9 创新性及辅助性治疗（见第10章）

为了尽可能提高非手术方式治疗磨牙根分叉病变的疗效，可考虑使用内镜、激光、光动力疗法、喷砂机、抗菌药物或益生菌等辅助疗法。然而，还应仔细衡量成本，并且目前为止它们在针对根分叉病变的疗效方面证据较少（de Andrade et al. 2008; Ribeiro Edel et al. 2010; Tomasi and Wennstrom 2011; Eickholz et al. 2016）。

14.1.10 拔牙和植入种植体（见第11章）

鉴于牙周支持组织广泛丧失、根分叉区存在病变，以及根分叉治疗的可预测性较低，根据已发表的预后评估系统（Becker et al. 1984; Machtei et al. 1989），可能会有一些临床医生认为17牙、16牙和27牙预后无望，如果决定拔除，可以考虑缩短牙弓、局部义齿修复或种植修复等治疗方式。鉴于种植体支持式修复体的远期存留率较高（Moraschini et al. 2015），患者相对年轻，并考虑到患者的个人积极性，我们讨论后决定将种植修复作为保牙之外的主要替代选择。然而，正如在第11章中所讨论的那样，骨量的减少、邻近上颌窦、需要进行移植手术以及牙周病史等因素可能导致本例中种植体存留率降低（Becker et al. 1999; Drago 1992; Graziani et al. 2004; Pjetursson et al. 2008）。还可以考虑选择拔牙后进行位点保存和应用短种植体，前提是有足够的余留骨量可供植入种植体（Thoma et al. 2015）。

14.1.11 卫生经济学（见第12章）

研究表明，治疗磨牙Ⅲ度根分叉病变来保留患牙比起拔牙和种植修复疗效更好、花费更低（Fardal and Grytten 2013; Martin et al. 2014; Schwendicke et al. 2014）。在本病例可能的治疗方案中，考虑到所有磨牙仍为活髓牙，因此无法确定截根术所需的高额代价是否真正合理（Little et al. 1995; Blomlof et al. 1997; 见第12章）。

14.1.12 患者的看法（见第13章）

在缺乏关于Ⅲ度根分叉病变治疗的患者报告结局数据的情况下，我们可从第13章中有关隧道成形术的文献中得到一些建议（Helldén et al. 1989）。大多数隧道成形术病例通常无任何不适感、无牙龈出血或敏感。虽然清除牙菌斑有一些困难，但对使用牙间隙刷的患者来说，大多数根分叉区是容易清洁的。此病例中，患者表示希望尽可能长时间地保留这些牙齿，并表现出良好的口腔卫生和决心。

14.1.13 治疗决策

基于以上考量以及现有文献数据的支持，我们决定尝试保留伴根分叉病变的磨牙，并且进行非手术清创和口腔卫生强化教育。2个月后再评估，受累磨牙检测到残留牙周袋和根分叉病变，于是我们决定对16牙、17牙和27牙实施隧道成形术，接着进行严格的牙周支持治疗（参见第9章“根分叉隧道成形术的步骤”）。术后照相和X线片见第15章（图15.8）。表14.2总结了选择隧道成形术的主要原因。

表14.2 病例1，治疗决策（隧道成形术）的主要原因

	因素
牙齿	良好的根间距
	短根柱
	波及所有牙根的广泛性水平向骨吸收
	牙髓有活力且不需要修复治疗
	咀嚼功能中的重要性
患者	病史清楚
	非吸烟者
	保留牙齿的意愿
	对外科手术没有经济或其他顾虑
	良好的口腔卫生技巧

14.2 病例2（下颌）

患者，47岁，男性。主诉左下牙龈偶有刷牙出血和不适。全身健康，有吸烟史（10支/天，持续20年，初诊时已戒烟10年），无牙周病家族史。口腔卫生一般，全口牙菌斑指数40%（广泛的邻面牙菌斑），局限性牙龈退缩，仅左下颌第一磨牙（LL6）有局限性的牙周袋探诊深度>4mm。制订治疗计划前，根据前面各章提供的证据对本病例进行剖析。

14.2.1 解剖结构（见第1章）

图14.2中左下颌第一磨牙（LL6）呈现出相对“正常”的解剖结构，有2个牙根（近中根和远中根）。近中根略微向远中倾斜，根柱和根锥体为平均长度，根间距正常。没有发现第1章所描述的诱发因素，如双根分叉嵴、釉突和釉珠。

14.2.2 诊断（见第2章）

虽然二维影像学检查在根分叉病变的诊断中不完全可靠，但近远中根之间可见透射区，再加上远中邻面骨水平位于根分叉入口的根方，提示可能存在贯通的根分叉病变。然而，用弯曲的Nabers探针进行临床检查后，发现存在颊舌侧的Ⅱ度根分叉病变（Hamp et al. 1975），如果使用Glickman （1953）分类及Ammons和Harrington改良分类 （2006; 见表2.4）来诊断，可能为Ⅲ度根分叉病变。牙周袋探诊深度见表14.3。

表14.3 病例2，评估

36牙（LL6）	vPPD	CAL	hPPD
近颊侧	2	2	—
颊侧	8	10	5
远颊侧	12	15	—
近舌侧	3	3	—
舌侧	7	7	4
远舌侧	10	11	—

CAL=临床附着丧失；hPPD=牙周袋水平向探诊深度；vPPD=牙周袋垂直向探诊深度。

(a) (b)

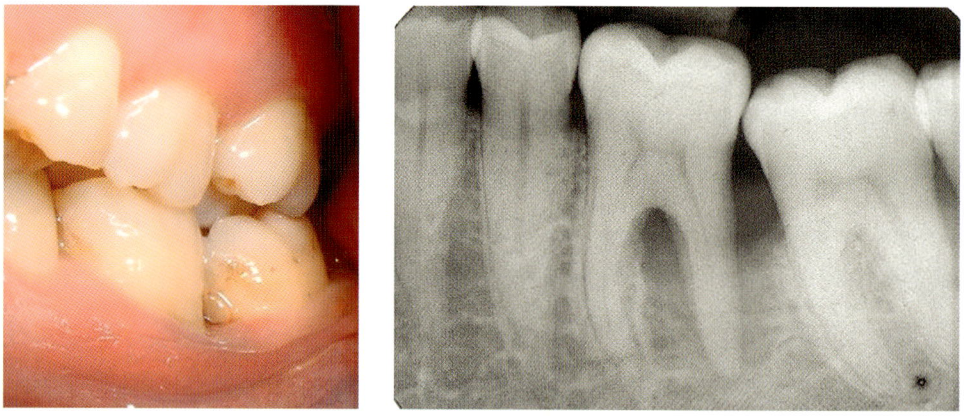

图14.2 病例2。左下颌第一磨牙口内照（a），以及基线时根尖片（b）。

进行垂直向探诊时，根分叉病变诊断为C级（颊舌侧根分叉都超过6mm；Tarnow and Fletcher 1984）。因此，两侧根分叉都诊断为Ⅱ度C级，但是否可能为贯通的Ⅲ度根分叉病变尚存疑。重要的是，此病例中根分叉缺损伴有远中骨下缺损且深达远中根尖，同时在邻牙37（LL7）的近中根面牙周支持骨也有一定量的减少。

本病例中，由于根分叉难以探查，为了制订治疗计划，可能需要三维影像学检查确定根分叉区剩余牙槽骨情况。

14.2.3 基础治疗（见第3章）

如病例1中所讨论的那样，由于根分叉口较窄，采用细线形超声洁牙尖，必要时辅以MicroMini Five® Gracey刮治器，特别适用于根分叉病变区的清创。与开放的方法相比，闭合（非手术）的方法很可能残留牙结石（Matia et al. 1986; Fleischer et al. 1989），而邻面根分叉区则可能会残留更多。此外，还需特别注意根分叉穹隆周围器械难以到达的凹陷。该患者需要使用大号的牙间隙刷清洁LL6牙和LL7牙之间的邻间区域，以改善口腔卫生水平。

14.2.4 牙髓状况（见第4章）

虽然患牙没有充填体，但由于大面积的根分叉病变和深达根尖的远中骨下袋缺损，可能发生神经–血管束损伤（Langeland et al. 1974）。因此，建议检测牙髓活力。该牙活力测试结果为阳性，数值为36。一些研究者认为在牙槽骨吸收到根尖的情况下，牙周愈合过程中可能发生牙髓坏死，可以进行预防性根管治疗，以避免对再生过程的干扰（Cortellini and Tonetti 2001）。然而，本病例没有必要进行预防性根管治疗，而是计划在治疗后对牙髓活力进行再测试。

14.2.5 远期预后（见第5章）

根据第5章所讨论的证据，牙周综合治疗后，有根分叉病变的磨牙比没有根分叉病变的磨牙失牙的风险更高（随访15年后失牙的概率是无根分叉病变磨牙的2倍）。最近的一篇系统评价报道（Nibali et al. 2016），5～53年的随访维护计划中，18%的Ⅱ度根分叉病变磨牙丧失，与Ⅰ度根分叉病变磨牙相比需要拔除的相对风险为1.67。这颗牙受到至少2个Ⅱ度根分叉病变甚至可能是Ⅲ度根分叉病变的影响，实际脱落风险可能会更高些。基于这些数据，我们认为该患牙可能值得尝试保留。在接下来的几小节中我们将对治疗方案进行评估。根据现有文献，建议制订一项严格的治疗后维护计划，包括每3～4个月的牙周检查记录、龈上和龈下清创以及口腔卫生强化和鼓励（Nibali et al. 2016）。

14.2.6 再生（见第6章和第7章）

36牙受Ⅱ度根分叉病变影响，但不能排除是Ⅲ度根分叉病变。尽管在动物模型中有磨牙Ⅲ度根分叉病变成功再生的报道，根据第7章中的文献回顾，人类研究结果不支持对上颌磨牙Ⅲ度根分叉病变进行再生性治疗。然而，对于下颌Ⅱ度根分叉病变，很有希望可以至少实现根分叉缺损的部分填充，将Ⅱ度转变为Ⅰ度根分叉病变。与翻瓣术相比（Jepsen et al. 2002, 2004），无论用引导组织再生术（GTR）还是釉基质衍生物（EMD）治疗下颌Ⅱ度根分叉病变都获得了再生的组织学证据（Stoller et al. 2001;Nevins et al. 2003）和良好的临床效果（根分叉病变降至Ⅰ度或封闭）。只要术后缺损区可以实现良好的软组织关闭，36牙近中根（在根分叉穹隆上方）和邻牙37牙的近中根（邻近36牙远中骨内缺损）较高的支持骨高度将有利于牙周再生。因此，如果在术中证实36牙为Ⅱ度根分叉病变，根据第7章所回顾的证据，患牙适合进行再生性治疗，但由于两侧均为Ⅱ度根分叉病变（最好的情况下），再生治疗效果可能比单侧Ⅱ度根分叉病变更难预测。

14.2.7 切除性治疗（见第8章）

在与本例类似的重度根分叉病变病例中，可以考虑选择分根术、截根术或去除部分牙冠的截根术。当一个根比其他根受累及程度更严重时，特别适合选择截根术（去掉远中根留下完整的牙冠）或去除部分牙冠的截根术（去掉远中牙根及对应的牙冠部分）。虽然远中根的表面积明显小于近中根（Dunlap and Gher 1985），但近中根有深凹陷，使得牙髓治疗和牙体预备及修复更加困难。长达10年的研究报道截根的磨牙长期存留率在60%～90%之间（Langer et al. 1981; Carnevale et al. 1998; 见第8章）。然而，本例所讨论的为未充填过的牙齿，因此截根术将涉及相当大的生物成本，应当谨慎使用。

14.2.8 隧道成形术（见第9章）

如病例1所示，对于根间骨重度丧失的磨牙根分叉病变（最好是Ⅲ度根分叉病变），器械难以到达根分叉区域清除牙菌斑，应考虑进行隧道成形术。隧道成形术的适应证主要是患者能熟练且积极地进行口腔卫生维护，水平向骨丧失至少覆盖根长的1/3。因此，本病例不太适合采用隧道成形术。

14.2.9 创新性与辅助性治疗（见第10章）

如病例1中讨论的那样，可以考虑在非手术牙周治疗中结合辅助疗法，但应仔细权衡成本，并且迄今为止它们对根分叉病变是否有明确疗效的证据尚显不足（de Andrade et al. 2008; Ribeiro Edel et al. 2010; Tomasi and Wennstrom 2011; Eickholz et al. 2016）。

14.2.10 拔牙和植入种植体（见第11章）

由于存在深达根尖的广泛型牙周支持组织丧失和根分叉病变，根据已发表的预后评估系统（Becker et al. 1984; Machtei et al. 1989; Cortellini et al. 2011），36牙可考虑为预后无望。患牙远中骨量减少意味着拔牙后可能需要骨移植；本病例中牙周炎病史可能导致种植体存留率降低（Drago 1992; Becker et al. 1999; Graziani et al. 2004; Pjetursson et al. 2008）。然而，除了截除远中根外，拔牙和种植可以是另一种选择。

14.2.11 卫生经济学（见第12章）

如前所述，研究现已表明，治疗Ⅲ度根分叉病变磨牙来保留牙齿比起拔牙和种植修复疗效更好、花费更低（Fardal and Grytten 2013; Martin et al. 2014; Schwendicke et al. 2014）。然而，如果选择截根术、牙髓治疗和修复来保留牙齿，治疗方式具有侵入性且价格昂贵，在此处的情况下不适用（Little et al. 1995; Blomlof et al. 1997）。

14.2.12 患者的看法（见第13章）

在缺乏关于根分叉病变（特别是像本病例这样的Ⅱ度根分叉病变）治疗的患者报告结局

数据的情况下，患者的偏好非常重要。本病例中，患者非常希望尽可能长时间保留36牙。

14.2.13 治疗决策

基于以上考量以及现有文献资料的支持，我们决定保留36牙并进行非手术清创和口腔卫生指导。2个月后再评估，患牙检测到残留牙周袋、探诊出血和根分叉病变（表14.4）。

由于残留的根分叉病变和深牙周袋与未来高风险的失牙概率相关（Matuliene et al. 2008; Nibali et al. 2016），我们决定先尝试手术探查，如有可能则进行再生手术。虽然可能仅存了非常有限的骨量，但在术中未能探查到贯通的根分叉病变。因此，我们选择了EMD再生疗法（见第7章“再生性外科手术的步骤”）。术后照相和X光片见第15章（图15.5）。表14.5总结了选择这种治疗方式的主要原因。

表14.4　病例2，再评估

36牙（LL6）	vPPD	CAL	hPPD
近颊侧	2	2	—
颊侧	6	8	4
远颊侧	10	13	—
近舌侧	3	3	—
舌侧	6	6	4
远舌侧	9	11	—

CAL=临床附着丧失；hPPD=牙周袋水平向探诊深度；vPPD=牙周袋垂直向探诊深度。

表14.5　病例2，治疗决策（EMD再生治疗）的主要原因

	因素
牙齿	良好的近中骨支持
	邻牙37牙良好的骨支持
	根间距减少
	骨下缺损影响远中根和根分叉
	牙髓有活力且不需要修复治疗
	咀嚼功能中的重要性
患者	病史清楚
	非吸烟者
	保留牙齿的意愿
	对外科手术没有经济或其他顾虑

参考文献

[1] Abouassi, T., Woelber, J.P., Holst, K. et al. (2014). Clinical efficacy and patients' acceptance of a rubber interdental bristle: A randomized controlled trial. *Clinical Oral Investigations* 18, 1873–1880. doi:10.1007/s00784-013-1164-3.

[2] Ammons, W.F., and Harrington G.W. (2006). Furcation: Involvement and treatment. In: *Carranza's Clinical Periodontology* (ed. M.G. Newman, H.H. Takei, P.R. Klokkevold, and F.A. Carranza), 991–1004. St. Louis, MO: Saunders Elsevier.

[3] Becker, W., Becker, B.E., Alsuwyed, A., and Al-Mubarak, S. (1999). Long-term evaluation of 282 implants in maxillary and mandibular molar positions:

A prospective study. *Journal of Periodontology* 70, 896–901.

[4] Becker, W., Becker, B.E., and Berg, L.E. (1984). Periodontal treatment without maintenance: A retrospective study in 44 patients. *Journal of Periodontology* 55, 505–509.

[5] Blomlöf, L., Jansson, L., Appelgren, R. et al. (1997). Prognosis and mortality of root-resected molars. *International Journal of Periodontics and Restorative Dentistry* 17, 190–201.

[6] Carnevale, G., Pontoriero, R., and di Febo, G. (1998). Long-term effects of root-resective therapy in furcation-involved molars: A 10-year longitudinal study. *Journal of Clinical Periodontology* 25, 209–214.

[7] Christou, V., Timmerman, M.F., Van der Velden, U., and Van der Weijden, F.A. (1998). Comparison of different approaches of interdental oral hygiene: Interdental brushes versus dental floss. *Journal of Periodontology* 69, 759–764. doi:10.1902/jop.1998.69.7.759.

[8] Cortellini, P., Stalpers, G., Mollo, A., and Tonetti, M.S. (2011). Periodontal regeneration versus extraction and prosthetic replacement of teeth severely compromised by attachment loss to the apex: 5-year results of an ongoing randomized clinical trial. *Journal of Clinical Periodontology* 38, 915–924.

[9] Cortellini, P., and Tonetti, M.S. (2001). Evaluation of the effect of tooth vitality on regenerative outcomes in infrabony defects. *Journal of Clinical Periodontology* 28, 672–679.

[10] de Andrade, A.K., Feist, I.S., Pannuti, C.M. et al. (2008). Nd:YAG laser clinical assisted in class II furcation treatment. *Lasers in Medical Science* 23, 341–347. doi:10.1007/s10103-007-0482-6.

[11] Del Peloso Ribeiro, E., Bittencourt, S., Nociti, F.H., Jr et al. (2007). Comparative study of ultrasonic instrumentation for the non-surgical treatment of interproximal and non-interproximal furcation involvements. *Journal of Periodontology* 78, 224–230. doi:10.1902/jop.2007.060312.

[12] Drago, C.J. (1992). Rates of osseointegration of dental implants with regard to anatomical location. *Journal of Prosthodontics* 1, 29–31.

[13] Dunlap, R.M., and Gher, M.E. (1985). Root surface measurements of the mandibular first molar. *Journal of Periodontology* 56, 234–248.

[14] Eickholz, P., Nickles, K., Koch, R. et al. (2016). Is furcation class involvement affected by adjunctive systemic amoxicillin plus metronidazole? A clinical trial's exploratory subanalysis. *Journal of Clinical Periodontology* 43, 839–848.

[15] Fardal, O., and Grytten, J. (2013). A comparison of teeth and implants during maintenance therapy in terms of the number of disease-free years and costs: An in vivo internal control study. *Journal of Clinical Periodontology* 40, 645–651. doi:10.1111/jcpe.12101.

[16] Fleischer, H.C., Mellonig, J.T., Brayer, W.K. et al. (1989). Scaling and root planing efficacy in multirooted teeth. *Journal of Periodontology* 60, 402–409. doi:10.1902/jop.1989.60.7.402.

[17] Glickmann, I. (1953). *Clinical Periodontology*. Pennsylvania, PA: Saunders.

[18] Graziani, F., Donos, N., Needleman, I. et al. (2004). Comparison of implant survival following sinus floor augmentation procedures with implants placed in pristine posterior maxillary bone: A systematic review. *Clinical Oral Implants* 15, 677–682.

[19] Hamp, S.E., Nyman, S., and Lindhe, J. (1975). Periodontal treatment of multirooted teeth: Results after 5 years. *Journal of Clinical Periodontology* 2, 126–135.

[20] Helldén, L.B., Elliot, A., Steffensen, B., and Steffensen, J.E.M. (1989). Prognosis of tunnel preparations in treatment of class III furcations: A follow-up study. *Journal of Periodontology* 60, 182–187.

[21] Jepsen, S., Eberhard, J., Herrera, D., and Needleman, I. (2002). A systematic review of guided tissue regeneration for periodontal furcation defects: What is the effect of guided tissue regeneration compared with surgical debridement in the treatment of furcation defects? *Journal of Clinical Periodontology* 29 (Suppl. 3), 103–116.

[22] Jepsen, S., Heinz, B., Jepsen, K. et al. (2004). A randomized clinical trial comparing enamel matrix derivative and membrane treatment of buccal Class II furcation involvement in mandibular molars. Part I: Study design and results for primary outcomes. *Journal of Periodontology* 75, 1150–1160.

[23] Joseph, I., Varma, B.R., and Bhat, K.M. (1996). Clinical significance of furcation anatomy of the maxillary first premolar: A biometric study on extracted teeth. *Journal of Periodontology* 67, 386–389.

[24] Langeland, K., Rodrigues, H., and Dowden, W. (1974). Periodontal disease, bacteria, and pulpal histopathology. *Oral Surgery, Oral Medicine, Oral Pathology* 37, 257–270.

[25] Langer, B., Stein, S.D., and Wagenberg, B. (1981). An evaluation of root resections: A ten-year study. *Journal of Periodontology* 52, 719–722.

[26] Leon, L.E., and Vogel, R.I. (1987). A comparison of the effectiveness of hand scaling and ultrasonic debridement in furcations as evaluated by differential dark-field microscopy. *Journal of Periodontology* 58, 86–94. doi:10.1902/jop.1987.58.2.86.

[27] Little, L.A., Beck, F.M., Bagci, B., and Horton, J.E. (1995). Lack of furcal bone loss following the tunnelling procedure. *Journal of Clinical Periodontology* 22, 637–641.

[28] Machtei, E.E., Zubrey, Y., Yehuda, A.B., and Soskolne, W.A. (1989). Proximal bone loss adjacent to periodontally 'hopeless' teeth with and without extraction. *Journal of Periodontology* 60, 512–515.

[29] Martin, J.A., Fardal, O., Page, R.C. et al. (2014). Incorporating severity and risk as factors to the Fardal cost-effectiveness model to create a cost–benefit model for periodontal treatment. *Journal of Periodontology* 85, e31–e39. doi:10.1902/jop.2013.130237.

[30] Matia, J.I., Bissada, N.F., Maybury, J.E., and Ricchetti, P. (1986). Efficiency of scaling of the molar furcation area with and without surgical access. *International Journal of Periodontics and Restorative Dentistry* 6, 24–35.

[31] Matuliene, G., Pjetursson, B.E., Salvi, G.E. et al. (2008). Influence of residual pockets on progression of periodontitis and tooth loss: Results after 11 years of maintenance. *Journal of Clinical Periodontology* 35, 685–695.

[32] Moraschini, V., Poubel, L.A., Ferreira, V.F., and Barboza Edos, S. (2015). Evaluation of survival and success rates of dental implants reported in longitudinal studies with a follow-up period of at least 10 years: A systematic review. *International Journal of Oral and Maxillofacial Surgery* 44, 377–388.

[33] Muller, H.P., and Eger, T. (1999). Furcation diagnosis. *Journal of Clinical Periodontology* 26, 485–498.

[34] Nevins, M., Camelo, M., Nevins, M.L. et al. (2003). Periodontal regeneration in humans using recombinant human platelet-derived growth factor-bb (rhPDGF-BB) and allogenic bone. *Journal of Periodontology* 74, 1282–1292.

[35] Nibali, L., Zavattini, A., Nagata, K. et al. (2016). Tooth loss in molars with and without furcation involvement: A systematic review and meta-analysis. *Journal of Clinical Periodontology* 43, 156–166.

[36] Pjetursson, B.E., Tan, W.C., Zwahlen, M., and Lang, N.P. (2008). A systematic review of the success of sinus floor elevation and survival of implants inserted in combination with sinus floor elevation. *Journal of Clinical Periodontology* 35, 216–240.

[37] Pontoriero, R., and Lindhe, J. (1995). Guided tissue regeneration in the treatment of degree III furcation defects in maxillary molars. *Journal of Clinical Periodontology* 22, 810–812.

[38] Ribeiro Edel, P., Bittencourt, S., Sallum, E.A. et al. (2010). Non-surgical instrumentation associated with povidone-iodine in the treatment of interproximal furcation involvements. *Journal of Applied Oral Sciences* 18, 599–606.

[39] Schwendicke, F., Graetz, C., Stolpe, M., and Dorfer, C.E. (2014). Retaining or replacing molars with furcation involvement: A cost-effectiveness comparison of different strategies. *Journal of Clinical Periodontology* 41, 1090–1097.

[40] Stoller, N.H., Johnson, L.R., and Garrett, S. (2001). Periodontal regeneration of a class II furcation defect utilizing a bioabsorbable barrier in a human: A case study with histology. *Journal of Periodontology* 72,

238–242.

[41] Sugaya, T., Kawanami, M., and Kato, H. (2002). Effects of debridement with an ultrasonic furcation tip in degree II furcation involvement of mandibular molars. *Journal of the International Academy of Periodontology* 4, 138–142.

[42] Tarnow, D., and Fletcher, P. (1984). Classification of the vertical component of furcation involvement. *Journal of Periodontology* 55, 283–284.

[43] Thoma, D.S., Zeltner, M., Hüsler, J. et al. (2015). EAO Supplement Working Group 4 – EAO CC 2015. Short implants versus sinus lifting with longer implants to restore the posterior maxilla: A systematic review. *Clinical Oral Implant Research* 26 (Suppl. 11), 154–169.

[44] Tomasi, C., and Wennstrom, J.L. (2011). Locally delivered doxycycline as an adjunct to mechanical debridement at retreatment of periodontal pockets: Outcome at furcation sites. *Journal of Periodontology* 82, 210–218. doi:10.1902/jop.2010.100308.

第15章
根分叉病变：治疗程序
Furcations: A Treatment Algorithm

Luigi Nibali

英国伦敦玛丽女王大学（QMUL）巴茨和伦敦医学与牙学院，牙科研究所，口腔临床研究中心，免疫生物学和再生医学中心

15.1 引言

面对磨牙根分叉病变时，你会如何应对？拔除？忽视？治疗？而又如何治疗呢？再生？牙根切除术？一些牙周的相关文献论述了有关磨牙根分叉病变的治疗方法。本书前几章回顾并仔细考察了不治疗、保守治疗、再生治疗以及切除性治疗等几种治疗的相关证据。但我们应如何进行抉择呢？我们怎样才能将患者的意愿、需求和经济考量与本书所讨论的临床标准结合起来，从而获得有利的结果呢？本章将以研究证据为基础，试图回答上述问题。然而，在缺少随机对照试验来比较磨牙不同程度根分叉病变、不同治疗方案效果的情况下，我们将采用务实的考量和经验对证据进行补充以获得治疗指南。需要考虑的要点如下。

15.2 首先：正确的诊断

诊断是治疗的第一步。同其他医学领域一样，需要花费很多努力来对问题进行正确的诊断（Khullar et al. 2015）。作者在职业生涯中所犯的以及看到学生或同事所犯的错误大多来自错误的诊断。正确的诊断对根分叉病变来说尤为重要，但诊断根分叉病变并不简单。因此，建议大家在贸然拿起手术刀或镊子之前，请先花更多的时间和精力来进行诊断。根分叉病变的诊断已在第2章由Eickholz和Walter进行了论述。他们明确表示需将临床和影像学检查结合起来，以便准确地评估根分叉病变区。一把弯曲的Nabers探针对测量根分叉区骨丧失至关重要，但有时难以确定Ⅱ度和Ⅲ度根分叉病变之间的差异，特别是在上颌磨牙。某些特定情况

Diagnosis and Treatment of Furcation-Involved Teeth, First Edition. Edited by Luigi Nibali.

Companion website: www.wiley.com/go/nibali/diagnosis

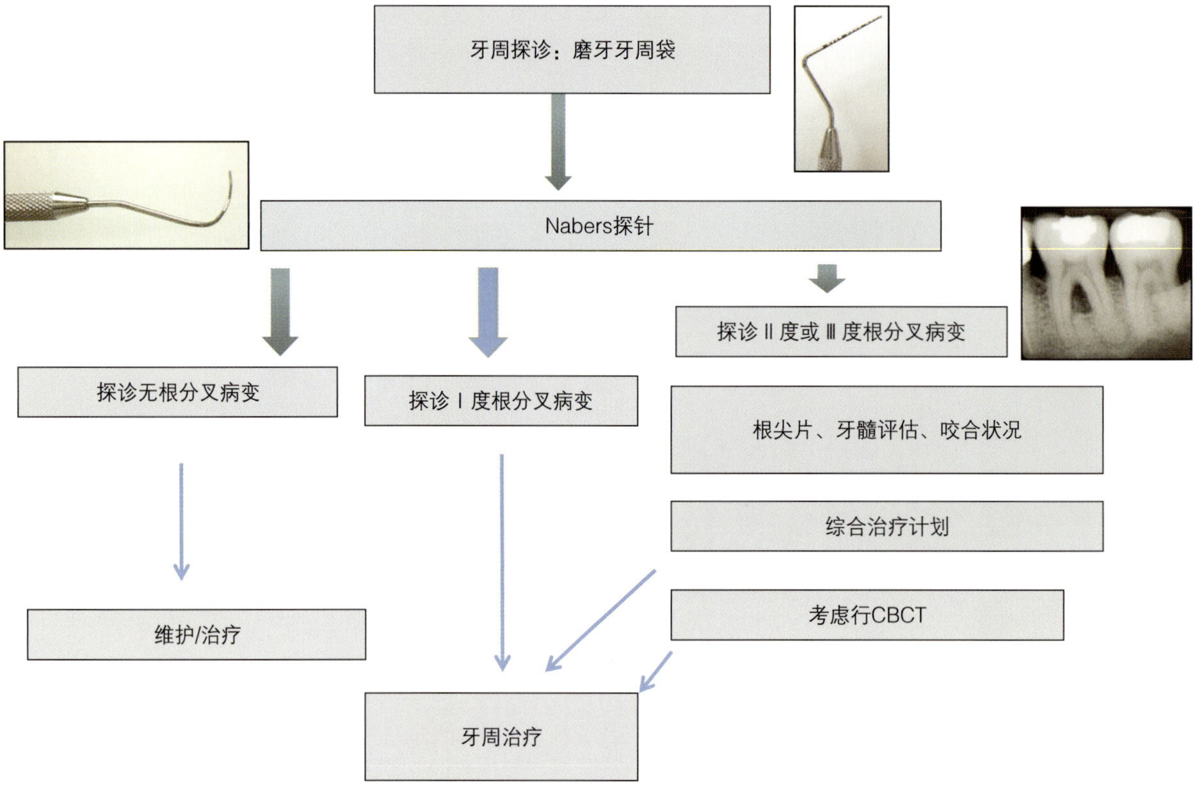

图15.1 根分叉病变的推荐诊断流程。

下，可能需要三维影像学检查来帮助制订治疗计划。图15.1展示了根分叉病变的诊断程序，这对制订治疗计划而言是必不可少的。所有牙周袋探诊深度>4mm的磨牙都建议使用Nabers探针进行根分叉病变的诊断。对于Ⅱ度或Ⅲ度根分叉病变，可能需要进一步的诊断性检查，包括根尖片、牙髓和咬合评估等来制订治疗计划。当根分叉病变诊断和累及程度不明确时，锥形束计算机断层扫描（CBCT）是一种更有效的辅助诊断方式，特别适用于上颌磨牙（Walter et al. 2016；见第2章）。

表15.1简要介绍了在制订综合治疗方案时，所需考虑的主要鉴别诊断要素。

考虑到所有这些讨论的要素，下面各节提出了不同程度根分叉病变的治疗指南。这些不能作为“地毯式”治疗指南来应用，需适应各种不同的患者及各种不同的磨牙。

15.3 Ⅰ度根分叉病变

第5章讨论到最近有一篇系统性评价表明，根分叉病变程度的增加和失牙风险的增加具有相关性（Nibali et al. 2016）。和无根分叉病变的磨牙相比，定期维护的Ⅰ度根分叉病变磨牙的远期失牙风险很小。事实上，当我们重新检查系统性评价的数据时，发现Ⅰ度根分叉病变的磨牙接受定期牙周支持治疗（SPT）后和无根分叉病变磨牙的失牙率相同（0.01颗牙/患者/年；Nibali et al. 2016）。因此，目前普遍认为Ⅰ度根分叉病变不适合接受牙周再生等复杂的治疗。

表15.1　制订根分叉病变综合治疗计划的主要鉴别诊断因素

	因素	阈值/等级
解剖因素	牙髓状态	1～5度（Ørstavik et al. 1986）
	可修复性	Ⅰ～Ⅲ类（Esteves et al. 2011）
	根分叉病变程度	Ⅰ～Ⅲ（Hamp et al. 1975）
	根分叉病变数目	单个，2个，3个
	垂直向探诊	A–C（Tarnow and Fletcher 1984）
	根尖夹角	30°（Muller and Eger 1999）
	根分离度	1/3（Muller and Eger 1999）
	骨丧失	牙根长度1/3，2/3（Muller and Eger 1999）
	根分叉穹隆与骨嵴顶、邻面骨水平的相对位置	冠方或根方（Bowers et al. 2003）
	根分叉宽度	窄或宽（Horwitz et al. 2004）
	其他解剖学特征	根锥、根柱长度等
患者	病史	疾病或健康
	吸烟	现在/曾经/从不
	偏好/积极性	拒绝接受手术
	经济	无力/不愿支付复杂的治疗费用
	口腔卫生技巧	无法进入根分叉处清洁
术者	能力/经验	
策略	基牙	
	功能牙	
风险	解剖风险，手术风险	
其他治疗方案	种植治疗、冠桥修复、活动义齿	

更早的一篇系统评价也总结到，非手术机械清创方式可有效控制Ⅰ度根分叉病变（Huynh-Ba et al. 2009）。

未接受定期牙周维护的Ⅰ度根分叉病变磨牙的数据我们知之甚少。来自SHIP（波美拉尼亚健康研究）的数据显示，经过11年的随访，Ⅰ度根分叉病变相比无根分叉病变的磨牙失牙率比值（IRR）为1.73［95%置信区间（CI）=1.34～2.23，P<0.001］，这表明“不治疗”导致了Ⅰ度根分叉病变磨牙的预后变差（Nibali et al. 2017a）。

因此，在不考虑位置或其他因素的情况下，建议将口腔卫生指导和非手术治疗作为Ⅰ度根分叉病变的优先治疗选择。根分叉入口的解剖结构可能是导致Ⅰ度根分叉病变的因素并可能干扰口腔卫生措施时，牙体成形术可使治疗更完善（图15.2）。

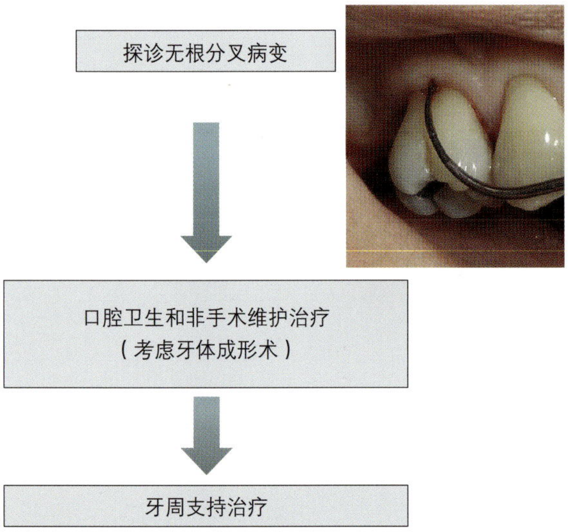

图15.2 根分叉治疗（Ⅰ度根分叉病变）的推荐流程。

15.4 Ⅱ度根分叉病变

真正的难点在于Ⅱ度根分叉病变，因为从此处开始失牙风险将急剧增加（Nibali et al. 2016, 2017a）。因此，必须通过治疗来减少根分叉病变对失牙的影响。主要治疗目标是将Ⅱ度根分叉病变降为Ⅰ度，甚至没有（理想状态）。口腔卫生指导和非手术治疗（伴或不伴辅助手段）是治疗程序的前提，始终作为治疗的起点。某些情况下，口腔卫生指导和非手术治疗可以通过减轻牙龈水肿、使上皮再附着、减少探针穿透和影像学骨充填等机制，使Ⅱ度根分叉病变降为Ⅰ度（参见图15.3中病例）。治疗后仍存在的Ⅱ度根分叉病变还需进一步的处理。

15.4.1 下颌Ⅱ度根分叉病变

除了牙周基础治疗联合牙体成形术和/或骨成形术可将Ⅱ度根分叉病变恢复为Ⅰ度外，再生治疗也可实现此效果。第6章、第7章展示了根分叉病变成功再生的证据。根据前面章节的讨论，上下颌Ⅱ度根分叉病变之间需要做出重

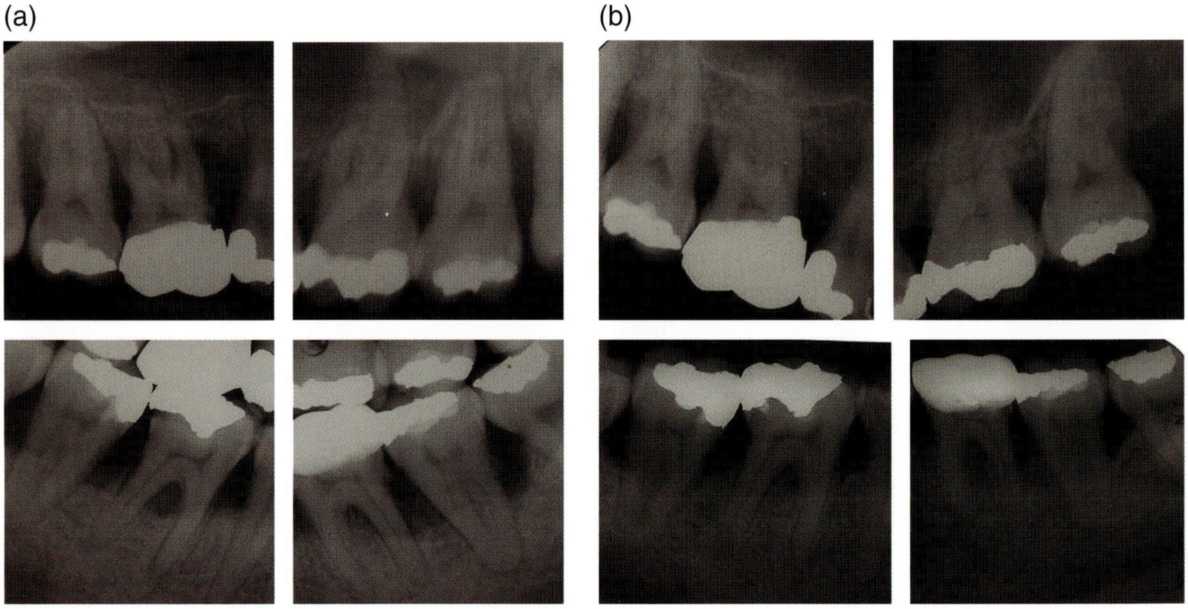

图15.3 （a）女性，32岁，侵袭性牙周炎，牙周诊断时拍摄的磨牙根尖片。根分叉处可见透射区域，主要是UR6和UR7（临床诊断根分叉病变都为Ⅱ度）、UL6和UL7（Ⅰ度根分叉病变）、LL6（Ⅰ度根分叉病变）和LR6（Ⅱ度根分叉病变），大多伴随骨下袋；（b）牙周基础治疗（口腔卫生指导和龈上下清创联合全身应用抗生素，以及拔除UL8）后1年，同样部位磨牙根尖片，影像学显示根分叉处缺损和骨下袋缺损有骨充填，伴随临床根分叉病变程度降低（目前仅UR6和UR7、UL6和UL7、LR6为Ⅰ度根分叉病变）。

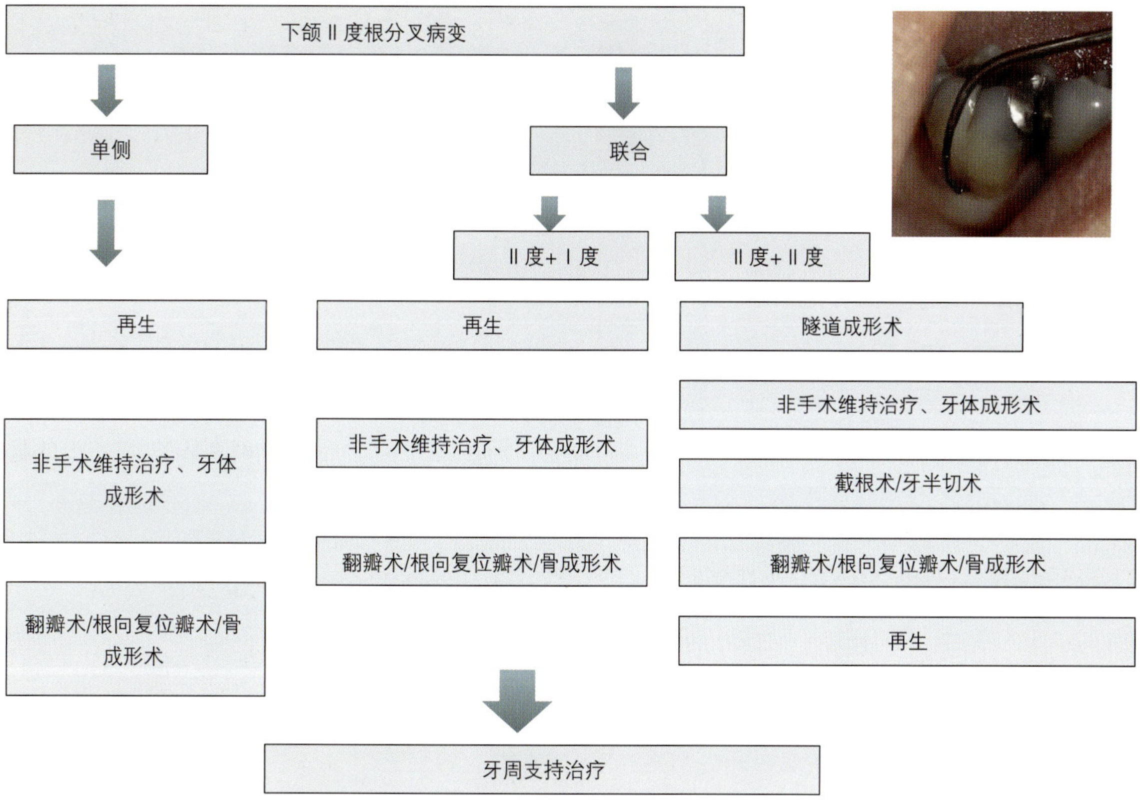

图15.4　根分叉治疗（下颌Ⅱ度根分叉病变）的推荐流程。

要区分。图15.4展示了下颌Ⅱ度根分叉病变的建议治疗程序。分层结构中从顶部开始为逐次的优先选项，然而这相当主观，并且没有严格的证据基础。

另一个重要的区分是根分叉病变存在于单侧（如仅颊侧或仅舌侧）还是双侧（颊舌侧都有）。下颌单侧Ⅱ度根分叉病变在基础治疗后，再生治疗是最好的选择。第7章中Jepsen回顾的证据表明，尽管Ⅱ度根分叉病变的完全封闭是不可预测的，但与翻瓣术相比，尤其对下颌根分叉病变（Jepsen et al. 2002, 2004），使用引导组织再生（GTR）或釉基质衍生物（EMD）治疗已获得再生的组织学证据（Stoller et al. 2001; Nevins et al. 2003）和良好的临床效果（根分叉病变降低至Ⅰ度或封闭）。再生治疗的替代方案是非手术维持治疗/SPT、伴或不伴骨成形术的翻瓣术或根向复位瓣术（APF），以改善进入根分叉区域进行专业清洁的入路。对合并Ⅱ度和Ⅰ度的下颌根分叉病变，建议采用类似治疗方案。

但是，当存在下颌双侧Ⅱ度根分叉病变时，再生的成功率变得更不可预测，尽管并非不可能（图15.5；见第14章描述的病例2）。

相比之下，隧道成形术可能成为首选方案。隧道成形术可以改善进入根分叉区域进行自我和专业清洁的入路，因此它也适用于下颌双侧Ⅱ度根分叉病变。5～10年的随访研究显示成功率在51%～93%（Hamp et al.1975; Dannewitz et al. 2006）。对患者的选择（良好的口腔卫生和态度，低龋风险）和对牙齿的选择（短根

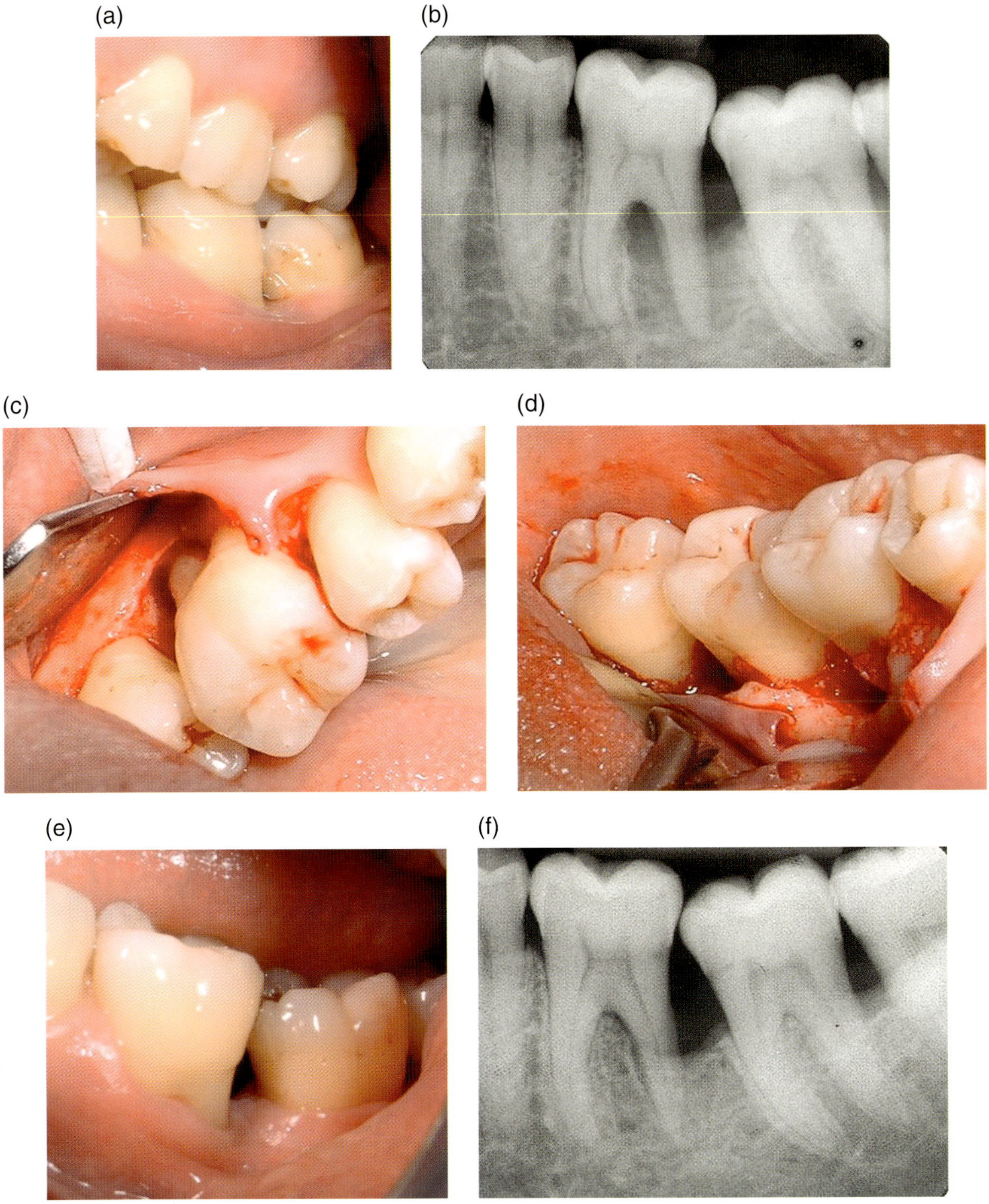

图15.5 47岁，慢性牙周炎患者，临床口内照（a）和根尖片（b），36牙（LL6）双侧Ⅱ度根分叉病变及远中骨下缺损（远颊和远舌探诊深度12mm）。牙周非手术治疗后，使用釉基质蛋白（EMD）进行再生手术（c和d，翻开全厚瓣后颊舌侧术中像），术后5年疗效较好，PPD减少至4mm，仅舌侧有Ⅰ度根分叉病变（e），骨下缺损和根分叉处缺损骨充填较好（f）。

柱、良好的根间距; Muller and Eger 1999）对隧道成形术至关重要，并且由于手术或清洁入路的原因，下颌根分叉显然更适合这一术式。

其他治疗选择，如非手术维持治疗/牙体成形术、截根术/牙半切术，或翻瓣术（或APF）也是可行的。应记住在5～10年的随访研究中，截根术的成功率为62%～100%（Carnevale et al. 1998; Dannewitz et al. 2006），除了上述3项研究外，其他报道中分根术/截根术治疗后磨牙的平均存留率接近90%（见第8章）。伴或不伴骨成形术的翻瓣术（或APF），可改善进入根分叉区域进行专业清洁的入路，使探诊深度减少、炎症减轻（Wang et al. 1994）。

15.4.2　上颌颊侧单个Ⅱ度根分叉病变

就治疗方案选择和预期效果而言，在牙周基础治疗之后，上颌磨牙Ⅱ度根分叉病变的治疗可能最具挑战性。同样，在缺少随机对照试验来比较所有治疗方案效果的情况下，我们主要根据低级别证据的研究、经验和常识拟定治疗指南。图15.6展示了上颌Ⅱ度根分叉病变的治疗选择。

用GTR和EMD治疗上颌Ⅱ度根分叉病变可获得良好的治疗效果（Yukna and Yukna 1996; Casarin et al. 2010），但有证据表明这种治疗效果在颊侧更加可预测（Pontoriero and Lindhe 1995a）。因此，为了将颊侧根分叉病变降低到Ⅰ度或完全封闭，比起非手术维持治疗、牙体成形术和翻瓣术，再生手术可能是更好的选择。是否进行再生治疗取决于前一节中提到的因素（表15.1），如吸烟和经济方面的考量，以及良好的邻间骨水平、较少的垂直向根分叉病变和较小的根分叉宽度，这些因素在动物和人体研究中都显示有利于再生（Pontoriero et al. 1992; Bowers et al. 2003; Horwitz et al. 2004）。

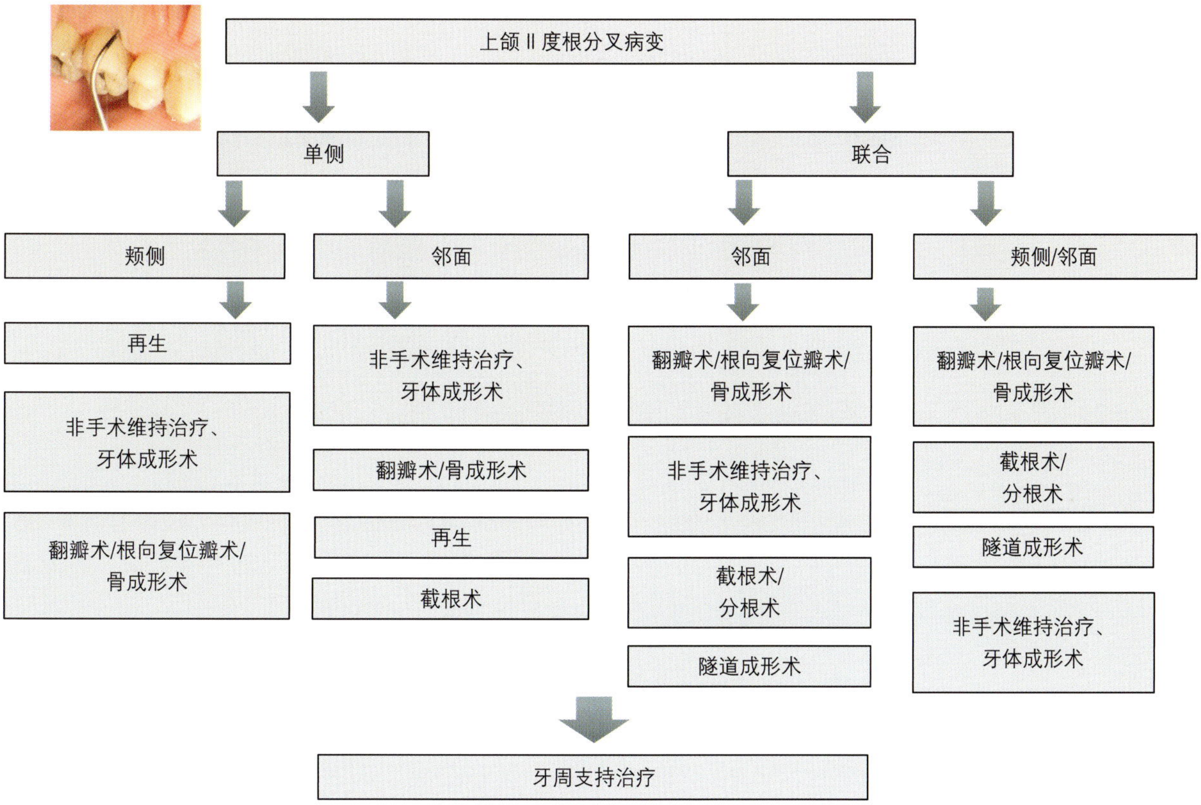

图15.6　根分叉治疗（上颌Ⅱ度根分叉病变）的推荐流程。

15.4.3 上颌邻面单个Ⅱ度根分叉病变

总的说来，应用GTR、EMD或联合治疗（EMD/骨移植物）上颌磨牙邻面根分叉病变可以成功使一些根分叉封闭，但不如下颌根分叉病变或上颌颊侧根分叉病变效果好（Pontoriero and Lindhe 1995a; Avera et al. 1998; Casarin et al. 2010; Peres et al. 2013）。因此，非手术维持治疗/牙体成形术、翻瓣术/骨成形术（或APF）以及截根术都是有效的可选方案。最后一种方案尤其适用于根管治疗后的磨牙。

15.4.4 上颌多个Ⅱ度根分叉病变

虽然牙周再生治疗对上颌磨牙Ⅱ度根分叉病变而言是可行方案，但这可能仅限于上颌单个Ⅱ度根分叉骨缺损，因为上颌多个Ⅱ度根分叉病变（通常掩盖了真正的Ⅲ度根分叉病变）的不可预测性会增加好几倍。因此，在这些病例中，截根术、翻瓣术和隧道成形术或许是最佳的治疗选择。

如先前讨论的下颌Ⅱ度根分叉病变一样，截根术与伴或不伴骨切除术的翻瓣术/APF可能是良好的潜在替代方案（Wang et al. 1994; Carnevale et al. 1998）。截根术/分根术主要推荐用于牙髓治疗后的上颌磨牙的多个Ⅱ度根分叉病变，尤其当病变最严重的根为远颊根时。在特定病例中，当有合适的患者和磨牙时，隧道成形术也可作为另一个治疗方案。

出于患者或牙齿方面的考虑，当上述的治疗方案不可行或不值得尝试时，根据患者的风险评估结果（Lang and Tonetti 2003），进行频繁SPT复诊的非手术维持续治疗也是一种有效的治疗方案，尽管存在明确的局限性，即难以获得根分叉区彻底的清创。

比起两个均为邻面根分叉病变，颊侧/邻面联合Ⅱ度根分叉病变的病例更适合用截根术和隧道术。由于解剖学特征（见第8章）的缘故，切除腭根（在近中和远中Ⅱ度根分叉病变情况下）不利因素更多，并且从颊侧进入根分叉隧道区进行自我卫生维护更加容易（见第9章）。因此，图15.6展示了一种略有不同的治疗选择，截根术和隧道成形术被认为对于治疗颊–邻面联合根分叉病变而言更有“价值”，而在对邻面联合根分叉病变的治疗选择上更需保守。

对于不太容易出现的3个非贯通Ⅱ度根分叉病变的情况，可在Ⅲ度根分叉病变的治疗方案中进行考虑和选择。

15.5 Ⅲ度根分叉病变

当根分叉区骨丧失使同一颗牙的一个分叉区到另一分叉区发生贯通时，则构成了Ⅲ度根分叉病变。主要治疗难点在于这种情况下再生治疗的效果有限。迄今为止，还没有人体临床研究报道过GTR、EMD或二者联合应用使任何Ⅲ度根分叉病变成功封闭的案例，仅在非常有限的案例中有临床根分叉病变程度降低（Pontoriero et al. 1989; Pontoriero and Lindhe 1995b; Eickholz et al. 1998, 1999; Jepsen et al. 2002; Donos et al. 2004）。Jepsen在第7章中回顾了以往证据得出结论，Ⅲ度根分叉病变不能通过再生治疗得到预期改善，除非有新的再生材料和技术出现（在第6章讨论）。因此，目前很难证实对Ⅲ度根分叉病变实施再生治疗的合理性。不可再生且难以清洁的Ⅲ度根分叉缺损持续存在（见第3章）意味着未来比Ⅰ度和Ⅱ度根分叉病变磨牙更高的失牙风险 （Nibali et al. 2016）。因此，我们需要为这些病例找到解决

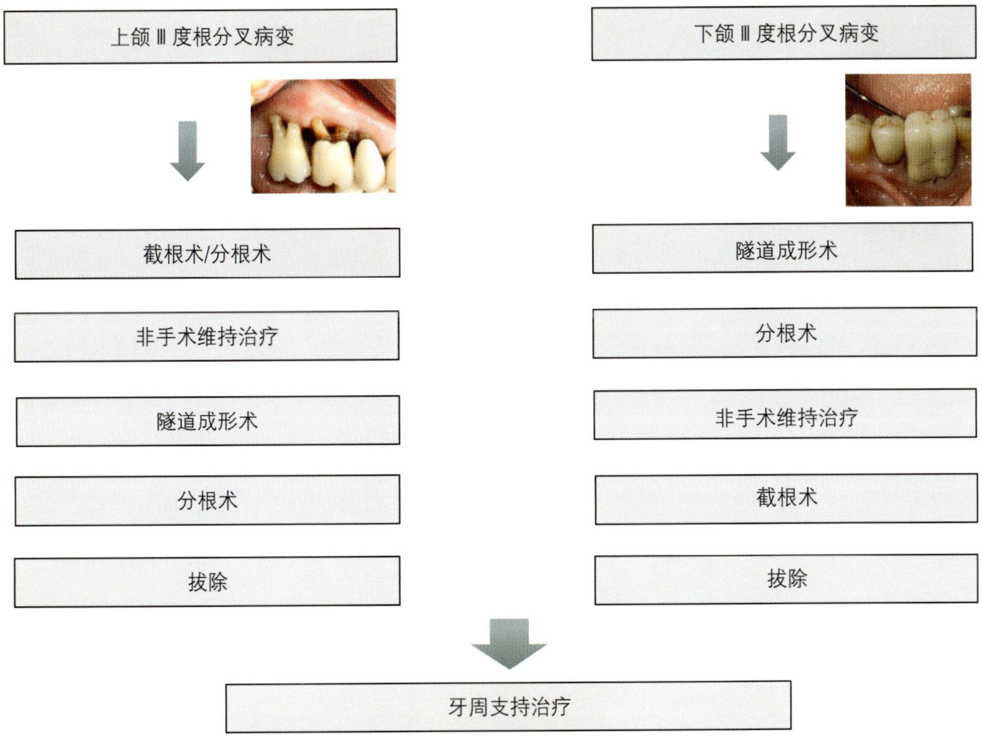

图15.7　根分叉治疗（Ⅲ度根分叉病变）的推荐流程。

方案并降低失牙风险。治疗方案选择如图15.7所示，分为上颌磨牙和下颌磨牙。

两者显然的不同之处在于上颌磨牙有3个根分叉口，可能存在潜在的三向贯通的根分叉病变，这使得清洁入路（包括专业和自我清洁）变得困难。然而，下颌磨牙Ⅲ度根分叉病变仅有一个贯通的根分叉病变，即颊舌通路。尽管在长期临床试验中隧道成形术和截根术有较多治疗成功的证据（Helldén et al. 1989; Carnevale et al. 1998），但需要强调正确的诊断以及对患者和磨牙进行恰当选择的重要性。表15.1中强调的因素需再次牢记，以确保远期治疗的成功。

15.5.1　下颌磨牙Ⅲ度根分叉病变

隧道成形术被认为是治疗下颌磨牙Ⅲ度根分叉病变的首选方法。如前所述，对于高龋风险、牙齿敏感性高、患者依从性差或手部灵活性差的患者应避免使用隧道成形术，如果缺乏正确的口腔卫生维护将达不到该治疗的目的。短根柱、根尖夹角较大以及有大量角化龈的磨牙尤其适合做这种手术（见第9章）。当病例不符合隧道成形术适应证时，分根术（前磨牙化）可作为有效的替代方案，特别当远中根的远中向和近中根的近中向均有良好的剩余骨支持的情况下。这种方法同样旨在改善清洁程度（通过消除根分叉区域），但需要进行另外的修复治疗。长期非手术维持（术后或不进行手术）和截根术也是保留牙齿的可选治疗方法之一。

15.5.2　上颌磨牙Ⅲ度根分叉病变

截根术或非手术维持治疗可作为上颌磨牙Ⅲ度根分叉病变的治疗方案。两种方法都有不同的适应证，如双向Ⅲ度根分叉病变主要累及一个牙根时通常更适合采用截根术。此种情况下，切除一个根（最好是最小的远颊根）可以保留两个没有根分叉病变且易于维护的牙根。正如Rotundo和Fonzar在第6章中所讨论的，在磨牙三向Ⅲ度根分叉病变病例中使用截根术是不恰当的，因为无论如何都会剩余一个难以清洁的根分叉。在这种情况下（三向Ⅲ度根分叉病变），如果倾向于保牙，定期龈下清创似乎是最合理的选择。在此之前，可进行手术治疗（或不进行）来改善专业清洁效果（见第3章）。前面提到的其他因素，如患者意愿和经济考量，对决定是否保留牙齿也至关重要。

在特殊情况下，隧道成形术可作为三向Ⅲ度根分叉病变的治疗方案，主要适用于依从性高、手部灵活性好、低龋风险的患者。隧道可以随着口腔卫生维护和非手术治疗后的牙龈退缩而自然产生，或者也可以通过外科手术建立。隧道成形术失败的主要原因不在于牙周问题，而是修复问题，与根面暴露后发生的根面龋有关（Helldén et al. 1989）。图15.8展示了通过外科手术治疗上颌磨牙三向Ⅲ度根分叉病变的病例，该病例追踪了超过10年，无疾病进展或龋齿发生的临床和影像学征象（第14章描述的病例1）。

分根术也是上颌磨牙Ⅲ度根分叉病变的一种可行治疗选择，伴或不伴截根术。在决定行此治疗方案之前，需要仔细进行牙髓和修复方面的考量（Carnevale et al. 1998）。

在决定是否拔牙时，应考虑到尽管失牙风险较高，但大多数上颌Ⅲ度根分叉病变磨牙可在至少10～15年的牙周支持治疗期间得以保留（Nibali et al. 2016），意味着Ⅲ度根分叉病变的磨牙并不一定需要拔除。

15.6 上颌前磨牙

上颌第一前磨牙通常为双根，而上颌第二前磨牙和下颌尖牙偶尔为双根。然而，文献中几乎没有关于非磨牙根分叉病变的治疗数据（Hamp et al. 1975）。正如第7章中讨论的，大多数上颌第一前磨牙存在融合根。在牙根分开的上颌前磨牙中，根分叉入口平均在釉-牙骨质界根方8mm处，仅有7%～10%的根分叉入口在牙根的冠方1/3内（Joseph et al. 1996; Dababneh and Rodan 2013）。此外，上颌前磨牙常见根面沟和根面凹陷。由于上述的解剖特点，截根术和隧道成形术通常不作为治疗上颌前磨牙根分叉病变的可选治疗方案，应首选翻瓣术和/或非手术维持治疗。

15.7 创新疗法

第10章讨论了根分叉病变的创新疗法，其中如辅助光动力疗法、激光或喷砂设备，可以加入本章治疗选择的讨论中，但还需收集更多证据才能对这些疗法进行常规推荐。

15.8 那么，什么情况下应该进行拔牙？

本章的重点，也许是全书的重点，都在于保留牙齿。但在有些情况下，即便是最勇于尝试的牙周医生也不得不承认患牙治疗无望或不合理，拔除可能是最好的选择。牙周文献中提出了好几种“无望”的定义。Becker及其同事（1984）报告了一系列预后无望牙齿的标准，包括Ⅲ度根分叉病变或骨丧失>75%的牙齿。Machtei及其同事（1989）将保留无望牙定义

(a) (b) (c) (d) (e) (f) (g) (h) (i) (j)

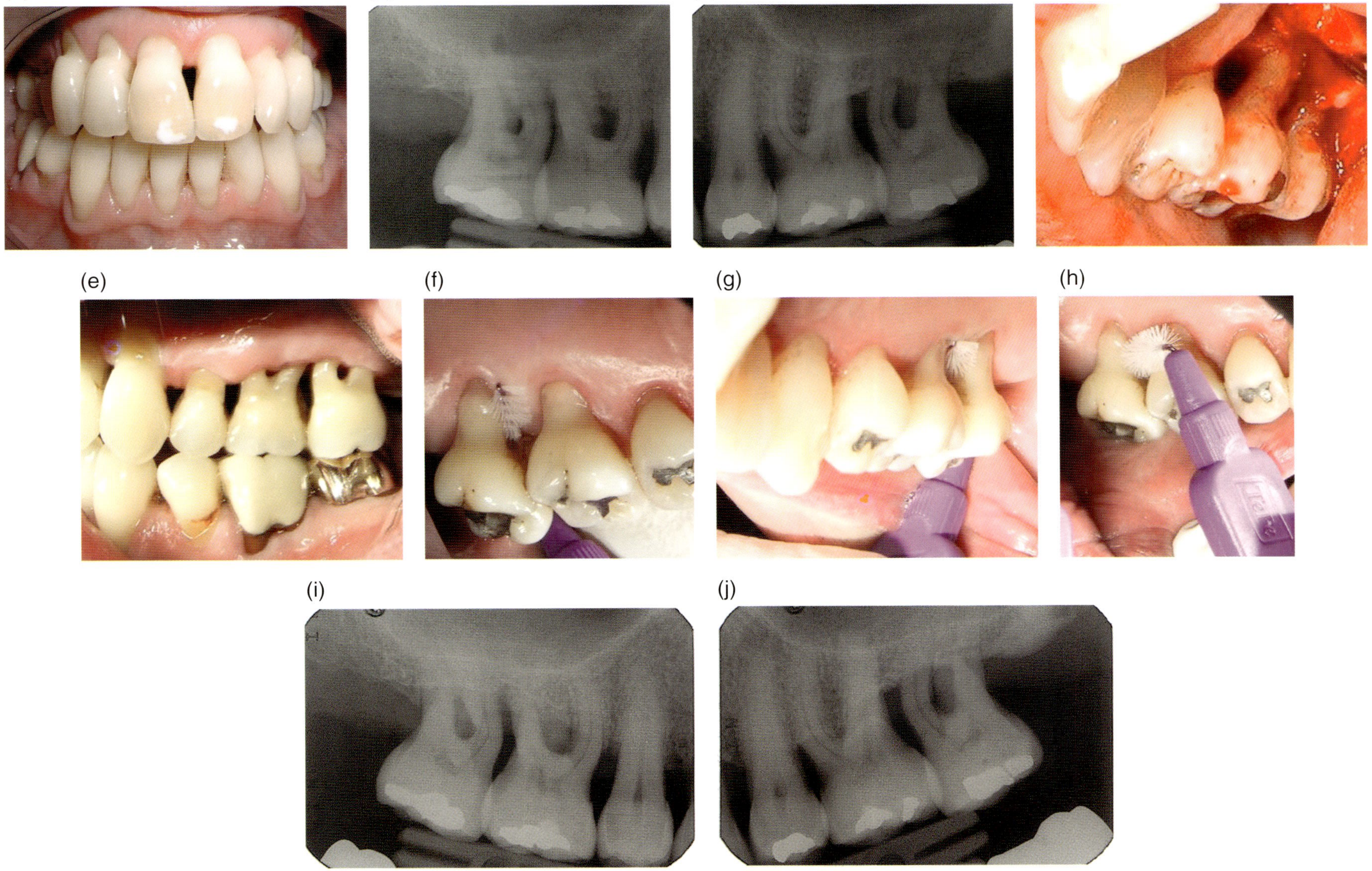

图15.8 50岁，慢性牙周炎患者，临床口内照（a）和根尖片（b，c），17牙（UR7）、16牙（UR6）和27牙（UL7）三向Ⅲ度根分叉病变。牙周非手术治疗后，进行了隧道成形术（d为翻开全厚瓣和骨成形术后的术中像），术后12年疗效良好，PPD<5mm（e），根分叉处卫生良好（f~h），影像学检查骨水平稳定（i，j）。

为骨丧失≥50%，或影像学证据表明根分叉区完全骨丧失（Ⅲ度根分叉病变）。在McGuire和Nunn（1996）里程碑式的关于预后诊断的论文中，将治疗无望牙更含糊地定义为“附着不足”。治疗无望也被定义为骨丧失高度≥70%（Graetz et al. 2011），或骨丧失到达根尖（Cortellini et al. 2011）。

我们最近将骨丧失≥70%，同时牙体不可修复，或牙髓根尖周指数（PAI）评分为4（Ørstavik et al. 1986），或已经Ⅲ度松动或存在Ⅲ度根分叉病变（Nibali et al. 2017b）的牙齿判定为“不利”的预后（Esteves et al. 2011）。这个新预后系统比先前的提议更加保守，根据早前讨论的数据，仅Ⅲ度根分叉病变不应判定为无望牙（Nibali et al. 2016）。在日常工作中，患者相关因素（龋风险因素、患者依从性、吸烟等）、患者偏好、经济考量和总体策略价值需要与临床和影像学标准相结合，以做出保留或拔牙的决策。关于拔牙和种植修复的更多考量见第11章。

最后，谨记社区口腔卫生指导和制订一级预防方案是减少口腔疾病与预防牙齿丧失的最佳措施。

证据小结

- 根分叉病变的诊断对治疗计划的制订至关重要
- Ⅰ度、Ⅱ度、Ⅲ度根分叉病变在上颌和下颌的治疗适应证非常不同
- Ⅰ度根分叉病变远期预后良好，如果持续进行牙周维持治疗，并不意味着失牙风险会增高
- Ⅱ度根分叉病变可通过牙周再生或其他保守治疗（或截根术）获得良好的治疗效果
- 上颌邻面的Ⅱ度根分叉病变不太适合采用再生治疗
- Ⅲ度根分叉病变与更高的失牙风险相关，在开始治疗或拔牙之前需谨慎考虑治疗方案
- 需要采用整体分析的方法，既要包括临床和影像学参数，也要结合牙齿的战略价值、经济考量和患者偏好，以获得最满意的根分叉病变治疗效果
- 全科牙医应谨记，对伴有严重根分叉病变的磨牙建议转诊给牙周专科医生，大多数根分叉病变的磨牙可以获得远期且具有功能性的保留
- 坚持进行个体定制化的牙周支持性治疗是降低远期失牙风险的关键

参考文献

[1] Avera, J.B., Camargo, P.M., Klokkevold, P.R. et al. (1998). Guided tissue regeneration in class II furcation involved maxillary molars: A controlled study of 8 split-mouth cases. *Journal of Periodontology* 69, 1020–1026.

[2] Becker, W., Becker, B.E., and Berg, L.E. (1984). Periodontal treatment without maintenance: A retrospective study in 44 patients. *Journal of Periodontology* 55, 505–509.

[3] Bowers, G.M., Schallhorn, R.G., McClain, P.K. et al. (2003). Factors influencing the outcome of regenerative therapy in mandibular class II furcations: Part I. *Journal of Periodontology* 74, 1255–1268.

[4] Carnevale, G., Pontoriero, R., and di Febo, G. (1998). Long-term effects of root-resective therapy in furcation-involved molars: A 10-year longitudinal study. *Journal of Clinical Periodontology* 25, 209–214.

[5] Casarin, R.C., Ribeiro Edel, P., Nociti, F.H., Jr et al. (2010). Enamel matrix derivative proteins for the treatment of proximal class II furcation involvements: A prospective 24-month randomized clinical trial. *Journal of Clinical Periodontology* 37, 1100–1109.

[6] Cortellini, P., Stalpers, G., Mollo, A., and Tonetti, M.S. (2011). Periodontal regeneration versus extraction and prosthetic replacement of teeth severely compromised by attachment loss to the apex: 5-year results of an ongoing randomized clinical trial. *Journal of Clinical Periodontology* 38, 915–924.

[7] Dababneh, R., and Rodan, R. (2013). Anatomical landmarks of maxillary bifurcated first premolars and their influence on periodontal diagnosis and treatment. *Journal of the International Academy of Periodontology* 15, 8–15.

[8] Dannewitz, B., Krieger, J.K., Husing, J., and Eickholz, P. (2006). Loss of molars in periodontally treated patients: A retrospective analysis five years or more after active periodontal treatment. *Journal of Clinical Periodontology* 33, 53–61.

[9] Donos, N., Glavind, L., Karring, T., and Sculean, A. (2004). Clinical evaluation of an enamel matrix derivative and a bioresorbable membrane in the treatment of degree III mandibular furcation involvement: A series of nine patients. *International Journal of Periodontics and Restorative Dentistry* 24, 362–369.

[10] Eickholz, P., and Hausmann, E. (1999). Evidence for healing of class II and III furcations 24 months after GTR therapy: Digital subtraction and clinical measurements. *Journal of Periodontology* 70, 1490–1500.

[11] Eickholz, P., Kim, T.-S., and Holle, R. (1998). Regenerative periodontal surgery with non-resorbable and biodegradable barriers: Results after 24 months. *Journal of Clinical Periodontology* 25, 666–676.

[12] Esteves, H., Correia, A., and Araújo, F. (2011) Classification of extensively damaged teeth to evaluate prognosis. *Journal of the Canadian Dental Association* 77, 105.

[13] Fleischer, H.C., Mellonig, J.T., Brayer, W.K. et al. (1989). Scaling and root planing efficacy in multirooted teeth. *Journal of Periodontology* 60, 402–409.

[14] Graetz, C., Dorfer, C.E., Kahl, M. et al. (2011). Retention of questionable and hopeless teeth in compliant patients treated for aggressive periodontitis. *Journal of Clinical Periodontology* 38, 707–714.

[15] Hamp, S.E., Nyman, S., and Lindhe, J. (1975). Periodontal treatment of multirooted teeth: Results after 5 years. *Journal of Clinical Periodontology* 2, 126–135.

[16] Helldén, L.B., Elliot, A., Steffensen, B., and Steffensen, J.E.M. (1989). Prognosis of tunnel preparations in treatment of class III furcations: A follow-up study. *Journal of Periodontology* 60, 182–187.

[17] Horwitz, J., Machtei, E.E., Reitmeir, P. et al. (2004). Radiographic parameters as prognostic indicators for healing of class II furcation defects. *Journal of Clinical Periodontology* 31, 105–111.

[18] Huynh-Ba, G., Kuonen, P., Hofer, D. et al. (2009). The effect of periodontal therapy on the survival rate and

incidence of complications of multirooted teeth with furcation involvement after an observation period of at least 5 years: A systematic review. *Journal of Clinical Periodontology* 36, 164–176.

[19] Jepsen, S., Eberhard, J., Herrera, D., and Needleman, I. (2002). A systematic review of guided tissue regeneration for periodontal furcation defects: What is the effect of guided tissue regeneration compared with surgical debridement in the treatment of furcation defects? *Journal of Clinical Periodontology* 29 (Suppl. 3), 103–116.

[20] Jepsen, S., Heinz, B., Jepsen, K. et al. (2004). A randomized clinical trial comparing enamel matrix derivative and membrane treatment of buccal class II furcation involvement in mandibular molars. Part I: Study design and results for primary outcomes. *Journal of Periodontology* 75, 1150–1160.

[21] Joseph, I., Varma, B.R., and Bhat, K.M. (1996). Clinical significance of furcation anatomy of the maxillary first premolar: A biometric study on extracted teeth. *Journal of Periodontology* 67, 386–389.

[22] Khullar, D., Jha, A.K., and Jena, A.B. (2015). Reducing diagnostic errors: Why now. *New England Journal of Medicine* 373, 2491–2493.

[23] Lang, N.P., and Tonetti, M.S. (2003). Periodontal risk assessment for patients in supportive periodontal therapy (SPT). *Oral Health & Preventive Dentistry* 1, 7–16.

[24] Machtei, E.E., Zubrey, Y., Yehuda, A.B., and Soskolne, W.A. (1989). Proximal bone loss adjacent to periodontally 'hopeless' teeth with and without extraction. *Journal of Periodontology* 60, 512–515.

[25] McGuire, M.K., and Nunn, M.E. (1996). Prognosis versus actual outcome. III. The effectiveness of clinical parameters in accurately predicting tooth survival. *Journal of Periodontology* 67, 666–674.

[26] Muller, H.P., and Eger, T. (1999). Furcation diagnosis. *Journal of Clinical Periodontology* 26, 485–498.

[27] Nevins, M., Camelo, M., Nevins, M.L. et al. (2003). Periodontal regeneration in humans using recombinant human platelet-derived growth factor-BB (rhPDGF-BB) and allogenic bone. *Journal of Periodontology* 74, 1282–1292.

[28] Nibali, L., Krajewski, A., Donos, N. et al. (2017a). The effect of furcation involvement on tooth loss in a population without regular periodontal therapy. *Journal of Clinical Periodontology* 44, 813–821.

[29] Nibali, L., Sun, C., Akcalı, A. et al. (2017b). A retrospective study on periodontal disease progression in private practice. *Journal of Clinical Periodontology* 44, 290–297.

[30] Nibali, L., Zavattini, A., Nagata, K. et al. (2016). Tooth loss in molars with and without furcation involvement: A systematic review and meta-analysis. *Journal of Clinical Periodontology* 43, 156–166.

[31] Ørstavik, D., Kerekes, K., and Eriksen, H.M. (1986). The periapical index: A scoring system for radiographic assessment of apical periodontitis. *Endodontics & Dental Traumatology* 2, 20–34.

[32] Peres, M.F.S., Ribeiro, E.D.P., Casarin, R.C.V. et al. (2013). Hydroxyapatite/β-tricalcium phosphate and enamel matrix derivative for treatment of proximal class II furcation defects: A randomized clinical trial. *Journal of Clinical Periodontology* 40, 252–259.

[33] Pontoriero, R., and Lindhe, J. (1995a). Guided tissue regeneration in the treatment of degree II furcations in maxillary molars. *Journal of Clinical Periodontology* 22, 756–763.

[34] Pontoriero, R., and Lindhe, J. (1995b). Guided tissue regeneration in the treatment of degree III furcation defects in maxillary molars. *Journal of Clinical Periodontology* 22, 810–812.

[35] Pontoriero, R., Lindhe, J., Nyman, S. et al. (1989). Guided tissue regeneration in the treatment of defects in mandibular molars: A clinical study of degree III involvements. *Journal of Clinical Periodontology* 16, 170–174.

[36] Pontoriero, R., Nyman, S., Ericsson, I., and Lindhe, J. (1992). Guided tissue regeneration in surgically-produced furcation defects: An experimental study in the beagle dog. *Journal of Clinical Periodontology* 19, 159–163.

[37] Stoller, N.H., Johnson, L.R., and Garrett, S. (2001). Periodontal regeneration of a class II furcation defect utilizing a bioabsorbable barrier in a human: A case

study with histology. *Journal of Periodontology* 72, 238–242.

[38] Tarnow, D., and Fletcher, P. (1984). Classification of the vertical component of furcation involvement. *Journal of Periodontology* 55, 283–284.

[39] Walter, C., Schmidt, J.C., Dula, K. et al. (2016). Cone beam computed tomography (CBCT) for diagnosis and treatment planning in periodontology: A systematic review. *Quintessence International* 47, 25–37.

[40] Wang, H.L., Burgett, F.G., Shyr, Y., and Ramfjord, S. (1994). The influence of molar furcation involvement and mobility on future clinical periodontal attachment loss. *Journal of Periodontology* 65, 25–29.

[41] Yukna, C.N., and Yukna, R.A. (1996). Multi-center evaluation of bioabsorbable collagen membrane for guided tissue regeneration in human class II furcations. *Journal of Periodontology* 67, 650–657.